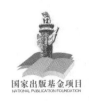

国家出版基金项目
NATIONAL PUBLICATION FOUNDATION

中国中成药名方药效与应用丛书

总主编　陈　奇　张伯礼

妇 产 科 卷

妇科册主编　　陈素红　曹永孝　龙子江
产科册主编　　宋殿荣　聂　红

科 学 出 版 社
北 京

内 容 简 介

"中国中成药名方药效与应用"丛书包含 3 种子书,共 10 卷。子书一以现代病症分类介绍我国中成药名方,共 8 卷,分别为①心血管神经精神卷②呼吸消化卷③内分泌代谢、风湿免疫、泌尿男生殖卷④外科皮肤科卷⑤妇产科卷⑥五官科卷⑦肿瘤血液卷⑧儿科卷;子书二共 1 卷,为子书一的精华本;子书三共 1 卷,为子书二的英文版。该丛书是由院士、国医大师、全国名中医、教授、主任医师等科研和临床一线的几百位中西医药工作者合作编纂的大型专著丛书,英文版邀请了中医药大学的专业英语教授担任翻译。

本丛书将中成药药效与现代医药学基础理论相结合,将中成药临床应用和现代研究成果相结合,使读者在理解药效原理基础上,正确使用中成药。书中有药效机制示意图,图文并茂,体例新颖。

本丛书可供中西医临床医生、社区医生及药店职工阅读使用,也可作为中医药研究工作者对古典方剂及中成药研究与开发的重要参考书,高等中医药院校中药药理学、中成药、方剂学的教学参考书。

图书在版编目(CIP)数据

中国中成药名方药效与应用丛书. 妇产科卷 / 陈素红等本册主编. —北京:科学出版社,2021.3
(中国中成药名方药效与应用丛书 / 陈奇,张伯礼总主编)
国家出版基金项目
ISBN 978-7-03-065653-7

Ⅰ. ①中… Ⅱ. ①陈… ②张… ③陈… Ⅲ. ①妇产科病–验方–汇编–中国 Ⅳ. ①R289.5

中国版本图书馆 CIP 数据核字(2020)第 123490 号

责任编辑:刘 亚 鲍 燕 曹丽英 / 责任校对:王晓茜
责任印制:肖 兴 / 封面设计:黄华斌

科学出版社 出版
北京东黄城根北街 16 号
邮政编码:100717
http://www.sciencep.com

中国科学院印刷厂 印刷
科学出版社发行 各地新华书店经销
*
2021 年 3 月第 一 版 开本:787×1092 1/16
2021 年 3 月第一次印刷 印张:27
字数:640 000
定价:168.00 元
(如有印装质量问题,我社负责调换)

中国中成药名方药效与应用丛书

总 主 编 陈　奇　江西中医药大学　教授　博导
　　　　　张伯礼　中国中医科学院　天津中医药大学
　　　　　　　　　名誉院长　校长　院士　教授　博导

妇产科卷·妇科册

主　　编　陈素红　浙江工业大学　研究员　博士　博导
　　　　　曹永孝　西安交通大学　教授　博士　博导
　　　　　龙子江　安徽中医药大学　教授　硕导
主 审 及
特邀编委　高秀梅　天津中医药大学常务副校长　教授　博士　博导
副 主 编　吕圭源　浙江中医药大学　教授　博导
　　　　　樊官伟　天津中医药大学第一附属医院　研究员　博士　博导
秘　　书　胡慧明　江西中医药大学　副教授　博士
编　　委　（以姓氏笔画为序）
　　　　　龙子江　安徽中医药大学
　　　　　吕圭源　浙江中医药大学
　　　　　刘　姣　河北中医学院
　　　　　孙桂波　中国医学科学院药用植物研究所
　　　　　李　静　陕西省人民医院
　　　　　肖　纯　江西中医药大学
　　　　　宋殿荣　天津中医药大学第二附属医院
　　　　　陈素红　浙江工业大学
　　　　　欧阳瑜　江西中医药大学附属医院
　　　　　郑　虹　温州医科大学附属第二医院
　　　　　郑建普　上海中医药大学
　　　　　赵万红　湖北医药学院
　　　　　胡慧明　江西中医药大学
　　　　　姜　萍　杭州市中医院

贺建宇　西安交通大学
夏　天　天津中医药大学第一附属医院
高秀飞　浙江中医药大学附属第一医院
黄越燕　嘉兴学院
曹　蕾　西安交通大学
曹永孝　西安交通大学
谢小红　浙江中医药大学附属第一医院
樊官伟　天津中医药大学第一附属医院

作者名单（以单位首字笔画为序）

上海中医药大学	郑建普	副教授
天津中医药大学	高秀梅	常务副校长，教授，博士，博导
	付姝菲	讲师，博士
天津中医药大学第一附属医院	夏　天	生殖中心主任，主任医师，博士，博导
	樊官伟	实验中心主任，研究员，博士，博导
天津中医药大学第二附属医院	宋殿荣	妇科主任，主任医师，教授，博士，博导
	程倩倩	主治医师，硕士
中国医学科学院药用植物研究所	孙桂波	药理毒理中心副主任，研究员，博士，博导
西安交通大学	曹永孝	医学部药理系原副主任，教授，博士，博导
	贺建宇	医学部药理系副主任，副教授，博士
	曹　蕾	副教授，博士，硕导
	肖雪	讲师，博士
	米燕妮	副教授，博士
	于瑞红	博士
	闫萍萍	博士生
	王　瑾	博士生
西安交通大学第二附属医院	陈敬国	讲师，博士

江西中医药大学	肖　纯	病理教研室原主任，教授，硕导
	胡慧明	科技学院中药学学科组组长，副教授，博士
江西中医药大学附属医院	欧阳瑜	妇科原主任，主任医师，教授，硕导
安徽中医药大学	龙子江	教学督导，药理教研室原主任，教授，硕导
	高华武	讲师，硕士
安徽中医药大学第一附属医院	熊程俏	主治医师，硕士
杭州市中医院	姜　萍	中医妇科主任中医师
河北中医学院	刘　姣	中药药理教研室主任，教授，博士
陕西省人民医院	李　静	中医科副主任医师
浙江工业大学	陈素红	中药健康产品研究所所长，二级研究员，博士，博导
	李　波	助理研究员，博士后
	杨　科	助理研究员，博士后
	雷珊珊	博士
	郑　祥	博士生
	蔡夏苗	助理实验师，硕士
浙江中医药大学	吕圭源	现代中药与健康产品研究所所长，二级教授，博导
	苏　洁	助理研究员，博士
浙江中医药大学附属第一医院	谢小红	乳腺科主任，主任医师，硕导
	高秀飞	乳腺科副主任，主任医师，博士，硕导
湖北医药学院	赵万红	药学院院长，教授，博士，硕导
温州医科大学附属第二医院	郑　虹	中医妇科副主任中医师
嘉兴学院	黄越燕	医学院药学系主任，副教授

妇产科卷·产科册

主　编　　宋殿荣　天津中医药大学第二附属医院　教授　博士　博导
　　　　　聂　红　暨南大学　教授　博士　博导

主 审 及　韩　冰　天津中医药大学第二附属医院原院长　教授　博导
特邀编委

副 主 编　朱鸿秋　成都中医药大学第二附属医院　主任医师　副教授
　　　　　　　　　博士　硕导
　　　　　王雅楠　天津中医药大学第二附属医院　副主任医师　博士　硕导

编　　委　(以姓氏笔画为序)
　　　　　王雅楠　天津中医药大学第二附属医院
　　　　　尹俊涛　河南大学淮河医院
　　　　　朱鸿秋　成都中医药大学第二附属医院
　　　　　宋殿荣　天津中医药大学第二附属医院
　　　　　聂　红　暨南大学
　　　　　熊爱珍　南昌大学第二附属医院

作者名单　(以单位首字笔画为序)

天津中医药大学第二附属医院	宋殿荣	妇科主任，教授，博士，博导
	王雅楠	副主任医师，博士
	程倩倩	主治医师，硕士
成都中医药大学第二附属医院	朱鸿秋	副院长，副教授，博士，硕导
河南大学淮河医院	尹俊涛	副主任药师，硕士
南昌大学第二附属医院	熊爱珍	药剂科主任，主任药师，硕士
暨南大学	聂　红	药学院中药药理教研室主任，教授，博士，博导

总主编简介

陈 奇 江西中医药大学教授，北京中医药大学博士生导师，原北京协和医科大学博士生导师组成员和博士后合作导师，全国优秀教师，获国务院特殊津贴。国家自然科学基金评审专家，原卫生部药品审评委员，国家药品审评专家，973审评专家，国家发改委药品价格评审专家，全国中医药教材编审委员会委员。江西省药理学会名誉理事长，世界中医药学会联合会中药药理专业委员会顾问。江西省高校重点建设学科制药中药学学科带头人，江西省高等学校优秀研究生导师，江西省科学研究突出贡献先进工作者，中国药理学发展突出贡献奖并学会荣誉理事，中华人民共和国成立70周年纪念章获得者。应邀访问德国、美国、英国、新加坡并合作科研。主编《中药药理研究方法学》获全国优秀科技图书一等奖、国家图书奖、国家科技进步奖三等奖。主编的《中药药理实验方法学》获全国优秀教材奖。主编研究生教学参考用书《中药药效研究思路与方法》。主编国家规划教材《中药药理学实验》。主审国家规划教材《中药药理学》《中药炮制学》。出版《人体奥妙》译著。主编《中成药名方药理与临床》在香港、台北、北京出版。《中药新药与临床药理》《药学学报》《中国实验方剂学杂志》《中国临床药理学与治疗学》等7个杂志编委、特邀编委或顾问。主持国家重大课题和国家新药基金项目各1项，主持3项国家自然科学基金，主持或参与研究开发红管药、槲皮素、灵芝片、钻山风、复方草珊瑚含片、珍视明滴眼液、健胃消食片、赣南麦饭石等，科研获奖成果21项。

张伯礼 中国中医科学院名誉院长，天津中医药大学校长。中国工程院院士、教授、博士生导师。获国务院特殊津贴。主编《中医内科学》《中药现代化二十年》《中成药临床合理使用读本》《常见病中成药临床合理使用丛书》，陈奇、张伯礼联合主编《中药药效研究方法学》等。国家重点学科中医内科学学科带头人。中国工程院医药卫生学部主任，中国中西医结合学会名誉会长，中华中医药学会名誉会长，教育部高等学校中医学教学指导委员会主任委员，世界中医药学会联合会副主席，世界中医药学会联合会教育指导委员会主任委员。国家"重大新药创制"科技重大专项技术副总师，科技部"中药现代化产业基地建设"专家组长，第十届国家药典委员会执委兼中医专业委员会主任委员。国家抗击新冠病毒肺炎领导小组成员，抗击新冠病毒肺炎中医治疗方案设计者，获"人民英雄"国家荣誉称号。

从事中医药临床、教育和科研工作40余载，全国名中医，获何梁何利基金奖、吴阶平医学奖、世界中医药杰出贡献奖、树兰医学奖、全国优秀共产党员、全国杰出专业技术人才、全国先进工作者、全国优秀科技工作者、国家级有突出贡献中青年专家和天津市科技重大成就奖等荣誉称号。在中医临床、科研、教育、国际化、中药现代化等方面取得一批重要成果。获国家科技进步奖一等奖7项，省部级科技进步奖一等奖21项，发表论文300余篇，主编专著10余部。

《妇产科卷》主编简介

妇科册主编简介

陈素红 浙江工业大学中药健康产品研究所所长，浙江省长三角生物医药产业技术研究园中药研究院院长，二级研究员，博士，博导，博士后合作导师。国家中医药管理局临床中药学重点学科学术带头人。世界中医药学会中药专业委员会常务理事，中国药理学会理事，中国中西医结合学会中药专业委员会副主委，国家科技专家。获国家科技进步奖二等奖、中国中西医结合学会科学技术一等奖。主持国家重点研发计划专项。浙江省"万人计划"科技创新领军人才。发表论文 260 多篇，培养博士、硕士 70 余名。

曹永孝 西安交通大学医学部药理系原副主任，教授，博士，博导。西安交通大学教学名师，获王宽诚育才奖。国家科技专家，国家自然基金评审专家，新药审评专家。*Toxicology and Applied Pharmacology* 副主编。主编国家规划教材 2 部，副主编 5部。主持参与国家、省部级课题 20 项，获陕西省自然科学奖、科学技术进步奖 4 项。陕西省高等学校科学技术、教育教学奖 5 项。发表论文 300 篇，其中 SCI 收录 80 篇，培养硕、博士 60 名，指导大学生获全国大学生创新竞赛一等奖 2 项。

龙子江 安徽中医药大学教学督导，药理教研室原主任，教授，硕导。安徽省教学名师。安徽省政府对外经济联络委员会专家，中华医学会实验药理分会委员，安徽省药理学会常务理事。国家自然基金评审专家，国家保健食品评审专家。主要研究方向为中药对生殖系统与心脑血管疾病的作用研究，主编及副主编《药理学》《精神药理学》《基础医学实验技术教程》《机能学实验教程》《医学实验动物学》《中药药效研究方法学》等。

产科册主编简介

宋殿荣 天津中医药大学第二附属医院妇科主任。教授，主任医师，博士，博导，博士后合作导师，世界中医药学会联合会妇科专业委员会副会长，中国民族医药学会妇科专业委员会副会长，中国中药协会女性生殖健康药物研究专业委员会副主任委员。主持国家"十二五"科技支撑计划"更年期综合征的综合治疗"等科研项目 18 项，获科研成果奖项 10 项，发明专利 2 项，出版学术著作 14 部，在国内外核心期刊发表论文 100 余篇，SCI 收录 6 篇，培养博士、硕士研究生 51 名。

聂　红 暨南大学药学院中药药理教研室主任。教授，博士，博导，博士后合作导师，中国药理学会中药与天然药物药理专业委员会委员，中华中医药学会中药实验药理分会常务委员，广东省药理学会中药药理专业委员会副主任委员。承担国家自然科学基金课题 4 项（总课题数 24 项），发表 SCI 文章 40 篇，授权专利 7 项，编纂中药药理学论著与教材 20 本，培养博士后 3 名、研究生 38 名。

编 写 说 明

1. 本丛书的组织是由总主编首先确定各分册第一负责人，由各分册第一负责人即分册第一主编组织编写，由总主编最终审定书稿发给出版社。精华本是16个分册第一负责人挑选各分册主要内容压缩而成的一本书。

2. 本丛书中成药名方是根据功能与主治以现代病症分类，每个病症有一简单概述。中成药名方的病症应用以药物功效分类，利于辨病与辨证相结合。

3. 每个中成药名方标题：药物名称、【药物组成】、【处方来源】、【功能与主治】、【药效】、【临床应用】、【不良反应】、【使用注意】、【用法与用量】、参考文献。

4. 【药物组成】除极少数保密方外，介绍了该中成药名方组成的全部中药名称。

5. 【处方来源】注明古方或研制方（包括经验方），《中国药典》或国家批准 Z 字号的中成药，可以收入中药提取物或有效成分组成的 H 号产品。如果是古典名方则要求写出其出处。由于大部分中成药制剂，同一个产品有不同厂家、不同剂型，故同一产品有许多批准文号，本书随机抽写其中一个产品批准文号，说明是 Z 字号的中成药。本书收入尚有少数无批准文号的古典名方。本书不收入正在研制中，无国家批准文号的产品，也不收入 B 字号保健品。

6. 【功能与主治】来源于药典或国家批准的产品说明书。

7. 【药效】按文献报道实验研究的药效及其作用机制。对药效及作用机制复杂的中成药，适当结合基础知识论述。对少数无药效文献的中成药，则根据其新药申报简要写出其最基本药效。部分中成药的药效或其作用机制以示意图展示，方便读者理解。

8. 【临床应用】凡是收入中国药典或国药 Z 字号的中成药都是经过国家批准组织临床试验的。但是对无药效又无临床公开发表文献资料的中成药，则基本不能收入本书。文献写出治疗的病症，作者尽可能辨病与辨证相结合。对不是双盲和随机对照的临床应用结果，原则上不收入其报道临床治疗效果的百分率。

9. 【不良反应】根据文献报道介绍不良反应。

10. 【使用注意】包括指出有毒中药、配伍禁忌、辨证使用注意等。

11. 【用法与用量】按产品制剂说明书的服用方法和用量。

12. 参考文献：注明药效、临床应用、不良反应的文献依据。参考文献来源主要是期刊及学术会议资料，少数是书籍或内部资料。无参考文献的中成药不收入本书。

13. 署名：本文作者的单位及姓名，以示负责。

总　前　言

中成药是中医药的重要组成部分，是由我国历代医家经过千百年临床实践，总结出来的有疗效的方剂加工而成，其历史悠久，源远流长。

用现代医药学研究中成药与古典名方，可以阐明中医药基本理论，沟通中西医药间的学术思想，扩大治疗范围和提高临床疗效，使中医药事业在继承的基础上进一步发展与提高。

中成药和中药方剂有着密切关系，绝大多数中成药是由著名方剂经长期临床实践而定型生产的。中成药可以说是著名方剂的精华，本丛书是将我国近代几十年来研究中成药名方的现代药效和临床应用加以整理与总结编著而成，有利于继承和发扬祖国中医药事业，推进中成药的正确使用。

本丛书中英文版的出版发行，对中医药走向世界有重要意义，对中国传统文化"走出去"有重要意义。

本丛书可供使用中成药治疗疾病的广大读者及中西医临床医生、社区医生及药店职工阅读使用，可作为中医药研究及中西医临床工作者对中成药进一步研究与开发的重要参考书，也可作为高等中医药院校中医药专业中药药理学、中成药、方剂学的教学参考书。

本丛书特点：

1. 新颖性和实用性　本丛书改变以往中成药书籍以中药功效如解表、清热、温里、补益药等分类方式，而用现代疾病的病症名分类，方便中西医临床工作者使用中成药。本丛书把中成药的药效与临床应用按照现代医学疾病的病症分类，是编写体例的探索与创新。

本丛书尽量改变综述形式写中成药药理，而是将中成药药效与现代医药学基础理论相结合，将中成药临床应用和现代研究成果相结合进行编纂，使读者在理解药效原理基础上，在临床上正确使用中成药。本书的部分中成药有药效及作用机制示意图，图文并茂，使读者易于理解药效及作用机制。本书体例新颖、内容富有新意。

2. 先进性和创新性　本丛书以病症分章介绍古典名方及经验方制成的中成药，以及少数尚未制成中成药的古典名方，展示了我国近代几十年来中成药药效研究与临床应用的成果，是中医药各学科科研探索的结晶，反映了当前中成药治疗疾病药效研究和临床应用的最新进展。

本丛书辨病及辨证相结合阐述中成药的主治病症原理，首次对中成药以辨病与辨证结合的方式进行分类，科学阐明传统的中成药主治疾病的现代药效学研究，是学术创新，可促进中医药与现代医药结合和中药合理应用，对中药走向世界有重要意义。

本书英文版是首次推出的以病症分类的中成药药效与临床应用专著。可让国外读者了解中成药现代药效与临床应用治疗疾病的进展，可促进国外应用，有利于国内生产企业将产品推向世界。

3. 权威性和严谨性　本丛书是在陈奇教授主编的《中成药名方药理及临床应用》的基础上，重新组织以中药药理专家为编写主体并邀请中医临床专家参加，合作编著出版的反映中成药药效与应用进展的权威性、有特色的大型丛书。陈奇教授主编《中成药名方药理及临床应用》（香港雅艺出版公司–深圳海天出版社联合出版，1991）、《中药名方药理与应用》（台北：南天书局，1993）、《中成药名方药理与临床》（北京：人民卫生出版社，1998）。本次编写在充分借鉴以上三本著作基础上，组织了中医药领域专家，邀请在中成药临床研究领域有经验的教授、临床医生参加编著和审订，是中药基础研究工作者与中医临床工作者合作编纂的成果。

本丛书包含子书3种，共10卷。子书一共8卷，以现代病症分类介绍我国中成药名方，分别为①心血管神经精神卷②呼吸消化卷③内分泌代谢、风湿免疫、泌尿男生殖卷④外科皮肤科卷⑤妇产科卷⑥五官科卷⑦肿瘤血液卷⑧儿科卷；子书二共1卷，为子书一的精华本；子书三共1卷，为子书二的英文版。本丛书参编者共400多位，各分册主编分别负责组稿和审定。本丛书于2015年在北京国家会议中心召开了组稿会，2017年及2018年在科学出版社召开审稿会和审定稿会议。

在本丛书出版之际，首先感谢国家出版基金的资助，感谢科学出版社的支持，感谢江西中医药大学、中国中医科学院、天津中医药大学及各参编专家单位的支持。还要感谢中国药理学会、中国药理学会中药与天然药物药理专业委员会、世界中医药联合会中药药理专业委员会、江西省药理学会的支持！

由于中成药药理书籍历来以中药功效分类，而本书首创以现代病症分类，这在学术上尚有一些问题需要讨论，且部分中成药名方能治疗多种病症，故论述中有重复的问题。欢迎广大读者批评指正，以利今后进一步改进和完善。

陈　奇　张伯礼

2019年12月

目　录

妇产科卷·妇科册

妇产科卷·产科册

妇产科卷

妇 科 册

第一章

异常子宫出血中成药名方

第一节 概 述

一、概 念

异常子宫出血（abnormal uterine bleeding，AUB）是与正常月经的周期频率、规律性、经期长度、经期出血量任何一项不符的子宫腔出血。按病因分为有结构改变的子宫内膜息肉、子宫腺肌病、子宫平滑肌瘤、子宫内膜恶变和不典型增生四类，以及无结构性改变的排卵障碍、子宫内膜异常、凝血疾病、医源性和未分类五类[1-3]。

本章主要讨论排卵障碍和子宫内膜异常导致的异常子宫出血，近似于以往称的功能失调性子宫出血，包括无排卵性出血和排卵性出血，分别属于中医的"崩漏"和"月经失调"范畴[4-5]。

二、病因及发病机制

（一）病因

正常月经主要受下丘脑-垂体-卵巢轴（hypothalamic-pituitary-ovarian axis，HPOA）调节，HPOA 任一环节的改变都会出现异常月经。体内外因素变化通过中枢神经系统影响HPOA，导致卵巢不排卵；或虽然排卵，但黄体功能不足，孕激素分泌减少，或黄体过早衰退，导致子宫内膜分泌反应不良；或黄体发育良好，但萎缩过程延长，导致子宫内膜不规则脱落，引起子宫出血[6]。

（二）发病机制

青春期 HPOA 未成熟时，对雌激素的正反馈不敏感，卵泡刺激素（FSH）水平低，不能形成黄体生成素（LH）高峰，以致卵巢不能排卵；绝经期卵巢功能衰退，卵泡发育不成熟，雌激素分泌少，不能形成排卵前高峰，导致排卵障碍。无排卵的子宫内膜仅受雌激素影响，导致雌激素突破性出血。若雌激素水平高，内膜高度增厚而不牢固，突然脱落引起急性大量出血。若雌激素水平低，内膜修复慢，可发生间断性、少量出血。当卵泡闭锁导致雌激素水平下降，内膜失去激素支持时，则产生雌激素撤退性出血[6]。

黄体发育依赖于足量的 FSH 和 LH，以及卵巢对 LH 的良好反应。HPOA 功能紊乱时可导致增生期 FSH 缺乏，使卵泡发育慢，雌激素分泌少，对 HPOA 正反馈不足，导致 LH 排卵高峰不足，使黄体形成的功能减弱。卵泡细胞功能缺陷，特别是 LH 受体缺陷，引起排卵后卵泡细胞黄素化不良及孕酮分泌不足。或卵巢 LH 受体缺陷，使子宫内膜分泌反应不良，引起月经频发[5-6]。

三、临 床 表 现

异常子宫出血最主要的症状为子宫不规则出血，表现为月经周期紊乱，经期长短及出血量多少不一。量少者点滴出血，量多、时间长者可继发缺铁性贫血；急性大量出血，可导致休克[6]。

四、诊　　断

根据病史确定异常子宫出血模式，如月经频发、月经过多、经期延长、不规律月经、经间期出血等。血液性激素检查孕酮水平低、基础体温呈单相、子宫内膜诊断性刮宫检查显示内膜呈增生性、宫颈黏液结晶检查经前持续呈羊齿植物叶状结晶提示无排卵。基础体温呈双相、子宫内膜诊断性刮宫检查显示呈分泌期内膜且与出血期及增殖期内膜并存、超声影像检查显示卵泡增大提示有排卵。辅助检查排除妊娠、子宫器质性病变、全身凝血相关疾病及医源性异常子宫出血，即可诊断。

五、治　　疗

（一）常用化学药物及现代技术[6]

1. 性激素　大剂量雌激素可促使子宫内膜生长、修复创面而止血，主要药物有妊马雌酮、戊酸雌二醇、苯甲酸雌二醇、己烯雌酚等。孕激素能促使雌激素增生的子宫内膜转为分泌期，并对抗雌激素的作用，使内膜萎缩，停药后子宫内膜完全脱落而止血。常用地屈孕酮，也用甲羟孕酮或甲地孕酮、左炔诺孕酮和炔诺酮等。联合用药效果优于单一药物。

2. 促卵泡发育药　氯米芬与雌激素受体结合，能促使垂体释放 FSH 和 LH，促进卵泡发育。人绒毛膜促性腺素（HCG）有类似 LH 的作用，能诱发排卵。人绝经期促性腺激素（HMG）能刺激卵泡生长与成熟。

3. 止血药　卡巴克洛、酚磺乙胺、氨基己酸、氨甲环酸等。

4. 手术治疗　①刮宫术，适用于急性大出血或存在子宫内膜癌高危因素者。②子宫内膜切除术，适用于经量多的绝经过渡期和药物治疗无效且无生育要求者。③子宫切除术，适用于因药物治疗效果不佳且伴子宫内膜增生症的患者，知情后选择。

（二）中成药治疗

中药作用于多靶点、多环节，治疗优势主要在于影响肾气-天癸-冲任-胞宫月经生理轴，改善 HPOA 功能，调节性激素水平，促进排卵。标本兼治，消除不规则出血。

第二节　中成药名方的辨证分类与药效

异常子宫出血的基本病理基础是 HPOA 功能紊乱，中药通过调节 HPOA，促进排卵，治疗异常子宫出血。但不同的中药通过不同的方式产生药效。该病病机分为虚、瘀、热三方面，常见肾虚、气血虚、血瘀、血热等证型。中成药名方的辨证分类及其主要药效如下：

一、益肾止血类

异常子宫出血肾亏血虚证表现为月经周期不规则，推迟或提前，经血非时而下，或数月不潮，不规律出血，或经期延长，经血淋漓，色淡质稀，伴腰膝酸软，畏寒怕冷，精神萎靡，面色少华，性欲减退，舌淡苔白，脉沉细无力。

异常子宫出血肾亏血虚证的主要病理改变为 HPOA 内分泌失调，促性腺激素水平偏低。

益肾止血类中成药具有性激素样作用，可调节 HPOA 功能，纠正体内紊乱的 FSH、LH、雌激素和孕激素水平。

常用中成药：妇科止血灵胶囊（片）、葆宫止血颗粒、春血安胶囊、右归丸（胶囊）（见第四章）、六味地黄丸（水丸、浓缩丸、软胶囊、胶囊、颗粒、口服液、片）（见第五章）、大补阴丸（见第六章）、二至丸（见第六章）等。

二、益气养血类

异常子宫出血气血虚弱证表现为面部苍白或萎黄，头昏目眩，四肢倦怠，气短懒言，心悸怔忡，饮食减少，月经提前、量多，舌淡苔薄白，脉细弱或虚无力。

异常子宫出血气血虚弱证的主要病理变化是出血量大而导致贫血，血红细胞数和血红蛋白含量低。

益气养血类中成药能促进骨髓造血干细胞增殖，升高红细胞数和血红蛋白含量，改善贫血症状，改善 HPOA 功能。

常用中成药：女金丸（胶囊、片）、当归养血丸（膏、口服液）、复方乌鸡口服液（胶囊、颗粒）、四物汤（胶囊、颗粒、膏、合剂）、八珍汤（丸、胶囊、颗粒、片、袋泡茶、膏、口服液）、定坤丹、归脾丸（颗粒、合剂）、当归丸（浓缩丸）、妇康宁片（胶囊）、固本止崩汤、乌鸡白凤丸（片、口服液、颗粒、胶囊）（见第六章）、培坤丸（胶囊）（见

第四章）、艾附暖宫丸（颗粒）（见第三章）、妇科养荣丸（胶囊）（见第十四章）等。

三、活血调经类

异常子宫出血瘀血内阻证表现为经血非时而下，量多或少，时下时止，或淋漓不净，血色紫暗有块，质稠，腹痛拒按，舌质紫暗，苔薄白，脉涩。

异常子宫出血瘀血内阻证的主要病理改变有微循环障碍和血液流变学异常等。患者可出现血管祥轮廓模糊、畸形管祥增加、红细胞聚集、血流形态异常、血流速度慢、管祥瘀血、血浆黏度高。

活血调经类中成药能够改善微循环，改善血液流变性，改善HPOA功能，能促进子宫收缩，有助于子宫内膜剥脱和瘀血排出，还有抗炎、镇痛等作用。

常用中成药：益母草颗粒（片、胶囊、口服液、膏、注射液）、鲜益母草胶囊、益母丸、四物益母汤（丸）、坤宁口服液（颗粒）、云南红药胶囊（散）、吉祥安坤丸、宫宁颗粒、茜芷胶囊（片）、三七片（胶囊）、复方益母草膏（见第三章）等。

四、凉血止血类

异常子宫出血血热妄行证表现为经期延长，或经量过多，色红质稠，伴有面赤头晕，心烦易怒，口渴喜饮，舌红苔黄，脉数。

异常子宫出血血热妄行证患者压力大，长期处于紧张状态，精神情绪容易波动，影响HPOA激素间协调和制约机制，出现催乳素水平偏高，抑制排卵，产生异常子宫出血。许多患者还有血液流变学异常、微循环障碍等表现。

凉血止血类中成药能够降低患者催乳素水平，还具有中枢抑制、镇痛、改善血液流变性、改善微循环等作用。

常用中成药：宫血宁胶囊、断血流片（胶囊、颗粒）、荷叶丸、止血宝胶囊、止血灵胶囊（见第十二章）等。

五、其　他　类

固经丸、血安胶囊、裸花紫珠片（胶囊）、三七血伤宁胶囊、参茜固经颗粒（冲剂）（见第十二章）、丹栀逍遥丸（片、胶囊）（见第四章）等。

参 考 文 献

[1] 杨娜，胡思源，闫颖，等. 中药治疗异常子宫出血的临床研究设计与评价要点[J]. 药物评价研究，2016，39（2）：161-165.

[2] 张以文. FIGO 关于月经异常相关术语的共识和异常子宫出血病因的新分类系统[J]. 国际妇产科学杂志，2013，40（2）：105-107.

[3] 中华医学会妇产科学分会妇科内分泌学组. 异常子宫出血诊断与治疗指南[J]. 中华妇产科杂志，2014，49（11）：801-805.

[4] 陈碧川. 功能失调性子宫出血中医证候规律回顾性研究[D]. 广州：广州中医药大学，2011.

[5] 舒霞. 中医药治疗无排卵型功能性子宫出血概述[D]. 北京：北京中医药大学，2007.

[6] 谢幸，孔北华，段涛. 妇产科学[M]. 9 版. 北京：人民卫生出版社，2018：333-340.

（西安交通大学 曹永孝，陕西省人民医院 李 静）

第三节 中成药名方

一、益肾止血类

妇科止血灵胶囊（片）

【药物组成】 熟地黄、五味子、白芍、杜仲（炭）、续断、槲寄生、山药、牡蛎（煅）、海螵蛸、地榆（炒）、蒲黄（炭）。

【处方来源】 研制方。国药准字 Z20090244。

【功能与主治】 补肾敛阴，固冲止血。用于妇女功能失调性子宫出血。

【药效】 主要药效如下：

1. 调节性激素水平 围绝经期卵巢功能渐退，不能产生成熟的卵泡，对促性腺激素的反应下降，而引起机体的内分泌功能异常，FSH、LH、雌二醇（E_2）和孕酮（P）升高。妇科止血灵联合米非司酮能更明显降低 FSH、LH、E_2 和 P 水平，改善子宫内膜厚度[1]。

2. 止血 妇科止血灵能升高血小板，促进血小板聚集与黏附，增加凝血酶原，缩短凝血时间。直接兴奋子宫血管平滑肌，收缩子宫动脉，减少血流，迅速止血。同时改善血管壁功能，降低毛细血管通透性，减少创面渗出，促进上皮生长，加快创面愈合，使子宫内膜的炎性反应减轻，减少阴道流血[2]。

【临床应用】 主要用于异常子宫出血和产后出血、人工流产后出血过多。

1. 异常子宫出血 妇科止血灵用于肾阴不足所致的功能失调性子宫出血，月经过多，经期延长。症见经乱无期，经量多或淋漓不止，色鲜红，质稍稠，伴腰膝酸软，头晕耳鸣，手足心热。妇科止血灵联合米非司酮治疗围绝经期功能失调性子宫出血疗效显著[3]，能增强米非司酮改善促性腺激素和性激素的作用，使出血时间、月经恢复规律时间均明显缩短，子宫内膜厚度及复发率均显著改善。

2. 产后出血、人工流产后出血过多 妇科止血灵对宫腔镜下内膜息肉刮除术后阴道流血有确切疗效[4]，能显著减少足月妊娠、顺产产后出血量[5]。妇科止血灵联合米索前列醇防治药物流产后阴道流血的疗效优于单用米索前列醇[6]。

【不良反应】 尚未见报道。

【使用注意】 ①孕妇慎用。②感冒发热者、气不摄血者不宜服用。

【用法与用量】 口服。胶囊：一次 5 粒，一日 3 次。片：一次 5 片，一日 3 次。

参 考 文 献

[1] 沙红兰，孙海翔. 妇科止血灵与米非司酮联用治疗更年期功能性子宫出血的疗效分析[J]. 西北药学杂志，2016，31（5）：509-511.

[2] 李桂民，陈秋澄，路凤琴. 妇科止血灵治疗功血 300 例临床观察报告[J]. 吉林中医药，1986，3：11.

[3] 孔青梅，李芹. 妇科止血灵片联合米非司酮治疗更年期功能性子宫出血的疗效观察[J]. 现代药物与临床，2016，31（8）：1213-1215.

[4] 赵锐，刘冬萍，刘仙. 妇科止血灵对宫腔镜内膜息肉刮除术后阴道流血的疗效观察[J]. 当代医学，2011，17（28）：136-137.

[5] 刘天旭. 妇科止血灵减少产后出血的探讨[J]. 临床医学，2007，27（10）：49-50.

[6] 阎敏，彭国庆. 妇科止血灵片防治药物流产后阴道流血 49 例临床观察[J]. 中医药导报，2006，12（5）：35-36.

（湖北医药学院　赵万红）

葆宫止血颗粒

【药物组成】　煅牡蛎、白芍、侧柏炭、地黄、金樱子、醋柴胡、三七、仙鹤草、椿皮、大青叶。

【处方来源】　研制方。国药准字 Z20103059。

【功能与主治】　固经止血，滋阴清热。用于冲任不固、阴虚血热所致月经过多、经期延长，症见月经量多或经期延长，经色深红、质稠，或有小血块，腰膝酸软，咽干口燥，潮热心烦，舌红少津，苔少或无苔，脉细数，以及功能失调性子宫出血及置环后子宫出血见上述证候者。

【药效】　主要药效如下：

1. 调节性激素水平　异常子宫出血主要因下丘脑-垂体-卵巢轴功能紊乱，性激素周期性规律异常，雌激素持久刺激子宫内膜，引起子宫内膜持续增生，而过度增生的子宫内膜脱落导致阴道出血。葆宫止血颗粒能调节下丘脑-垂体-卵巢轴，抑制雌激素分泌，降低机体因雌激素过多而产生的子宫内膜增厚，减少子宫出血[1]。

2. 双向调节子宫平滑肌　葆宫止血颗粒对离体子宫有不同程度的抑制作用，可对抗缩宫素引起的子宫平滑肌强烈收缩。葆宫止血颗粒还能增加子宫平滑肌收缩，有利于宫腔内残留组织清除，压迫血管，减少出血[2]。

3. 止血　葆宫止血颗粒能缩短凝血时间和凝血酶原时间，促进血液凝固，抗纤维蛋白溶解及降低血管通透性，还可促进血管收缩反应，产生止血作用[3]。方中牡蛎、侧柏叶、三七、仙鹤草、椿皮有止血作用。侧柏叶炒炭后可使 Ca^{2+} 含量及鞣质增加。三七中含有三七素，可使凝血时间缩短，增加血小板数[4]。

4. 镇痛抗炎　葆宫止血颗粒对乙酸引起的小鼠腹痛有抑制作用，并抑制子宫内异物引起的炎症。葆宫止血颗粒对琼脂致大鼠足趾肿胀及二甲苯致小鼠耳肿胀炎症模型有抑制作用，发挥镇痛抗炎作用。

【临床应用】　主要用于异常子宫出血、药物流产后和置环后子宫出血、子宫复旧和产后恶露。

1. 异常子宫出血　葆宫止血颗粒用于冲任不固、阴虚血热所致的异常子宫出血，症见月经量多或经期延长，经色深红、质稠，或有血块，腰膝酸软，咽干口燥，潮热心烦，舌红少津，苔少或无苔，脉细数。葆宫止血颗粒抑制性激素分泌，降低血雌二醇水平，抑制子宫内膜增生（图 1-1），改善经期延长、月经过多的病情积分和症状体征[1]。葆宫止血颗粒联合米非司酮治疗功能失调性子宫出血的疗效优于单纯的米非司酮治疗，对患者性激素分泌和子宫内膜增生的抑制效应增强。

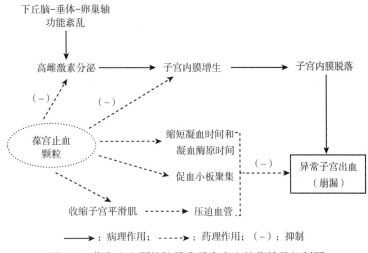

图1-1 葆宫止血颗粒抗异常子宫出血的药效及机制图

2. 药物流产后和置环后子宫出血 葆宫止血颗粒联用米非司酮治疗药物流产后子宫出血，安全有效。金属避孕环置环后的主要副作用是月经量过多，葆宫止血颗粒用于置环后出血，能缩短延长的经期，改善病情积分[4-5]。

3. 子宫复旧和产后恶露 葆宫止血颗粒在促进子宫复旧、减轻产后宫缩疼痛、缩短恶露时间、减少产后贫血等方面有良好作用，利于产后康复[6-7]。

【不良反应】 尚未见报道。

【使用注意】 在医生指导下使用。

【用法与用量】 开水冲服。一次1袋，一日2次。月经来后开始服药，14天为一疗程，连续服用2个月经周期。

参 考 文 献

[1] 李振东，陈姚. 葆宫止血颗粒治疗功能性子宫出血的临床疗效观察[J]. 海峡药学，2016，28（2）：131-132.

[2] 黎巧，陈晓玲，尹婉红. 葆宫止血颗粒对药流后阴道出血的治疗效果[J]. 当代医学，2014，20（4）：31-32.

[3] 李连达，王雷，陈立怀，等. 葆宫止血颗粒治疗功能性子宫出血及上环后出血[J]. 中国处方药，2006，4（49）：50-52.

[4] 梁秀秀. 葆宫止血颗粒治疗药物流产后子宫出血疗效观察[J]. 中国中医药信息杂志，2014，21（7）：108-109.

[5] 张金玉，章茂森. 葆宫止血颗粒治疗药物流产后阴道出血患者的疗效观察[J]. 中国药物经济学，2013，6：83-84.

[6] 李霞，张利宏，黄俊霞，等. 葆宫止血颗粒促进产后子宫复旧的临床疗效观察[J]. 重庆医学，2013，42（3）：277-278.

[7] 胡克勤，刘柯彤. 葆宫止血颗粒治疗产后恶露不绝的临床观察[J]. 中国药房，2014，25（44）：4182-4184.

（西安交通大学 曹永孝、曹 蕾）

春血安胶囊

【药物组成】 熟地黄、盐车前子、茯苓、柴胡、牛膝、五味子、肉桂、泽泻、三七、附片（黑顺片）、山药、黄连、牡丹皮。

【处方来源】 研制方。《中国药典》（2015年版）。

【功能与主治】　益肾固冲，调经止血。用于肝肾不足，冲任失调所致的月经不调、崩漏、痛经，症见经行错后、经水量多或淋漓不净、经行小腹冷痛、腰部疼痛，以及青春期功能失调性子宫出血、上节育环后出血见上述证候者。

【药效】　主要药效如下：

1. 止血　春血安胶囊能收缩血管，缩短小鼠凝血时间，发挥止血作用[1]。

2. 促进阴道上皮角化　春血安胶囊能提高去势小鼠阴道涂片上皮细胞角化率，使阴道上皮层增厚，基底层细胞及中层细胞增多，促进上皮角化[1]。

3. 改善子宫功能　春血安胶囊能增加去势小鼠子宫质量，增加离体子宫平滑肌兴奋性，增加子宫收缩力，使子宫内膜呈现增殖期表现及与孕酮作用相似的子宫内膜分泌期变化[1]。

【临床应用】　主要用于异常子宫出血和置环后出血。

1. 异常子宫出血　春血安胶囊用于肝肾不足、冲任失调所致的异常子宫出血，症见经行错后、经量多或淋漓不净、小腹冷痛。春血安胶囊通过调节内分泌，增强对下丘脑、垂体的反馈作用调经止血，对青春期功能性异常子宫出血疗效最好，生育期次之，围绝经期较差[2-3]。

2. 置环后出血　春血安胶囊对置环后出血、月经过多、经期腹痛等症有较好疗效[1]。

【不良反应】　尚未见报道。

【使用注意】　尚未见报道。

【用法与用量】　口服。一次 4 粒，一日 3 次。

参 考 文 献

[1] 陈奇. 中成药名方药理与临床[M]. 北京：人民卫生出版社，1998：527-528.

[2] 谢希钧，王齐. 春血安胶囊治疗功能性子宫出血的机理[J]. 天津药学，1994，6（3）：29-30.

[3] 张丽蓉，宋淑华，陈淑健. 春血安治疗功能性子宫出血 335 例临床观察[J]. 北京中医，1986，22（5）：38.

（西安交通大学　曹永孝、肖　雪）

二、益气养血类

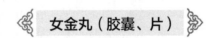

女金丸（胶囊、片）

【药物组成】　当归、白芍、川芎、熟地黄、党参、炒白术、茯苓、甘草、肉桂、益母草、牡丹皮、没药、醋延胡索、藁本、白芷、黄芩、白薇、醋香附、砂仁、陈皮、煅赤石脂、鹿角霜、阿胶。

【处方来源】　明·张景岳《景岳全书》。《中国药典》（2015 年版）。

【功能与主治】　益气养血，理气活血，止痛。用于气血两虚、气滞血瘀所致的月经不调，症见月经提前、月经错后、月经量多、神疲乏力、经水淋漓不净、行经腹痛。

【药效】　主要药效如下：

1. 调节性激素水平　女金丸能降低功能失调性子宫出血机体的血清 FSH、LH、E_2 和孕酮水平，降低子宫内膜厚度，抑制子宫出血[1-2]。

2. 抑制子宫平滑肌收缩 女金方能抑制已烯雌酚敏感化的大鼠子宫平滑肌收缩，抑制缩宫素收缩子宫的作用更强，也具有抑制缩宫素收缩兔在体子宫的作用[3-5]。

3. 抑制子宫内膜异位[6-7] 子宫内膜异位症是子宫内膜在雌激素支持下在宫腔外种植和生长，常表现为痛经、腹痛、月经不调及不孕。女金方能降低雌激素水平、升高孕激素水平，使异位内膜失去雌激素的支持而萎缩、变性和消退；通过调节内分泌，抑制异位内膜生长，降低异位灶体积。异位内膜细胞间黏附分子1（ICAM-1）能抑制免疫、抑制自然杀伤细胞（NK 细胞），便于异位组织逃避免疫系统和 NK 细胞的攻击；肿瘤坏死因子-α（TNF-α）是高效能促炎细胞因子，与子宫内膜异位症发生相关；血管生成与子宫内膜异位症关系密切，血管内皮生长因子（VEGF）、缺氧诱导因子-1α（HIF-1α）及血红素加氧酶-1（HO-1）参与血管生成，对子宫内膜异位症的形成和发展起重要作用。女金方抑制子宫内膜异位症模型大鼠 ICAM-1 的表达，能降低 TNF-α 的含量，降低 VEGF、HIF-1α、HO-l 在异位灶的表达，降低微血管密度，促进异位内膜萎缩。

4. 镇痛[4] 子宫平滑肌过度收缩，继而引起子宫肌层缺血，代谢物堆积，刺激痛觉感受器或发生缺血再灌注损伤而加重疼痛。女金方能抑制缩宫素诱发的剧烈子宫收缩，减少扭体动物数和扭体次数，并能抑制乙酸诱发的小鼠扭体次数。提示其具有镇痛、抗痛经作用。

5. 其他 女金丸也具有促进造血、提高免疫及改善微循环等作用。

【临床应用】 主要用于围绝经期异常子宫出血、月经不调和痛经。

1. 围绝经期异常子宫出血 女金丸用于气血两虚、气滞血瘀所致的异常子宫出血，症见月经量多、神疲乏力、经水淋漓不净、行经腹痛。绝经过渡期卵巢功能衰退，排卵障碍，无排卵的子宫内膜在雌激素的刺激下持续增生，可产生雌激素撤退性出血。女金丸能降低雌激素、孕激素水平，降低子宫内膜厚度，治疗围绝经期异常子宫出血，缩短出血时间，治疗效果佳[1-2]。

2. 月经不调[6-7] 女金方用于气血两虚、气滞血瘀所致的月经不调。月经过少多为垂体功能低下，导致卵巢雌激素分泌不足，子宫内膜增生不足引起。人工流产后月经不调常见为月经过少及经期延长。女金方治疗月经过少能增加月经量和月经持续时间[7]，对人工流产术后月经不调有较好的防治作用，明显改善月经量及持续时间。女金丸也可用于月经先期、月经后期和月经量多的治疗。

3. 痛经 女金方治疗气血两虚、气滞血瘀型原发性痛经，症见经期小腹疼痛或胀痛，喜热，月经量少，有血块，经水畅行痛减。女金胶囊能抑制子宫收缩，缓解缩宫素所致子宫剧烈收缩。女金方治疗原发性痛经效果明显[8]。

【不良反应】 尚未见报道。

【使用注意】 ①对本品过敏者禁用，过敏体质者慎用，孕妇慎用。②湿热蕴结者不宜使用。③感冒时不宜服用。

【用法与用量】 口服。丸：水蜜丸一次 5g，小蜜丸一次 9g，大蜜丸一次 1 丸，一日 2 次。片：一次 4 片，一日 2 次。胶囊：一次 3 粒，一日 2 次。30 天为一疗程。

参 考 文 献

[1] 杨艳明, 徐小凤, 徐婉妍. 低剂量米非司酮联合女金片治疗围绝经期功血的疗效观察[J]. 海南医学, 2013, 24(24): 3633-3634.

[2] 杨艳明. 女金片辅助小剂量米非司酮对围绝经期功血的临床疗效及内分泌功能的影响[J]. 中国医药导报, 2013, 10(35): 98-101.

[3] 毕明, 陈奇, 吴卫清, 等. 女金制剂对子宫活动的影响[J]. 中国临床药理学与治疗学, 2002, 7(1): 37-40.

[4] 邓国泉, 熊明华, 李黑大. 女金胶囊影响家兔在体子宫收缩药理研究[J]. 中国实验方剂学杂志, 2001, 7(1): 28-29.

[5] 刘辉, 李俊峰. 益贞女金片治疗月经过少的疗效观察[J]. 中国实用医药, 2011, 6(16): 34-35.

[6] 徐菊芳, 曹卫雅. 女金胶囊用于人流术后调经的临床观察[J]. 现代诊断与治疗, 2005, 16(3): 184.

[7] 杜瑞燕. 益贞女金片治疗月经过少的临床观察[J]. 首都医药, 2012, 19(12): 37.

[8] 叶玲玲. 女金胶囊治疗原发性痛经30例[J]. 实用中医药杂志. 2004, 20(3): 148.

（西安交通大学　曹永孝、曹　蕾）

当归养血丸（膏、口服液）

【**药物组成**】　当归、白芍、地黄、炙黄芪、阿胶、牡丹皮、香附、茯苓、杜仲、白术。

【**处方来源**】　金·李杲《内外伤辨惑论》之当归补血汤加味方。《中国药典》（2015年版）。

【**功能与主治**】　益气养血调经。用于气血两虚所致的月经不调，症见月经提前、经血量少或量多、经期延长、肢体乏力。

【**药效**】　主要药效如下[1-2]：

1. 增强造血功能　当归养血口服液能升高正常大鼠红细胞、血红蛋白和血小板，对于失血性贫血和乙酰苯肼所致溶血性贫血小鼠，亦能使其红细胞、白细胞、血红蛋白明显升高，还能对抗环磷酰胺所致小鼠骨髓有核细胞总数下降。

2. 调节雌激素水平和止血　本品有调节雌激素水平和止血的作用。

【**临床应用**】　主要用于月经不调等。

1. 月经不调　当归养血膏能有效治疗气血两虚，冲任失养，血海失统所致的月经不调，症见月经提前，经水量少，或经血量多，经期延长，头晕，乏力，面色少华，舌质淡，脉虚弱[3]。

2. 其他　当归养血膏对绝经期综合征、人工流产术后由气血亏虚导致的头晕等均有较好疗效[3]。

【**不良反应**】　尚未见报道。

【**使用注意**】　①月经过多者不宜服用本药。②忌辛辣、生冷食物。③感冒发热患者不宜服用。

【**用法与用量**】　口服。丸：一次9g，一日3次。膏：一次30ml，一日2次。口服液：一次20ml，一日3次。

参 考 文 献

[1] 樊彦, 王钦茂, 宿秀兰. 当归养血口服液补血作用实验研究[J]. 现代中药研究与实践, 1998, 12(2): 49-50.

[2] 陈奇. 中成药名方药理与临床[M]. 北京: 人民卫生出版社, 1998: 475-476.

[3] 朱步先. 当归养血膏临床疗效观察[J]. 中医杂志，1988，12：43-44.

（西安交通大学　曹　蕾）

复方乌鸡口服液（胶囊、颗粒）

【药物组成】　乌鸡、黄芪（蜜炙）、山药、党参、白术、川芎、茯苓、当归、熟地黄、白芍（酒炒）、牡丹皮、五味子（酒制）。

【处方来源】　明·龚廷贤《寿世保元》乌鸡白凤丸加减化裁方。国药准字 Z10910021。

【功能与主治】　补气血，益肝肾。主治气血两虚或肝肾两虚的月经量少、错后，脾虚或肾虚带下。

【药效】　主要药效如下[1-2]：

1. 收缩子宫平滑肌　复方乌鸡胶囊能增强离体大鼠子宫的收缩幅度、增加收缩频率，提高子宫活动力。

2. 止血　复方乌鸡胶囊和复方乌鸡口服液能缩短小鼠的出血时间，具有止血作用。

3. 雌激素样作用　复方乌鸡胶囊可使雌性小鼠短期内阴道呈现较多的角化上皮细胞。子宫内膜组织学检查、宫颈黏液检查、阴道细胞激素水平检测提示其具有雌激素样作用[3]。

4. 镇痛、抗炎　复方乌鸡胶囊对乙酸引起的小鼠扭体有抑制作用，能减轻小鼠二甲苯性耳肿胀和大鼠卡拉胶性足跖肿，具有镇痛、抗炎作用。

【临床应用】　主要用于月经不调等。

1. 月经不调　复方乌鸡口服液用于治疗月经不调患者，能明显升高卵泡发育早、晚期的血清 E_2 值，恢复正常月经[3]。

2. 带下病　复方乌鸡口服液可用于治疗气血两虚或肝肾两虚所致带下病，疗效显著。妇女气血虚证患者经复方乌鸡口服液治疗后，心悸怔忡、失眠、寐多梦扰、健忘等症状得到改善[4-5]。

【不良反应】　尚未见报道。

【使用注意】　①忌食辛辣、生冷食物。②感冒时不宜服用。患糖尿病或其他疾病者，应在医师指导下服用。③经行有块伴腹痛拒按或胸胁胀痛者不宜选用。④孕妇禁用。

【用法与用量】　口服液：口服，一次 10ml，一日 2 次。胶囊：口服，一次 4 粒，一日 2 次。颗粒：开水冲服，一次 1 袋，一日 3 次。

参 考 文 献

[1] 寒勋衔，曾文丽，李燕霞，等. 复方乌鸡口服液的制剂研究[J]. 江西中医药，1993，（4）：51.

[2] 刘元帛，万阜昌. 复方乌鸡胶囊的实验研究[J]. 中成药，2005，27（2）：198-201.

[3] 朱令元，万阜昌，方铝. 复方乌鸡口服液治疗月经不调疗效观察[J]. 现代诊断与治疗，1994，5（3）：140-142.

[4] 朱令元，方铝. 复方乌鸡口服液治疗带下病的疗效观察[J]. 中国中药杂志，1997，22（9）：55-57.

[5] 马爱华，俞丽霞，王相桂，等. 复方乌骨鸡口服液治疗妇女气血虚证100例观察[J]. 中医杂志，1993，34（6）：360-361.

（西安交通大学　曹永孝，安徽中医药大学　龙子江、高华武，
安徽中医药大学第一附属医院　熊程俏）

四物汤（胶囊、颗粒、膏、合剂）

【药物组成】　当归、川芎、白芍、熟地黄。

【处方来源】　宋·太平惠民和剂局《太平惠民和剂局方》之四物汤。《中国药典》（2015年版）。

【功能与主治】　养血调经。用于血虚所致的面色萎黄、头晕眼花、心悸气短及月经不调。

【药效】　主要药效如下[1-11]：

1. 增强造血功能　四物汤通过增加白细胞介素-3（IL-3）和抑制干扰素-γ（IFN-γ）分泌，促进骨髓细胞进入细胞周期，促进其增殖和分化，增强造血功能；促进骨髓造血干/祖细胞增殖、恢复外周血细胞；对粒系、单核系细胞造血功能有补益作用，升高血红细胞数、白细胞数、血红蛋白含量和血细胞比容；恢复射线照射抑制的小鼠骨髓造血系统，恢复造血干细胞，减轻骨髓细胞凋亡。

四物汤从多靶点刺激骨髓造血，通过加快脂肪酸、蛋白质代谢，减轻基因损伤，增加血红蛋白等多种途径改善血虚证。四物汤可上调热激蛋白60、电子转移黄素蛋白、三磷酸腺苷合酶、烯酰辅酶A水合酶、三功能酶、氨甲酰磷酸合酶Ⅰ、3-巯基丙酮酸硫基转移酶、转甲状腺素蛋白、血红蛋白β、Ca^{2+}-Mg^{2+}-ATP酶和Na^+-K^+-ATP酶水平，下调抑制素、过氧化氢酶、二氢硫辛酸脱氢酶、丙酮酸脱氢酶、延伸因子Tu、谷氨酸脱氢酶、还原型烟酰胺腺嘌呤二核苷酸脱氢酶、结合珠蛋白、聚集素、补体C4b和GTP结合蛋白2水平。

四物汤可改善线粒体功能，纠正脂肪酸β氧化功能紊乱，调节糖类、脂类、氨基酸的代谢，以及增强抗氧化能力。一方面促进骨髓组织修复和结构重建，加快骨髓造血细胞的增殖，诱导髓系细胞分化、发育和成熟，抑制骨髓细胞凋亡；另一方面促进肾促红细胞生成素的表达，使其合成增多，并可调节内皮素/降钙素基因表达，改善缺血、瘀血和出血情况。

四物汤乙酸乙酯提取部位具有间充质干细胞增殖作用，能升高血虚模型小鼠骨髓$CD34^+$、CFU-GM、CFU-E和BFU-E，恢复造血功能。四物汤水煎液、四物汤醇沉上清液、四物汤醇沉淀样品液能升高血虚模型大鼠白细胞、红细胞、血红蛋白、血细胞比容及肝指数、胸腺指数，四物汤醇沉上清液能提高血虚大鼠血小板水平，四物汤水煎液能升高血虚大鼠脾指数。

2. 调节下丘脑-垂体-卵巢轴功能　四物汤有调节下丘脑-垂体-性腺轴系统紊乱的作用，能升高衰老雌鼠FSH水平，降低LH、睾酮水平；能升高衰老模型雌鼠IL-2、IFN-γ、IgA水平，降低转化生长因子-β（TGF-β）水平。四物汤萃取物可调节卵巢表面上皮细胞株IOSE-80PC的促性腺激素释放激素（GnRH）的mRNA表达，影响雄激素受体和恢复雌激素/雄激素平衡。

3. 改善卵巢功能　四物合剂能改善顺铂诱导的卵巢功能损伤，改善其动情周期、卵巢系数、雌孕激素分泌功能，恢复FSH/LH失衡，促进卵泡发育，减少闭锁卵泡的形成。四物汤可通过TGF-β3-Smad2/3信号转导通路，升高P-Smad2/3表达，促进卵泡细胞的增殖和分泌功能，维持芳香化酶表达水平，升高雌、孕激素水平，维持卵巢的分泌功能、卵巢形态和卵泡细胞增殖。

4. 双向调节子宫平滑肌　四物汤对子宫呈双向调节作用，能抑制兴奋的子宫平滑肌，能对抗缩宫素引起的子宫痉挛性收缩；对于抑制的子宫平滑肌有兴奋作用。四物汤挥发油可抑制离体子宫平滑肌的收缩。

5. 调节免疫　四物汤可促进小鼠血清抗体溶血素的生成，增加巨噬细胞吞噬能力，促进 T 淋巴细胞转化，也可通过促进 IL-2 分泌或增强其活性，调整机体免疫应答，增强免疫功能。还可提高小鼠的脾指数和胸腺指数，促进正常小鼠脾淋巴细胞产生 IL-2，增加细胞免疫功能。

6. 改善血液流变性　四物汤能改善高黏度的血流，抑制血小板聚集，促进前列腺素 I_2（PGI_2）释放，减少前列腺素 B_2（PGB_2）和血管性假血友病因子释放，延长活化部分凝血活酶时间、凝血酶原时间和凝血酶时间，有抗凝和抗血栓形成作用。四物汤能阻断 α 肾上腺素受体及其对微循环的直接作用，改善微循环障碍。

7. 镇痛　四物汤挥发油对小鼠痛经模型具有镇痛作用，明显减少缩宫素引起小鼠子宫剧烈收缩导致的扭体次数。四物汤水煎液、四物汤醇沉上清液、四物汤醇沉淀样品液均能显著升高痛经模型小鼠血浆 PGE_2，降低血浆 $PGF_{2\alpha}$ 及子宫组织丙二醛（MDA）含量，降低痛经模型小鼠子宫组织 Ca^{2+} 含量，具有镇痛、抗痛经作用。

【临床应用】　主要用于异常子宫出血、月经不调、卵巢早衰、痛经和闭经。

1. 异常子宫出血　四物汤用于血虚所致的异常子宫出血，症见经期延长，经量多，色暗红，有血块或淋漓不净，面色萎黄，头晕眼花，心悸气短，小腹疼痛。四物汤能影响下丘脑-垂体-性腺轴，调节子宫，升高 FSH 水平，降低 LH 水平[12]。四物汤配方颗粒对围绝经期异常子宫出血具有良好的止血效果，且总有效率、子宫内膜厚度优于雌激素和安宫黄体酮疗法[13]。四物汤治疗青春期异常子宫出血疗效明显，与去氧孕烯炔雌醇片联合治疗围绝经期异常子宫出血效果满意。四物汤抗异常子宫出血的药效及机制见图1-2。

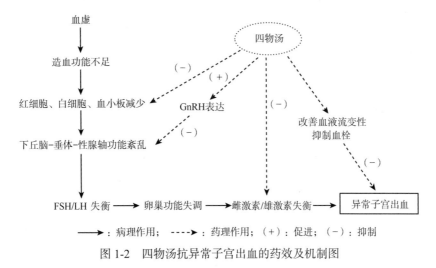

图 1-2　四物汤抗异常子宫出血的药效及机制图

2. 月经不调[14-15]　四物汤用于血虚所致的月经不调，症见月经量少，色暗淡，有血块，头昏眼花，面色萎黄。四物汤治疗月经不调效果显著，可有效治疗因多种因素而导致的月经不调。血虚证是月经过少的常见证型，四物颗粒和四物合剂用于血虚证月经过少，可增加经量。

3. 卵巢早衰　四物合剂治疗卵巢早衰，可升高雌激素水平，改善潮热出汗、失眠、阴道干涩等症状。

4. 痛经　四物汤用于血虚痛经，症见经期小腹疼痛，经血色淡或暗，有血块，倦怠乏力，面色无华。四物汤对青春期或育龄期妇女气血虚弱型和肝肾虚损型痛经有较好的疗效[16]。

5. 闭经　四物汤通过调节月经周期治疗血虚性闭经有效，加减治疗抗精神病药物所致闭经疗效显著[17-18]。

【不良反应】　个别患者出现胃肠不适和头痛。

【使用注意】　①孕妇慎用。②对阴虚血热、肝火旺盛所致的崩漏、胎动漏红等症不适用。③服药时忌食生冷、油腻食物。④不宜与感冒药同时服用。

【用法与用量】　胶囊：口服，一次5～7粒，一日3次。颗粒：温开水冲服，一次5g，一日3次。膏：口服，一次14～21g，一日3次。合剂：口服，一次10～15ml，一日3次，用时摇匀。

参 考 文 献

[1] Tian Y N, Xiang Y K, Wan G R, et al. Effects and mechanisms of Bazhen decoction, Siwu decoction, and Sijunzi decoction on 5-fluorouracil-induced anemia in mice [J]. J Tradit Chin Med, 2016, 36（4）: 486-495.

[2] 李泓涛, 李胜涛. 四物汤药理作用及其应用研究[J]. 光明中医, 2016, 31（6）: 897-898.

[3] 何瑶, 周莉江, 刘婷婷, 等. 四物合剂提取纯化过程中不同中间产物补血调经作用研究[J]. 中药材, 2016, 39（3）: 645-648.

[4] 何然, 汪宏锦, 周莹, 等. 四物汤对幼鼠缺铁性贫血的改善及其对铁代谢的调节作用[J]. 中国中药杂志, 2017, 42（5）: 944-950.

[5] 郑传柱, 贾梅, 李慧, 等. 胶艾汤与四物汤对子宫出血模型大鼠保血功效的比较研究[J]. 中国药理学通报, 2015, 31（5）: 739-740.

[6] 李冀, 李奇玮, 朱明雪, 等. 四君子汤、四物汤、八珍汤的药理作用及其作用机制的比较研究进展[J]. 中医药学报, 2016, 44（1）: 77-78.

[7] 孙丽萍. 顺铂对小鼠卵巢颗粒细胞芳香化酶活性和表达的影响及四物合剂的干预研究[D]. 北京：北京中医药大学, 2010.

[8] 武虹波. 基于 TGFβ3 通路探讨四物合剂干预顺铂损伤卵巢颗粒细胞芳香化酶活性和表达机制的实验研究[D]. 北京：北京中医药大学, 2017.

[9] 朱敏, 段金廒, 唐于平, 等. 四物汤及其组方药物对小鼠离体子宫收缩的影响[J]. 中国实验方剂学杂志, 2011, 17（5）: 149-152.

[10] 杨欢, 周莉江, 刘婷婷, 等. 四物汤挥发油的药理作用研究[J]. 中药与临床, 2015, 6（2）: 57-60.

[11] 富徐燕, 陈梦, 赵丕文, 等. 四物汤补血调经作用的物质基础及分子机理的研究进展[J]. 时珍国医国药, 2013, 24（11）: 2771-2773.

[12] 孙国华. 四物汤治疗月经不调54例疗效分析[J]. 现代医药卫生, 2016, 32（5）: 750-751.

[13] 贾贻红, 袁培明, 孙世浩, 等. 四物汤配方颗粒治疗青春期功能性子宫出血的疗效分析[J]. 中国药房, 2009, 20（36）: 2863-2864.

[14] 沈军. 四物汤治疗月经不调研究进展[D]. 北京：北京中医药大学, 2008.

[15] 秦红鸣, 方国璋, 赖玉琴, 等. 四物颗粒治疗血虚证月经过少临床疗效观察[J]. 中药药理与临床, 2002, 18（1）: 43-44.

[16] 王琪, 赵承华. 四物合剂治疗痛经临床应用100例[J]. 中国计划生育和妇产科, 2003, 5: 319.

[17] 王琪, 赵芳. 四物汤调节月经周期治疗虚性闭经68例分析[J]. 黑龙江中医药, 2004, 1: 26-27.

[18] 罗儒献, 许勤伟, 姚乾坤. 四物汤加减治疗抗精神病药物所致闭经临床分析[J]. 海南医学, 2014, 25（6）: 865-866.

（西安交通大学　曹永孝，湖北医药学院　赵万红）

八珍丸（胶囊、颗粒、片、袋泡茶、膏、口服液）

【药物组成】 党参、炒白术、茯苓、甘草、当归、白芍、川芎、熟地黄。

【处方来源】 元·萨迁《瑞竹堂经验方》之八珍汤。《中国药典》（2015 年版）。

【功能与主治】 补气益血。用于气血两虚，面色萎黄，食欲不振，四肢乏力，月经过多。

【药效】 主要药效如下[1-13]：

1. 增强造血功能 异常子宫出血常导致贫血。八珍汤能刺激骨髓细胞增殖及相关因子分泌，提高鼠血清促红细胞生成素水平，增强造血功能，升高血红细胞数、白细胞数、血红蛋白含量和血细胞比容，其机制与增加 IL-3 分泌、抑制 IFN-γ 分泌、促进骨髓细胞进入细胞周期及增殖和分化有关。

八珍汤可促进辐射照射小鼠骨髓粒系–单核系祖细胞集落形成，改善成熟障碍的粒系分化，对骨髓增生异常综合征有很好的改善作用。八珍丸能改善小鼠受损的骨髓造血微环境，减少受损后增多的脂肪组织，提升造血组织含量、骨髓巨核细胞数及血窦容量。八珍汤对血虚大鼠还具有补血作用。

2. 改善血液流变性 八珍汤可降低老龄大鼠的全血黏度、血浆黏度和纤维蛋白原含量，能抑制大鼠的血小板聚集，促进其血小板解聚；也可降低大鼠血总胆固醇、三酰甘油含量，改变血黏、浓、凝、聚状态，具有抗凝作用；还能抑制血瘀模型大鼠体外血栓，降低气虚血瘀模型大鼠血细胞比容。

3. 调节免疫 八珍汤能促进刀豆球蛋白 A 刺激的小鼠脾淋巴细胞 3H-TdR 掺入，促进正常及血虚鼠脾淋巴细胞、混合脾淋巴细胞分泌 IL-2，保护免疫器官；并能提高淋巴细胞功能及其细胞因子分泌功能，增强机体的细胞免疫、体液免疫和非特异性免疫功能，恢复 T、B 淋巴细胞增殖能力，提高辐射小鼠 NK 细胞杀伤活性。八珍口服液还可明显增强巨噬细胞的吞噬功能，使小鼠胸腺和脾脏的质量增加，提高免疫功能。

4. 抗炎 八珍口服液能够减轻蛋清引起的足肿胀，具有抗炎作用。

【临床应用】 主要用于异常子宫出血、月经不调、乳腺炎等。

1. 异常子宫出血[14-16] 八珍汤可治疗气血两虚型异常子宫出血。八珍汤可治疗子宫肌瘤、子宫内膜息肉等导致的异常子宫出血、月经过多等，配合宫腔镜电切术，于术前、术后使用，可使患者尽快适应手术及术后调养，有助于气血恢复，改善贫血状态。

2. 月经不调[17] 八珍汤用于气血两虚、冲任受损导致的月经不调，症见身体消瘦，面色萎黄，食欲不振，四肢乏力，月经过多。八珍汤能促进造血功能，改善血液流变性，降低血黏度和纤维蛋白原含量，能抑制血小板聚集，促进血小板解聚。八珍颗粒治疗月经不调安全有效，与乌贼骨芦茹丸合用治疗月经不调有明显效果。

3. 乳腺炎[18] 八珍汤可用于产后气血亏虚，乳房脓肿溃破无力收口的乳腺炎症。八珍汤可以抗炎，增加机体的细胞免疫功能，提高正气，促进伤口愈合。

4. 其他[19-22] 八珍汤治疗早期先兆流产效果明显，可减少药物流产的流血量，缩短流血时间。八珍汤用于气血两虚的缺铁性贫血，可升高患者血红蛋白，改善贫血临床症状、体征，使血清铁、总铁结合力恢复正常。八珍汤还可用于矫正胎位不正。

【不良反应】 尚未见报道。

【使用注意】 ①孕妇慎用。②不宜与感冒类药同时服用。③不宜同时服用藜芦或其制剂。④本品为气血双补之药，性质较黏腻，有碍消化，故咳嗽痰多、脘腹胀痛、纳食不消、腹胀便溏者忌服。

【用法与用量】 丸：口服，一次1丸，一日2次。胶囊：口服，一次3粒，一日2次。颗粒：口服，一次1袋，一日2次。片：一次3片，一日3次。袋泡茶：开水泡服，一次2袋，一日2次。膏：口服，一次15g，一日2次。口服液：口服，一次10ml，一日2次。

参 考 文 献

[1] Tian Y N，Xiang Y K，Wan G R，et al. Effects and mechanisms of Bazhen decoction，Siwu decoction，and Sijunzi decoction on 5-fluorouracil-induced anemia in mice[J]. J Tradit Chin Med，2016，36（4）：486-495.

[2] 张超，南莉莉，孙志，等. 八珍汤物质基础及其药理学研究进展[J]. 上海医药，2008，29（6）：273-276.

[3] 高依卿，陈玉春，王碧英. 八珍汤对粒系、单核细胞养血补血作用机理的研究[J]. 中医研究，2000，13（2）：22-25.

[4] 祝红焰，吴珺，谭允育. 八珍汤对辐射损伤小鼠免疫及造血功能的影响[J]. 北京中医药大学学报，2001，24（6）：40-44.

[5] Zhang Y，Qian L L，Shen J P，et al. Effect of Chinese medicine treatment based on pattern identification on cellular immunophenotype of myelodysplastic syndrome[J]. Chin J Integr Med，2017，23（6）：469-473.

[6] 王碧英，陈玉春. 八珍汤对动物机体免疫功能的增强作用[J]. 中医研究，2000，13（5）：20-23.

[7] 龚跃新，周华珠，张小海. 四君子汤、四物汤和八珍汤治疗血虚大鼠的实验研究[J]. 山西中医，1992，8（4）：32-33.

[8] 潘毓宁，潘洪平，吴隐雄，等. 八珍汤对老龄大鼠血液流变学改善作用的研究[J]. 广西医学，1997，19（4）：581-584.

[9] 冯晓，高秀芝，刘太国，等. 八珍汤药理研究与临床应用近况[J]. 国医论坛，2004，19（4）：55-56.

[10] 赖水招，徐晓梅，黄冬，等. 八珍口服液的药效学研究[J]. 首都医药，1999，11（6）：22-24.

[11] 陈玉春，高依卿，王碧英. 八珍汤对红系细胞养血补血作用机理的探讨[J]. 上海中医药杂志，2000，36（4）：45-46.

[12] 刘晓霞，陈剑华，陈育民，等. 八珍汤对TGF-β1抑制的T淋巴细胞增殖及其活化影响[J]. 细胞与分子免疫学杂志，2009，25（11）：1053-1055.

[13] 刘晓霞，刘红珍，霍忠超，等. 中药八珍汤对TGF-β1抑制下人T淋巴细胞功能恢复的研究[J]. 现代中西医结合杂志，2010，19（9）：1046-1048.

[14] 诸伯星. 朱承汉老中医运用固经丸的经验[J]. 浙江中医学院学报，1981，2：43-44.

[15] 程焕恩. 八珍汤加味合人工周期治疗无排卵型功能失调性子宫出血84例[J]. 安徽中医临床杂志，1999，4：238-239.

[16] 叶小雅. 八珍汤加减治疗功能失调性子宫出血（气不摄血证）35例疗效观察[J]. 现代医院，2008，8（5）：76-77.

[17] 黄飞华，裘维焰，陆传宝，等. 八珍颗粒治疗气血两虚型月经不调61例临床观察[J]. 中国中医药科技，2009，16（3）：236-237.

[18] 马建国. 八珍汤皮外科应用验案四则[J]. 中国民间疗法，2006，14（8）：37-38.

[19] 吴春娇，李陈凤. 八珍汤治疗早期先兆流产78例临床观察及护理[J]. 浙江临床医学，2002，4（3）：237-238.

[20] 郑忠君. 八珍冲剂治疗药物流产后出血120例[J]. 实用中医药杂志，2002，18（1）：19.

[21] 黄梓平，张泽瑜，王钦和. 八珍汤与四物汤治疗缺铁性贫血疗效比较[J]. 中医研究，2004，17（2）：24-26.

[22] 曹怀宁，付静. 八珍汤加减矫治胎位不正73例[J]. 上海中医药杂志，2002，36（4）：17.

（西安交通大学　曹永孝，浙江中医药大学附属第一医院　高秀飞、谢小红）

❧ 定 坤 丹 ❧

【药物组成】 红参、鹿茸、西红花、三七、白芍、熟地黄、当归、白术、枸杞子、黄芩、香附、茺蔚子、川芎、鹿角霜、阿胶、延胡索、鸡血藤膏、红花、益母草、五灵脂、茯苓、柴胡、乌药、砂仁、杜仲、干姜、细辛、川牛膝、肉桂、炙甘草。

【处方来源】　清·吴谦《医宗金鉴》。《中国药典》（2015年版）。

【功能与主治】　滋补气血，调经舒郁。用于气血两虚、气滞血瘀所致月经不调、行经腹痛、崩漏下血、赤白带下、血晕血脱、产后诸虚、骨蒸潮热。

【药效】　主要药效如下[1-5]：

1. 调节下丘脑-垂体-卵巢轴功能　多囊卵巢综合征以高黄体生成素血症和高雄激素血症为主要特征，其升高与肾上腺及卵巢相关。定坤丹可增加多囊卵巢综合征模型大鼠卵巢内的黄体数，降低血清 LH、雄激素水平，升高 FSH 水平，减少卵巢中 VEGF 的表达，抑制卵巢内膜和间质增生及卵巢新生血管形成，改善卵巢血流，提高卵泡质量，促进卵巢排卵。

2. 改善子宫内膜功能　子宫内膜异位症的发生与腹腔内免疫及炎症反应的改变有关，过量 TNF-α 的释放能抑制免疫应答，增加异位内膜细胞的侵袭功能。VEGF 表达的增强能促进新生血管生成，从而促进异位子宫内膜的生长。定坤丹能够抑制子宫内膜异位症模型大鼠异位内膜生长，其机制与降低血清 TNF-α 水平、下调异位内膜中 VEGF 表达有关。

多囊卵巢综合征会导致流产率升高，其主要病因之一为子宫内膜容受性低。其中，子宫内膜同源框基因（HOXA10）是目前公认的多囊卵巢综合征子宫内膜相关基因。雄激素能下调 HOXA10 的表达，使子宫内膜容受性减低。定坤丹能使多囊卵巢综合征模型大鼠中卵巢 VEGF 表达下调，HOXA10 基因表达上调，提高子宫内膜容受性，改善子宫内膜功能。

3. 抑制子宫平滑肌收缩　定坤丹能缓解垂体后叶素诱发的子宫平滑肌收缩，作用时间越长，作用越明显。

4. 改善血液流变性　定坤丹能够显著降低血瘀证模型大鼠的全血比黏度及血浆比黏度，在一定程度上减少血细胞比容指数，缩短红细胞电泳时间。

5. 兴奋中枢神经系统　自主活动是指不依赖于外界刺激，仅由内部刺激或状态引起的实验动物活动。自主活动是正常动物的生理特征，活动的频繁程度能够反映实验动物的中枢兴奋或抑制状态。肾阳虚证患者多有中枢神经系统兴奋性降低的临床表现，肾阳虚模型小鼠同样出现反应迟钝、自主活动减少，与肾阳虚证患者相似。定坤丹能使肾阳虚模型小鼠的自主活动次数和探究次数明显增加，具有兴奋中枢作用。

6. 抗缺氧　缺氧影响机体的各种代谢，尤其是氧化功能，心、脑等重要器官可因缺氧而死亡。动物在缺氧的情况下，存活的时间越长，表示对缺氧的耐受性越强。将小鼠断头，脑供血终止，残留的血液和营养物质能暂时维持脑功能，动物出现规律性张口喘气，喘气的时间长短可用来评价药物的抗缺氧能力。定坤丹能够显著延长断头小鼠的喘气时间，有抗缺氧作用。

7. 镇痛抗炎　定坤丹能减少乙酸所致小鼠扭体反应次数，有镇痛作用。定坤丹能抑制大鼠棉球肉芽肿及二甲苯所致小鼠耳郭肿胀，有抗炎作用。

【临床应用】　主要用于异常子宫出血、痛经、多囊卵巢综合征、月经不调、绝经期综合征、经行头痛和排卵障碍性不孕症等。

1. 异常子宫出血[6]　定坤丹用于气血不足，气滞血瘀，冲任失调，血海蓄溢所致的异常子宫出血（崩漏）。定坤丹联合艾附暖宫丸能有效止血，总有效率高于去氧孕烯炔雌醇片。

2. 痛经[7-8]   定坤丹可治疗气血不足、气滞血瘀之痛经。定坤丹治疗原发性痛经疗效显著,其机制与降低患者子宫内 $PGF_{2\alpha}$ 水平,改善血液流变性,降低全血黏度、血浆黏度、全血高切及低切黏度有关。通过红外热成像技术发现,服用定坤丹能显著提高子宫、附件等区位的基础热值,明确了其治疗痛经的靶向性。

3. 多囊卵巢综合征[9-12]   定坤丹可用于治疗气滞血瘀之多囊卵巢综合征。定坤丹联合枸橼酸氯米芬(克罗米芬)可使周期排卵率、周期妊娠率、累积妊娠率及排卵日子宫内膜厚度均增加,有效改善多囊卵巢综合征的临床症状。定坤丹联合来曲唑可增加子宫内膜厚度,改善 LH、T、E_2 和 FSH 等性激素水平异常。

4. 月经不调[13]   定坤丹可用于治疗月经不调属肾虚肝郁证月经过少者,能使患者子宫内膜厚度明显增加,月经量明显增多,腰膝酸软、头晕耳鸣、烦躁易怒、食欲不振及小腹冷痛等症状明显减轻。

5. 绝经期综合征[14]   又称围绝经期综合征,是指妇女绝经前后出现雌激素波动或减少,引起一系列自主神经功能紊乱的症状,伴有神经心理症状的症候群。定坤丹通过调节女性雌激素水平,治疗围绝经期综合征疗效满意,能够显著改善患者潮热汗出、失眠多梦、腰膝酸软、烦躁起急等症状。

6. 经行头痛[15-16]   雌激素具有调节血管紧张性的作用,其水平降低会引起血管收缩舒张功能紊乱,造成血管性头痛。经期妇女雌激素分泌量急剧减少,易发生经行头痛。定坤丹能够调节雌激素水平,可用于经行头痛的治疗,使经期头痛发作程度减轻、频率减少,并伴有月经量、色、质和周期的改善。

7. 排卵障碍性不孕症[17]   定坤丹联合枸橼酸氯米芬可治疗排卵障碍性不孕症,增加子宫内膜厚度,提高妊娠率,疗效显著。定坤丹可配合乌鸡白凤丸治疗不孕。

【不良反应】   尚未见报道。

【使用注意】   ①孕妇忌服。②伤风感冒时停服。

【用法与用量】   口服。一次 0.5~1 丸,一日 2 次,温开水送服。

参 考 文 献

[1] 宋玉荣,王文艳,卫兵. 定坤丹对多囊卵巢模型大鼠生殖功能的影响[J]. 安徽医科大学学报,2016,51(10):1473-1477.

[2] 侯霄,万山. 定坤丹胶囊的药效学研究[J]. 山西医科大学学报,2007,38(12):1085-1088.

[3] 陈金秀,王迪,李国峰,等. 保坤丹对正常大鼠和肾虚模型小鼠生殖器官和内分泌功能的影响[J]. 时珍国医国药,2006,17(11):2149-2150.

[4] 何闾华,王文艳,卫兵. 定坤丹对子宫内膜异位症模型大鼠的作用及机制[J]. 安徽医科大学学报,2015,50(11):1693-1695.

[5] 顿颖,武玉鹏,贾力莉,等. 定坤丹对"血瘀"模型大鼠血流变指标的影响[J]. 山西职工医学院学报,1995,5(1):1-2.

[6] 冯晓勇. 艾附暖宫丸联合定坤丹治疗功能性失调子宫出血的临床疗效观察[J]. 中国实用医药,2015,10(32):192-193.

[7] 杨洪波. 紫仙合剂对子宫内膜异位症患者血清 CA125 及血液流变学的影响[J]. 辽宁中医杂志,2010,37(S1):130-131.

[8] 王燕. 定坤丹治疗原发性痛经 300 例[J]. 陕西中医,2010,31(3):278-280.

[9] 陈兰,谈勇,陈淑萍. 克罗米芬与定坤丹对 PCOS 不孕症临床促排卵和临床妊娠疗效的研究[J]. 中国中药杂志,2017,42(20):4035-4039.

[10] 卫爱武,肖惠冬子,宋艳丽. 定坤丹联合氯米芬治疗多囊卵巢综合征伴不孕疗效观察[J]. 中国实用妇科与产科杂志,2018,34(4):444-447.

[11] 杜明霞. 定坤丹联合克罗米芬治疗多囊卵巢综合征不孕的疗效[J]. 北方药学,2019,16(1):63-64.

[12] 马莉. 定坤丹联合来曲唑对 PCOS 患者促排卵周期中的临床疗效分析[J]. 黑龙江医药,2018,31(5):91-93.

[13] 李燕侠. 定坤丹治疗月经不调 108 例[J]. 湖北中医杂志，2004，26（2）：44.

[14] 易星星，林洁. 定坤丹治疗肾虚肝郁证月经过少患者 30 例临床观察[J]. 中国中西医结合杂志，2016，36（5）：629-631.

[15] 许海莺，秦齐齐，文革玲. 定坤丹治疗血虚血瘀型经行头痛 30 例[J]. 陕西中医，2013，34（10）：1306-1307.

[16] 王玉雯. 定坤丹治疗妇科疾病应用体会[J]. 中国中医药信息杂志，2007，14（9）：78.

[17] 徐云虹. 定坤丹和乌鸡白凤丸治疗女性不孕 22 例[J]. 成都中医药大学学报，2000，23（4）：51-52.

（上海中医药大学　郑建普，西安交通大学　曹永孝，河北中医学院　刘　姣）

归脾丸（颗粒、合剂）

【药物组成】　党参、炒白术、炙黄芪、炙甘草、茯苓、制远志、炒酸枣仁、龙眼肉、当归、木香、大枣（去核）。

【处方来源】　宋·严用和《济生方》之归脾汤。《中国药典》（2015 年版）。

【功能与主治】　益气健脾，养血安神。用于心脾两虚，气短心悸，失眠多梦，头昏头晕，肢倦乏力，食欲不振，崩漏，便血。

【药效】　主要药效如下：

1. 调节中枢和下丘脑-垂体-卵巢轴功能　归脾汤改善脾虚模型大鼠的学习记忆能力与其调节脑内胆囊收缩素、P 物质和血管活性肠肽有关，其对神经肽 Y 水平和 mRNA 表达有调节作用[1]。归脾汤能改善神经内分泌功能，增强下丘脑-垂体-卵巢轴活性，增加雌、孕激素分泌，改善黄体功能，促使子宫、卵巢生长发育，恢复月经周期。归脾汤能增加雌性未孕大鼠的子宫、卵巢指数，增加大鼠血清 E_2 水平[2]。

2. 止血　归脾丸能缩短大鼠凝血时间，延长大鼠出血时间，其止血作用主要与内源性凝血系统有关，并能抗血小板聚集，抑制血小板抗体[3]。归脾汤能通过调节细胞免疫和红细胞免疫功能，缓解脾不统血型血小板减少性紫癜小鼠症状，升高血小板减少模型小鼠的血小板，恢复骨髓巨核细胞数，降低 $CD8^+$ 细胞水平，使红细胞 C3b 受体花环率和免疫复合物花环率恢复正常[1]。

3. 其他[4-6]　归脾汤能对抗抑郁型大鼠血清皮质酮的异常分泌及维持血清 E_2 正常分泌，治疗抑郁症。加味归脾汤对人类乳腺癌雌激素受体阳性代表株 MCF-7 和雌激素受体阴性代表株 MDA-MB-435 的乳腺癌细胞有明显抑制效果。

【临床应用】　主要用于异常子宫出血、宫内节育器引起的子宫出血和绝经期综合征。

1. 异常子宫出血[7-9]　归脾汤用于脾虚气弱，不能统血引起的排卵性异常子宫出血，症见脾虚气弱，经血非时而下，淋漓不断，或血流如涌，色淡质清，神疲体倦，面色萎黄。归脾丸能改善异常子宫出血患者的症状，如月经前出血、月经量多、月经后出血等。归脾汤联合米非司酮和去氧孕烯炔雌醇治疗绝经过渡期异常子宫出血的疗效优于米非司酮和去氧孕烯炔雌醇，且不良反应轻于后者。去氧孕烯炔雌醇联合归脾丸、六味地黄丸治疗围绝经期异常子宫出血效果显著。归脾汤结合针刺治疗崩漏有效，能明显减少出血。归脾汤加味治疗功能失调性子宫出血患者，可明显减少月经量。

2. 宫内节育器引起的子宫出血[10-11]　归脾汤用于宫内节育器引起的经血增多，或经间出血，出血为持续性或滴血状。归脾丸加阿胶口服液可用于治疗特发性血小板减少性紫癜阴道出血患者。

归脾丸抗异常子宫出血的药效及机制见图 1-3。

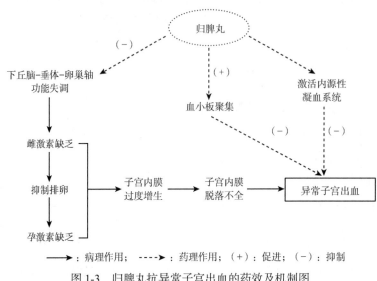

图 1-3　归脾丸抗异常子宫出血的药效及机制图

3. 绝经期综合征[12]　归脾汤用于心脾两虚引起的绝经期综合征,症见绝经前后月经紊乱,量少色淡,淋漓不尽,伴眩晕耳鸣、心悸失眠、健忘、面色萎黄等。归脾汤加减治疗绝经期综合征患者,可改善其临床症状,恢复精神状态。

【不良反应】　尚未见报道。

【使用注意】　①外感或实热内盛者不宜服用。②阴虚火旺者慎用。③服药期间,宜食清淡易消化食物。④感冒发热者不宜服用。

【用法与用量】　丸:浓缩丸,口服,一次 8～10 丸,一日 3 次;蜜丸,温水送服,水蜜丸一次 6g,小蜜丸一次 9g,大蜜丸一次 1 丸,一日 3 次。合剂:口服,一次 10～20ml,一日 3 次,用时摇匀。颗粒:开水冲服,一次 1 袋,一日 3 次。

参 考 文 献

[1] 黄茜, 石娅萍, 郑轶峰, 等. 归脾汤实验室研究进展及临床应用[J]. 重庆医学, 2009, 38 (12): 1537-1538.

[2] 赵勤, 卢杰, 韩艳红. 归脾丸治疗功能性子宫出血的实验研究[J]. 中药药理与临床, 2010, 26 (5): 24-25.

[3] 于千, 季颖, 单德红. 归脾汤对抑郁模型大鼠行为学和雌二醇水平的影响[J]. 辽宁中医学院学报, 2006, 8 (2): 119-120.

[4] 季颖, 单德红. 归脾汤对抑郁模型大鼠血清皮质酮雌激素含量影响的实验研究[J]. 中华中医药学刊, 2007, 25 (11): 2349-2351.

[5] 吴意红, 彭剑虹, 陈婉荷, 等. 归脾丸对慢性特发性血小板减少性紫癜患者血小板相关抗体影响的研究[J]. 现代中医药, 2011, 31 (3): 1-3.

[6] 李晶哲, 夏芸, 汪楠玥, 等. 加味归脾汤对乳腺癌细胞抑制作用的研究[J]. 中华中医药杂志, 2012, 27 (2): 471-474.

[7] 吴佩蔚. 去氧孕烯炔雌醇片加米非司酮联合归脾丸治疗绝经过渡期功能性子宫出血的效果[J]. 广东医学, 2015, 36 (1): 139-140.

[8] 王丽雄. 妈富隆联合归脾丸、六味地黄丸治疗围绝经期功能性子宫出血的临床效果[J]. 中国计划生育和妇产科, 2011, 3 (1): 43-46.

[9] 李珍. 归脾汤加味治疗功能性子宫出血临床体会[J]. 中国社区医师 (综合版), 2006, 8 (19): 61.

[10] 徐薇. 调肝止血法对节育器致人子宫异常出血症子宫内膜组织 ERK1/2 和 PI3K 信号通路的影响[D]. 成都: 成都中医药大学, 2010.

[11] 张卫华, 刘俊保, 张振英. 归脾丸配阿胶口服液治疗特发性血小板减少性紫癜阴道出血30例[J]. 中医研究, 2004, 17（6）: 25.
[12] 祝小庆. 归脾汤加减治疗更年期综合征32例[J]. 陕西中医, 2010, 31（3）: 342.

（西安交通大学　曹永孝, 湖北医药学院　赵万红）

当归丸（浓缩丸）

【**药物组成**】　当归、炙黄芪。

【**处方来源**】　宋·太医院《圣济总录》。国药准字 Z44023073。

【**功能与主治**】　活血补血, 调经止痛。用于月经不调, 经来腹痛。

【**药效**】　主要药效如下:

1. **抑制平滑肌收缩**　当归丸的主要成分当归挥发油可直接作用于内脏器官平滑肌, 抑制肌肉痉挛, 减少子宫张力, 缓解血管平滑肌收缩[1-2]。

2. **促进造血**　当归丸中的当归多糖可诱导成纤维细胞分泌造血生长因子, 刺激多能造血干细胞、造血祖细胞增殖分化, 提高粒细胞、单子祖细胞和晚期红系祖细胞产率, 促进多能造血干细胞造血[3]。

3. **抗炎**　当归丸中的当归油可抑制二甲苯所致的小鼠耳郭肿胀, 缓解乙酸引起的小鼠腹腔毛细血管渗透性增高, 抑制大鼠蛋清性足肿胀和小鼠棉球肉芽肿[4]。

【**临床应用**】　主要用于月经不调和痛经。

1. **月经不调**[5]　当归丸对气滞血瘀型、寒湿凝滞型、湿热瘀阻型月经不调、经血量少而不畅、血色暗红、质稠有血块有明显疗效, 能基本恢复月经, 改善症状。药物流产后患者可表现为月经不调, 阴道出血时间长, 当归丸与益母草冲剂合用能缩短月经周期恢复正常的时间, 提高月经周期、月经量和子宫恢复正常率。

当归丸也用于脾气不足, 营血亏虚, 冲任不固, 血失统摄所致的月经先期, 症见月经提前, 经水量多, 色淡质稀, 行经腹痛, 面色无华, 肢体乏力, 舌淡, 苔薄, 脉虚弱。

2. **痛经**[2]　当归丸对气滞血瘀型、寒湿凝滞型、湿热瘀阻型痛经疗效显著, 明显减轻腹痛。

【**不良反应**】　尚未见报道。

【**使用注意**】　①经期忌食生冷食物。②不宜与感冒药同时服用。③月经提前量多、色深红者不宜服用。④经前或经期腹痛拒按, 伴乳胁胀痛者不宜选用。

【**用法与用量**】　口服。丸: 一次1丸, 一日2次。浓缩丸: 一次10~20丸, 一日2次。

参 考 文 献

[1] 李静. 益母草冲剂联合当归丸治疗药物流产后腹痛、月经失调的临床应用分析[J]. 中国农村卫生, 2016, 10: 9.
[2] 胡春秀. 当归丸治疗痛经及月经不调临床总结[J]. 卫生职业教育, 2004, 22（13）: 115-116.
[3] 杨铁虹.当归多糖的分离纯化与免疫调节作用及其机理研究[D].西安: 中国人民解放军第四军医大学, 2003.
[4] 刘琳娜, 贾敏, 梅其炳, 等. 乙醇提取新鲜当归油的抗炎镇痛作用[J]. 中国药房, 2002, 13（9）: 526-527.
[5] 冯艳平, 王素琴. 益母草冲剂联合当归丸治疗药物流产后月经失调的临床效果观察[J]. 光明中医, 2017, 32（1）: 3-4.

（西安交通大学　曹永孝、姚　彤）

妇康宁片（胶囊）

【药物组成】　白芍、益母草、当归、香附、三七、党参、麦冬、醋艾炭。

【处方来源】　研制方。《中国药典》（2015 年版）。

【功能与主治】　养血理气，活血调经。用于血虚气滞所致的月经不调，症见月经错后、经水量少、有血块、经期腹痛。

【药效】　主要药效如下：

1. 抑制子宫平滑肌收缩　妇康宁片能抑制大鼠离体子宫平滑肌的收缩，使子宫收缩频率减慢，幅度减小，活动力减弱[1]。

2. 改善卵巢功能　妇康宁片能改善血管的血流速度和血液流态，恢复卵巢功能[2]。

3. 镇痛　腹腔注射酒石酸锑钾可使动物腹痛而出现扭体反应。妇康宁片能减少酒石酸锑钾所致的小鼠扭体反应次数，具有镇痛作用。

【临床应用】　主要用于无排卵性异常子宫出血、月经过多、原发性痛经、乳腺增生等。

1. 无排卵性异常子宫出血[2]　崩漏相当于无排卵性异常子宫出血。妇康宁片治疗崩漏患者，能改善阴道突然大量出血或淋漓不断等症，停药后月经复潮。

2. 月经过多[3]　妇康宁片治疗血虚气滞所致的月经不调，能改善患者月经过多、经期延长、经量增多等症状。治疗 1 个疗程后阴道流血停止。

3. 原发性痛经[4]　妇康宁片可用于气血两虚，经期腹痛。妇康宁片能显著减轻痛经患者下腹部疼痛、坠胀等不适，其作用与抑制子宫平滑肌过度收缩，增加子宫供血有关。

4. 乳腺增生[5]　妇康宁片可治疗良性乳腺增生，改善患者乳房疼痛、异物感等不适症状，缩小乳房组织肿块。

【不良反应】　尚未见报道。

【使用注意】　①孕妇忌服。②服药时间：一般宜在月经来潮前 3～7 天开始，服至疼痛缓解。③如有生育要求（未避孕）宜经行当日开始服药。④感冒时不宜服用。

【用法与用量】　口服。片：一次 3 片，一日 2～3 次或经前 4～5 天服用。胶囊：一次 2 粒，一日 2～3 次或经期前 4～5 天服用。

参 考 文 献

[1] 张美艳，刘春雨，周铸. 妇康宁片的药效研究[J]. 辽宁医药，2003，18（4）：33-34.
[2] 杨黎文. 玉清妇康宁片治疗崩漏 62 例疗效观察[J]. 中医药临床杂志，2006，18（1）：60-61.
[3] 郭莉萍. 玉清妇康宁片治疗月经过多 30 例[J]. 湖南中医杂志，2000，16（4）：34.
[4] 黄秀香. 妇康宁片治疗原发性痛经疗效观察[J]. 中国民间疗法，2015，23（12）：55.
[5] 周晓秋. 妇康宁治疗良性乳腺增生 73 例临床分析[J]. 中国现代药物应用，2013，7（21）：14-15.

（西安交通大学　曹永孝、曹　蕾，河北中医学院　刘　姣）

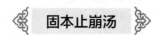

固本止崩汤

【药物组成】　大熟地、白术、黄芪、当归、黑姜、人参。

【处方来源】 清·傅山《傅青主女科》。

【功能与主治】 益气补血，止血。主治妇人虚火血崩，两目黑暗，昏晕在地，不省人事。

【药效】 主要药效如下：

1. 止血 凝血酶原时间和D-二聚体反映凝血系统变化，凝血酶原时间反映凝血功能，凝血酶原时间下降，说明体内凝血时间缩短，提示机体处于高凝状态。固本止崩汤能缩短无排卵性子宫出血机体的凝血酶原时间，升高D-二聚体，增强继发性纤溶活性，发挥止血作用[1-2]。

2. 改善心血管功能 固本止崩汤能扩张血管，保护缺血心肌，改善心脏功能，调节血压。

【临床应用】 主要用于异常子宫出血和月经过多。

1. 异常子宫出血 固本止崩汤用于虚火血崩引起的无排卵性子宫出血，症见经血非时而下，量多如崩，或淋漓不断，色淡质稀，神疲体倦，气短懒言，不思饮食，四肢不温，或面浮肢肿，面色淡黄，舌淡胖，苔薄白。固本止崩汤对脾虚型无排卵性功能失调性子宫出血凝血功能的影响不亚于孕酮，能够显著改善患者的凝血功能。固本止崩汤结合针灸治疗气虚型崩漏效果好，药后崩漏复发率低[3]。固本止崩汤对气虚型功能失调性子宫出血、围绝经期异常子宫出血治疗有效，可减少患者的出血状况[4-5]。

2. 月经过多 固本止崩汤可用于治疗月经量明显增多但月经周期正常的患者[6]。

【不良反应】 尚未见报道。

【使用注意】 ①阴虚火旺、心肝郁火、湿热偏盛者忌用。②若出血量大、休克，不可服用。

【用法与用量】 一日1剂，水煎分2次服。

参 考 文 献

[1] 邱嘉蔺，袁烁，曾诚. 固本止崩汤治疗脾虚型无排卵型功能失调性子宫出血与安宫黄体酮等效性随机平行对照研究[J]. 实用中医内科杂志，2015，29（9）：23-25.

[2] 霍铁文，黄政德. 黄政德教授运用固本止崩汤辨治无排卵性功能失调性子宫出血验案[J]. 湖南中医药大学学报，2015，35（12）：68-70.

[3] 陈宝莹，卢肖霞，张纯. 固本止崩汤结合针灸治疗气虚型崩漏的效果观察[J]. 中国当代医药，2017，24（15）：123-125.

[4] 肖晓玲. 固本止崩汤治疗气虚型功能失调性子宫出血56例临床观察[J]. 实用中医内科杂志，2014，28（11）：48-50.

[5] 王秋焕，尢丽. 固崩止漏汤治疗围绝经期功能性子宫出血112例[J]. 陕西中医，2008，29（9）：1183.

[6] 韩永梅. 加味固本止崩汤治疗月经过多50例[J]. 中国中医药科技，2014，21（2）：193.

（湖北医药学院 赵万红）

三、活血调经类

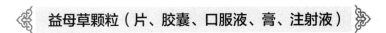

益母草颗粒（片、胶囊、口服液、膏、注射液）

【药物组成】 益母草。

【处方来源】 研制方。《中国药典》（2015年版）。

【功能与主治】 活血调经。用于血瘀所致的月经不调、产后恶露不绝，症见经水量少、淋漓不净，产后出血时间过长，以及产后子宫复旧不全见上述证候者。

【药效】 主要药效如下[1-5]：

1. 止血 排卵性月经过多可能与前列腺素血管舒缩因子比例失调有关。子宫内膜血栓素 B_2（TXB_2）高、血小板聚集性强及血黏度增加，导致血管内微血栓形成。由于凝血因子的消耗，引起继发性凝血障碍，加重出血。益母草抑制子宫内膜 PGE_2 活性，降低血黏度、纤维蛋白原，抗血小板聚集，并有纤溶活性，改善血瘀状态；还能兴奋子宫，加强子宫血管收缩，减少月经量和出血。益母草颗粒还可通过增加药物流产后大鼠子宫组织中内皮素-1（ET-1）含量，增加血清孕酮的含量，治疗药物流产后子宫异常出血症。益母草胶囊能减少药物流产大鼠子宫的出血量，促进子宫复旧。

2. 双向调节子宫平滑肌 益母草对子宫有双向作用，收缩正常子宫，而松弛痉挛子宫。益母草的有效成分益母草碱，可增强离体子宫平滑肌的收缩力，使不规则的子宫收缩变成规律性收缩，其作用与垂体后叶素、麦角新碱相似，持续时间长，其机制与兴奋 H_1 组胺受体和 α 肾上腺素受体有关。

3. 改善微循环 益母草可降低血黏度，减少红细胞聚集，降低血流阻力，增强纤维蛋白溶解活性，改善血液高黏状态；能扩张微静脉、微动脉，加快血流速度，改善微循环流态，改善弥散性血管内凝血大鼠的血液微循环及淋巴微循环障碍，其机制可能与解除微血管平滑肌痉挛有关。

4. 抑制血栓形成 益母草膏有抗血栓作用，可延长血栓形成时间，缩短血栓长度、减轻血栓质量。益母草能降低血小板计数，抗血小板聚集。益母草方可对抗烫伤大鼠血小板聚集比值的降低，缩短大鼠优球蛋白溶解时间，提高纤维蛋白溶酶活性；还可延长凝血酶原时间，减少血浆纤维蛋白原含量，缩短优球蛋白溶解时间。

5. 镇痛抗炎 益母草胶囊能够减少乙酸所致小鼠扭体反应次数，延迟扭体反应出现时间，具有镇痛作用。其抗痛经作用可能与降低经血中 $PGF_{2α}$ 含量，降低子宫动脉血流峰值比、阻力指数及搏动指数有关。益母草胶囊能够抑制大鼠棉球肉芽肿，具有抗炎作用。

【临床应用】 主要用于异常子宫出血、月经不调、原发性痛经等。

1. 异常子宫出血[6-7] 益母草可治疗血瘀所致的无排卵性异常子宫出血和功能失调性子宫出血。其能活血化瘀，通过改善微循环、恢复子宫排卵功能，纠正内分泌失调，升高孕激素水平；促进子宫收缩，使月经及时恢复正常。治疗后患者月经及时恢复，出血迅速停止。

2. 月经不调[8-9] 益母草用于治疗血瘀所致的月经不调，症见经量少，淋漓不净，经色紫暗，有血块，行经腹痛，或经期错后。其联合当归丸可缩短药物流产后月经恢复正常时间，治疗月经不调效果好。

3. 原发性痛经[10-13] 益母草可用于寒湿凝滞型等原发性痛经。益母草胶囊能够显著缓解痛经患者的疼痛，缩短疼痛持续时间，明显减轻痛经患者的小腹胀痛、腰骶酸痛程度，并缩短疼痛持续时间。

4. 其他 益母草对产后子宫出血、药物流产后阴道出血、子宫复旧不全均有疗效。

【不良反应】　尚未见报道。

【使用注意】　①过敏体质者慎用。②孕妇禁用。③气血两虚引起的月经量少，伴头晕心悸、疲乏无力等不宜用。④月经量多者慎用。

【用法与用量】　颗粒：温开水冲服，一次 1 袋，一日 2 次。片：口服，一次 3～4 片，一日 2～3 次，或一次 1～2 片，一日 3 次。胶囊：口服，一次 2～4 粒，一日 3 次。口服液：口服，一次 10～20ml，一日 3 次。膏：口服，一次 10g，一日 1～2 次。注射液：肌内注射，一次 1～2ml，一日 1～2 次。

参 考 文 献

[1] 王立，张国斌，段妍君. 益母草胶囊抗炎镇痛作用的研究[J]. 湖北中医杂志，2005，27（8）：53-54.

[2] 姜涛，彭晋，宋帮丽. 益母草颗粒对中孕大鼠药物流产后子宫复旧的影响[J]. 河南中医，2009，29（10）：974-976.

[3] 文莉，夏南. 益母草胶囊对早孕大鼠药物流产后出血情况的影响[J]. 湖北中医学院学报，2003，5（4）：64-65.

[4] 赵小梅，谢晓芳，熊亮. 益母草注射液主要提取成分对凝血系统影响的筛选[J]. 中国实验方剂学杂志，2014，20（4）：128-130.

[5] Xiong L, Zhou Q M, Peng C, et al. Sesquiterpenoids from the herb of Leonurus japonicus[J]. Molecules, 2013, 18(5): 5051-5058.

[6] 辛丽. 益母草的药理作用及在妇科临床中的应用[J]. 中国医药指南，2013，11（31）：193-194.

[7] 何建奇，李兰春. 益母草汤治疗功能性子宫出血 64 例[J]. 华北煤炭医学院学报，2003，5（5）：609.

[8] 冯艳平，王素琴. 益母草冲剂联合当归丸治疗药物流产后月经失调的临床效果观察[J]. 光明中医，2017，32（1）：3-4.

[9] 温磊，张雷. 益母草冲剂联合当归丸对药物流产后腹痛及月经的影响[J]. 现代中西医结合杂志，2015，24（29）：3258-3259.

[10] 王利分. 益母草颗粒治疗原发性痛经的临床效果分析[J]. 中国农村卫生事业管理，2014，34（9）：1133-1135.

[11] 班文芬，蒋红英，何文辉. 益母草胶囊对寒湿凝滞型原发性痛经患者血清及经血中疼痛指标的影响[J]. 内蒙古中医药，2016，35（8）：42-43.

[12] 毛永惠，班文芳. 不同剂量益母草胶囊治疗原发性痛经的临床观察[J]. 北方药学，2016，13（14）：46-47.

[13] 李明慧，芦小娟，张亚凤，等. 益母草膏对比丹莪妇康煎膏治疗原发性痛经的临床观察[J]. 中国药房，2016，27（30）：4221-4223.

（湖北医药学院　赵万红，西安交通大学　曹永孝，河北中医学院　刘　姣）

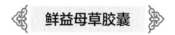

鲜益母草胶囊

【药物组成】　鲜益母草。

【处方来源】　研制方。《中国药典》（2015 年版）。

【功能与主治】　活血调经。用于血瘀所致的月经不调、产后恶露不绝，症见经水量少、淋漓不净，产后出血时间过长，以及产后子宫复旧不全见上述证候者。

【药效】　主要药效如下[1-4]：

1. 调节性激素水平　鲜益母草胶囊能降低药物流产后阴道出血患者的 HCG、E_2 和孕酮水平，抑制阴道出血。

2. 收缩子宫　鲜益母草胶囊可促进大鼠产后子宫收缩，使其回归快，促进产后子宫复位作用强。

3. 改善微循环　鲜益母草胶囊能延长小鼠的凝血时间，对抗烫伤大鼠血小板聚集活性的增高，缩短大鼠优球蛋白溶解时间，提高纤溶活性，改善微循环。

【临床应用】　主要用于流产后子宫出血、月经不调和产后恶露不绝等。

1. 流产后子宫出血[5-7]　鲜益母草胶囊治疗药物流产后阴道出血，能快速止血，改善机体激素水平，恢复正常月经。鲜益母草胶囊对药物流产后少许组织残留、瘢痕子宫、多次流产者，不但止血效果好，且促进子宫收缩，促使组织排出；用于人工流产术后能够缩短恢复正常月经的时间，降低阴道出血量；用于剖宫产术后，可以减少阴道流血总量，降低宫底高度，促进子宫复旧。

2. 月经不调[8-9]　鲜益母草胶囊用于血瘀所致的月经不调，症见经水量少，淋漓不净。鲜益母草胶囊能收缩子宫，抗血小板聚集，延长凝血时间，治疗气滞血瘀所致的月经不调有良好疗效。

3. 产后恶露不绝[10-11]　鲜益母草胶囊用于产后恶露不绝，症见产后出血时间过长，小腹疼痛，面色不华，倦怠神疲。鲜益母草胶囊治疗产后恶露不绝疗效优于益母草流浸膏。鲜益母草胶囊也可治疗血瘀型晚期产后出血。

【不良反应】　尚未见报道。

【使用注意】　孕妇禁用。

【用法与用量】　口服。一次2～4粒，一日3次。

参 考 文 献

[1] 王溶溶，陈丹菲，杨明华. 鲜益母草胶囊的研制[J]. 中国现代应用药学，2003，20（6）：464-466.

[2] 杨明华，王溶溶. 益母草药材生物检定方法的研究（Ⅲ）——鲜益母草胶囊和益母草流浸膏生物效价与临床疗效的相关性观察[J]. 中国现代应用药学，2004，21（2）：124-126.

[3] 李松芳. 鲜益母草胶囊对药物流产后阴道出血患者激素水平及月经恢复的影响[J]. 北方药学，2018，15（10）：102-103.

[4] 杨明华，郭月芳，金祖汉，等. 鲜益母草胶囊和益母草流浸膏对血液系统影响的比较研究[J]. 中国现代应用药学，2002，19（1）：14-16.

[5] 龚菊莲，楼莲娟. 鲜益母草胶囊用于药物流产后5913例临床总结[J]. 中国现代应用药学，2003，20（3）：254.

[6] 胡永青，黄迎九. 鲜益母草胶囊在药物流产中的应用[J]. 实用中西医结合临床，2010，10（3）：57-58.

[7] 王倩倩，杜炜杰. 鲜益母草胶囊对人工流产术后临床效果分析及月经恢复情况观察[J]. 中华中医药学刊，2015，30（1）：249-251.

[8] 徐萍. 鲜益母草胶囊治疗经期延长[J]. 浙江中西医结合杂志，2004，14（12）：771-772.

[9] 王倩倩，杜炜杰. 鲜益母草胶囊对人工流产术后临床效果分析及月经恢复情况观察[J]. 中华中医药学刊，2015，33（1）：249-251.

[10] 余帆，冯玲，沈姣梅. 鲜益母草胶囊用于剖宫产术后促进子宫复旧的临床疗效观察[J]. 亚太传统医药，2011，7（8）：142-143.

[11] 蔡雪芬，杨小福，陈怡. 鲜益母草胶囊治疗血瘀型晚期产后出血观察[J]. 中国中药杂志，2005，30（18）：1469-1470.

（湖北医药学院　赵万红，西安交通大学　曹永孝）

益 母 丸

【药物组成】　益母草、当归、川芎、木香。

【处方来源】　宋·太平惠民和剂局《太平惠民和剂局方》之四物汤加减化裁方。《中国药典》（2015年版）。

【功能与主治】　行气活血，调经止痛。用于气滞血瘀所致的月经量少、错后、有血块，小腹疼痛，经行痛减，产后恶露不净。

【药效】　主要药效如下[1]：

1. 增强子宫平滑肌收缩　子宫收缩乏力是产后出血的主要原因。益母丸具有活血化瘀、增强子宫收缩的作用。药物流产同步服用益母丸，可有效地松解蜕膜与子宫壁的粘连，缩短流血时间，达到减少出血量的目的。

2. 镇痛　益母丸还具有镇痛的作用。

【临床应用】　主要用于药物流产后阴道出血、辅助药物流产、产后出血、痛经等。

1. 药物流产后阴道出血[1-3]　益母丸可用于气滞血瘀型药物流产后阴道出血。药物流产后常伴有阴道出血时间长，出血量大。益母丸可以使药物流产后平均出血时间缩短，出血量减少。益母丸与乌鸡白凤丸联合应用可以使药物流产后子宫功能的恢复更佳；与云南白药联用可减少药物流产后阴道出血，加快流产物排出。

2. 辅助药物流产[4]　益母丸可用于辅助药物流产。药物流产后常出现胎囊排出不净、出血时间长、出血量多等情况，益母丸可使完全流产率增加，缩短阴道出血时间，减少出血量，并有消炎止痛作用。

3. 产后出血[5]　益母丸用于气滞血瘀型宫缩乏力所致的产后出血。益母丸联合缩宫素不仅能够快速有效止血，还能够加快子宫的恢复，可降低宫底高度，减少胎盘娩出出血量、产后出血量。

4. 痛经　益母丸可用于气滞血瘀之痛经。益母丸能够显著缓解痛经患者的小腹胀痛、腰骶酸痛，缩短疼痛持续时间。

【不良反应】　尚未见报道。

【使用注意】　孕妇及月经过多者禁用。

【用法与用量】　口服。小蜜丸一次9g（45丸），大蜜丸一次1丸，一日2次。

参　考　文　献

[1] 张小红，李业霞，龙昱同，等. 益母丸及催产素在药流术中减少阴道出血的疗效观察[J]. 中国继续医学教育，2015，7（12）：208-209.

[2] 马蓉，哈力扎提·吾司曼. 益母丸和催产素应用于药物流产术中的临床效果观察[J]. 中国处方药，2015，13（3）：73-74.

[3] 张荣吉，李雪梅，崔佩云. 云南白药与益母丸配伍治疗药物流产后出血100例分析[J]. 哈尔滨医药，2000，20（2）：59.

[4] 龙昱同，李银川，孙文娟，等. 益母丸、催产素应用于药物流产术中临床效果观察[J]. 中国实用医药，2009，4（31）：16-17.

[5] 孙轶文. 益母草联合催产素预防宫缩乏力所致产后出血的价值分析[J]. 中国当代医药，2015，22（27）：79-81.

（西安交通大学第二附属医院　陈敬国，西安交通大学　曹永孝，河北中医学院　刘　姣）

❀ 四物益母汤（丸）❀

【药物组成】　熟地黄、当归（酒炒）、川芎、白芍（麸炒）、益母草。

【处方来源】　宋·太平惠民和剂局《太平惠民和剂局方》四物汤之加味方。《中国药典》（2015年版）。

【功能与主治】　补血，活血，调经。用于血虚血滞，月经不调。

【药效】　主要药效如下：

1. 双向调节子宫平滑肌　四物益母丸对正常大鼠离体子宫平滑肌收缩有不同程度的增强作用，但对缩宫素引起的子宫平滑肌强烈收缩有明显的对抗作用，显示出对子宫平滑肌的双向调节，具有调经止痛的作用[1]。

2. 其他　四物益母丸能促进红细胞免疫反应，抑制体液免疫，延长抗体存在时间，抑制变态反应性炎症。还能增加心肌血流量，降低血浆纤维蛋白原含量[2]。

【临床应用】　主要用于运动性月经不调、闭经和原发性痛经等。

1. 运动性月经不调[2-3]　四物益母丸可用于因超负荷训练而过度疲劳引起肝、脾、肾虚损所致的运动性月经不调的治疗。该病常见于从事运动项目的青少年运动员，患者气血运行紊乱所致。四物益母丸加电针刺激腧穴治疗运动性月经不调治愈率高，可改善患者月经初潮推迟、月经周期过长或过短（黄体功能不全）、月经量过少甚至闭经等现象。

2. 闭经[2]　四物益母丸治疗血虚血滞闭经有效，能使月经来潮。

3. 原发性痛经　四物益母丸能用于血虚、血滞所致的痛经，可缓解经期腹痛。

【不良反应】　尚未见报道。

【使用注意】　①孕妇禁用。②忌食寒凉、酸冷食物。③感冒时不宜服用。④月经过多者不宜服用。⑤本品含白芍，不宜与藜芦同用。

【用法与用量】　口服。一次 9g，一日 2 次。

参 考 文 献

[1] 李亚玲，宋延平，赵岗. 四物益母汤对正常和催产素处理大鼠离体子宫活动力的影响[J]. 现代中医药，2006，26（2）：48-51.

[2] 梅全喜. 新编中成药合理应用手册[M]. 北京：人民卫生出版社，2012：752.

[3] 郑美玲，刘克锋. 针药并用治疗运动性月经失调临床观察[J]. 中医临床研究，2013，5（19）：38-39.

（湖北医药学院　赵万红，西安交通大学　曹永孝，河北中医学院　刘　姣）

坤宁口服液（颗粒）

【药物组成】　益母草、当归、赤芍、丹参、郁金、牛膝、枳壳、木香、荆芥（炒炭）、干姜（炒炭）、茜草。

【处方来源】　研制方。国药准字 Z20143004。

【功能与主治】　活血行气，止血调经。用于气滞血瘀所致的妇女月经过多，经期延长。

【药效】　主要药效如下[1-2]：

1. 止血　坤宁口服液能缩短小鼠的凝血时间、出血时间、凝血酶原时间，缩短大鼠血浆复钙时间和白陶土部分凝血活酶时间，通过内源性凝血系统发挥促凝作用，抑制纤溶过程，发挥止血作用。

2. 改善子宫和卵巢功能　坤宁口服液可升高机体血清雌二醇、孕酮水平，促进子宫内膜及卵巢功能的恢复，并能改善血液流变性，增加子宫血流量，使月经周期、经量恢复生理正常。

【临床应用】　主要用于异常子宫出血、月经失调和流产后出血。

1. 异常子宫出血[3]　坤宁口服液用于气滞血瘀型异常子宫出血。对围绝经期异常子宫出血，能升高雌二醇和孕酮水平，升高血红蛋白水平，改善贫血。对青春期异常子宫出血，能提高雌、孕激素序贯疗法的疗效，减少止血时间和住院时间。

2. 月经失调[4-6]　坤宁口服液用于气滞血瘀型月经失调，症见经期延长，淋漓不止，经水量少，有血块，或者月经过多，有血块，胸腹、两胁作胀，或者经前乳房胀痛，烦躁易怒。坤宁口服液可调整月经接近生理周期，改善临床症状，效果显著。坤宁口服液对月经过多、经期延长有较好疗效。

3. 流产后出血[7-8]　坤宁方对产后出血、人工（药物）流产后出血等妇科常见的出血性病症有较好疗效。用于高龄产妇和青少年人工流产后阴道出血，能缩短阴道出血天数，减少阴道出血量，有助于促进月经恢复。

【不良反应】　尚未见报道。

【使用注意】　①急性大出血者慎用。②孕妇禁用。

【用法与用量】　经期或阴道出血期间服用。口服。口服液：一次 20ml，一日 3 次。颗粒：一次 15g，一日 3 次。

参 考 文 献

[1] 明亮，张艳，李卫平，等. 坤宁口服液清膏的促凝作用研究[J]. 安徽中医学院学报，1997，16（1）：51-52.

[2] 刘海英. 坤宁口服液防治青少年人工流产后阴道出血临床观察[J]. 现代中西医结合杂志，2009，18（17）：2024-2025.

[3] 王红梅，邵翠华，童亚非. 坤宁口服液治疗更年期妇女功能失调性子宫出血疗效观察[J]. 贵州医药，2017，41（3）：271-273.

[4] 冯海英. 坤宁口服液治疗月经不调效果分析[J]. 河南医学研究，2017，26（17）：3206-3207.

[5] 高淑萍. 坤宁口服液治疗妇女月经不调的临床疗效观察[J]. 中国保健营养，2016，26（27）：273-274.

[6] 王琴. 坤宁口服液治疗育龄期妇女月经量过多的临床疗效观察[J]. 实用临床医药杂志，2017，21（5）：160-161.

[7] 夏光惠. 坤宁颗粒治疗妇科血证临床观察[J]. 中医药临床杂志，2008，20（5）：481-482.

[8] 邓娟红. 坤宁口服液对高龄产妇人工流产后阴道出血的疗效[J]. 实用医学杂志，2013，29（2）：304-305.

（湖北医药学院　赵万红，西安交通大学　曹永孝）

云南红药胶囊（散）

【药物组成】　三七、重楼、制黄草乌、紫金龙、玉葡萄根、滑叶跌打、大麻药、金铁锁、西南黄芩、石菖蒲。

【处方来源】　研制方。国药准字 Z53020129。

【功能与主治】　止血镇痛，活血散瘀，祛风除湿。用于胃溃疡出血、支气管扩张咯血、功能失调性子宫出血、月经过多、眼底出血、眼结膜出血、鼻衄、痔疮出血、软组织挫伤、风湿性关节炎、风湿性腰腿痛等。

【药效】　主要药效如下[1-6]：

1. 修复子宫内膜，抑制异常子宫出血　异常子宫出血模型大鼠的凝血酶原时间（PT）、活化部分凝血活酶时间（APTT）和凝血酶时间（TT）升高，血浆纤维蛋白原降低，TXA_2 含量降低，而 PGI_2 含量升高。云南红药能缩短子宫出血模型大鼠的 PT、APTT 和 TT，增加子宫出血模型大鼠的纤维蛋白原，升高血 TXA_2 水平，降低 PGI_2 水平。其作用机制可能与调节 TXA_2/PGI_2 系统有关。

异常子宫出血是激素作用下子宫局部微环境改变的结果，上皮和血管再生是子宫内膜出血终止的重要机制。血管生成是子宫内膜修复的基本因素，受生长因子如 VEGF 的调节，而基质金属蛋白酶家族（MMPs）的作用可能与异常子宫出血有关。云南红药能缩短子宫出血模型大鼠的凝血时间，升高 VEGF 而降低 MMP-1 的表达，通过上调 VEGF 增强修复子宫内膜，促进新生血管形成及伤口愈合、抑制出血。

2. 改善微循环　云南红药胶囊能够降低全血还原黏度、凝血因子、血沉、红细胞聚集指数，降低血细胞比容，增大红细胞变形指数，改善血液的黏滞性、浓稠性、聚集性和凝固性，有效改变血液流变学指标，改善微循环。

3. 调节免疫　云南红药胶囊可升高淋巴细胞计数和CD14$^+$单核细胞人类白细胞DR抗原水平，增强机体免疫力，从而改善免疫麻痹。

4. 镇痛抗炎　云南红药胶囊可减少乙酸引起的小鼠扭体次数，缓解二甲苯引起的小鼠耳郭肿胀，减轻小鼠琼脂性肉芽肿质量，具有镇痛抗炎作用。

【临床应用】　主要用于异常子宫出血、人工流产后阴道出血、预防产后出血和痛经。

1. 异常子宫出血[7]　云南红药胶囊用于血瘀型异常子宫出血。青春期异常子宫出血多为无排卵性子宫出血，多由于下丘脑–垂体–卵巢轴的反馈机制不健全，导致卵泡发育但无排卵，引起雌激素突破性出血。云南红药胶囊联合去氧孕烯炔雌醇治疗青春期异常子宫出血，相对于传统激素治疗，能缩短控制出血时间、完全止血时间。

2. 人工流产后阴道出血[8-9]　云南红药胶囊对人工流产后阴道出血有较好疗效。其联合促子宫收缩药和抗菌药，能减少人工流产后出血量、出血时间和阴道分泌物并降低内膜厚度，降低宫颈管粘连发生率，减少药物流产后阴道出血量并缩短阴道出血时间。

3. 预防产后出血[10]　云南红药胶囊能预防产后出血，减少剖宫产者白细胞浓度，提高血小板及血红蛋白浓度，提高阴道分娩者血红蛋白浓度。

4. 痛经[11-12]　云南红药胶囊对血瘀型痛经治疗有效，其联合山莨菪碱片治疗原发性痛经，多数患者疼痛消失或减轻，连续3个月经周期未复发。

【不良反应】　①有3例心律失常报道[13-15]，可能与草乌有关。②可引起过敏反应[16-17]。

【使用注意】　①孕妇忌服。②血小板减少性紫癜及血液病引起的出血性疾病禁用。③服后一日内，忌食蚕豆、荞、酸冷食物及鱼类。

【用法与用量】　口服。胶囊：一次2～3粒，一日3次。散：一次0.5～0.75g，一日3次。

参 考 文 献

[1] 吕小波，黄春球，杨东加，等. 云南红药对功能失调性子宫出血模型大鼠血浆血栓烷 A2 和前列环素含量的影响[J]. 中国药理学与毒理学杂志，2011，25（6）：558-561.

[2] 吕小波，周敏，黄春球，等. 云南红药和同类产品对大鼠功血模型子宫内膜修复机制的实验研究[J]. 中国临床药理学与治疗学，2013，18（2）：132-136.

[3] 任杰红，陈林芳. 云南红药的药效学研究[J]. 云南中医中药杂志，2000，21（4）：43.

[4] 刘正君，吉延慧，张琪嘉钰，等. 三七止血作用的实验研究[J]. 陕西中医学院学报，2015，38（2）：71-73，77.

[5] 肖耀广，夏侃，夏仁云. 云南红药对创伤患者血液流变学的影响[J]. 中国医院药学杂志，2004，24（9）：553-554.

[6] 彭吾训，王蕾. 云南红药胶囊对严重创伤患者免疫功能的影响[J]. 当代医学（学术版），2008，8：158-159.

[7] 赵素玲. 云南红药胶囊治疗青春期功能性子宫出血临床观察[J]. 中医临床研究，2017，9（31）：117-118.

[8] 朱天波，薛冬萍，吕燕玲，等. 云南红药胶囊用于人工流产后 150 例临床应用研究[J]. 中国医学创新，2013，10（35）：118-119.

[9] 唐厚秀. 云南红药胶囊用于人工流产术后 100 例临床观察[J]. 广西医学，2010，32（5）：570-571.

[10] 魏淑燕，乔福元. 云南红药预防产后出血 80 例疗效观察[J]. 云南中医中药杂志，2004，25（6）：21.

[11] 陈丽珍，沈菲. 云南红药胶囊联合 654-2 片治疗 105 例原发性痛经疗效观察[J]. 中国现代药物应用，2010，4（6）：140-141.

[12] 林真真. 云南红药胶囊联合山莨菪碱片治疗原发性痛经临床效果观察[J]. 临床合理用药杂志，2018，11（7）：80-81.

[13] 王鹤林，石东山. 云南红药胶囊致心律失常 1 例[J]. 新医学，2008，39（3）：187.

[14] 刘萍霞，刘频健，陈剑. 云南红药胶囊致心律失常 1 例[J]. 人民军医，2006，49（8）：495.

[15] 覃洁. 云南红药胶囊引起的心律失常 1 例[J]. 中国医院药学杂志，2005，25（12）：1202.

[16] 胡军，张海东. 云南红药胶囊引起过敏反应 1 例[J]. 中国误诊学杂志，2007，6：1417-1418.

[17] 曾晓辉，刘产明，何云开. 云南红药与克拉霉素联用致过敏 2 例[J]. 江苏药学与临床研究，2004，12（S1）：78-79.

（西安交通大学　曹永孝、姚　彤）

吉祥安坤丸

【药物组成】　益母草、沙棘、赤爬子、诃子、五灵脂、红花、木香、山柰、刺柏叶、土木香、鹿茸、小白蒿、丁香、朱砂、人工牛黄、冬虫夏草、牛胆粉、硼砂（微炒）。

【处方来源】　蒙药。国药准字 Z15020454。

【功能与主治】　调经活血，补气安神。用于月经不调，产后发热，心神不安，头昏头痛，腰膝无力，四肢浮肿，乳腺肿胀。

【药效】　主要药效如下[1-2]：

1. 止血镇痛　吉祥安坤丸能松弛大鼠子宫平滑肌，降低子宫张力，解除垂体后叶素引起的子宫平滑肌痉挛，缓解疼痛，能收缩子宫内膜血管，达到止血的目的。

2. 调节性激素水平　吉祥安坤丸可调节内分泌激素，降低 FSH 的产生，升高 E_2 水平，调整月经周期，改善卵巢功能，促进排卵。

3. 抗炎　吉祥安坤丸对二甲苯所致的小鼠耳郭炎症及小鼠棉球肉芽肿有明显的抑制作用，具有消炎、消肿作用。

【临床应用】　主要用于异常子宫出血、乳腺增生、闭经、绝经期综合征、卵巢储备功能下降、痛经等。

1. 异常子宫出血[3-4]　吉祥安坤丸治疗功能失调性子宫出血患者疗效确切，使月经周期、经量恢复正常。吉祥安坤丸联合米非司酮片治疗围绝经期功能失调性子宫出血，治疗总有效率优于单纯使用米非司酮片，能改善面部红热、经水淋漓、乏力少气等症状，提高血红蛋白含量，改善性激素水平。

2. 乳腺增生[5]　吉祥安坤丸可调经活血，补气安神，改善体内激素水平，用于乳腺肿胀和乳腺增生。围绝经期乳腺增生患者服用吉祥安坤丸 1 个疗程后肿块消失，疼痛消失，停药 3 个月不复发，乳腺增生缓解。

3. 闭经[6]　吉祥安坤丸用于闭经，症见经血数月不行而停闭，心神不宁，头晕头痛，腰膝无力，四肢浮肿，乳房肿胀。吉祥安坤丸治疗闭经可明显改善患者体内 E_2 水平，闭经时间越短干预效果越明显。

4. 绝经期综合征[7-8]　吉祥安坤丸用于绝经期综合征，可显著改善患者心烦易怒、哭笑无常等情志异常，以及潮热汗出、胸闷、心悸、头晕眼花、耳鸣、多梦、月经紊乱等症状。吉祥安坤丸联合米非司酮片治疗围绝经期功能失调性子宫出血，能减少经期出血量，促进月经周期恢复正常，显著改善月经色淡、小腹疼痛、气短神疲、面色萎黄等症状，提高患者血红蛋白水平，降低子宫内膜厚度，能有效地改善临床症状，调节性激素水平。

5. 卵巢储备功能下降[9]　吉祥安坤丸用于卵巢储备功能下降，症见月经量少、月经稀发，甚至闭经、不孕或伴有不同程度的围绝经期症状。吉祥安坤丸治疗卵巢储备功能下降，治疗后患者症状评分降低，内分泌激素水平改变，FSH 水平下降，E_2 水平上升，卵巢功能提高。

6. 痛经[10]　吉祥安坤丸用于原发性或继发性痛经，症见经期小腹疼痛，或行经不畅，经色紫暗有血块，或头晕眼花，心悸，脉弦或弦滑。吉祥安坤丸治疗后患者腹痛、头痛、乏力、恶心呕吐等主要症状消失或减轻。

【不良反应】　尚未见报道。

【使用注意】　孕妇忌服。

【用法与用量】　口服。一次 11～15 粒，一日 1～2 次。

参 考 文 献

[1] 赵中华,王玉莹,包桂兰,等. 蒙药吉祥安坤丸的药效学研究[J]. 内蒙古民族大学学报(自然科学版),2009,24(5):552-553.

[2] 赵中华,王玉莹,包桂兰. 蒙药吉祥安坤丸的药理作用研究[J]. 生殖与避孕,2005,25(2):82.

[3] 其贺力嘎. 蒙药吉祥安坤丸治疗功能失调性子宫出血症临床观察[J]. 中国民族医药杂志,2008,14(11):27-28.

[4] 郭霞苹,张洁. 吉祥安坤丸联合米非司酮片治疗更年期功能失调性子宫出血临床观察[J]. 新中医,2017,49(6):80-82.

[5] 陈园,安丽颖. 吉祥安坤丸治疗围绝经期乳腺增生病 63 例[J]. 中国民族民间医药,2012,21(16):122.

[6] 赵金山,其合力嘎. 蒙药乌力吉-18 对女性 E_2 水平的调节研究[J]. 中国民族医药杂志,2017,23(8):11-12.

[7] 杨晓玲. 蒙药吉祥安坤丸治疗更年期综合征的疗效观察[J]. 中国民族医药杂志,2016,22(5):23-24.

[8] 刘涛,乌云. 蒙中医结合治疗围绝经期综合征 60 例[J]. 中国民族医药杂志,2014,20(3):36.

[9] 张雅丽,赵敏,金荣. 蒙药乌力吉-18 丸治疗卵巢储备功能下降的疗效观察[J]. 中国民族医药杂志,2016,25(1):27-29.

[10] 包哈申. 蒙药治疗原发性痛经 56 例临床分析[J]. 中国民族医药杂志,2005,11(2):4.

（天津中医药大学　高秀梅、付姝菲，西安交通大学　曹永孝、闫萍萍）

宫 宁 颗 粒

【药物组成】　茜草、蒲黄、三七、地榆、黄芩、地黄、仙鹤草、海螵蛸、党参、白芍、甘草。

【处方来源】　研制方。《中国药典》（2015 年版）。

【功能与主治】　化瘀清热，固经止血。用于瘀热所致的月经过多、经期延长，以及放置宫内节育器后引起的子宫异常出血见上述证候者。

【药效】　主要药效如下：

1. 止血　子宫腔纤溶活性增加是异常子宫出血的主要原因之一[1]。宫宁颗粒能降低月经过多患者组织型纤溶酶原激活剂水平，升高纤溶酶原激活抑制剂水平，降低纤维蛋白（原）降解产物含量，减少纤维蛋白裂解，增加纤维蛋白沉积，促使内膜血管闭合及凝血[2-3]。宫宁颗粒能减少放置宫内节育器大鼠子宫组织中 PGI_2 含量，增加 TXA_2 含量，促进子宫收缩和血小板凝聚，达到止血目的[4]。宫宁颗粒还可减少早孕大鼠和小鼠经米非司酮流产后的子宫出血量，缩短流产小鼠的凝血时间，缩短流产大鼠的血浆凝血酶时间、凝血酶原时间，对子宫出血具有止血作用[5]。

2. 促进血管重塑　宫内节育器可引起机体子宫内膜病理损伤、发育不同步及剥脱、修复障碍，与子宫异常出血密切相关。宫内节育器模型大鼠中子宫内膜血管平滑肌细胞（VSMC）表型标志物 α-SM-肌动蛋白（α-SM-action）表达降低和 VSMC 增殖细胞核抗原（PCNA）表达增加，引起增殖与凋亡失衡[6-7]。宫宁颗粒可调控模型大鼠子宫内膜 VSMC 的 α-SM-action、PCNA 表达，促使 VSMC 由合成表型（病理性）逆转为收缩表型（生理性）[6-7]。其作用机制可能是宫宁颗粒通过上调 Bax mRNA、Fas mRNA、FasL mRNA 及下调 Bcl-2 mRNA 基因表达量，启动相应的细胞信号转导通路，调节相关蛋白 Bcl-2、Bax、Fas、FasL 表达，或抑制凋亡上游启动型 caspase-9 和下游执行型 caspase-3 的表达，调节子宫 VSMC 增殖和凋亡之间的平衡，从而使受损的子宫内膜血管由病理性重塑逆转为适应性重塑，产生血管重塑作用，进而达到防治置环后异常子宫出血的目的[8-9]。

3. 其他　宫宁颗粒能够降低子宫内膜异位机体血清 E$_2$ 和 FSH 水平，还能调控宫内节育器出血机体内膜雌激素受体和孕激素受体表达，改善卵巢功能[10]。宫宁颗粒能够降低子宫内膜异位机体血清 IL-6、TNF-α 和超敏 C 反应蛋白（CRP）水平，升高脂联素水平，抑制炎症反应[3]。

【临床应用】　主要用于异常子宫出血和药物流产后阴道出血等。

1. 异常子宫出血[11-12]　宫宁颗粒对瘀热所致的放置宫内节育器后子宫出血有治疗作用，症见经量增多、经期延长、小腹刺痛、经色暗红、经血有块等。宫宁颗粒能够缩短放置宫内节育器后阴道出血时间，减少出血量。放置宫内节育器后月经过多、经期延长、月经先期及不规则出血等患者，服用宫宁颗粒能够明显减少月经量、经期天数，增加周期天数和血红蛋白含量。

2. 药物流产后阴道出血[13]　药物流产后患者服用宫宁颗粒，在胚胎组织排出后能明显缩短阴道流血量及阴道流血持续天数。

【不良反应】　尚未见报道。

【使用注意】　本品适用于中医辨证属瘀热证患者。忌食糖类食物。

【用法与用量】　口服。一次 1 袋，一日 3 次，连服 7 天。月经过多者于经前 2 天或来经时开始服药，经期延长者于月经第 3 天开始服药。

参 考 文 献

[1] 郑兴龙，罗丽兰. 使用 IUDs 后月经过多与子宫内膜和宫腔液纤溶活性改变的研究进展[J]. 国外医学计划生育分册，1988，7（3）：138.

[2] 刘瑞芬，刘春洁. 宫宁颗粒治疗宫内节育器致月经过多及对相关指标的影响[J]. 山东中医药大学学报，2002，26（5）：343-344.

[3] 师伟. 宫宁颗粒调控 IUD 出血副反应子宫内膜剥脱/修复相关机制的临床和实验研究[D]. 济南：山东中医药大学，2007.

[4] 刘瑞芬，栾跃芳，程丽芳. 宫宁颗粒治疗宫内节育器致月经过多及对子宫局部前列腺素水平影响的研究[J]. 中国计划生育学杂志，2002，10（6）：338-340.

[5] 梁爱华，薛宝云，王金华，等. 宫宁颗粒治疗药物流产子宫出血的实验研究[J]. 中国实验方剂学杂志，2007，13（2）：55-57.

[6] 岳恒学. IUD 避孕大鼠无创建模法评价及宫宁颗粒调控 IUD 模型大鼠子宫血管重塑机制的研究[D]. 济南：山东中医药大学，2013.

[7] 岳恒学，师伟，刘瑞芬，等. 宫宁颗粒调控 IUD 模型大鼠子宫血管重塑机制的实验研究[J]. 世界中西医结合杂志，2013，8（12）：1208-1210，1214.

[8] 梁娜. IUD 出血副反应临床中医证候调查及宫宁颗粒调控模型大鼠子宫 VSMC 凋亡相关机制的研究[D]. 济南：山东中医药大学，2013.

[9] 李慧. 瘀热型 IUD 出血副反应生活因素及宫宁颗粒调控模型大鼠子宫 VSMC caspase3、caspase9 表达的研究[D]. 济南：山东中医药大学，2013.

[10] 张海霞，李萍，李楠，等. 宫宁颗粒对子宫内膜异位症卵巢功能及血清因子的影响[J]. 中药材，2006，39（1）：197-199.

[11] 周凡，潘仰琼. 宫宁颗粒口服减少上环后阴道出血 300 例临床观察[J]. 海峡药学，2005，17（4）：122.

[12] 刘瑞芬，栾跃芳，车继风. 宫宁颗粒剂治疗使用宫内节育器出血副反应的临床研究[J]. 中医杂志，1998，39（5）：292-294.

[13] 张启林，李毅，王玉英. 宫宁颗粒剂治疗药物流产后阴道出血的临床观察[J]. 中国妇幼保健，2002，17（11）：684.

（西安交通大学　米燕妮、贺建宇）

茜芷胶囊（片）

【药物组成】　　川牛膝、茜草（炭）、三七、白芷。

【处方来源】　　研制方。国药准字 Z20010102。

【功能与主治】　　活血止血，祛瘀生新，消肿止痛。用于气滞血瘀所致子宫出血过多，时间延长，淋漓不止，小腹疼痛，以及药物流产后子宫出血量多见上述证候者。

【药效】　　主要药效如下：

1. 止血　　茜芷颗粒能缩短米非司酮和米索前列醇所致大鼠功能性子宫出血模型的凝血时间[1]。茜芷胶囊还能促进子宫内膜功能层上皮细胞和腺细胞增生，支持子宫内膜呈增殖状态，达到止血目的[2]。

2. 促进子宫绒毛滋养细胞及蜕膜细胞凋亡　　凋亡障碍是药物流产后异常子宫出血的原因之一。茜芷颗粒能增加凋亡因子 Fas/FasLmRNA 和蛋白表达、降低蛋白激酶 C 表达，增加细胞内 Ca^{2+} 含量，促进绒毛滋养细胞及蜕膜细胞凋亡，促进绒毛与蜕膜组织完全排出，防治药物流产后异常子宫出血[3]。

3. 改善子宫内膜容受性　　降钙素通过抑制骨盐吸收和促进肾排泄钙，降低血浆 Ca^{2+} 水平。茜芷胶囊通过促进子宫内膜腺上皮细胞内降钙素 mRNA 表达，增加细胞中 Ca^{2+} 含量，改善子宫内膜容受性，有利于胚胎着床[2]。

【临床应用】　　主要用于流产后子宫出血、放置宫内节育器后阴道出血等。

1. 流产后子宫出血[4-5]　　茜芷胶囊对药物流产、人工流产术后引起的子宫出血有治疗作用。茜芷胶囊能减少药物流产后阴道出血量，缩短药物流产后阴道出血时间。药物流产后孕囊在 6 小时内顺利排出而阴道出血量小于月经量的患者，服用茜芷胶囊能有效止血。对于人工流产术后持续阴道出血患者，茜芷胶囊联合米非司酮可有效清除宫腔内残留物，缩短阴道出血时间，减少术后阴道出血量，减少术后月经不调和感染发生率。

2. 放置宫内节育器后阴道出血[6-7]　　茜芷胶囊用于气滞血瘀所致的放置宫内节育器后阴道出血。放置宫内节育器是广泛采用的避孕方法。其主要不良反应是异常子宫出血，包括月经过多、经期延长和经间期出血，是影响续用率的主要原因。茜芷胶囊对放置宫内节育器后引起的异常子宫出血有良好治疗效果，能减少其经量，缩短经期。茜芷胶囊联合妇科千金片治疗放置宫内节育器后阴道出血，效果更佳。

【不良反应】　　少数患者药后胃脘不适，一般不影响继续用药；偶见皮疹，可对症处理。

【使用注意】　　①大出血者注意综合治疗。②孕妇忌服。

【用法与用量】　　饭后温开水送服。胶囊：一次 5 粒，一日 3 次，连服 9 天为一个疗程，或遵医嘱。片：一次 5 片，一日 3 次，连服 9 天为一个疗程，或遵医嘱。

参 考 文 献

[1] 吕小波，周敏，黄春球，等. 云南红药和同类产品对大鼠功血模型子宫内膜修复机制的实验研究[J]. 中国临床药理学与治

疗学，2013，18（2）：132-136.

[2] 何佳静，梁晓磊，李爱华，等. 茜芷胶囊对人离体子宫内膜细胞生长的影响[J]. 生殖与避孕，2014，34（12）：979-985.

[3] 李霞. 宫清颗粒诱导药物流产人早孕绒毛、蜕膜细胞凋亡信号转导的研究[D]. 济南：山东中医药大学，2008.

[4] 张蕾，童英，吕佳会. 药物流产后阴道出血治疗方法的探讨[J]. 中国妇幼保健，2012，27（34）：5539-5541.

[5] 梁秀文，季新梅，吴琼，等. 茜芷胶囊联合米非司酮治疗人流术后持续阴道出血的疗效观察[J]. 现代药物与临床，2017，32（4）：678-681.

[6] 林伟平，沈景丰. 茜芷胶囊治疗宫内节育器致异常子宫出血疗效观察[J]. 中国妇幼保健，2009，24（13）：1863-1864.

[7] 徐巧荣. 茜芷胶囊、妇科千金片治疗置宫内节育器后阴道出血的临床效果观察[J]. 现代中西医结合杂志，2008，17（17）：2638-2639.

（西安交通大学　米燕妮、贺建宇）

三七片（胶囊）

【药物组成】　三七。

【处方来源】　研制方。《中国药典》（2015 年版）。

【功能与主治】　散瘀止血，消肿止痛。用于咯血、吐血、衄血、便血、崩漏、外伤出血、胸腹刺痛、跌仆肿痛。

【药效】　主要药效如下[1-5]：

1. 止血　三七片的主要成分三醇苷类可抑制血小板聚集，升高血小板环磷酸腺苷（cAMP）含量，具有抗凝血酶、促进纤维蛋白溶解的作用。三七能减少小鼠肝局部创伤模型的出血量，缩短活化部分凝血活酶时间、凝血酶时间，达到止血目的。三七片还能短时间内增加血小板的数量，增强血小板功能，收缩局部血管，增加凝血酶含量，起止血功效。

2. 其他　三七片中的有效成分三七总皂苷可促进造血细胞增殖、使 GATA-1 和 GATA-2 转录调控蛋白合成增加；同时增高其与上游调控区的启动子和增强子结合的活性，上调与造血细胞增殖和分化相关的基因表达，有补血作用；还可减少造血细胞凋亡且促进细胞增殖。

【临床应用】　主要用于妇科出血症、痛经和月经不调。

1. 妇科出血症[6]　三七片对妇产科出血性疾病有很好效果，包括月经过多、经期延长、经期间出血、崩漏及产后恶露不绝，明显减少出血量，恢复经期、经量、周期正常。

2. 痛经[7]　三七片可活血化瘀，有助经血通畅，明显改善痛经及经血排泄不畅通。

3. 月经不调　三七片可有效改善血瘀型月经不调，经量过多时可发挥其止血功效。

【不良反应】　尚未见报道。

【使用注意】　①忌生冷、油腻食物。②经期、哺乳期及过敏体质者在医师指导下服用，孕妇忌服。③肝肾功能异常者忌服。

【用法与用量】　口服。片：小片（0.25g）一次 4～12 片，大片（0.5g）一次 2～6 片，一日 3 次。胶囊：一次 6～8 粒，一日 2 次。

参 考 文 献

[1] 朴春花. 三七的药理作用研究进展概述[J]. 中国医药指南，2011，9（13）：209-210.

[2] 刘正君，吉延慧，张琪嘉钰，等. 三七止血作用的实验研究[J]. 陕西中医学院学报，2015，38（2）：71-73，77.

[3] Dong T X，Cui X M，Song Z H，et al. Chemical assessment of roots of panax notoginseng in China：regional and seasonal

variations in its active constituents[J]. J Agric Food Chem, 2003, 51（16）: 4617-4623.

[4] 郁相云, 钟建华, 张旭. 中药三七对血液系统的药理活性研究[J]. 中国中医药现代远程教育, 2010, 8（12）: 249.

[5] 陈小红, 高瑞兰, 郑智茵, 等. 三七皂苷对人骨髓造血细胞凋亡相关蛋白表达的影响[J]. 中国实验血液学杂志, 2006, 14（2）: 343-346.

[6] 江华英. 三七治疗妇科出血症的临床体会[J]. 海峡药学, 1995, 7（3）: 19.

[7] 蒲昭和. 芬必得合用三七片治顽固性痛经[J]. 开卷有益（求医问药）, 2006, 5: 31.

（西安交通大学　王　瑾、曹永孝）

四、凉血止血类

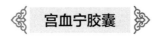

宫血宁胶囊

【药物组成】　重楼。

【处方来源】　研制方。《中国药典》（2015 年版）。

【功能与主治】　凉血止血，清热除湿，化瘀止痛。用于崩漏下血、月经过多、产后或流产后宫缩不良出血及子宫功能性出血属血热妄行证者，以及盆腔炎性疾病后遗症之湿热瘀结所致的少腹痛、腰骶痛、带下增多。

【药效】　主要药效如下[1-6]：

1. 调节下丘脑-垂体-卵巢轴功能　育龄期异常子宫出血可由下丘脑-垂体-卵巢轴调节机制失常所致。宫血宁胶囊调节下丘脑-垂体-卵巢轴功能，降低青春期异常子宫出血患者的 FSH、LH 和 E_2 水平，使机体的激素处于平衡状态，减少子宫出血。

2. 止血　凝血功能障碍也是造成功能失调性子宫出血过多的因素之一。宫血宁胶囊可缩短功能失调性子宫出血模型大鼠的断尾后出血时间、凝血酶原时间、凝血酶时间，促进纤维蛋白原转变为纤维蛋白，改善凝血功能障碍，加速血凝过程，起到止血目的。

宫血宁可升高外周血白细胞和血小板数量，增加外周血细胞钙浓度，诱导血小板聚集；能增加骨髓造血细胞 IL-11、粒细胞集落刺激因子、IL-5 和 IL-3 受体的表达，增加骨髓细胞造血因子的表达，促进血小板生成；还可降低子宫内膜炎大鼠子宫内膜组织纤溶酶原激活剂（t-PA）水平，发挥止血作用。宫血宁胶囊可促进子宫平滑肌细胞外钙内流，抑制 β 肾上腺素受体，引起大鼠子宫收缩，压迫子宫肌层血管，减少出血。宫血宁胶囊还能增加子宫组织 VEGF 的表达，促进子宫内膜修复。

3. 抗炎　宫血宁胶囊可增加细胞抗炎细胞因子 IL-4、TGF-β 和巨噬细胞迁移抑制因子（MIF）等表达；降低子宫内膜炎大鼠子宫内膜核因子-κB（NF-κB）表达，产生抗炎作用。宫血宁胶囊可增加骨髓细胞体液免疫和细胞免疫相关因子 CD40、CD27、IL-2 受体（IL-2R）、白血病抑制因子受体（LIF-R）等表达。

【临床应用】　主要用于异常子宫出血、药物流产后出血、产后恶露不尽和子宫复旧不全、人工避孕流血、盆腔炎性疾病后遗症、月经过多。

1. 异常子宫出血[7-9]　宫血宁胶囊可治疗血分伏热，热迫经血，经血非时妄行所致的异常子宫出血，症见经血非时而下，或淋漓日久不净，色深红质稠，口渴，烦热，小便黄或大便干，舌红苔黄，脉数。

宫血宁胶囊单独或联合雌、孕激素使用,不仅有良好止血作用,而且有止痛作用;联合醋酸甲羟孕酮和戊酸雌二醇治疗青春期异常子宫出血,能有效控制出血,缩短出血时间和凝血时间,降低患者促性腺激素、E_2水平,疗效确切。宫血宁胶囊联合孕酮治疗围绝经期异常子宫出血能提高疗效;联合参苓白术颗粒治疗崩漏止血疗效显著;联合米非司酮治疗围绝经期异常子宫出血,可增加血红蛋白含量及降低子宫内膜厚度。

2. **药物流产后出血**[9] 宫血宁胶囊可减少米非司酮配伍米索前列醇所致的药物流产后阴道出血量,能节律性收缩子宫,缩短出、凝血时间,增加血小板凝集,达到止血作用,疗效确切。

3. **产后恶露不尽和子宫复旧不全**[10] 产妇宫体肌纤维不能如期缩复和宫内膜再生障碍,临床上表现为血性恶露。宫血宁胶囊具有类似垂体后叶素的作用,通过兴奋子宫平滑肌,达到收缩子宫及止血的目的,改善产后阴液耗损、阴虚生热、热迫血行导致的恶露过期不止且量较多等症状。宫血宁胶囊可促进产后子宫复旧,促进宫体肌纤维缩复及宫内膜再生,有助于减少产后不规则出血,促进子宫复旧,预防产褥期的感染发生。

4. **人工避孕流血**[11] 宫血宁胶囊能改善置环后经量增多、经期延长、不规则出血等症状,治疗皮下埋植避孕法引起阴道出血效果较佳,治疗置环术后月经过多的临床疗效显著。

5. **盆腔炎性疾病后遗症**[12] 宫血宁胶囊可用于治疗湿热瘀结型盆腔炎性疾病后遗症。宫血宁胶囊可有效改善由盆腔炎性疾病后遗症导致的下腹部坠胀痛、腰骶酸痛、白带增多及月经紊乱等症状,改善炎症指标,明显缩小炎症包块。

6. **月经过多**[13] 月经过多属血热妄行证,易导致贫血,引起头昏、乏力、注意力不集中、记忆力下降、免疫力下降等症状。宫血宁胶囊具有凉血、收涩止血作用,治疗后可使患者经量明显减少、血红蛋白升高。

【**不良反应**】 偶有轻微恶心等反应。

【**使用注意**】 ①孕妇忌服。②胃肠道疾病患者慎用或减量服用。

【**用法与用量**】 月经过多或子宫出血期:口服,一次1～2粒,一日3次,血止停服。盆腔炎性疾病后遗症:口服,一次2粒,一日3次,4周为一疗程。

参 考 文 献

[1] 赵振虎,李建勇,善亚军,等. 宫血宁对大鼠离体子宫的节律收缩作用[J]. 解放军药学学报, 2004, 20(2):92-95.

[2] 赵振虎,李建勇,苑晓玲,等. 皂苷提取物宫血宁缩宫作用与细胞外钙内流关系的研究[J]. 中国药物与临床, 2005, 5(6):415-417.

[3] 傅涛,王丽梅,赵振虎. 宫血宁胶囊引起大鼠子宫平滑肌收缩及其初步影响机制研究[J]. 武警医学, 2017, 28(6):557-559.

[4] 李素燕,善亚君,赵振虎,等. 宫血宁对小鼠骨髓细胞因子表达的影响[J]. 中药药理与临床, 2006, 22(3):53-55.

[5] 吕小波,周敏,黄春球,等. 云南红药和同类产品对大鼠功血模型子宫内膜修复机制的实验研究[J]. 中国临床药理学与治疗学, 2013, 18(2):132-136.

[6] 王彩虹,曹世霞. 三妙红藤汤对子宫内膜炎大鼠止血作用机制的研究[J]. 中医学报, 2013, 28(9):1333-1334.

[7] 王芳芳. 宫血宁联合米非司酮治疗围绝经期功能失调性子宫出血临床观察[J]. 新中医, 2015, 47(8):161-163.

[8] 范光升. 宫血宁胶囊预防药物流产后出血全国多中心临床研究总结[J]. 中国实用妇科与产科杂志, 2007, 23(6):495.

[9] 包影,郑飞云,赵红琴,等. 宫血宁胶囊用于减少药物流产后出血疗效观察[J]. 中国实用妇科与产科杂志, 2009, 25(2):146-147.

[10] 胡贵玲. 宫血宁胶囊促进产后子宫复旧的临床观察[J]. 中国医药科学, 2012, 2(18):75-76.

[11] 林秋珍. 宫血宁胶囊治疗上环术后月经过多的临床疗效[J]. 医学理论与实践, 2015, 28(14):1919-1920.

[12] 王桂梅. 宫血宁胶囊治疗慢性盆腔炎疗效观察[J]. 北方药学，2016，13（2）：104-105.

[13] 潘卫平. 宫血宁胶囊治疗月经过多的疗效观察[J]. 浙江中医药大学学报，2008，32（2）：207，209.

（西安交通大学　曹永孝，浙江工业大学　陈素红、蔡夏苗，浙江中医药大学　吕圭源）

断血流片（胶囊、颗粒、口服液）

【药物组成】　断血流。

【处方来源】　研制方。《中国药典》（2015 年版）。

【功能与主治】　凉血止血。用于血热妄行所致的月经过多、崩漏、吐血、衄血、咯血、尿血、便血，血色鲜红或紫红，以及功能失调性子宫出血、子宫肌瘤出血及多种出血症、单纯性紫癜、原发性血小板减少性紫癜见上述证候者。

【药效】　主要药效如下[1-5]：

1. **止血**　引起出血的因素有血管破裂、血管扩张、凝血功能下降、纤溶功能亢进、血小板减少等。外敷断血流粉对兔颈动脉和股动脉切口、皮肤及肌肉切割出血具有强止血作用。断血流醇提液灌胃可缩短小鼠断尾出血时间、减少出血量，缩短凝血时间，可缩短兔血浆复钙凝血时间、凝血酶原时间，通过激活凝血系统，促进纤维蛋白形成，可收缩血管，减少血管流量而止血。断血流还可减少药物流产模型大鼠的子宫出血，抑制血管通透性，缩短凝血时间，促进血小板聚集与黏附功能，发挥止血作用。

2. **收缩子宫平滑肌**　荫风轮总苷是断血流片的主要活性成分。荫风轮总苷可提高大鼠和兔子宫收缩幅度和子宫活动力，维持时间长，有利于子宫肌压迫血管止血。

3. **改善内分泌**　断血流中的荫风轮总苷可增加小鼠子宫质量，对雌激素含量有升高趋势，提示其可能影响下丘脑–垂体–性腺轴内分泌系统。

【临床应用】　主要用于多种原因引起的出血，尤其妇科出血、皮肤紫癜等。

1. **异常子宫出血**[6-8]　断血流片用于血迫经血，经血非时妄行所致的异常子宫出血，症见经血非时忽然大下，淋漓不净，色深红、质稠，口渴烦热，或者月经量多，色深红，质黏稠，伴心烦口渴，尿黄。改良 B-Lynch 缝合术联合断血流颗粒治疗剖宫产术后出血具有手术时间短、止血效果好、出血量少、恢复快及并发症发生率低等优点。断血流颗粒还可预防妇女置环后月经量过多症状。断血流颗粒可改善药物流产后引起的阴道出血量多和出血时间长现象，提高生活质量。

2. **皮肤紫癜**　断血流片用于血热妄行所致的皮肤紫癜，症见皮肤出现青紫斑点或斑块，或伴有鼻衄、齿衄、便血、尿血，或有发热，口渴，便秘。断血流通过多途径发挥止血作用，用于单纯性紫癜、过敏性紫癜、血小板减少性紫癜等。

3. **其他**　断血流还可用于血小板病、血管性假血友病出血、胃和十二指肠溃疡出血、肺结核和气管炎咯血、尿血、便血等。

【不良反应】　极少数患者可有胃部不适，减量或停药后自行消失。

【使用注意】　①脾虚证、肾虚证、血瘀证者不宜使用。②暴崩者慎用。③饮食忌肥甘厚味，忌辛辣食物。妊娠期出血者不宜使用。④使用本品止血时，应结合病因治疗。⑤出血量多者应结合其他疗法治疗。⑥糖尿病患者慎用。

【用法与用量】　口服。片：一次 3～6 片，一日 3 次。胶囊：一次 3～6 粒，一日 3

次。颗粒：一次 1 袋，一日 3 次。口服液：一次 10ml，一日 3 次。

参 考 文 献

[1] 程霞，陈国广，石绍华. 止血中草药断血流的研究进展[J]. 安徽医药，2007，11（5）：454-456.

[2] 昝丽霞，孙文基. 断血流的化学成分及药理作用研究进展[J]. 西北药学杂志，2008，23（2）：126-128.

[3] 朱海琳，孟兆青，丁岗，等. 断血流的研究进展[J]. 世界科学技术：中医药现代化，2013，15（9）：2002-2010.

[4] 彭代银，刘青云，戴敏，等. 荫风轮总苷对动物子宫作用的研究[J]. 中国中药杂志，2005，30（13）：1006-1008.

[5] 夏冰. 断血流片配合催产素治疗药物流产后阴道出血临床疗效[J]. 山东医学高等专科学校学报，2016，38（4）：299-302.

[6] 李征. 改良 B-Lynch 缝合术联合断血流颗粒治疗剖宫产术后出血疗效观察[J]. 新乡医学院学报，2017，34（5）：402-404.

[7] 王丽影，张晓艳. 断血流颗粒预防上环术后月经过多 65 例临床效果观察[J]. 药物与人，2014（5）：153.

[8] 马亚红，郭瑞清，韩丽峰. 断血流颗粒对药物流产出血的影响. 中国生育健康杂志，2006，17（3）：170.

（湖北医药学院　赵万红，西安交通大学　曹永孝，浙江工业大学　陈素红）

荷 叶 丸

【药物组成】　荷叶、藕节、大蓟炭、小蓟炭、知母、黄芩炭、地黄（炭）、棕榈炭、栀子（焦）、茅根炭、玄参、白芍、当归、香墨。

【处方来源】　研制方。《中国药典》（2015 年版）。

【功能与主治】　凉血止血。用于血热所致咯血、衄血、尿血、便血、崩漏。

【药效】　主要药效如下[1-3]：

1. 止血　荷叶丸可通过影响外源性凝血系统，促进血液凝固，抑制纤溶，增加血液黏度而止血；能缩短凝血时间，收缩局部血管，抑制纤溶而发挥止血作用。

2. 其他　荷叶丸还具有解热、抗菌作用。

【临床应用】　主要用于异常子宫出血和紫癜。

1. 异常子宫出血[1-3]　荷叶丸用于血热所致的多种原因引起的出血，如崩漏、咯血、尿血、便血、干燥性鼻炎的衄血。

2. 紫癜[3]　荷叶丸用于血热所致的血小板减少性紫癜、过敏性紫癜。

3. 其他[3]　荷叶丸可用于肺结核、支气管扩张、急性泌尿系感染、肾盂肾炎等疾病的治疗。

【不良反应】　尚未见报道。

【使用注意】　①不宜与藜芦同用。②本品含炭药，能吸附酶制剂（胃蛋白酶、胰酶、多酶、淀粉酶）、生物碱类药（利血平、麻黄碱、士的宁等）和乙酰螺旋霉素等，降低其疗效，故不宜同服。③虚寒性出血者禁用，年迈体弱者慎用。

【用法与用量】　口服。一次 1 丸，一日 2～3 次。

参 考 文 献

[1] 梅全喜. 新编中成药合理应用手册[M]. 北京：人民卫生出版社，2012：618-619.

[2] 赵以存. 中药荷叶丸治疗鼻出血 40 例临床观察[J]. 人民军医，1961，7：23.

[3] 陈锐. 荷叶丸临床应用解析[J]. 中国社区医师，2012，28（9）：13.

（湖北医药学院　赵万红，西安交通大学　姚　彤）

止血宝胶囊

【药物组成】 小蓟。

【处方来源】 研制方。国药准字 Z10910050。

【功能与主治】 凉血止血，祛瘀消肿。用于鼻出血、吐血、尿血、便血、崩漏下血。

【药效】 主要药效如下[1-3]：

1. 止血凝血　小蓟止血的有效成分为芦丁和柳穿鱼苷，主要通过收缩局部血管、抑制纤维蛋白溶解发挥止血作用。小蓟黄酮类化合物蒙花苷和芦丁有促进凝血的作用，小蓟中的苯丙素咖啡酸和绿原酸可以缩短凝血及出血时间。

2. 双向调节子宫平滑肌　小蓟煎剂或配剂对兔在体子宫平滑肌有兴奋作用，但对猫在体子宫、大鼠离体子宫及家兔离体子宫平滑肌则有抑制作用。

3. 抗菌抗炎　止血宝胶囊对肺炎球菌、白喉杆菌、溶血链球菌、金黄色葡萄球菌等有抑制作用；能减轻二甲苯所致小鼠炎症，发挥抗菌抗炎作用。

【临床应用】 主要用于各种出血和过敏性紫癜。

1. 各种出血[4]　止血宝胶囊具有凉血止血、祛瘀消肿的功效，用于各种出血，如鼻出血、吐血、尿血、便血、崩漏下血等，可缩短患者的出血时间，减少出血量。

2. 过敏性紫癜[5]　止血宝胶囊配合常规用药治疗小儿过敏性紫癜可改善全身症状，具有疗效高、副作用少、复发率低等优点；配合其他药物时可明显减少关节损害及肾脏病变。

【不良反应】 尚未见报道。

【使用注意】 在医生指导下使用。

【用法与用量】 口服。一次 2～4 粒，一日 2～3 次。

参 考 文 献

[1] 杨炳友，杨春丽，刘艳，等. 小蓟的研究进展[J]. 中草药，2017，48（23）：5039-5048.

[2] 孟永海，王秋红，杨柳，等. 黑龙江产小蓟的药理作用研究[J]. 中医药信息，2011，28（2）：17-18.

[3] 卫强，周莉莉. 小蓟中挥发油成分的分析及其抑菌与止血作用的研究[J]. 华西药学杂志，2016，31（6）：604-610.

[4] 王靖华，朱亚斌. 止血宝胶囊在下鼻甲部分切除术中的应用 102 例分析[J]. 中外医学研究，2011，9（22）：178.

[5] 刘桂英. 止血宝胶囊配合常规用药治疗小儿过敏性紫癜 56 例疗效观察[J]. 山西医药杂志，2004，33（10）：893-894.

（西安交通大学　曹永孝、闫萍萍）

五、其 他 类

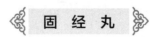

固 经 丸

【药物组成】 盐黄柏、黄芩、椿皮、香附、白芍、龟甲。

【处方来源】 元·朱震亨《丹溪心法》。《中国药典》（2015 年版）。

【功能与主治】 滋阴清热，固经止带。用于阴虚血热，月经先期，经血量多、色紫黑，赤白带下。

【药效】 主要药效如下：

1. 调节下丘脑–垂体–卵巢轴功能 固经丸能使下丘脑–垂体–卵巢轴的调节功能健全或恢复正常，改善异常子宫出血机体的卵巢功能，促进卵泡发育成熟，改善黄体功能[1]；并能提高雌、孕激素水平，延长黄体期[2]。

2. 止血 固经丸能缩短凝血酶原时间和活化部分凝血活酶时间，增加血小板计数，增加内、外源性凝血因子活性，促进凝血酶原转变为凝血酶，促进纤维蛋白原转变为纤维蛋白，加速血凝过程[1]。

【临床应用】 主要用于异常子宫出血、月经先期、药物流产后及置环后出血、人工流产后月经过多等。

1. 异常子宫出血 固经丸用于阴虚血热引起的异常子宫出血。固经丸能调节下丘脑–垂体–卵巢轴，改善卵巢功能，促进卵泡发育成熟，治疗崩漏，能显著缩短出血时间，疗效好[3-4]。

2. 月经先期 固经丸用于阴虚血热引起的月经先期，症见经量少（亦有量多者），经色深红，质稠，手足心热，心烦不寐，或口干舌燥，舌质红少苔，脉细数。固经丸对月经先期患者有显著疗效，月经先期虚热证者服用固经丸后，体内雌、孕激素增加，黄体期延长[2]。

3. 药物流产后及置环后出血、人工流产术后月经过多 固经丸对药物流产后及置环后出血、人工流产后月经过多具有显著疗效。固经丸治疗可改善人工流产或药物流产后出血症状，经量、经色恢复正常[5]。

【不良反应】 尚未见报道。

【使用注意】 ①忌辛辣、生冷食物。②感冒发热患者不宜服用。③有高血压、心脏病、肝病、糖尿病、肾病等慢性病严重者应在医师指导下服用。④青春期少女及围绝经期妇女应在医师指导下服用。⑤脾虚大便溏者应在医师指导下服用。⑥平素月经正常，突然出现月经过少，或经期错后，或阴道不规则出血者应去医院就诊。⑦月经过多者，应及时去医院就诊。

【用法与用量】 口服。一次 6g，一日 2 次。

参 考 文 献

[1] 郑美娜. 先期饮治疗阴虚血热型月经先期的临床观察[D]. 福州：福建中医药大学，2011.

[2] 张晓金，杨家林，魏绍斌，等. 清经胶囊治疗月经先期的临床研究[J]. 中药新药与临床药理，2004，15（1）：59-61.

[3] 于冬梅. 固经丸加味治疗更年期崩漏疗效观察[J]. 中医学报，2011，26（1）：107.

[4] 刘春泥. 固经丸治疗慢性肾衰竭并崩漏临床疗效观察[J]. 医学信息，2016，29（16）：371.

[5] 许晓波. 固经丸治疗人流术后月经过多80例[J]. 辽宁中医杂志，2003，30（4）：278.

（西安交通大学 肖 雪，上海中医药大学 郑建普）

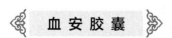
血 安 胶 囊

【药物组成】 棕榈。

【处方来源】　研制方。国药准字 Z32020019。

【功能与主治】　止血，收敛，调经。用于月事不准、经血过量，崩漏，淋漓不止，产后恶露不尽等妇科出血证。

【药效】　主要药效如下：

1. 收缩子宫　血安胶囊的主要成分棕榈具有收缩子宫、压迫血管、止血凝血作用，其有效成分还能调节内分泌，具有收敛、止血、调经的功效。

2. 止血　棕榈炭能缩短小鼠的出血时间和凝血时间，具有止血作用[1]。

【临床应用】　主要用于异常子宫出血和产后子宫复旧不全、恶露不尽。

1. 异常子宫出血[1]　血安胶囊可用于因气虚不足、冲任不固，血失统摄，或阳热亢盛，内扰冲任，迫血妄行，或阴虚内热，或肾虚不固所致的异常子宫出血，症见经血淋漓不止，舌淡，脉细弱。棕榈炭治疗崩漏有效，血安胶囊用于月经过多，症见月经量多，色红或淡，脉细弱，疗效好。

2. 产后子宫复旧不全、恶露不尽　血安胶囊可用于产后子宫复旧不全，症见产后恶露衍期不止，舌淡或舌红，脉缓弱或细数。血安胶囊或联合其他药物用于治疗产后恶露不尽。

【不良反应】　尚未见报道。

【使用注意】　月经过多、崩漏、产后恶露不尽属瘀血所致者不宜单独使用。

【用法与用量】　口服。一次 4 粒，一日 3 次。

参 考 文 献

[1] 李恒. 棕榈制炭工艺与临床疗效[J]. 国医论坛，2002，17（6）：45.

（西安交通大学　肖　雪、曹永孝）

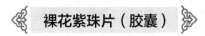

裸花紫珠片（胶囊）

【药物组成】　裸花紫珠。

【处方来源】　研制方。《中国药典》（2015 年版）。

【功能与主治】　清热解毒，收敛止血。用于血热毒盛所致的呼吸道、消化道出血及细菌感染性炎症。

【药效】　主要药效如下：

1. 止血　裸花紫珠总黄酮能缩短小鼠出血时间[1]。裸花紫珠能缩短实验动物的凝血酶原时间、活化部分凝血活酶时间及凝血酶时间，提高血浆纤维蛋白原含量，通过影响内源性凝血途径发挥止血作用[2]。

2. 抗炎　裸花紫珠片可抑制二甲苯所致小鼠耳郭肿胀，且对冰醋酸所致小鼠毛细血管通透性增加有抑制作用[3]；裸花紫珠对卡拉胶引起的大鼠足跖发炎肿胀有抑制作用，具有良好的抗炎作用[4]。

3. 抑菌　裸花紫珠具有广谱抗菌作用，对葡萄球菌、铜绿假单胞菌、大肠埃希菌、痢疾杆菌、伤寒杆菌均有良好抑制作用，其对金黄色葡萄球菌及伤寒沙门菌的抑菌作用最强。

【临床应用】　主要用于子宫和阴道出血、子宫内膜炎并发子宫内膜息肉、宫颈糜烂、呼吸道和消化道出血等。

1. **子宫和阴道出血**[5]　裸花紫珠片用于药物流产后患者，可提高完全流产率，减少出血量及出血时间，利于子宫复旧。裸花紫珠片可缩短术后阴道排液时间，减少阴道出血量及降低感染发生率。裸花紫珠片预防人工流产术后出血、感染的疗效显著。

2. **子宫内膜炎并发子宫内膜息肉**[6]　孕酮联合裸花紫珠片可减少手术后子宫内膜创面炎性反应，与单用孕酮比较，止血效果明显，创面出血少，愈合快。

3. **宫颈糜烂**[7]　微波联合裸花紫珠片治疗宫颈糜烂，治愈率高，使患者子宫颈光滑，糜烂面积消失。

4. **呼吸道和消化道出血**[8-10]　本品可用于鼻出血、咯血、痔疮和肛门手术后出血。对泌尿道感染及出血也有效。

【不良反应】　尚未见报道。

【使用注意】　在医生指导下使用。

【用法与用量】　口服。片：一次 2 片，一日 3 次。胶囊：一次 3～5 粒（0.3g/粒）、一次 2～3 粒（0.4g/粒）、一次 3 粒（0.33g/粒），一日 3～4 次。

参 考 文 献

[1] 梁纪军，徐凯，李留法. 裸花紫珠总黄酮的抗炎、止血作用研究[J]. 现代中西医结合杂志，2009，18（26）：3161-3162.

[2] 张洁，李宝泉，冯锋，等. 裸花紫珠的化学成分及其止血活性研究[J]. 中国中药杂志，2010，35（24）：3297-3301.

[3] 符健，邝少轶，王世雄. 裸花紫珠片的抗菌消炎和止血作用研究[J]. 海南大学学报（自然科学版），2002，20（2）：154-157.

[4] 陈伟，吴一菲. 裸花紫珠的药理活性及临床应用研究进展[J]. 皮肤病与性病，2015，37（4）：210-212，223.

[5] 陈春. 裸花紫珠胶囊联合催产素减少药物流产后阴道出血临床分析[J]. 中国现代医生，2010，48（18）：138，142.

[6] 符淳，范红，林秋华. 宫腔镜联合裸花紫珠片治疗子宫内膜炎并发子宫内膜息肉的疗效观察[J]. 中国医药指南，2010，8（23）：51-52.

[7] 樊希芬. 微波联合裸花紫珠药治疗宫颈糜烂疗效观察[J]. 社区医学杂志，2008，6（23）：9-10.

[8] 席作武，高宗跃，牛明了. 裸花紫珠片治疗肛肠病术后出血 128 例[J]. 陕西中医，2009，（9）：1155.

[9] 刘丰，张维民，游伟. 裸花紫珠片治疗内痔出血 126 例[J]. 实用医学杂志，2008，24（5）：813-814.

[10] 杨远姗. 裸花紫珠片的临床应用进展[J]. 临床合理用药杂志，2012，5（9）：151-153.

（西安交通大学　曹永孝、王　瑾）

三七血伤宁胶囊

【药物组成】　三七、重楼、制草乌、大叶紫珠、山药、黑紫藜芦、冰片。

【处方来源】　研制方。《中国药典》（2015 年版）。

【功能与主治】　止血镇痛，祛瘀生新。用于瘀血阻滞、血不归经所致的咯血、吐血、月经过多、痛经、闭经、外伤出血、痔疮出血，以及胃及十二指肠溃疡出血、支气管扩张出血、肺结核咯血、功能失调性子宫出血。

【药效】　主要药效如下[1]：

1. **止血**　三七血伤宁胶囊止血疗效显著，能缩短小鼠的出血时间和凝血时间，具有止血而不留瘀的特点，能促进兔耳皮下瘀血吸收。

2. **镇痛**　三七血伤宁胶囊可提高小鼠痛阈，减轻疼痛。

3. **其他**　三七血伤宁胶囊有促进大鼠皮肤缺损面愈合的作用。

【临床应用】　主要用于异常子宫出血，痛经、闭经和内外伤所致的疼痛等。

1. 异常子宫出血[2]　三七血伤宁胶囊治疗瘀血阻滞胞宫，冲任不固而致的妇女月经不调、月经过多及崩漏。用药 2 天阴道流血明显减少和停止。

三七血伤宁胶囊广泛用于瘀血阻滞，血不归经所致的多种出血，如支气管扩张出血、肺结核咳血、胃和十二指肠溃疡出血、痔疮出血、外伤出血等。

2. 痛经、闭经　三七血伤宁胶囊用于瘀血阻滞胞宫，冲任不固而致的妇女痛经、闭经。

3. 内外伤所致的疼痛　三七血伤宁胶囊用于各种痛症，如肋间神经痛、跌打损伤或急性扭挫伤造成的瘀血肿痛。

【不良反应】　尚未见报道。

【使用注意】　①轻伤及其他病症患者忌服保险子。②服药期间忌食蚕豆、鱼类和酸冷食物。③孕妇禁用。

【用法与用量】　用温开水送服。一次 1 粒（重症者 2 粒），一日 3 次，初服者若无副作用，可如法连服多次；小儿 2～5 岁一次 1/10 粒，5 岁以上一次 1/5 粒。跌打损伤较重者，可先用黄酒送服 1 丸保险子。瘀血肿痛者，用酒调和药粉，外擦患处；如外伤皮肤破损或外伤出血，只需内服。

参 考 文 献

[1] 高学敏，肖艳萍. 三七血伤宁胶囊的药理分析[J]. 首都医药，2004，11（4）：51.
[2] 阮祥燕. 三七血伤宁胶囊治疗功血的临床观察[J]. 首都医药，2004，11（6）：29.

（西安交通大学　闫萍萍、曹永孝，河北中医学院　刘　姣）

第二章

闭经中成药名方

第一节 概　述

一、概　念

闭经（amenorrhea）表现为无月经或月经停止，分为生理性和病理性。生理性闭经是指妊娠期、哺乳期、绝经后期的月经不潮及青春期初潮后 1 年内的暂时停经。病理性闭经是下丘脑-垂体-卵巢轴及子宫的功能性或器质性病变引起的月经不潮。病理性闭经分为原发性闭经和继发性闭经。原发性闭经指女性年满 14 岁，第二性征未发育，或年满 16 岁，无第二性征发育，而月经未来潮。继发性闭经指月经初潮后停经 3 个周期或 6 个月[1-2]。

先天性生殖器官疾病，或生殖器官严重损伤而致停经者，不属本章讨论范畴。

二、病因及发病机制

（一）病因

月经周期主要依赖下丘脑-垂体-卵巢轴分泌的性激素及子宫内膜的反应与下生殖道的通畅，其中任一环节的障碍均可导致闭经[1-2]。

（二）发病机制

原发性闭经多由遗传因素或先天发育异常引起。继发性闭经的常见原因主要是下丘脑-垂体-卵巢轴异常及子宫病变。

环境改变、精神紧张、慢性疾病、过劳、营养不良、肥胖等可干扰下丘脑促性腺激素释放激素（GnRH）、垂体 FSH 和 LH 的分泌。避孕药抑制 GnRH 分泌，氯丙嗪、利血平增加垂体催乳素的分泌，垂体腺瘤分泌催乳素等均可导致闭经。以下情况也可引起闭经：产后出血和低血压导致垂体急性梗死和坏死，以及其他原因引起的垂体功能衰竭，影响促性腺激素分泌；各种原因如自身免疫性疾病、感染、放疗、化疗等引起的卵巢早衰，分泌雄激素的卵巢肿瘤，使卵巢功能降低，不能排卵；子宫内膜破坏如人工流产、清宫损伤内膜，以及内膜结核、感染、放疗破坏等；雄激素增高性疾病如多囊卵巢综合征、先天性肾上腺皮质增生、甲状腺功能异常，抑制 GnRH 分泌。

三、临 床 表 现

（一）生理性闭经

是在正常生理条件下如青春期、妊娠期、哺乳期、绝经后期的月经不潮或暂时停经。

1. 青春前期闭经　主要临床表现为月经推迟来潮。

2. 哺乳期闭经　母乳喂养的妇女在断奶后 2 个月可恢复月经。

3. 绝经过渡期及绝经后闭经　临床表现为绝经过渡期可能数月出现一次子宫出血，绝经后生殖器官逐渐萎缩缩小。

（二）病理性闭经

是因下丘脑-垂体-卵巢轴及子宫的功能性或器质性病变引起的停经。

1. 子宫性闭经及隐经　临床症状逐渐出现，最初可感周期性下腹坠胀、疼痛，进行性加重，血肿压迫尿道及直肠，可引起排尿及排便困难、耻骨上痉挛性疼痛、肛门坠胀、尿频、尿急、尿痛，甚至点滴状排尿。

2. 卵巢性闭经　临床表现为 16 岁后仍无月经来潮、第二性征发育不良、月经稀发等。

3. 垂体性闭经　临床表现可见月经不调、泌乳等。

4. 中枢和下丘脑性闭经　临床表现为不同程度的第二性征发育障碍、不规则月经等。

四、诊　　断

根据第二性征和月经情况即可诊断。根据病史、体格检查、妇科检查，结合辅助检查进行病因诊断。生育期妇女先排除妊娠，经体格检查和妇科检查初步了解病因及病变部位后，再通过辅助检查如功能实验、激素测定、影像学、宫腔镜、染色体检查等明确诊断。

五、治　　疗

（一）常用化学药物及现代技术[1-5]

1. 常用药物　①性激素补充治疗：雌激素补充，如戊酸雌二醇，妊马雌酮，或微粒化 17β-雌二醇；雌孕激素人工周期疗法，除以上药物外，同时给予地屈孕酮或醋酸甲羟孕酮；孕激素疗法，应用地屈孕酮或醋酸甲羟孕酮。②促排卵：用 HMG 联合 HCG 促进卵泡发育和排卵。对体内有内源性雌激素者用氯米芬，促排卵。③溴隐亭：激动多巴胺受体，抑制垂体催乳素的分泌，恢复排卵。④其他激素：肾上腺皮质激素，适用于先天性肾上腺皮质增生所致闭经，一般用泼尼松或地塞米松；甲状腺激素，如甲状腺片，适用于甲状腺功能减退所致的闭经。

2. 手术治疗　针对器质性病因采用手术治疗，如生殖道畸形可手术矫正、Asheman综合征可在宫腔镜下分离粘连、肿瘤采用手术等。

（二）中成药治疗

西医使用激素刺激卵巢，诱发排卵，使其恢复功能，近期疗效好，长期服用会对下丘脑-垂体产生负反馈，停药后会产生内分泌失调，所以远期疗效不很理想。中医研究闭经的历史源远流长，形成了比较完备的理论体系和经验方法，采用辨证论治，从调整全身及脏腑的阴阳平衡着手，影响肾气-天癸-冲任-胞宫月经生理轴，改善下丘脑-垂体-卵巢轴功能，调节性激素水平，恢复月经。中医药治疗闭经有一定的优越性，远期疗效较好，副作用少。

第二节　中成药名方的辨证分类与药效

中药治疗闭经以通为法，而通法依病机虚实不同而异，虚者补之使通，实者泻之使通。中成药名方的常见辨证分类及其主要药效如下：

一、活血消瘀类

气滞血瘀闭经者，精神抑郁，烦躁易怒，少腹胀痛或拒按，舌边紫暗，或有瘀点，脉沉弦或沉涩。多因七情内伤，肝气郁结不达，气血瘀滞，冲任瘀阻，胞脉壅塞而致，治以理气活血，化瘀通经为主。

闭经气滞血瘀证的主要病理变化是血黏度增高，血流不畅，供血不足，下丘脑 GnRH 分泌减少，下丘脑-垂体-卵巢轴功能异常。

活血消瘀药能改变血液流变性，改善血流动力学，增加血液供应，改善下丘脑-垂体-卵巢轴功能，调节 GnRH 分泌，改善垂体和卵巢功能，恢复月经。

常用中成药：桃红四物汤、十一味能消丸（胶囊）、大黄䗪虫丸（胶囊、片）（见第十二章）、桂枝茯苓片（丸、胶囊）（见第十二章）、四物益母汤（丸）（见第一章）、少腹逐瘀丸（颗粒、胶囊）（见第十一章）、调经活血片（胶囊）（见第三章）等。

二、补益肝肾类

肝肾不足闭经者，或年过 18 周岁尚未行经，或由月经后期量少逐渐至闭经，体质虚弱，腰酸腿软，头晕耳鸣，舌淡红，苔少，脉沉弱或细涩。多因禀赋不足，肾气未盛，精气未充，肝血虚少，冲任失于充养，无以化经血，或因多产、堕胎、房劳，或久病及肾，以致肾精亏耗，肝血亦虚，精血匮乏，源断其流，冲任亏损，胞宫无血可下，发为闭经。

闭经肝肾不足证的主要病理变化是下丘脑-垂体-卵巢轴功能异常，性激素水平紊乱。

补益肝肾药可调节下丘脑-垂体-卵巢轴功能，调节性激素水平，纠正紊乱的 FSH、LH、E_2、孕酮等激素水平，恢复月经。

常用中成药：驴胶补血颗粒（丸、冲剂）、归肾丸、妇科调经片（颗粒、胶囊）（见第三章）、调经促孕丸（见第十四章）、左归丸（见第六章）等。

三、其 他 类

八珍益母丸（胶囊、颗粒、片）等。

参 考 文 献

[1] 谢幸，孔北华，段涛. 妇产科学[M]. 9 版. 北京：人民卫生出版社，2018：341-347.

[2] 马宝璋，齐聪. 中医妇科学[M]. 9 版. 北京：中国中医药出版社，2012：88-93.

[3] 丰有吉. 妇产科学[M]. 3 版. 北京：人民卫生出版社，2015：246-252.

[4] 王小云，黄健玲. 中医临床诊治妇科专病[M]. 3 版. 北京：人民卫生出版社，2013：37-61.

[5] 卢慧. 妇产科疾病诊疗最新进展[M]. 西安：西安交通大学出版社，2015：160-165.

（西安交通大学　曹永孝，陕西省人民医院　李　静）

第三节　中成药名方

一、活血消瘀类

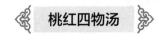

桃红四物汤

【药物组成】　桃仁、红花、当归、川芎、生地、赤芍。

【处方来源】　清·吴谦《医宗金鉴》。

【功能与主治】　养血活血，化瘀调经。主治血瘀所致的月经不调、痛经、闭经、崩漏等妇科病症。

【药效】　主要药效如下：

1. 改善微循环[1]　桃红四物汤能活血化瘀，降低寒凝血瘀大鼠卵巢组织匀浆的 ET-1、血管紧张素 II 活性，升高一氧化氮（NO）、降钙素基因相关肽（CGRP）活性；能扩张微血管，改善微循环，增加血虚血瘀模型大鼠微循环血流量；能延长凝血时间，降低血黏度。能抑制血小板活化，抑制血栓形成，缩短肺栓塞时间。其机制可能与降低血管性血友病因子（vWF）含量，阻断 vWF 的桥联作用，抑制 TXA_2 生成，调节 TXA_2-PGI_2 平衡，同时降低血小板致密颗粒蛋白-140 含量，抑制血小板释放的负反馈作用有关。桃红四物汤可升高红细胞、白细胞和血小板数目。

2. 调节血管活性物质[2]　寒凝血瘀是妇科病常见病机。寒凝血瘀模型大鼠卵巢组织匀浆 ET-1、血管紧张素 Ⅱ（Ang-Ⅱ）活性高，NO、CGRP 活性低。桃红四物汤能降低模型大鼠卵巢组织匀浆 ET-1、Ang-Ⅱ活性，升高 NO、CGRP 活性。血红素加氧酶（HO）是催化血红素分解成胆绿素、一氧化碳（CO）和铁离子过程中的限速酶，而 CO 是信使分子和血管舒张因子。大鼠卵巢 HO/CO 通过其舒张血管、细胞信使等作用调节和维持卵巢功能。寒凝血瘀模型大鼠血供障碍，卵巢颗粒细胞、黄体细胞 HO 蛋白表达下降，血浆 COHb 活性降低，引起生殖激素及卵巢局部调节失常，影响卵巢功能。桃红四物汤能提高 COHb 活性，增强卵巢 HO-1、HO-2 mRNA 及蛋白表达；通过解除寒凝血瘀时血管收缩和痉挛状态，改善卵巢局部血液供应；使 HO/CO 发挥细胞保护作用和舒张血管功能，并调节垂体的促性腺激素，恢复卵巢功能。

3. 改善卵巢功能[3]　寒凝血瘀模型大鼠卵巢卵泡数量少，卵泡难成熟；子宫内膜薄、腺体稀少狭窄细直，间质细胞致密；动情周期延长，血雌性激素水平低。桃红四物汤能增加寒凝血瘀模型大鼠子宫内膜增生的腺体数目，缩短动情周期、动情间期，升高血 E_2、孕酮（P）、睾酮（T）、LH、FSH 水平，促进卵巢发育、维持卵巢组织形态以及调节性激素分泌功能。

4. 止痛[4]　桃红四物汤能拮抗缩宫素诱发动物子宫痉挛所致疼痛反应，有抑制原发性痛经作用。子宫螺旋动脉壁 $PGF_{2\alpha}$ 受体能介导血管收缩，引起缺血低氧、酸性代谢产物堆积于肌层而导致痛经。桃红四物汤能降低痛经模型大鼠子宫组织中 $PGF_{2\alpha}$ 含量，升高血浆 β-内啡肽含量。其抗痛经作用与其降低子宫组织中 $PGF_{2\alpha}$ 和提高内源性镇痛物质 β-内啡肽含量有关。

桃红四物汤的药效及机制见图 2-1。

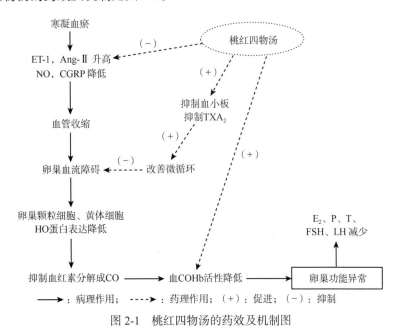

图 2-1　桃红四物汤的药效及机制图

【临床应用】　主要用于闭经、不孕症、痛经、崩漏和宫内节育环出血。

1. 闭经[5-9]　桃红四物汤治疗气滞血瘀所致的闭经。气滞血瘀闭经的主要病理变化是血黏度增高，血流不畅，供血不足，下丘脑 GnRH 分泌减少，下丘脑-垂体-卵巢轴功能异常。桃红四物汤能活血化瘀，改善微循环；降低血瘀的全血比黏度、血浆比黏度及血清比黏度，调节卵巢血管活性物质，治疗闭经效果明显。

2. 不孕症[10-11]   下丘脑-垂体-卵巢轴功能异常、闭经、不排卵，卵巢、子宫、输卵管血流不畅，供血不足等可导致不孕。桃红四物汤通过改善微循环，恢复下丘脑-垂体-卵巢轴的功能，改善卵巢、子宫血流，治疗不孕症效果明显。

3. 痛经[12-15]   桃红四物汤治疗血瘀所致的痛经，能降低痛经子宫组织中 $PGF_{2\alpha}$ 含量，抑制子宫血管收缩，减少子宫缺血、低氧、代谢物堆积，缓解痛经。升高 β-内啡肽含量，抑制疼痛。有效治疗原发性痛经和子宫腺肌症痛经，使疼痛减轻，月经不调现象消失，子宫大小恢复正常。

4. 崩漏[16]   桃红四物汤治疗血瘀所致的崩漏，能改善卵巢功能，治疗效果明显。

5. 宫内节育环出血[17]   宫内节育环是妇女主要避孕方式，出血是其主要副反应，临床上以行经时间延长及月经量过多，或非经期阴道流血等异常子宫出血为症状。桃红四物汤可有效治疗宫内节育环引起的出血，使经期恢复正常。

【不良反应】   尚未见报道。

【使用注意】   孕妇忌用，气血两虚之月经病慎用。

【用法与用量】   水煎，空腹服。

参 考 文 献

[1] 吴芸，陈志鹏，蔡宝昌. 桃红四物汤化学成分及药理作用的研究进展[J]. 中成药，2011，33（11）：1965-1968.

[2] 成秀梅，杜惠兰，王蓓，等. 桃红四物汤对寒凝血瘀证大鼠 HO/CO 系统的影响[J]. 时珍国医国药，2014，25（7）：1757-1758.

[3] 成秀梅，杜惠兰. 桃红四物汤对寒凝血瘀模型大鼠卵巢功能的影响[J]. 中国中医基础医学杂志，2007，13（5）：353-354.

[4] 刘冬，谭秦莉，李玉宝，等. 桃红四物汤治疗原发性痛经实验研究[J]. 安徽中医学院学报，2009，28（2）：46-48.

[5] 赵鹏程. 桃红四物汤加减治疗闭经的临床分析[J]. 中国卫生产业，2013，28：191，193.

[6] 孙国华. 桃红四物汤加减治疗 42 例闭经的临床体会[J]. 中外医学研究，2016，14（16）：122-123.

[7] 周锦修，仇琛琛. 桃红四物汤治疗闭经临床应用体会[J]. 内蒙古中医药，2012，31（7）：23.

[8] 潘惠萍，吴光现. 桃红四物汤加味治疗药源性闭经 80 例[J]. 实用中医内科杂志，2012，16（10）：69-71.

[9] 寇瑞丽. 桃红四物汤加减治疗闭经 85 例[J]. 陕西中医，2011，32（7）：781.

[10] 李顺景. 加味桃红四物汤治疗流产后继发不孕[J]. 医药论坛杂志，2009，30（9）：82-83.

[11] 梁建祥，郑泽军. 桃红四物汤加减治疗输卵管炎不孕症临床应用[J]. 中国现代医生，2007，45（3）：52.

[12] 梁玉杰. 桃红四物汤加减治疗原发性痛经 54 例[J]. 中国医药指南，2008，6（24）：346-347.

[13] 邵志英. 桃红四物汤加减治疗原发性痛经临床体会[J]. 中外医学研究，2011，9（13）：48-49.

[14] 崔宝玉. 桃红四物汤治疗原发性痛经的临床观察[J]. 中国民间疗法，2016，24（10）：56-57.

[15] 王金香，王爱丽，梁虹. 桃红四物汤治疗子宫腺肌症痛经的临床疗效观察[J]. 世界中医药，2017，12（8）：1771-1773，1777.

[16] 朱秀芬. 桃红四物汤加减治疗崩漏 280 例[J]. 河北中医，2008，30（6）：596.

[17] 储霞，董怡，苗芙. 桃红四物汤在临床应用中的研究进展[J]. 当代护士（下旬刊），2016，5：3-4.

（西安交通大学   曹 蕾）

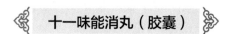

十一味能消丸（胶囊）

【药物组成】   藏木香、小叶莲、干姜、沙棘膏、诃子肉、蛇肉（制）、大黄、方海、北寒水石（制）、硇砂、碱花（制）。

【处方来源】　藏药。《中国药典》（2015 年版）。

【功能与主治】　化瘀行血，通经催产。用于闭经、月经不调、难产、胎盘不下、产后瘀血腹痛。

【药效】　主要药效如下[1]：

1. 收缩子宫平滑肌　十一味能消丸可调节雌激素，促进子宫平滑肌收缩，促进蜕膜、胎盘剥离排出，减少出血量，缩短出血时间，对产后瘀血，可达到止血的目的。

2. 改善血液循环　十一味能消丸具有改善和促进子宫血液循环的作用。

【临床应用】　主要用于药物流产后阴道出血、卵巢囊肿等。

1. 药物流产后阴道出血[1-2]　十一味能消胶囊能较好地治疗药物流产后阴道出血，服用该药后残留胎盘和蜕膜组织排出，具有清宫作用。米索前列醇加十一味能消胶囊治疗后，效果明显优于单用米索前列醇组，加十一味能消胶囊组阴道出血天数少。

2. 卵巢囊肿[3]　十一味能消卡茨散治疗卵巢囊肿效果较好，经该品治疗后，其临床症状消失，彩超检查囊肿消失，症状明显改善。

3. 其他　本品还可用于闭经、月经不调、难产、胎盘不下、产后瘀血腹痛。

【不良反应】　尚未见报道。

【使用注意】　孕妇忌服。

【用法与用量】　口服。丸：研碎后开水送服，一次 1～2 丸，一日 2 次。胶囊：一次 2～3 粒，一日 2 次。

参 考 文 献

[1] 尹润平. 十一味能消胶囊减少药物流产后阴道出血 34 例[J]. 山西中医，2005，21（S1）：43-44.

[2] 魏秀芳. 药物流产后加服十一味能消胶囊的效果观察[J]. 现代中西医结合杂志，2004，13（20）：2697.

[3] 周措吉. 藏药十一味能消卡茨散治疗卵巢囊肿 30 例临床观察[J]. 中国民族医药杂志，2017，23（2）：30.

（西安交通大学　曹　蕾，上海中医药大学　郑建普）

二、补益肝肾类

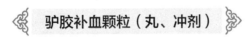

驴胶补血颗粒（丸、冲剂）

【药物组成】　阿胶、黄芪、党参、熟地黄、白术、当归。

【处方来源】　宋·太平惠民和剂局《太平惠民和剂局方》之四物汤加减化裁方。《中国药典》（2015 年版）。

【功能与主治】　补血，益气，调经。用于久病气血两虚所致的体虚乏力、面黄肌瘦、头晕目眩、月经过少、闭经。

【药效】　主要药效如下[1-6]：

1. 提高骨髓造血功能　驴胶补血颗粒含有微量的铁元素，能改善溶血性血虚大鼠一般状况，增加脾指数，促进髓外造血功能，提高骨髓有核细胞及脾碱性磷酸酶水平，改善血红细胞、血红蛋白、血小板、平均红细胞血红蛋白水平。作用机制主要涉及能量代谢、脂质代谢、肠菌代谢等途径的调节。

2. 调节免疫　驴胶补血颗粒对环磷酰胺致小鼠白细胞减少症具有改善作用，能升高模型小鼠的白细胞和血小板数，并回调其脾指数、胸腺指数。作用机制可能涉及缬氨酸、亮氨酸和异亮氨酸的生物合成，赖氨酸的降解，精氨酸和脯氨酸的代谢，谷胱甘肽的代谢，淀粉、蔗糖及半乳糖的代谢等，其主要与能量代谢和氨基酸代谢相关。

3. 改善胃肠功能　驴胶补血颗粒能改善脾虚小鼠肠胃功能紊乱，增加骨髓和肝组织代谢功能。

4. 抑制子宫收缩　驴胶补血颗粒能降低家兔在体子宫的收缩频率，降低其收缩幅度，降低子宫活动力。

【临床应用】　主要用于月经过少、白细胞减少和闭经。

1. 月经过少[7-8]　驴胶补血颗粒治疗气血两虚型月经过少，其能够显著改善月经量少、色淡、神疲乏力等症状。经其治疗后经量、经期恢复正常，症状消失，经量较治疗前增加1/3 或更多，月经周期基本正常，其他症状消失或减轻，证候积分减少。

2. 白细胞减少[4]　驴胶补血颗粒治疗白细胞减少效果较好。恶性肿瘤放疗后白细胞减少及有消化道症状患者用驴胶补血颗粒治疗可以延长放疗疗程。

3. 闭经　本品可用于气血两虚所致的闭经。

【不良反应】　尚未见报道。

【使用注意】　①过敏体质者慎用。②感冒、月经过多者不宜服用。③服药期间饮食宜选清淡易消化食物，忌食辛辣、油腻、生冷食物。

【用法与用量】　开水冲服。颗粒：一次 1 袋，一日 2 次。丸：一次 8g，一日 2 次。冲剂：一次 1 包，每日早晚服食 2 次。30 天为一个疗程，长期服用效果更佳。

参 考 文 献

[1] 汤洪波，周健. 驴胶补血颗粒中微量铁的含量测定[J]. 内蒙古中医药，2008，24（22）：29-30.

[2] 喻长远. 驴胶补血颗粒补益作用的实验研究[J]. 中医杂志，1999，40（12）：749-750.

[3] 刘彩春，刘欢，谷陟欣，等. 基于 1H-NMR 代谢组学的驴胶补血颗粒补血作用机制研究[J]. 中草药，2016，47（7）：1142-1148.

[4] 颜磊，徐向平，黄胜，等. 驴胶补血颗粒升高白细胞作用及机制研究进展[J]. 中草药，2019，50（3）：761-766.

[5] 何小燕，颜磊，徐向平，等. 驴胶补血颗粒对环磷酰胺致小鼠白细胞减少症的作用及代谢组学机制研究[J]. 中草药，2018，49（10）：2282-2290.

[6] 邹志，谷陟欣，赵李剑. 新驴胶补血颗粒对家兔在体子宫收缩的影响[J]. 中南药学，2012，10（4）：276-279.

[7] 林洁，张敏，陈锦黎，等. 新驴胶补血颗粒治疗气血两虚型月经过少的多中心、随机对照、临床等效性研究[J]. 上海中医药杂志，2014，48（12）：52-55.

[8] 汤仙，尹胜，谈珍瑜，等. 益气养血汤治疗气血两虚型月经过少 30 例[J]. 湖南中医杂志，2013，29（1）：59-60.

（西安交通大学　曹　蕾，上海中医药大学　郑建普）

归 肾 丸

【药物组成】　熟地黄、山茱萸、山药（炒）、菟丝子、枸杞子、杜仲（盐炒）、当归、茯苓。

【处方来源】　明·张景岳《景岳全书》。国药准字 Z35020478。

【功能与主治】　滋阴养血，填精益髓。用于肾水不足，腰酸脚软，血虚，头晕耳鸣。

【药效】　主要药效如下[1-4]：

1. 改善卵巢功能　血清抗米勒管激素由窦前卵泡和小窦卵泡的颗粒细胞产生，血清抗米勒管激素值与卵巢中小卵泡数目正相关，其值越高，卵巢小卵泡数目越多。抗米勒管激素水平可以反映原始卵泡库存情况。归肾丸可有效提高小鼠卵巢功能低下模型小鼠的抗米勒管激素水平，增加小鼠原始卵泡数，也能升高 E_2 水平、降低 FSH 水平，改善卵巢功能；可增强卵巢生长分化因子-9、骨形态发生蛋白-15、干细胞因子的 mRNA 表达，调整其卵母细胞与颗粒细胞间的联系，启动原始卵泡发育，提高卵巢储备功能。归肾丸可降低卵巢早衰大鼠血 FSH 水平，升高 E_2 水平，改善卵巢形态结构和功能，抗卵巢早衰。

2. 其他　归肾丸还有增强记忆力、清除自由基、延缓衰老等作用。

【临床应用】　主要用于闭经和不孕症、月经过少及异常子宫出血。

1. 闭经和不孕症[2, 5-11]　卵巢功能低下可导致闭经和不孕症。归肾丸可治疗肾虚型卵巢储备功能低下，症见精衰血少，腰酸脚软，形容憔悴。治疗有效率高，药后症状积分下降，卵巢储备功能下降症状改善，E_2 升高，FSH/LH 降低。明显改善卵巢功能。归肾丸治疗闭经有较好疗效，在西医常规用药基础上归肾丸可改善卵巢早衰临床症状和激素水平，提高疗效；作用机制与其上调血生长分化因子-9 和骨形态发生蛋白-15 水平有关。归肾丸联合其他药物治疗多种不孕症，如排卵障碍性不孕症、黄体功能不足不孕症、无排卵性不孕症及子宫内膜偏薄不孕症等。

2. 月经过少[12-15]　归肾丸可治疗肾阴不足导致的月经过少。归肾丸加减治疗月经过少，能增加月经量。也可治疗运动性月经过少、肾虚型月经过少及人工流产术后月经减少，效果满意。

3. 异常子宫出血[16-18]　归肾丸可治疗肾阴不足导致的异常子宫出血。归肾丸联合米非司酮治疗围绝经期功能失调性子宫出血，疗效确切，治愈率较高。其还能够治疗青春期异常子宫出血。

【不良反应】　尚未见报道。

【使用注意】　①忌辛辣食物。②感冒患者不宜服用。③服药 2 周或服药期间症状无改善，或症状加重，或出现新的严重症状，应立即停药并去医院就诊。④按照用法与用量服用，小儿及孕妇应在医师指导下服用。⑤对本品过敏者禁用，过敏体质者慎用。⑥本品性状发生改变时禁止使用。⑦如正在使用其他药品，使用本品前请咨询医师或药师。

【用法与用量】　口服。一次 9g，一日 2～3 次。

参　考　文　献

[1] 赵晨凯. 归肾丸对 DOR 模型小鼠卵巢功能影响的实验研究[D]. 武汉：湖北中医药大学，2016.

[2] 詹小霜. 归肾丸治疗肾虚型 DOR 的临床观察及对卵巢功能减退小鼠影响的研究[D]. 武汉：湖北中医药大学，2016.

[3] 陈景华，侯丽辉. 归肾丸对卵巢功能早衰大鼠 FSH、E_2 含量的影响[J]. 黑龙江医药科学，2007，30（5）：48.

[4] 张军武. 归肾丸对大鼠卵巢早衰防治作用的实验研究[J]. 中国现代医药杂志，2008，10（6）：79-80.

[5] 霍学剑. 用归肾丸治疗闭经的一些体会[J]. 求医问药，2013，11（8）：148-149.

[6] 林燕，马建峰，魏绍斌. 归肾丸加味治疗卵巢早衰[J]. 湖北中医杂志，2011，33（1）：48.

[7] 张丽梅，雷枭. 归肾丸加减治疗卵巢早衰肾阴虚证的临床分析[J]. 中国实验方剂学杂志，2016（11）：170-173.

[8] 凤婧, 李朝彬, 郑金凤, 等. 归肾丸合克罗米芬治疗排卵障碍性不孕症的临床观察[J]. 中国临床研究, 2013, 26（2）: 180-181.

[9] 杨鉴冰. 归肾丸加味治疗 93 例黄体功能不足之不孕症的观察[J]. 陕西中医学院学报, 1998, 21（4）: 16-17.

[10] 郝树涛. 归肾丸合氯蔗酚胺治疗无排卵型不孕症 68 例疗效观察[J]. 甘肃中医, 2004, 17（12）: 31-32.

[11] 帅振虹, 胡小荣. 归肾丸加味治疗子宫内膜偏薄不孕症 30 例[J]. 江西中医药, 2011, 42（11）: 27-28.

[12] 李晓曦, 郑鸿雁. 归肾丸加减治疗月经过少 33 例临床观察[J]. 长春中医药大学学报, 2008, 24（3）: 318.

[13] 许志芃, 林琼霞, 刘小婷, 等. 归肾丸加味治疗运动性月经过少探讨[J]. 河北医学, 2009, 15（1）: 53-54.

[14] 金晓美, 黄可佳. 归肾丸加味治疗肾虚型月经过少探析[J]. 辽宁中医药大学学报, 2012, 14（4）: 152-153.

[15] 刘丽英, 刘俏华, 毛春桃. 归肾丸治疗人工流产术后月经减少随机平行对照研究[J]. 实用中医内科杂志, 2014, 28（2）: 22-24.

[16] 王瑞萍, 肖茂翠. 妈富隆联合归肾丸治疗围绝经期功能失调性子宫出血的疗效观察[J]. 临床合理用药杂志, 2017, 10（14）: 62-63.

[17] 袁雪莲, 刘鸿雁. 归肾丸加味联合米非司酮治疗围绝经期功能性子宫出血疗效观察[J]. 中国中医急症, 2013, 22（1）: 140-141.

[18] 唐平. 归肾丸加减治疗青春期功血 32 例[J]. 南京中医药大学学报（自然科学版）, 2007, 3（3）: 200.

（西安交通大学　曹永孝, 上海中医药大学　郑建普）

三、其　他　类

八珍益母丸（胶囊、颗粒、片）

【药物组成】　益母草、党参、炒白术、茯苓、甘草、当归、酒白芍、川芎、熟地黄。

【处方来源】　明·张景岳《景岳全书》。《中国药典》（2015 年版）。

【功能与主治】　益气养血, 活血调经。用于气血两虚兼有血瘀所致的月经不调, 症见月经错后, 行经量少, 淋漓不净, 精神不振, 肢体乏力。

【药效】　主要药效如下[1-5]：

1. 调节雌、孕激素　八珍益母丸对雌性未成熟大鼠具有促进性器官生长作用, 能升高雌性幼鼠子宫脏器系数和血清雌激素水平, 降低孕酮水平, 改善机体内环境, 促进子宫平滑肌和内膜的增生, 使子宫得以正常发育。八珍益母丸可提高围绝经期雌性大鼠的子宫系数, 升高血清雌、孕激素水平, 增强卵巢分泌功能, 延缓卵巢衰老。

2. 调节免疫　八珍益母丸可升高环磷酰胺所致白细胞减少模型小鼠的白细胞数, 提高免疫功能；还能升高围绝经期雌性大鼠血清免疫球蛋白 M（IgM）的水平, 具有增加大鼠免疫功能的作用。

3. 促进造血功能　八珍益母丸对失血性贫血小鼠模型具有补血作用。八珍益母丸不同溶剂提取部分能增加失血性贫血小鼠的红细胞数、白细胞数、血红蛋白等。

4. 抗炎镇痛　八珍益母丸能抑制二甲苯所致小鼠耳肿胀、甲醛所致小鼠足肿胀及乙酸所致小鼠腹腔毛细血管通透性的增加, 具有抗炎作用。八珍益母丸还能增加高热刺激和乙酸所致小鼠的痛阈, 具有一定镇痛作用。

【临床应用】　主要用于闭经、月经不调、药物流产后阴道出血和痛经等。

1. 闭经[6-7]　八珍益母丸治疗气血两虚兼有血瘀所致的继发性闭经疗效确切, 对预防及治疗服用利培酮所致闭经效果显著。

2. 月经不调[8-11]　八珍益母方可治疗因先天禀赋不足, 或劳倦太过, 气血亏虚, 冲任瘀滞，血海不足，经血运行不畅所致的月经不调，症见月经错后，行经量少，淋漓不断，精神不振，肢体乏力，面色无华，舌淡苔白，脉缓弱。八珍益母丸治疗气血两虚型月经不调，能改善月经，提高排卵率及受孕率；其联合醋酸甲羟孕酮片治疗月经不调疗效显著。

3. 药物流产后阴道出血[12-14]　八珍益母胶囊可治疗药物流产后阴道出血，可缩短患者出血时间，减少出血量。

4. 痛经[15]　在常规治疗的基础上加用八珍益母胶囊辅助治疗原发性痛经，可改善痛经状况，提高疗效。

【不良反应】　尚未见报道。

【使用注意】　①忌辛辣、生冷食物。②感冒时不宜服用。③孕妇忌服。

【用法与用量】　口服。丸：水蜜丸一次 6g，小蜜丸一次 9g，大蜜丸一次 1 丸，一日 2 次。胶囊：一次 3 粒，一日 3 次。颗粒：一次 1 袋，一日 2 次。片：一次 2～3 片，一日 2 次。

参 考 文 献

[1] 应玲珍，刘敏，姜友平，等. 八珍益母胶囊对雌性幼鼠性器官和性激素的影响研究[J]. 湖南中医杂志，1998，2：58，61.

[2] 王海峰，张红，谢人明，等. 八珍益母丸对更年期雌性大鼠卵巢、子宫及激素的影响[J]. 西北药学杂志，2012，27（4）：344-345.

[3] 张红，王海峰，潘波. 八珍益母丸对更年期雌性大鼠免疫功能的影响[J]. 陕西中医，2012，33（9）：1256-1257.

[4] 刘芳，张红，谢人明. 珠子参对环磷酰胺所致小鼠白细胞减少的影响[J]. 现代中药，2015，35（5）：164-168.

[5] 何晓燕，许红丽，孙忠丽. 八珍益母丸镇痛抗炎作用的实验研究[J]. 时珍国医国药，2007，18（4）：857-859.

[6] 张引儒. 八珍益母丸加减治疗气血虚弱型闭经 42 例[J]. 内蒙古中医药，2014，33（24）：10.

[7] 付晓阳，瘳彩霞，罗志明. 八珍益母丸防治利培酮所致闭经的疗效观察[J]. 中医药临床杂志，2010，22（4）：319.

[8] 曹善珠. 八珍益母胶囊联合激素疗法治疗气血两虚兼血瘀型月经不调疗效观察[J]. 新中医，2014，46（11）：127-128.

[9] 邱二娟. 八珍益母丸联合西药治疗气血两虚型月经不调疗效观察[J]. 新中医，2014，46（8）：105-106.

[10] 顾免澜. 八珍益母胶囊治疗"月经过少"的临床疗效分析[J]. 医疗装备，2016，29（1）：143-144.

[11] 李思静. 八珍益母胶囊联合醋酸甲羟孕酮片治疗月经紊乱的疗效观察[J]. 中国医药科学，2017，7（10）：69-71.

[12] 王琼琳. 八珍益母胶囊治疗药物流产后阴道出血 70 例[J]. 中国中医药现代远程教育，2016，14（3）：60-61.

[13] 闫慧英. 八珍益母胶囊治疗药物流产后阴道出血疗效观察[J]. 基层医学论坛，2015，19（8）：1094-1095.

[14] 魏翠平. 八珍益母胶囊治疗药物流产后阴道出血 75 例疗效观察[J]. 中医药导报，2013，19（7）：111-113.

[15] 陈丽君. 八珍益母胶囊辅助治疗原发性痛经临床观察[J]. 新中医，2016，48（4）：124-126.

（浙江工业大学　陈素红、杨　科，西安交通大学　曹　蕾，上海中医药大学　郑建普）

第三章

痛经中成药名方

第一节 概 述

一、概 念

痛经（dysmenorrhea）为伴随月经的腹痛，即行经期间或行经前后出现的小腹疼痛，伴有坠胀、腰酸或其他不适，对患者的生活和工作造成影响。痛经可分为原发性痛经（primary dysmenorrhea）和继发性痛经（acquired dysmenorrhea）。原发性痛经又称功能性痛经（functional dysmenorrhea），患者的生殖器官无器质性病变，此类痛经占痛经的 90%以上；继发性痛经则是由盆腔器质性疾病引起的[1]。

痛经属中医学"痛经""经行腹痛"范畴。

二、病因及发病机制

（一）病因[2]

痛经的病因主要分为内分泌因素、子宫因素和精神因素。

1. 内分泌因素　子宫内膜或子宫腔液中前列腺素（PG）、缩宫素（OT）和血管加压素（AVP）水平的升高是引起痛经的主要原因。

2. 子宫因素　子宫发育不良或子宫倾屈、宫颈狭窄等原因，也会引起经血外流不畅，刺激子宫收缩引发痛经。

3. 精神因素　对月经有恐惧心理、情绪不稳定、烦躁易怒者易患痛经。

（二）发病机制[3-4]

痛经的发生主要与经期子宫内膜 PG 的合成和释放增多有关，表现为 $PGF_{2\alpha}/PGE_2$ 升高，子宫平滑肌收缩增强，血管痉挛，继而引起子宫供血不足，肌层缺血，代谢产物堆积，刺激痛觉感受器造成疼痛。而子宫内膜中 PG 的合成异常主要与雌激素水平等有关，E_2 和孕酮能刺激 PG 分泌，或抑制 PG 分解。此外，OT 和 AVP 的水平升高，也会引起子宫肌层及动脉平滑肌收缩，子宫血流量减少，造成痛经。β-内啡肽水平降低、IL 水平升高及焦虑、抑郁等情绪变化可通过引发痛过敏而致痛经。

免疫调节和痛觉产生机制也存在密切联系，NK 细胞作为体内一类独特的淋巴细胞亚群和妊娠早期子宫内膜组织中主要的淋巴细胞，参与机体镇痛。痛经患者由于存在免疫功能异常，外周血中 T 淋巴细胞亚群数量低于正常，故对疼痛的敏感性增高。

子宫过度前倾后屈、子宫颈管或颈口狭窄等，可致经血外流不畅，刺激子宫收缩引发痛经。子宫发育不良也可导致子宫收缩不协调，或血管供血异常，造成组织缺血缺氧，引发痛经。

三、临 床 表 现

原发性痛经多见于青春期女性，常于初潮后 1～2 年内发病，30 岁后发病率开始降低。患者在月经来潮前后发生下腹部、腰骶部疼痛，性质为钝痛、坠胀痛或绞痛，有时大腿内侧、阴道、外阴、肛门等处亦有牵拉痛。痛经发生时，可伴有恶心、呕吐、腰酸、腹泻等，严重者可出现面色苍白，四肢冰冷，甚至休克[5]。

四、诊 断

原发性痛经是一种主观症状，可通过疼痛量表评价患者疼痛程度。也可通过仪器或生化指标检测帮助诊断，如磁共振成像可检测子宫的痉挛性收缩程度，收缩程度与痛经程度呈正相关，还可检测雌、孕激素及其受体，PG 及血液流变学指标等。诊断时还需排除盆腔器质性病变，将原发性痛经与子宫内膜异位症、子宫腺肌症及盆腔炎等引起的继发性痛经相区别。

五、治 疗

（一）常用化学药物及现代技术

1. 一般治疗　注重心理疏导，消除患者紧张情绪，对青春期少女尤为重要。平时加强体育锻炼，可减少原发性痛经的发生率及疼痛程度。痛经发生时，可卧床休息或热敷下腹。

2. 常用化学药物

（1）前列腺素合成酶抑制药：通过抑制环氧化酶，减少 PG 合成，降低子宫收缩力。

（2）钙离子通道阻断药：通过抑制外钙的内流和内钙的释放而松弛子宫平滑肌。

（3）肾上腺素受体激动药：通过兴奋 β 受体，松弛子宫平滑肌。

（4）避孕药：通过抑制排卵、改变内分泌环境发挥镇痛作用。

（二）中成药治疗

化学药物治疗痛经对缓解症状有一定效果，但无法纠正病因，而中医可通过辨证论治达到治疗目标。中药治疗痛经，除能发挥调节 PG 水平、镇痛、抑制子宫平滑肌收缩等作用以缓解疼痛外，还可通过促进血液循环，增加子宫血流量，改善子宫缺血缺氧状况，调节激素水平及促进生殖器官发育，消除痛经病因。

第二节　中成药名方的辨证分类与药效

痛经患者共同的病理基础是子宫平滑肌收缩异常，子宫缺血、缺氧，性激素周期性变化和子宫峡部神经丛的刺激等。中药通过扩张血管、改善血液循环、增加子宫的血氧供应、抑制子宫平滑肌收缩、调节神经内分泌、抑制疼痛介质释放等多种药理效应，达到治疗痛经的目的。中医多采用辨证用药，发挥治疗痛经的不同药效特点。中成药名方的常见辨证分类及其主要药效如下：

一、行气活血类[6-7]

痛经气滞血瘀证的症状主要是经前或经期小腹疼痛拒按，经血量少，经行不畅，经血色暗且有块，块下则痛减，经前乳房胀痛或刺痛，胸闷不舒，舌紫暗或有瘀斑，脉多弦涩。

痛经气滞血瘀证的主要病理变化是子宫平滑肌痉挛性收缩，子宫血流循环受阻致子宫缺血、缺氧，血液流变性异常，微循环障碍，子宫内膜或子宫腔液中 PG 水平增高。

行气活血类中药能够调节 PG 水平，改善血液流变性，改善微循环，改善血流动力学，改善血管内皮功能，并能抑制子宫平滑肌痉挛。

常用中成药：复方益母口服液（胶囊、片）、复方益母草膏、痛经宁糖浆（颗粒、胶囊、片）、调经活血片（胶囊）、田七痛经胶囊（散）、痛经灵颗粒、复方当归注射液、当归注射液、元胡止痛片（软胶囊、胶囊、颗粒、口服液、滴丸）、妇痛宁肠溶软胶囊（滴丸）、九气拈痛丸（胶囊）、调经丸、益母草颗粒（片、胶囊、口服液、膏、注射液）（见第一章）、益母丸（见第一章）、舒尔经颗粒（片、胶囊）（见第五章）等。

二、益气补血类

痛经气血虚损证的症状主要是经后 1～2 天或经期小腹隐隐作痛，或小腹及阴部空坠，喜按揉，月经量少，色淡，或神疲乏力，或面色不华，或纳少便溏，舌淡，脉细弱。

痛经气血虚损证的主要病理变化是免疫功能低下和微循环障碍。可见 T 淋巴细胞数量低于正常，NK 细胞活性降低；微循环障碍可见甲皱微循环管袢外形细长，异形管袢发生率高，血流速度减慢，血色暗红或色淡。

益气补血类中药多能调节免疫功能，改善血液流变性，促进血液循环，增强造血系统功能，促进血细胞化生，提高机体耐缺氧能力。

常用中成药：妇科调经片（颗粒、胶囊）、当归芍药颗粒（片）、慈航片（原名妇珍片）、参茸白凤丸、八宝坤顺丸、当归流浸膏（当归浸膏片）、妇康宁片（胶囊）（见第一章）、止痛化癥胶囊（颗粒、片）（见第十二章）、四物益母丸（见第一章）等。

三、温经散寒类[8]

痛经寒凝证的症状主要是经前或经期小腹冷痛拒按，得温痛减，经血量少或经行不畅，经色紫暗有块，块下痛减，畏寒或手足不温，乳房胀痛，面色青白，舌质紫暗或有瘀点。

痛经寒凝证的主要病理变化是血管平滑肌收缩，血流减慢，血小板聚集性增高，血液流变性和凝血功能失调，血液呈浓、黏、凝、聚状态。

温经散寒类中药能够扩张血管，改善微循环，增加血流量，缓解子宫的缺血性疼痛，并具有抗炎作用。

常用中成药：痛经宝颗粒、艾附暖宫丸（颗粒）、少腹逐瘀丸（胶囊、颗粒）（第十一章）、四制香附丸（散）、鹿胎胶囊（颗粒、软胶囊、膏）、痛经片、妇科万应膏、狗皮膏等。

四、滋补肝肾类[9-10]

痛经肝肾亏虚证的症状主要是经期或经后 1～2 天小腹绵绵作痛，伴腰骶酸痛，经色暗淡、量少质稀薄，头晕耳鸣，面色晦暗，健忘失眠，舌质淡红，苔薄，脉沉细。

肾虚患者多有免疫功能下降，血清中免疫球蛋白、补体、IL 含量减少，脾脏中 NK 细胞杀伤率及脾细胞增殖能力减低。痛经肝肾亏虚证多见于原发性痛经、未婚育或子宫发育不良的女性，主要病理变化是患者体内 LH、FSH 水平明显升高。

滋补肝肾类中药能够增强机体免疫力，调节内分泌系统功能。

常用中成药：暖宫七味丸（散）、女宝胶囊、定坤丹（见第一章）等。

五、其　他　类

当归腹痛宁滴丸等。

参 考 文 献

[1] 陈奇，张伯礼. 中药药效研究方法学[M]. 北京：人民卫生出版社，2016：647-650.

[2] 李金福. 浅谈痛经的病因与治疗[J]. 开卷有益：求医问药，1999，3：30.

[3] 赵盼，宋素英，佟继铭. 原发性痛经的病因病机研究进展[J]. 承德医学院学报，2013，30（4）：333-335.

[4] 陈鹏典，杨卓欣，宁艳，等. 针灸干预原发性痛经机制最近研究进展[J]. 中国医药导报，2018，15（30）：32-35.

[5] 宋玉霞，李敏然，董广青. 痛经诊治效验[J]. 内蒙古中医药，2010，29（7）：47-48.

[6] 朱林，王翠霞. 疏肝理气-行气活血-化瘀止痛治疗气滞血瘀型痛经[J]. 实用中医内科杂志，2014，28（12）：6-7.

[7] 温冬艳. 针灸配合中药治疗气滞血瘀型痛经 50 例[J]. 中医药临床杂志，2010，22（12）：1083.

[8] 刘金星，张莉莉. 经痛消方治疗寒凝血瘀型原发性痛经 40 例[J]. 山东中医药大学学报，2010，34（1）：46-47.

[9] 李晶晶，伍超，柯慧，等. 肾虚免疫低下大鼠 EPO 的变化及右归饮与外源性 EPO 的逆转作用[J]. 中国中药杂志，2019，44（6）：1246-1257.

[10] 程萍，闫宏宇. 痛经的中医分型与性激素的关系[J]. 新疆医科大学学报，2008，31（3）：319-320.

（河北中医学院　刘　姣）

第三节　中成药名方

一、行气活血类

复方益母口服液（胶囊、片）

【**药物组成**】　益母草、当归、川芎、木香。

【**处方来源**】　宋·太平惠民和剂局《太平惠民和剂局方》四物汤加减化裁方。国药准字 Z41020563。

【**功能与主治**】　活血行气，化瘀止痛。用于气滞血瘀所致的痛经，症见月经期小腹胀痛拒按，经血不畅，血色紫暗成块，乳房胀痛，腰部酸痛。

【**药效**】　主要药效如下[1-4]：

1. 镇痛　复方益母口服液能提高小鼠热板法致痛的痛阈，延长乙酸、缩宫素所致小鼠扭体反应发生的潜伏期，减少扭体次数，表明复方益母口服液具有镇痛作用。

NO 参与痛觉调节，外周 NO 作用于不同的靶细胞，通过 NO-cGMP 途径表现出致痛和镇痛双重作用，其含量减少时，促进伤害性信息的传递而致痛，增多时则起抑制作用而镇痛。一氧化氮合酶（NOS）能促进 NO 合成，其含量与 NO 含量正相关。复方益母口服液可升高苯甲酸雌二醇致痛经模型大鼠子宫组织中 NO 和 NOS 含量，降低子宫组织中的 $PGF_{2\alpha}$ 含量，起到镇痛、抗痛经作用（图 3-1）。

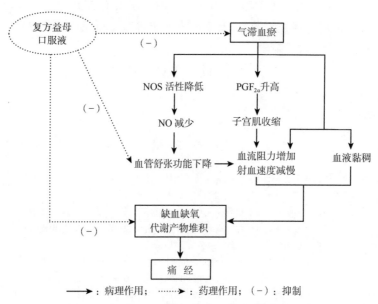

图 3-1　复方益母口服液抗痛经的药效及机制图

2. 改善血液流变性　痛经患者存在血液流变性异常的现象。复方益母胶囊能降低痛经机体的血浆黏度、全血黏度和血细胞比容，能降低痛经机体子宫动脉搏动指数、阻力指数、收缩期峰值/舒张期峰值，总体改善血液状态，有助于气血通畅。

【临床应用】 主要用于痛经、药物流产不全、产后腹痛、子宫复旧不全、月经后期等病症。

1. 痛经[3-4] 复方益母胶囊能降低原发性痛经患者的疼痛症状积分，其效果优于布洛芬缓释胶囊。对继发性痛经也有较好效果，止痛起效时间短，维持止痛效果时间长。其作用与提高单位时间内盆腔射血速度，促进血管收缩，改善全血黏度有关。

2. 药物流产不全[5-6] 复方益母胶囊联合缩宫素能降低药物不全流产率，并缩短阴道出血时间，减少出血量。联合产泰能治疗药物流产后阴道出血，可减少阴道出血量，缩短出血时间。

3. 产后腹痛[3] 产后腹痛患者服用复方益母胶囊3天，可使阴道出血增多，腹痛减轻；7天后，腹痛症状逐渐消失。复方益母胶囊具有抗炎、杀菌、镇痛作用，可通过收缩子宫促进子宫内膜脱落排出，使子宫壁血管受压而止血；可改善盆腔血液循环，促进子宫内膜修复以恢复其功能。

4. 子宫复旧不全[3, 7] 子宫复旧是指子宫在胎盘娩出后逐渐恢复至未孕前状态的过程，一般需要6~8周。在此过程中，肌细胞数量无明显变化，但肌细胞长度和体积却明显缩小。随着肌纤维的不断缩复，子宫体积逐渐缩小，加之子宫内膜的再生，使胎盘剥离面得以修复。上述复旧功能受阻碍时，即引起子宫复旧不全，为晚期产后出血的常见病因。存在出血高危因素，尤其是宫缩乏力的产妇服用复方益母胶囊，可使出血量明显减少，产褥期感染率亦随之减少。通过B超观测治疗前后子宫三径的变化，显示复方益母胶囊有明显促使子宫复旧的作用。此外，本药还可降低血液黏稠度而提高局部血流量，也有利于子宫缩复。

5. 月经后期[3] 下丘脑-垂体-卵巢轴的神经内分泌调节功能异常，会影响子宫内膜对性激素的周期性反应，内膜修复缓慢导致月经不调。气滞血瘀型月经后期患者服用复方益母胶囊，月经周期可趋于正常。90%患者治疗后基础体温测定呈双相型，增生期明显缩短，阴道细胞学及宫颈黏液结晶等检查均显示卵巢在排卵期有排卵。

【不良反应】 尚未见报道。

【使用注意】 ①孕妇及月经过多者忌服。②气血亏虚所致的痛经不宜选用，其表现为经期或经后小腹隐痛喜按。③痛经伴有其他疾病者，应在医师指导下服用。④如有生育要求（未避孕）宜经行当日开始服药。

【用法与用量】 口服。口服液：一次20ml，一日2次，连服7天。胶囊：一次5粒，一日2次。片：一次4片，一日2次。月经来潮前2天开始服用，7天为一疗程。

参 考 文 献

[1] 牛红辉，刘会丽，苗明三，等. 复方益母口服液对小鼠疼痛模型的影响[J]. 时珍国医国药，2009，20（12）：3055-3056.

[2] 苗明三，张玉林，史晶晶，等. 复方益母草口服液对大鼠痛经模型的影响[J]. 中药药理与临床，2008，24（5）：56-57.

[3] 连方，穆琳，赵丽萍. 复方益母胶囊治疗妇产科疾病临床应用[J]. 山东中医杂志，2003，22（8）：473-475.

[4] 刘炜，王霞，腾威，等. 复方益母胶囊治疗原发性痛经的临床疗效及对子宫血流动力学的影响[J]. 陕西中医，2016，37（4）：392-393.

[5] 卜翠云. 宫缩素配合复方益母胶囊防治药物流产不全197例临床效果观察[J]. 当代护士（学术版），2011，10：51-52.

[6] 赵玲，孙广煜. 产泰与复方益母口服液治疗药物流产后阴道出血235例临床观察[J]. 贵阳中医学院学报，1998，20（4）：20-22.

[7] 张红莲. 复方益母胶囊配合暖宫贴促进产后子宫复旧36例观察[J]. 河南中医，2007，27（9）：52-53.

（河北中医学院　刘　姣）

复方益母草膏

【药物组成】　鲜益母草、当归、川芎、白芍、地黄、红花。

【处方来源】　宋·太平惠民和剂局《太平惠民和剂局方》四物汤加减化裁方。国药准字 Z11020359。

【功能与主治】　调经活血，散瘀止痛。用于经血不调，经闭经少，腰酸腹痛，产后血晕，胞衣不下，血瘀作烧。

【药效】　主要药效如下[1-3]：

1. 镇痛　痛经主要由子宫平滑肌过度收缩所致，继而引起子宫肌层缺血，代谢物堆积，刺激痛觉感受器或发生缺血再灌注损伤而加重疼痛。复方益母草膏能对抗缩宫素诱发的子宫平滑肌强烈收缩和小鼠扭体。NO参与痛觉调节，益母草能提高子宫组织的 NO 和 NOS 水平，缓解痛经。

2. 抑制子宫平滑肌收缩　垂体后叶素内含缩宫素和血管升压素。缩宫素对子宫平滑肌有选择性作用，小剂量能加强子宫的节律性收缩，大剂量可引起子宫的强直性收缩。复方益母草膏能抑制垂体后叶素所致大鼠离体子宫收缩反应，对抗由缩宫素所诱发大鼠离体子宫平滑肌的强烈收缩，随剂量增加对子宫平滑肌收缩频率及活动度的抑制作用逐渐增强。

3. 改善血液流变性　痛经常伴有血液黏度增高、血液流速缓慢等血流动力学改变，这种改变可能形成血栓。复方益母草膏能抑制血瘀模型大鼠的全血黏度增高和红细胞聚集，抑制体外血栓形成。

4. 改善微循环　复方益母草膏可明显减轻肾上腺素所致的小鼠耳郭微静脉管径缩小、管壁轮廓不清或模糊、血流减慢、出现瘀滞等，具有扩张血管、改善微循环的作用。

【临床应用】　主要用于痛经、产后出血等。

1. 痛经[4]　复方益母草膏单用或联合布洛芬缓释胶囊治疗原发性痛经效果良好，能减轻患者小腹胀痛、腰骶酸痛等症状积分，缩短痛经持续时间。

2. 产后出血[5-8]　妊娠经阴道自然分娩的初产妇使用复方益母草膏联合缩宫素可减少产后出血量和降低产后宫底高度，有效防治产后出血，降低产后出血发生率。复方益母草膏也用于药物流产后出血的防治。复方益母草膏能缩短药物流产患者阴道出血天数，减少阴道出血量。复方益母草膏能使产妇恶露排出较顺畅，腹痛减轻。

【不良反应】　尚未见报道。

【使用注意】　①孕妇及月经过多者忌服。②感冒时不宜服用。

【用法与用量】　口服。一次10~20g，一日2~3次。

参 考 文 献

[1] 冀红，侯晓明，廖磊. 复方益母草膏药效学实验研究[J]. 首都医药，2006，7（14）：42-43.

[2] 李毅敏，周连发，王士贤. 复方益母草膏治疗痛经药理机制的实验研究[J]. 中成药，2004，26（4）：311-314.

[3] 李江萍. 复方益母草膏对子宫平滑肌药理作用的研究[J]. 中外健康文摘，2010，7（3）：264-265.

[4] 严长青，王太龙. 复方益母草膏联合芬必得治疗原发性痛经40例[J]. 内蒙古中医药，2011，30（12）：58.

[5] 邓苏平. 复方益母草膏治疗产后恶露不下216例[J]. 陕西中医，2004，25（6）：527.

[6] 付敏. 缩宫素联合复方益母草膏预防产后出血的效果及护理研究[J]. 基层医学论坛，2014，18（24）：3188-3189.

[7] 杜舞英. 益母草注射液联合缩宫素预防剖宫产产后出血的临床效果及安全性分析[J]. 中国计划生育学杂志，2015，23（5）：321-323.

[8] 胥红斌. 复方益母草膏用于防治药物流产后子宫出血66例临床观察[J]. 中外医疗，2009，28（36）：101.

（河北中医学院 刘 姣，西安交通大学 米燕妮、曹永孝）

痛经宁糖浆（颗粒、胶囊、片）

【药物组成】 当归（酒炒）、香附（醋制）、白芍（炒）、丹参、延胡索（醋制）、川楝子（炒）、川芎（炒）、炙甘草、红花。

【处方来源】 汉·张仲景《金匮要略》当归芍药散加减化裁方。国药准字 Z20023056。

【功能与主治】 调经止痛。用于月经不调、经前和经期腹痛。

【药效】 主要药效如下[1-3]：

1. 抑制子宫平滑肌收缩 痛经宁糖浆对大鼠离体子宫平滑肌收缩有抑制作用，使子宫收缩频率减慢，幅度降低，活性减弱。子宫平滑肌舒张，有助于增加供血，缓解因缺血缺氧造成的痛经。

2. 镇痛 缩宫素是由下丘脑产生的激素，能够作用于子宫肌层引起子宫收缩。痛经宁糖浆能减少缩宫素所致原发性痛经小鼠的扭体反应次数，延长小鼠扭体反应的潜伏期。痛经宁胶囊能减少乙酸所致小鼠扭体次数，提高小鼠热刺激致痛的痛阈。

3. 抗炎 痛经宁胶囊能抑制二甲苯所致的小鼠耳郭肿胀度，降低肿胀百分率；抑制大鼠肉芽肿和蛋清致大鼠足跖肿胀值，降低肿胀百分率。

4. 改善血液流变性 痛经宁胶囊可降低大鼠的全血高切黏度、全血低切黏度、全血还原黏度、血浆黏度，减少血栓长度、湿重和血栓指数。痛经宁胶囊能明显延长白陶土部分凝血活酶时间和凝血酶原时间，具有抗凝作用。痛经宁胶囊还能抑制肾上腺素引起的细动脉管径缩小，有助于增加血流量。

5. 促进卵巢和子宫发育 痛经宁胶囊能明显增加雌性幼鼠卵巢和子宫质量。

【临床应用】 主要用于痛经、月经不调等病症。

1. 痛经[4] 痛经宁颗粒治疗原发性痛经疗效显著，能缓解年轻女性在经期出现的腹痛、头晕、恶心等症状，总有效率明显高于服用阿司匹林泡腾片的对照组。痛经宁颗粒治疗痛经的机制与调节女性体内雌、孕激素水平有关。

2. 月经不调 痛经宁糖浆可用于月经不调的治疗，疗效显著。

【不良反应】 尚未见报道。

【使用注意】 ①糖尿病患者慎用。②有生育要求（未避孕）者应经行当日起服用。

【用法与用量】 口服。糖浆：一次 25ml，一日 2 次，空腹时温服，于经前 7 天开始服用，连续服用 10 天。颗粒：一次 1 袋，一日 2 次。胶囊：一次 5 粒，一日 2 次。片：一次 4 片，一日 2 次，空腹时温服，于经前 7 天开始服用，连续服用 10 天。

参 考 文 献

[1] 彭攸灵，田洪. 痛经宁糖浆治疗痛经的实验研究[J]. 湖南中医杂志，2003，19（2）：68-69.

[2] 张金艳，曹永孝，刘静，等. 痛经宁胶囊对雌性幼鼠生殖器官发育的影响及其镇痛抗炎作用[J]. 中成药，2004，26（7）：571-573.

[3] 张金艳，曹永孝，刘静，等. 痛经宁胶囊活血化瘀作用的研究集要[J]. 中医药学刊，2004，22（2）：281-282.

[4] 王秀玲. 痛经宁颗粒治疗原发性痛经的临床探析[J]. 中国卫生标准管理，2015，6（9）：111-112.

（河北中医学院　刘　姣）

调经活血片（胶囊）

【药物组成】　木香、川芎、醋延胡索、当归、熟地黄、赤芍、红花、乌药、白术、丹参、香附、吴茱萸、泽兰、鸡血藤、菟丝子。

【处方来源】　汉·张仲景《金匮要略》当归芍药散之加减化裁方。《中国药典》（2015年版）。

【功能与主治】　养血活血，行气止痛。用于气滞血瘀兼血虚所致月经不调、痛经，症见经行错后、经水量少、行经小腹胀痛。

【药效】　主要药效如下[1]：

1. 抑制子宫平滑肌收缩　子宫平滑肌异常收缩可引起痛经。调经活血片可以阻遏内源性 $PGF_{2\alpha}$ 的产生；对大鼠子宫的自发性收缩活动有抑制作用，也能对抗缩宫素的强烈缩宫，能减少缩宫素诱导的痛经模型小鼠的扭体反应次数。

2. 改善卵巢和子宫功能　卵巢是雌性动物的生殖器官，其可产生卵子和类固醇激素。卵巢的质量与年龄和产卵周期有关。子宫是产生月经和孕育胎儿的器官，其质量与年龄及生育有关。调经活血片及胶囊均能显著增加未成年雌性大鼠卵巢及子宫质量。

【临床应用】　主要用于痛经、闭经、多囊卵巢综合征等。

1. 痛经[2-4]　调经活血片主要用于痛经证属气滞血瘀型，可使腹痛症状消失，经行不畅、经前乳房胀痛、胸闷不舒等症状减轻。治疗3个月经周期后，可改善患者视觉模拟评分（VAS评分）和中医证候积分，即明显改善疼痛、相关中医症候。

2. 闭经[5]　调经活血方用于药源性闭经，如抗精神病药物引起的经水数月不行，胸胁乳房胀痛，舌紫暗有瘀斑，苔薄白，脉沉弦而涩。调经活血片联合孕酮治疗抗精神病药物所致闭经，疗效优于单用孕酮治疗，治疗后患者催乳素浓度降至正常，LH和 E_2 浓度升高，子宫内膜增厚得以恢复，月经量评分均优于孕酮。

3. 多囊卵巢综合征[6]　调经活血汤可能通过升高胰岛素样生长因子1（IGF-1）和降低炎症因子水平，改善胰岛素抵抗而起到治疗多囊卵巢综合征的作用。

【不良反应】　尚未见报道。

【使用注意】　①孕妇禁服。②忌食寒凉、生冷食物。③感冒时不宜服用。④月经过多者不宜服用。

【用法与用量】　口服。片：一次5片，一日3次。胶囊：一次4粒，一日3次。

参 考 文 献

[1] 杨明华，陈婉姬，金祖汉. 调经活血胶囊的调经作用[J]. 中成药，2000，22（10）：717-719.

[2] 池裕安，陈世萍. 中理牌调经活血片治疗痛经82例[J]. 湖南中医杂志，1999，15（6）：44.

[3] 于红娟，朱虹丽，蒋贵林，等. 调经活血胶囊治疗原发性痛经的多中心临床研究[J]. 中草药，2018，49（11）：2624-2628.

[4] 郝敏，王伟，贺丰杰，等. 调经活血胶囊治疗气滞血瘀型原发性痛经的疗效观察[J]. 现代药物与临床，2018，33（5）：1159-1163.

[5] 邱璐，李琼，朱丹，等. 黄体酮联合调经活血片治疗抗精神病药物所致的药源性闭经的疗效观察[J]. 实用医学杂志，2014，30（24）：4018-4020.

[6] 张晓纯. 调经活血汤治疗多囊卵巢综合征的疗效观察及作用机制研究[J]. 江西中医药，2017，48（1）：31-33.

（湖北医药学院　赵万红，西安交通大学　曹永孝、闫萍萍，河北中医学院　刘　姣）

田七痛经胶囊（散）

【药物组成】　三七、五灵脂、蒲黄、延胡索、川芎、木香、小茴香、冰片。

【处方来源】　研制方。国药准字 Z44020926。

【功能与主治】　通调气血，止痛调经。用于经期腹痛及月经不调。

【药效】　主要药效如下[1-4]：

1. 镇痛　田七痛经胶囊能提高小鼠热板法致痛的痛阈，有镇痛作用。田七痛经胶囊能减少缩宫素所致痛经模型大鼠扭体反应次数，具有缓解痛经的作用，其机制可能与升高血浆中 β-内啡肽，降低子宫组织中 $PGF_{2\alpha}$ 水平，下调大鼠子宫组织中缩宫素受体及血管升压素受体 mRNA 表达有关。

2. 抗炎　田七痛经胶囊能抑制二甲苯所致的小鼠耳郭肿胀，有抗炎作用。

【临床应用】　主要用于原发性痛经及子宫内膜异位症等。

1. 原发性痛经[5-6]　田七痛经胶囊用于治疗青春期原发性痛经，可减轻痛经症状，降低患者心理压力，减少复发。

2. 子宫内膜异位症[7-8]　田七痛经胶囊治疗子宫内膜异位症，能够明显减轻患者盆腔疼痛，提高患者的生存质量，减小巧克力囊肿平均径线及合并腺肌症者子宫 3 个径线值之和，其机制与降低血清中糖类抗原 125（CA125）水平有关。

【不良反应】　尚未见报道。

【使用注意】　①不宜同时服用人参或其制剂。②气血亏虚所致的痛经、月经不调不宜选用，其表现为经期或经后小腹隐痛喜按。③有生育要求（未避孕）者宜经行当日起服用至痛经缓解。

【用法与用量】　胶囊：每粒装 0.4g。口服，经期或经前 5 天一次 3～5 粒，一日 3 次，经后可继续服用，一次 3～5 粒，一日 2～3 次。散：口服，经期或经前 5 天一次 1～2g，一日 3 次，经后可继续服用，一次 1g，一日 2～3 次。

参 考 文 献

[1] 易延逵，张璐，刘莉，等. 超微粉与普通粉田七痛经胶囊比较研究[J]. 中国实验方剂学杂志，2011，17（7）：34-36.

[2] 刘冬，谭秦莉，李玉宝，等. 桃红四物汤治疗原发性痛经实验研究[J]. 安徽中医学院学报，2009，28（2）：46-48.

[3] 李兰芳，解丽君，李国风，等. 黄芪和白芍复方制剂干预痛经模型鼠后血液流变学指标变化[J]. 中国临床康复，2006，10（11）：94-96.

[4] 赵伟国，李运景，黄民. 痛经康口服液对痛经大鼠子宫组织中催产素受体及加压素受体 mRNA 的表达的影响[J]. 中成药，2012，34（7）：1224-1228.

[5] 李红碑，钟艳，林星辉，等. 耳穴贴压法与田七痛经胶囊治疗原发性痛经的疗效对比观察[J]. 针灸临床杂志，2014，30（12）：27-29.

[6] 张云芳. 田七痛经胶囊治疗青春期原发性痛经的治疗效果与安全性分析[J]. 人人健康，2016，（22）：142-143.

[7] 向东方，孙巧璋，梁雪芳. 腹针治疗子宫内膜异位症盆腔疼痛[J]. 中国针灸，2011，31（2）：113-116.

[8] 向东方，孙巧璋，梁雪芳. 薄氏腹针对子宫内膜异位症盆腔疼痛患者生存质量影响的临床观察[J]. 辽宁中医杂志，2010，37（5）：861-862.

（河北中医学院　刘　姣）

痛经灵颗粒

【药物组成】　丹参、赤芍、香附（醋制）、玫瑰花、蒲黄、延胡索（醋制）、五灵脂（制）、桂枝、红花、乌药。

【处方来源】　研制方。国药准字 Z20054439。

【功能与主治】　活血化瘀，理气止痛。用于气滞血瘀所致痛经。

【药效】　主要药效如下[1-2]：

1. 镇痛　痛经灵颗粒可降低痛经患者的疼痛程度，其机制与降低血清 $PGF_{2\alpha}$ 水平，升高 β-内啡肽水平有关。

2. 改善血液流变性　子宫内膜异位症患者血液处于高凝状态，血液黏稠，红细胞变形能力减低，聚集性增高，血小板黏附、聚集性增高，导致血流阻力增大，微循环灌流量减少，组织缺血、缺氧引发疼痛。痛经灵颗粒可改善子宫内膜异位症的血液流变性，降低全血高切、低切黏度，血浆比黏度，血细胞比容和聚集指数，增加盆腔血流速度。

3. 调节性激素水平　子宫内膜异位症患者病灶组织局部表现为高雌激素状态，孕酮含量低于正常，从而失去对子宫内膜的抑制力，导致内膜的异位种植。痛经灵颗粒能够调节子宫内膜异位症的激素水平，降低血清 E_2 水平，升高孕酮水平。

【临床应用】　主要用于原发性痛经及子宫内膜异位症。

1. 原发性痛经[3]　痛经灵颗粒可用于气滞血瘀型原发性痛经。患者用药后反映疼痛程度的平均 VAS 评分值显著降低，腰骶酸痛、恶心呕吐、肢冷汗出等症状减轻。如配合关元、气海、中极、大赫、次髎、三阴交等穴位的电针治疗和胸腹推拿，则疗效更佳。

2. 子宫内膜异位症[3]　痛经灵颗粒可用于子宫内膜异位症的治疗，尤其对中医辨证属气滞血瘀、寒凝血瘀型疗效最佳。对子宫内膜异位症患者的渐进性痛经、性交痛、月经不调、触痛结节、巧克力囊肿等症状均有改善作用。

【不良反应】　尚未见报道。

【使用注意】　①服本品时不宜同时服用人参或其制剂。②气血亏虚所致痛经不宜选用，其表现为经期或经后小腹隐痛喜按。③有生育要求者（未避孕）应经期服药。

【用法与用量】　每袋 10g。开水冲服，月经来潮前 5 天开始服药，隔日服，一次 1～2 袋，一日 2 次。经期开始后连服 2 天。2～3 个经期为一疗程。

参 考 文 献

[1] 周琨,李新建. 电针结合推拿对气滞血瘀型原发性痛经患者血清 $PGF_{2\alpha}$ 及 β-EP 含量的影响[J]. 辽宁中医杂志,2014,41(10):2041-2043.

[2] 陈桂红,黄常青,刘杰. 血府逐瘀胶囊对子宫内膜异位症患者血液流变学及血脂的影响[J]. 现代医院, 2009, 9(2): 18-19.

[3] 王静远,吕卫平,于萍,等. 痛经灵颗粒治疗子宫内膜异位症的临床研究[J]. 中成药, 2002, 24(4): 274-277.

（河北中医学院　刘　姣）

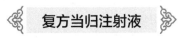

复方当归注射液

【药物组成】　当归、川芎、红花。

【处方来源】　汉·张仲景《金匮要略》当归散之加减化裁方。国药准字 Z51021177。

【功能与主治】　活血通经，祛瘀止痛。用于痛经、闭经、跌仆损伤、风湿痹痛等。

【药效】　主要药效如下[1-4]：

1. 抗炎镇痛　复方当归注射液具有显著镇痛作用，可明显抑制小鼠扭体反应，提高痛阈，具有镇痛作用。复方当归注射液穴位注射能明显减轻急性痛风性关节炎模型大鼠关节肿胀度，减轻受试关节周围软组织充血、水肿和炎性细胞的浸润程度，具有抗炎、镇痛作用。

2. 改善血液流变性　复方当归注射液可增加纤溶酶活性，抑制血小板聚集，改善红细胞变形性，降低全血黏度、红细胞聚集指数，抑制血栓形成，促进血栓溶解。

3. 抗氧化　缺血性损伤与氧自由基大量生成，脂质过氧化有关。氧自由基与不饱和脂肪酸反应所生成的氧化脂质，分解后产生 MDA，使生物大分子发生交联，破坏细胞膜，诱导缺血性损伤产生。复方当归注射液可通过增加血清超氧化物歧化酶（SOD）活力，减少 MDA 生成，减少过氧化氢（H_2O_2）所致的细胞凋亡，减轻自由基对细胞的损伤。

【临床应用】　主要用于原发性痛经、盆腔炎性疾病后遗症等。

1. 原发性痛经[5]　采用复方当归注射液治疗原发性痛经，可减轻患者疼痛程度，缓解恶心呕吐、四肢厥冷、面色发青等伴见症状。针灸学认为针刺次髎穴可治疗月经不调、痛经、带下等妇科疾病，因此采用次髎穴注射复方当归注射液的方法兼具针刺和药物的双重作用，对痛经的治疗效果更佳。

2. 盆腔炎性疾病后遗症[6]　常迁延反复，患者出现的下腹部坠胀、疼痛及腰骶部酸痛与慢性炎症形成的瘢痕及盆腔充血有关。采用穴位注射复方当归注射液配合双侧穹隆封闭对盆腔炎性疾病后遗症有良好治疗效果，能够增加局部血液循环，促进盆腔炎症吸收，减少粘连，且不干扰月经，不抑制排卵，提高受孕率。

【不良反应】　有报道指出复方当归注射液可致过敏性休克、过敏性皮疹、肝损害等[7-10]。

【使用注意】　①有出血倾向者及妇女月经过多者慎用。②孕妇慎用。③对本品过敏者禁用。

【用法与用量】　肌内、穴位或鞘内注射。肌内注射，一次 1～2 支，一日 1 次；穴位注射，一穴 0.3～1ml，一次 2～6 穴，一日或隔日 1 次；鞘内注射，用注射用水稀释至浓度为 5%～10% 后使用，一次 1～5ml。

参 考 文 献

[1] 唐平平，陈利芳，王樟连. 穴位注射对痛风性关节炎大鼠的抗炎作用[J]. 上海针灸杂志，2007，26（6）：39-40.

[2] 王达，柳志文，章乐怡，等. 复方当归注射液对肌成纤维细胞增殖和凋亡影响的研究[J]. 中南药学，2014，12（8）：775-778.

[3] 楼征亮，武耀光. 复方当归注射液药理作用和临床研究进展[J]. 亚太传统医药，2006，（4）：73-75.

[4] 冉亚军，陈继红. 复方当归注射液对 H_2O_2 所致心肌细胞凋亡的保护作用[J]. 中国中医基础医学杂志，2012，18（8）：845-846.

[5] 石海卫，李丽. 穴位注射复方当归注射液治疗痛经疗效观察[J]. 上海针灸杂志，2016，35（2）：178-179.

[6] 方芳，洪新如，宋岩峰. 复方当归注射液临床应用及现代研究进展[J]. 中华中医药学刊，2009，27（10）：2131-2133.

[7] 刘生良. 复方当归注射液致过敏性皮疹 1 例报告[J]. 新中医，2005，37（2）：25.

[8] 万慧，张琴，方伟，等. 复方当归注射液穴位注射致敏 1 例护理体会[J]. 中国中医急症，2009，18（10）：1749.

[9] 魏武，童庆伟. 复方当归注射液致过敏性休克 1 例[J]. 华中医学杂志，2005，29（3）：192.

[10] 李璐，李献英，陈伟富. 复方当归注射液致肝损害 1 例[J]. 实用医学杂志，2012，28（1）：63.

（河北中医学院　刘　姣）

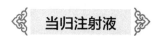

当归注射液

【药物组成】　当归。

【处方来源】　研制方。《中国药典》（1995 年版）。

【功能与主治】　补血活血，调经止痛。用于血虚萎黄，月经不调，经行腹痛。

【药效】　主要药效如下[1-5]：

1. 双向调节子宫平滑肌　当归挥发油对离体和在体子宫均有抑制作用，使子宫平滑肌弛缓；非挥发性成分有较强的兴奋作用，使子宫平滑肌收缩增强。

2. 镇痛　当归注射液可减少乙酸引起的小鼠扭体次数，且作用强度呈剂量依赖性，可延长热板法所致小鼠痛觉反应时间、提高大鼠电刺激法所致的鼠尾痛阈。

3. 抗炎　当归注射液可抑制二甲苯所致小鼠耳郭肿胀，显著抑制乙酸所致小鼠腹腔毛细血管通透性增高，抑制多种致炎剂引起大鼠足跖肿胀，降低大鼠炎症组织的 PEG_2 含量。

4. 抑菌　当归注射液有抑菌作用，对金黄色葡萄球菌、沙门菌、大肠埃希菌、链球菌等均有抑制作用。

【临床应用】　主要用于痛经等。

1. 痛经[6]　当归注射液三阴交穴注射治疗痛经，根据不同病症，给予逍遥丸、四制香附丸、艾附暖宫丸，治疗后腹痛消失或缓解，蜕膜消失或仅见极细小碎片，行经时恶心呕吐消失。

2. 其他[7]　当归注射液穴位注射可治疗直肠、子宫脱垂等疾病，改善临床症状。

【不良反应】　尚未见报道。

【使用注意】　对本品过敏者禁用，过敏体质者慎用。

【用法与用量】　穴位注射：每次每穴 0.3～0.5ml，每次 2～6 穴，每日或隔日 1 次。静脉注射：用生理盐水或葡萄糖液稀释后使用，每次 20～40ml（10%）。

参 考 文 献

[1] 孙蓉，张亚囡，吕丽莉. 当归基于功效物质基础的抗脑缺血药理作用研究进展[J]. 中国药物警戒，2011，8（10）：615-618.

[2] 胡慧娟，杭秉茜，王朋书. 当归的抗炎作用[J]. 中国中药杂志，1991，16（11）：684-686，704.

[3] 朱蕙，查仲玲，王志勇，等. 当归注射液的镇痛作用[J]. 中国医院药学杂志，2005，25（7）：614-616.

[4] 王莘智，范伏元，贺选玲. 当归多糖对佐剂性关节炎足趾肿胀值及小鼠醋酸作用扭体反应的实验研究[J]. 中国免疫学杂志，2008，24（10）：891-893，895.

[5] 孙鹏，张鑫，贺凯，等. 当归颗粒剂与煎剂有效成分及体外抑菌活性比较[J]. 动物医学进展，2017，38（2）：50-54.

[6] 王峙峰. 当归注射液三阴交穴封闭治疗痛经 25 例[J]. 新中医，1997，5：28.

[7] 柯玮. 当归注射液穴位注射治疗小儿直肠脱垂 48 例[J]. 时珍国医国药，2004，15（7）：429.

（河北中医学院 刘 姣，西安交通大学 曹永孝）

 元胡止痛片（软胶囊、胶囊、颗粒、口服液、滴丸）

【药物组成】 醋延胡索、白芷。

【处方来源】 研制方。《中国药典》（2015 年版）。

【功能与主治】 理气，活血，止痛。用于气滞血瘀所致的胃痛、胁痛、头痛及痛经。

【药效】 主要药效如下[1-6]：

1. 镇痛 元胡止痛片能够减少冰醋酸、酒石酸锑钾或 PGE_2 所致的小鼠扭体反应次数，提高小鼠热板法致痛的痛阈；能够延长三叉神经痛模型大鼠疼痛的潜伏期，减少疼痛引起的尖叫、甩头和抓挠面部的时间；减少硝酸甘油所致的大鼠偏头痛累计时间，延长耳红出现时间，缩短耳红消退时间；缩短甲醛所致大鼠慢性疼痛反应持续的时间；能够延长缩宫素所致的大鼠扭体反应的潜伏期，减少扭体反应次数。提示其具有较好的镇痛、抗痛经作用。

2. 抑制子宫平滑肌收缩 元胡止痛胶囊能抑制缩宫素所致的大鼠离体子宫平滑肌痉挛性收缩，使子宫的收缩频率减慢，强度降低。

3. 镇静 5-羟色胺（5-HT）为中枢神经系统中重要的单胺类神经递质，与睡眠、认知、情绪调控及精神活动等关系密切。调节脑内 5-HT 的含量，能够发挥镇静作用。元胡止痛胶囊具有镇静作用，能够减少小鼠的自主活动次数，其作用与调节脑内 5-HT 含量有关。

4. 调节血管舒张功能 5-HT 及内皮素（ET）均为收缩血管的活性物质，可导致颅内血管收缩，皮质缺血，引发偏头痛。降钙素基因相关肽（CGRP）是偏头痛发作时血管周围的神经末梢释放的最重要的血管活性肽之一，可作用于血管壁引起神经性的炎症、脑膜血管扩张、肥大细胞脱颗粒、血浆蛋白外渗，并由此刺激三叉神经复合体，并产生疼痛。元胡止痛胶囊能够降低偏头痛模型大鼠血浆中 5-HT、ET 及 CGRP 含量，通过调节血管舒缩活性物质，发挥对硝酸甘油所致偏头痛的治疗作用。

5. 调节神经递质 神经递质多巴胺（DA）、去甲肾上腺素（NE）和 5-HT 含量变化与偏头痛的发作关系密切。偏头痛发作间期 DA 含量升高，发作期 NE 含量升高；脑干中缝核中 5-HT 参与了中枢神经系统疼痛传递，与内源性镇痛有关。元胡止痛胶囊能够纠正偏头痛模型大鼠相关单胺递质的水平，升高脑中 5-HT 含量，降低 DA 和 NE 含量。

6. 改善血液流变性 偏头痛患者由于脑血管通透性增高，血浆外渗，血液浓缩，多有血黏度增高的表现。元胡止痛胶囊能够降低偏头痛模型大鼠的全血黏度，改善血液流变性。

7. 抗氧化 氧化应激被认为是引起衰老和疾病的重要因素，与体内氧化/抗氧化失衡、氧自由基生成增多或清除减少有关。自由基引起脂质过氧化生成的 MDA，可作为交联剂促进核酸、蛋白质及磷脂的交联，破坏生物大分子的功能。SOD 是体内重要的酶抗氧化系统组成部分，其意义在于清除自由基，保护细胞免受氧化损伤。故 MDA 和 SOD 是评价药物抗氧化能力的重要指标。元胡止痛片能提高 SOD 活性，降低 MDA 含量，具有抗氧化作用。

【临床应用】 主要用于多种疼痛。

1. 原发性痛经[7-8] 元胡止痛片治疗气滞血瘀型原发性痛经，效果良好，能使患者的痛经症状积分显著降低，其作用与降低患者血清 E_2 水平，升高孕酮水平有关。

2. 偏头痛[9] 元胡止痛滴丸具有镇痛作用，还能够调节脑内单胺类递质的分泌，改善血液流变性，增加脑血流量，因此可用于偏头痛的治疗。元胡止痛滴丸联合氟桂利嗪胶囊用于偏头痛的治疗，效果良好，能使患者的疼痛 VAS 评分明显降低。

3. 胃脘痛[10-11] 元胡止痛口服液治疗气滞血瘀型胃脘痛，患者表现为胃脘胀痛，攻窜两胁或痛处不移，遇恼怒复发或加重，胸闷食少，嗳腐吞酸，进食后加重。其疗效显著且作用时间长，对患者的疼痛、反酸等症状改善效果好。

4. 牙痛[12] 正畸牙移动出现疼痛与不适症状，是由于牙齿受矫治力时压迫牙周膜，造成局部缺血，PG 释放增多。因此，正畸过程中，需要应用一种对牙移动无明显影响且不良反应轻微的镇痛方法。元胡止痛胶囊具有良好的镇痛作用，还能够镇静和改善血液流变性，且不影响 PG 的合成与释放，因而不会对正畸牙移动生长产生抑制。以元胡止痛胶囊治疗正畸牙移动疼痛，镇痛效果良好，且患者情绪稳定，无不良反应。

【不良反应】 尚未见报道。

【使用注意】 ①经期小腹胀痛或者经量少且色淡还伴有头晕症状不能服用。②服用元胡止痛片出现胸闷、皮肤不适、气短等症状应立即停药并去医院就诊。

【用法与用量】 口服。片：一次 4～6 片，一日 3 次。软胶囊：一次 2 粒，一日 3 次。胶囊：一次 4～6 粒或 2～3 粒，一日 3 次。颗粒：一次 1 袋，一日 3 次。口服液：一次 1 支，一日 3 次。滴丸：一次 20～30 丸，一日 3 次。或遵医嘱。

参 考 文 献

[1] 裴玉丽，尚清娥. 元胡止痛片镇痛作用的实验考察[J]. 山东医药工业，1998，17（4）：28-29.

[2] 陈岳涛，曹蔚，谢艳华，等. 元胡止痛片及其主要成分对大鼠实验性痛经的影响[J]. 陕西中医，2013，34（1）：111-114.

[3] 方远书，何忠平，张辉. 元胡止痛胶囊的含药血清对痛经模型动物的影响[J]. 中国比较医学杂志，2010，20（8）：35-37.

[4] 王建明，夏文娟. 元胡止痛片中延胡索乙素的含量与镇痛作用相关性的研究[J]. 中国医药导刊，2011，13（1）：176-177.

[5] 刘建林，彭成，潘媛，等. 元胡止痛胶囊对偏头痛模型大鼠的影响[J]. 中药药理与临床，2013，29（4）：11-13.

[6] 李娜，金翠英，周建平，等. 元胡止痛胶囊镇痛作用及机制研究[J]. 中国中药杂志，2010，35（10）：1319-1323.

[7] 高俐. 元胡止痛片联合膈下逐瘀汤对气滞血瘀型原发性痛经的疗效及血清性激素的影响[J]. 中国药物与临床，2016，16（2）：249-251.

[8] 张秀书. 元胡止痛片结合运动治疗女大学生原发性痛经疗效观察[J]. 河北中医，2015，37（6）：904-905.

[9] 李浩，张磊，杨晓平. 元胡止痛滴丸联合氟桂利嗪胶囊治疗偏头痛 42 例[J]. 中国药业，2013，22（16）：96-97.

[10] 杨小平，陈宝玲. 元胡止痛口服液治疗气滞血瘀型胃脘痛 31 例临床观察[J]. 中国中医药科技，1999，6（6）：403.

[11] 甘露. 元胡止痛片与胃苏冲剂治疗胃脘痛疗效观察[J]. 新中医，2011，43（8）：7.

[12] 王苏芹. 元胡止痛胶囊和对乙酰氨基酚对正畸牙移动疼痛影响的对比研究[J]. 齐齐哈尔医学院学报，2014，35（20）：3021-3022.

（河北中医学院　刘　姣）

妇痛宁肠溶软胶囊（滴丸）

【药物组成】 当归油。

【处方来源】 研制方。国药准字 Z20080051。

【功能与主治】 解痉止痛。用于妇女痛经、产后宫缩痛、感染性腹泻引起的急性腹痛等。

【药效】 主要药效如下[1-2]：

抑制子宫平滑肌收缩 痛经是由子宫平滑肌痉挛性收缩导致组织缺血而引起的。妇痛宁肠溶软胶囊的主要成分当归油可抑制大鼠离体子宫平滑肌的正常收缩和缩宫素所致大鼠离体子宫平滑肌的强烈收缩，使子宫平滑肌收缩频率减低，幅度减小，活动力降低，减轻疼痛。

NO 在细胞内形成后通过旁分泌作用可迅速扩散到细胞外，作用于邻近的平滑肌细胞，激活细胞膜上的鸟苷酸环化酶，其直接作用于细胞膜上的钙通道，引起 Ca^{2+} 外流或加速细胞内游离钙的结合，从而引起平滑肌细胞舒张和血管扩张。痛经时子宫发生缺血-再灌注损伤，使 Ca^{2+} 大量进入细胞内，细胞内 Ca^{2+} 超载引起细胞的能量耗竭、细胞膜受损，导致子宫肌挛缩。当归油可升高痛经模型小鼠子宫组织 NO 水平，降低 Ca^{2+} 水平，并对缩宫素所致痛经小鼠扭体有显著抑制作用。

【临床应用】 可用于痛经、产后宫缩痛、感染性腹泻引起的急性腹痛等多种疼痛。

【不良反应】 尚未见报道。

【使用注意】 ①孕妇忌服。②痛经伴月经过多者不宜选用。③服药 3 次痛经不减轻，或重度痛经者，应到医院诊治。④服用时不宜破碎，以免影响疗效。

【用法与用量】 口服。肠溶软胶囊：顿服 2～3 粒，或一日 2 次，一次 2～3 粒。滴丸：顿服 10～15 粒，或一日 2 次，一次 10～15 粒。

参 考 文 献

[1] 闫升，乔国芳，刘志峰，等. 当归油对大鼠离体子宫平滑肌收缩功能的影响[J]. 中草药，2000，31（8）：604-606.

[2] 王小荣，邱明丰，谢国祥，等. 当归油对痛经小鼠子宫组织中一氧化氮和钙离子的影响[J]. 时珍国医国药，2006，17（5）：723-724.

（河北中医学院　刘　姣）

九气拈痛丸（胶囊）

【药物组成】 醋香附、木香、高良姜、陈皮、郁金、醋莪术、醋延胡索、槟榔、甘草、五灵脂（醋炒）。

【处方来源】 研制方。《中国药典》（2015 年版）。

【功能与主治】 理气，活血，止痛。用于气滞血瘀导致的胸胁胀满疼痛、痛经。

【药效】　主要药效如下[1-5]：

1. 镇痛　九气拈痛胶囊能减少热板法所致疼痛模型小鼠的痛阈，减少乙酸所致疼痛小鼠和缩宫素所致痛经模型小鼠、大鼠的扭体次数及扭体发生率，有良好的镇痛、抗痛经作用。九气拈痛胶囊的抗痛经作用与升高血浆中 β-内啡肽含量、降低子宫组织中 ET-1 含量、增加 NO 含量有关。

2. 抑制子宫平滑肌收缩　九气拈痛丸能够抑制大鼠离体子宫平滑肌的正常收缩，使收缩的频率减慢，幅度减小。

3. 改善血液流变性　九气拈痛丸（胶囊）能改善缩宫素所致痛经模型大鼠和寒凝血瘀模型大鼠的血液流变性，降低高切、低切全血比黏度及血浆比黏度、血细胞比容，缩短红细胞电泳时间。其作用与降低大鼠血浆中 TXB_2 含量，升高 6-酮-前列腺素 $F_{1\alpha}$（6-keto-$PGF_{1\alpha}$）含量，降低这两者比值有关。

4. 抗炎　九气拈痛胶囊能抑制巴豆油所致的小鼠耳郭肿胀度和蛋清致大鼠足跖肿胀度。

5. 其他　九气拈痛丸能抑制利血平所致大鼠急性胃溃疡，能使溃疡面积减小。能加速小鼠胃排空，增加小肠推进率，具有促进胃肠运动的作用。

【临床应用】　主要用于痛经等。

1. 痛经[6]　九气拈痛丸可用于治疗气滞血瘀型痛经，能明显缓解患者小腹疼痛、经血量少等症状，且疗效随疗程的增加而提高。

2. 胃脘痛[7]　九气拈痛丸可用于气滞血瘀型胃脘痛的治疗。治疗后，可见患者胃脘痛的积分值显著降低，胸闷食少、嗳腐吞酸、排便不畅、呕血或排黑便等症状改善，且无不良反应。

【不良反应】　尚未见报道。

【使用注意】　孕妇忌服。

【用法与用量】　口服。丸：一次 6～9g，一日 1～2 次。胶囊：一次 3 粒，一日 2 次。

参 考 文 献

[1] 彭芝配，滕久祥，党海珍，等. 九气拈痛胶囊对缩宫素所致痛经大鼠镇痛作用机制的研究[J]. 湖南中医学院学报，2005，25（2）：7-10.

[2] 彭芝配，滕久祥，郭建生，等. 九气拈痛胶囊与丸对小鼠痛经模型影响的研究[J]. 湖南中医学院学报，1999，19（4）：22-59.

[3] 彭芝配，滕久祥，郭建生. 九气拈痛胶囊镇痛、抗炎作用的实验研究[J]. 中国中医药科技，1999，6（5）：326-327.

[4] 滕久祥，彭芝配，郭建生，等. 理气活血止痛法对胃、肠、子宫平滑肌作用的影响[J]. 中国中医急症，2001，10（1）：44-45.

[5] 滕久祥，彭芝配，郭建生. 九气拈痛胶囊对大鼠"寒凝血瘀"模型的影响[J]. 新中医，1998，30（11）：32-33.

[6] 滕久祥，彭芝配，朱月英，等. 九气拈痛胶囊与丸对气滞血瘀型痛经的临床对比研究[J]. 湖南中医学院学报，1998，18（4）：29-30.

[7] 滕久祥，彭芝配，刘新祥，等. 九气拈痛丸治疗气滞血瘀型胃脘痛的临床研究[J]. 中国中西医结合脾胃杂志，1999，2（4）：209-211.

（河北中医学院　刘　姣）

调 经 丸

【药物组成】　当归、白芍（酒炒）、川芎、熟地黄、艾叶（炭）、香附（醋制）、陈皮、半夏（制）、茯苓、甘草、白术（炒）、吴茱萸（制）、小茴香（盐炒）、延胡索（醋制）、没药（制）、益母草、牡丹皮、续断、黄芩（酒炒）、麦冬、阿胶。

【处方来源】　清·景冬阳《嵩崖尊生全书》调经丸之加减化裁方。国药准字 Z11020019。

【功能与主治】　理气和血，调经止痛。用于气郁血滞，月经不调，经来腹痛。

【药效】　主要药效如下[1-2]：

1. 镇痛　调经丸具有镇痛作用，能缓解局部疼痛。

2. 调节性激素水平　调经丸能提高未成熟雌性大鼠血清 LH、E_2 及孕酮水平，促进未成熟大鼠卵巢发育和未成熟小鼠子宫发育，促进去卵巢大鼠阴道细胞角化，对去卵巢大鼠血清高 FSH 和 LH 却有明显抑制作用。

【临床应用】　主要用于原发性痛经及月经不调。

1. 原发性痛经　调经丸可用于气滞血瘀型痛经，能缓解患者经期小腹疼痛、腰骶酸痛。

2. 月经不调　调经丸可用于气滞血瘀型月经不调，经期或前或后。

【不良反应】　尚未见报道。

【使用注意】　①孕妇忌服。②感冒时不宜服用。③月经过多者不宜服用。

【用法与用量】　口服。一次 1 丸，一日 2 次。

参 考 文 献

[1] 吴清和，李育浩，梁颂名，等. 女金丹对垂体-卵巢轴的影响[J]. 中国实验方剂学杂志，1996，2（5）：14-17.

[2] 吴清和，李育浩，梁颂名，等. 女金丹雌激素样作用的实验研究[J]. 中国实验方剂学杂志，1996，4：28-31.

（河北中医学院　刘　姣）

二、益气补血类

妇科调经片（颗粒、胶囊）

【药物组成】　当归、川芎、醋香附、麸炒白术、白芍、赤芍、醋延胡索、熟地黄、大枣、甘草。

【处方来源】　东汉·张仲景《金匮要略》当归芍药散之加减化裁方。《中国药典》（2015 年版）。

【功能与主治】　养血柔肝，理气调经。用于肝郁血虚所致的月经不调、行经腹痛。

【药效】　主要药效如下[1]：

1. 抑制子宫平滑肌收缩　缩宫素具有兴奋子宫，引起子宫收缩频率增高，幅度增大的作用。子宫的异常收缩会导致痛经。妇科调经片对大鼠子宫平滑肌的正常收缩及缩宫素引起的大鼠子宫强烈收缩均有抑制作用，能使子宫的收缩频率减低，幅度减小。

2. 镇痛　妇科调经片能够减少乙酸所致的小鼠扭体反应次数，具有镇痛作用。

3. 促进造血功能　造血功能降低时机体的血红蛋白、红细胞计数及血细胞比容低于正常值。妇科调经片能够促进造血功能提高失血性血虚小鼠血中血红蛋白含量及红细胞计数。

4. 止血　妇科调经片能够缩短断尾小鼠出血时间，有止血作用。

【临床应用】　主要用于原发性痛经、月经不调和闭经等。

1. 原发性痛经[2]　妇科调经片可治疗肝郁血虚之痛经。妇科调经片治疗原发性痛经，效果良好。用药后，患者的腹痛、头晕、乏力、乳房胀痛、胸胁胀痛、烦躁易怒等症状明显减轻或消失，其作用机制可能与降低血浆 $PGF_{2\alpha}$ 含量、改善子宫微循环有关。

2. 月经不调[3]　妇科调经片治疗月经不调，疗效确切，且无明显不良反应。

3. 闭经[4]　妇科调经片用于肝郁血虚型闭经。用逍遥丸联合妇科调经片治疗青春期闭经疗效满意。

【不良反应】　尚未见报道。

【使用注意】　①孕妇禁服。糖尿病患者禁服。②忌食寒凉、生冷食物。③感冒时不宜服用。患有其他疾病者，应在医师指导下服用。④月经过多者不宜服用。

【用法与用量】　口服。片：一次 4 片，一日 4 次。颗粒：一次 1 袋，一日 3 次。胶囊：一次 4 粒，一日 4 次。

参 考 文 献

[1] 章小萍，郑兵. 妇科调经片药效学研究[J]. 湖南中医杂志，2006，22（3）：96-97.

[2] 李庆桂，王燕，倪剑红. 当归芍药颗粒治疗原发性痛经 86 例[J]. 医药导报，2007，26（11）：1321-1323.

[3] 梁月媛，何思谋. 六味地黄丸加减治疗月经不调 36 例临床研究[J]. 中外医学研究，2014，12（13）：131-132.

[4] 刘润来，薛晓彤. 逍遥丸与妇科调经片合用治疗闭经 16 例[J]. 中成药，1997，19（11）：49-50.

（河北中医学院　刘　姣，西安交通大学　贺建宇）

当归芍药颗粒（片）

【药物组成】　当归、白芍、茯苓、白术、泽泻、川芎。

【处方来源】　东汉·张仲景《金匮要略》之当归芍药散。国药准字 Z20000023。

【功能与主治】　养血疏肝，健脾利湿，活血调经。用于血虚、肝郁、脾虚型的原发性痛经。

【药效】　主要药效如下[1-2]：

1. 镇痛　当归芍药颗粒能使 $PGF_{2\alpha}$ 所致的大鼠扭体反应发生率降低，使缩宫素所致的小鼠扭体反应次数减少，具有镇痛、缓解痛经作用。

2. 抑制子宫平滑肌收缩　当归芍药颗粒能够抑制大鼠离体子宫平滑肌的正常收缩和缩宫素所致大鼠离体子宫平滑肌的强烈收缩，使收缩的频率减低，幅度减小，活动力降低。

3. 抗炎　当归芍药颗粒能显著抑制二甲苯所致小鼠耳郭肿胀、蛋清所致大鼠足跖肿，具有抗炎作用。

4. 改善血液流变性　当归芍药颗粒能显著改善血瘀证模型大鼠血液流变性，降低大鼠全血低、高切变速率下的黏度，血浆和纤维蛋白的黏度（比）及血细胞比容。

5. 促进卵巢发育　卵泡中卵母细胞周围有一层颗粒细胞，在卵泡发育过程中，颗粒细胞由单层增生成复层，进而合成和分泌黏多糖及血浆成分，进入卵泡形成卵泡液和卵泡腔，并促进卵泡不断发育至成熟。可见，卵泡颗粒细胞的增殖、分化与卵巢的功能密切相关。当归芍药散能明显促进离体培养的大鼠卵泡颗粒细胞的增殖，有维持卵巢功能的作用。

6. 增强免疫功能　当归芍药散具有增强细胞免疫的作用，能明显升高 D-半乳糖致亚急性衰老小鼠的胸腺指数，升高醋酸泼尼松所致免疫抑制小鼠迟发型变态反应能力；还可于体外促进小鼠淋巴细胞增殖，且对正常及免疫功能抑制小鼠炭粒清除及溶血素生成均无明显影响。

【临床应用】　主要用于原发性痛经及抗心磷脂抗体阳性致妊娠丢失。

1. 原发性痛经[3]　当归芍药颗粒治疗原发性痛经，能显著改善患者的痛经程度，减轻或消除患者头晕、乏力、乳房胀痛、胸胁胀痛、烦躁易怒等伴见症状，其作用与降低血浆 $PGF_{2\alpha}$ 含量有关。

2. 抗心磷脂抗体阳性致妊娠丢失[4]　抗磷脂抗体是一组酸性磷脂的异质性自身抗体的总称，其中以抗心磷脂抗体的临床意义最大，是孕早期自然流产、孕中期和晚期胎儿死亡的危险因素。抗心磷脂抗体能引起局部抗原抗体反应、蜕膜血管病变及胎盘内血管广泛性血栓形成，造成胎盘慢性功能不全，妨碍胚胎发育，甚至造成死胎。当归芍药颗粒能够治疗抗心磷脂抗体阳性致妊娠丢失，减少患者妊娠丢失率，提高生育率。

【不良反应】　本品使用过程中偶见不良反应，主要为消化道症状，但不影响用药治疗。未见血、尿常规及心、肝、肾功能异常。

【使用注意】　①孕妇慎用。②感冒发热者忌用。

【用法与用量】　口服。颗粒：一次 3g，一日 3 次。片：每服方寸匕，酒和服，一日 3 次。经前 3 天开始服药，连服 10 天，3 个月经周期为一疗程。

参 考 文 献

[1] 吴佳，孙代华，杨慧芳，等. 当归芍药颗粒的药理作用实验研究[J]. 中国药师，2005，8（9）：711-713.

[2] 寇俊萍，华敏，严永清. 当归芍药散对小鼠免疫功能的影响[J]. 中国现代应用药学，2003，20（3）：171-173.

[3] 李庆桂，王燕，倪剑红. 当归芍药颗粒治疗原发性痛经 86 例[J]. 医药导报，2007，26（11）：1321-1323.

[4] 王秀丽，闫萍，于风华，等. 当归芍药颗粒治疗抗心磷脂抗体阳性致妊娠丢失临床观察[J]. 河北医科大学学报，2005，26（3）：212-213.

（河北中医学院　刘　姣）

慈航片（原名妇珍片）

【药物组成】　益母草、当归、川芎。

【处方来源】　清·傅山《傅青主女科》生化汤之加减化裁方。国药准字 Z20063158。

【功能与主治】　逐瘀生新。用于妇女经血不调，癥瘕痞块，产后血晕，恶露不尽。

【药效】　主要药效如下[1]：

1. 镇痛　慈航片能减少 1% 冰醋酸所致的小鼠扭体反应次数，发挥镇痛作用。

2. 抑制子宫平滑肌收缩　慈航片能抑制缩宫素所致的子宫平滑肌痉挛性收缩，减少子宫收缩次数和幅度。

3. 改善微循环　慈航片能增加子宫毛细血管网点交叉数，改善子宫微循环，缓解子宫肌壁的缺血状态。

4. 促进红细胞生成　慈航片能增加血虚小鼠的血红蛋白及红细胞总数，抗贫血。

【临床应用】　主要用于原发性痛经、药物流产后阴道出血。

1. 原发性痛经[2]　慈航片对气滞血瘀型、寒凝血瘀型、湿热瘀阻型及气血虚弱型痛经具有良好疗效，可使痛经女性子宫动脉收缩期峰值/舒张期峰值、阻力指数、搏动指数均出现明显下降。

2. 药物流产后阴道出血[3]　慈航片可促使药物流产后残留于宫腔的少量绒毛和蜕膜组织及宫腔积血尽快排出，从而减少阴道出血量，缩短出血时间。

【不良反应】　尚未见报道。

【使用注意】　孕妇忌服。

【用法与用量】　口服。一次 5 片，一日 2 次。

参 考 文 献

[1] 韦桂宁，周军，李茂，等. 妇珍片治疗原发性痛经的药效学实验研究[J]. 中药药理与临床，2009，25（6）：85-86.

[2] 杨运菊. 妇珍片治疗原发性痛经疼痛的临床观察[J]. 内蒙古中医药，2014，33（8）：91-92.

[3] 刘玉洁，聂惠霞. 妇珍片对药物流产后阴道出血的止血作用[J]. 中国初级卫生保健，2003，17（9）：80-81.

（河北中医学院　刘　姣）

参茸白凤丸

【药物组成】　人参、鹿茸（酒制）、党参（炙）、酒当归、熟地黄、黄芪（酒制）、酒白芍、川芎（酒制）、延胡索（制）、胡芦巴（盐炙）、酒续断、白术（制）、香附（制）、砂仁、益母草（酒制）、酒黄芩、桑寄生（蒸）、炙甘草。

【处方来源】　明·龚廷贤《寿世保元》乌鸡白凤丸之加减化裁方。《中国药典》（2015年版）。

【功能与主治】　益气补血，调经安胎。用于气血不足，月经不调，经期腹痛，经漏早产。

【药效】　主要药效如下[1-2]：

1. 抑制子宫平滑肌收缩　参茸白凤丸能抑制缩宫素所致的大鼠离体子宫平滑肌收缩。

2. 调节免疫　参茸白凤丸能加快小鼠血中胶体炭粒清除速度，增加脾脏质量。

3. 改善血液流变性　参茸白凤丸能降低家兔高、低切率下的全血比黏度与血浆比黏度。

4. 其他　参茸白凤丸具有减慢心率、增加冠状动脉血流量的作用。参茸白凤丸能增加小鼠在冷水中负重游泳时间。参茸白凤丸还能增加小鼠在密闭空间中的存活时间。

【临床应用】　主要用于原发性痛经和先兆流产。

1. 原发性痛经　参茸白凤丸能缓解经期腹痛。

2. 先兆流产[3]　参茸白凤丸可通过增强卵巢和垂体的反应性，改善生殖内分泌功能，提高先兆流产患者的继续妊娠率。

【不良反应】　尚未见报道。

【使用注意】　①感冒发热者忌服。②青春期及围绝经期妇女应在医师指导下服用。

【用法与用量】　口服。水蜜丸一次 6g，大蜜丸一次 1 丸，一日 1 次。

参 考 文 献

[1] 李锐，周莉玲，廖灶引，等. 古方白凤丸的药理研究（摘要）[J]. 新中医，1984，9：55-56.

[2] 李锐，周莉玲，疗灶引，等. 参茸白凤丸的药理研究[J]. 中成药研究，1984，8：22-25.

[3] 邱明英，罗勤，何素琼. 参茸白凤丸治疗胎漏胎动不安及滑胎疗效观察[J]. 辽宁中医药大学学报，2008，10（6）：121-122.

（河北中医学院　刘　姣）

八宝坤顺丸

【药物组成】　熟地黄、地黄、白芍、当归、川芎、人参、白术、茯苓、甘草、益母草、黄芩、牛膝、橘红、沉香、木香、砂仁、琥珀。

【处方来源】　元·萨迁《瑞竹堂经验方》八珍汤之加减化裁方。《中国药典》（2015年版）。

【功能与主治】　益气养血调经。用于气血两虚所致的月经不调、痛经，症见经期后错、经血量少、行经腹痛。

【药效】　主要药效如下：

1. 镇痛　八宝坤顺丸能缓解局部疼痛，具有镇痛作用。

2. 促进红细胞生成　八宝坤顺丸能增加外周血细胞数，促进造血干细胞增殖、分化，抗贫血。

3. 抗氧化　八宝坤顺丸能提高血清 SOD、过氧化氢酶及谷胱甘肽活力，降低过氧化物脂质水平。

4. 增强免疫力　八宝坤顺丸能增加胸腺、脾脏质量，升高血清抗体水平，增强免疫力。

【临床应用】　主要用于痛经、月经不调及不孕症。

1. 痛经　八宝坤顺丸能用于气血两虚所致的痛经，可缓解经期腹痛。

2. 月经不调　八宝坤顺丸可用于月经先期、月经后期、月经先后无定期、月经过少、月经过多等的治疗[1]。

3. 不孕症　八宝坤顺丸可用于卵巢功能失调、输卵管慢性炎症及阻塞等引起的女性不孕症，可恢复卵巢功能，调整月经周期[2]。

【不良反应】　尚未见报道。

【使用注意】　①感冒发热者忌服。②青春期及围绝经期妇女应在医师指导下服用。

【用法与用量】　口服。一次 1 丸，一日 2 次。

参 考 文 献

[1] 于丽均，王东红，赵珩. 月经病的周期性治疗[J]. 北京中医药大学学报（中医临床版），2003，10（1）：50-51.

[2] 杨再山，姚龙. 治疗女性不孕症 186 例临床观察[J]. 河北中医，1994，16（4）：24-25.

（河北中医学院　刘　姣）

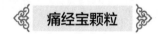

当归流浸膏（当归浸膏片）

【**药物组成**】　当归。

【**处方来源**】　研制方。《中国药典》（2015年版）。

【**功能与主治**】　养血调经。用于血虚血瘀所致的月经不调、痛经。

【**药效**】　主要药效如下[1-2]：

1. 调节子宫平滑肌收缩　当归流浸膏能调节子宫平滑肌收缩，其中水溶性非挥发物质能兴奋子宫，加强其收缩，挥发性成分则抑制子宫，减少节律性收缩。

2. 促进红细胞生成　当归流浸膏能促进红细胞和血红蛋白生成，抗贫血。

3. 抑制心肌收缩　当归流浸膏对离体蟾蜍心脏有抑制作用，使心肌收缩力减弱，心率减慢，其作用可被肾上腺素拮抗。

4. 抑制小肠运动　当归流浸膏能抑制离体家兔小肠的运动。

【**临床应用**】　主要用于原发性痛经和月经不调。

1. 原发性痛经　当归流浸膏能用于血虚血瘀所致的痛经，患者腹部隐隐作痛，四肢冰冷。

2. 月经不调　当归流浸膏可用于血虚血瘀型月经不调，患者月经量少，经色淡，面色苍白。

【**不良反应**】　尚未见报道。

【**使用注意**】　①孕妇忌服。②青春期少女及围绝经期妇女应在医师指导下服用。③月经过多者应及时去医院就诊。

【**用法与用量**】　流浸膏：口服，一次3～5ml，一日9～15ml。浸膏片：口服，一次4～6片，一日3次。

参 考 文 献

[1] 张培棪，梁重栋，鞠慧敏，等. 甘肃产当归的药理研究（一）当归流浸膏与当归药制剂的药理和毒性[J]. 兰州医学院学报，1960，1：99-110.

[2] 魏连玑. 当归流浸膏的奎尼丁样作用[J]. 生理学报，1956，20（2）：105-111.

（河北中医学院　刘　姣）

三、温经散寒类

痛经宝颗粒

【**药物组成**】　红花、当归、肉桂、三棱、莪术、丹参、五灵脂、木香、延胡索（醋制）。

【**处方来源**】　清·王清任《医林改错》少腹逐瘀汤加减化裁方。《中国药典》（2015年版）。

【**功能与主治**】　温经化瘀，理气止痛。用于寒凝气滞血瘀，妇女痛经，少腹冷痛，月经不调，经色暗淡。

【药效】　主要药效如下[1-4]：

1. 抑制子宫平滑肌收缩　痛经宝颗粒能抑制大鼠离体子宫的正常收缩及 PGF$_{2\alpha}$ 所致的大鼠子宫的痉挛性收缩，使收缩的频率减低，幅度减小。

2. 镇痛　子宫发生缺血-再灌注损伤时，大量 Ca^{2+} 进入细胞内，引起 Ca^{2+} 超载，造成子宫平滑肌痉挛性收缩，出现痛经。子宫缺氧时，抗氧化酶活性降低，引起自由基增生，MDA 水平升高，进一步加重子宫内膜的损伤，使痛经加剧。NO 是血管舒张因子，具有强烈的扩血管作用，能够抑制血小板聚集和抗血栓形成。NO 水平降低是血管痉挛和血栓形成的重要原因。痛经宝颗粒能使 PGF$_{2\alpha}$ 所致的大鼠扭体反应出现时间显著延长，扭体反应次数显著减少，有镇痛作用；使缩宫素所致的小鼠扭体反应潜伏期延长，扭体反应次数和发生率显著减少，有缓解痛经作用。其抗痛经作用机制与降低模型小鼠血 Ca^{2+} 及子宫MDA、PGF$_{2\alpha}$ 含量，提高子宫 NO 含量有关（图 3-2）。

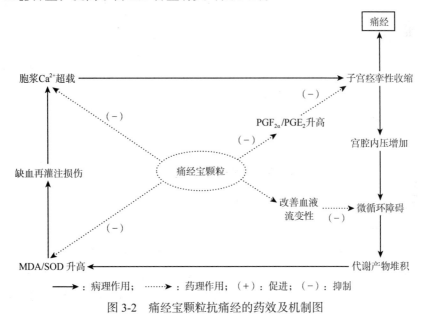

图 3-2　痛经宝颗粒抗痛经的药效及机制图

3. 改善微循环　微循环是指微动脉与微静脉之间的血液循环，是组织进行物质和气体交换的主要途径。微循环障碍可造成血液黏稠，血流减慢，进而引起组织代谢紊乱。微循环障碍参与多种疾病的病理过程。痛经宝颗粒能使家兔子宫韧带微血管管径明显增粗，毛细血管网交点数明显增加，微血管血流速度明显加快，因而有改善子宫韧带部位微循环的作用。

【临床应用】　主要用于原发性痛经及盆腔炎性疾病后遗症。

1. 原发性痛经[5-8]　痛经宝颗粒治疗气滞血瘀型原发性痛经效果良好，能使患者的痛经积分显著降低，其机制与降低患者血清 PGF$_{2\alpha}$ 水平，提高 PGE$_2$ 水平，降低 PGF$_{2\alpha}$/PGE$_2$ 值，提高血清 β-内啡肽及 Mg^{2+} 水平，降低总钙/镁（TCa/Mg）值有关。痛经宝颗粒治疗痛经的作用可能与改善血液流变性，降低血细胞比容、血浆黏度、全血黏度、纤维蛋白原含量有关。

2.盆腔炎性疾病后遗症[9]　痛经宝可用于治疗盆腔炎性疾病后遗症证属气滞血瘀或寒凝血瘀者，能使患者小腹胀痛或隐痛、月经不调、腰酸、白带多等症状得到改善，妇科检查子宫及附件压痛减轻，盆腔包块缩小。

【不良反应】　尚未见报道。

【使用注意】　①忌生冷食物、不宜洗凉水澡。②服药期间不宜同时服用人参或其制剂。③感冒发热患者不宜服用。

【用法与用量】　口服。一次 6～9g，一日 1～2 次，临经时服用。

参 考 文 献

[1] 时国海，夏叶玲，张雨诚. 痛经宝冲剂治疗原发性痛经的实验研究和应用指导[J]. 中国药业，1996，3：35-36.

[2] 王淑兰. 痛经宝颗粒治疗痛经的实验研究[J]. 中国中医药现代远程教育，2014，12（11）：154-155.

[3] 曹伟，王绪颖，陈彦，等. 痛经宝优化方药效组分镇痛、抗炎效应评价及组分分析[J]. 中国中药杂志，2012，37（17）：2558-2562.

[4] 范晨怡，曹伟，王绪颖，等. 痛经宝优化方组分敲除对其解痉效应的影响及分析[J]. 时珍国医国药，2012，23（12）：3022-3023.

[5] 贾英. 痛经宝颗粒治疗原发性痛经 56 例[J]. 现代中医药，2008，28（5）：28-29.

[6] 王芬，李大剑，周军，等. 痛经宁对气滞血瘀型原发性痛经患者血清前列腺素和 β-内啡肽的影响[J]. 安徽中医学院学报，2012，31（3）：20-23.

[7] 李大剑，周军，刘春丽，等. 自拟痛经宁对气滞血瘀型原发性痛经血清性激素、前列腺素及钙、镁的影响[J]. 中医药临床杂志，2012，24（10）：949-952.

[8] 冷际琴，林强，厉岩，等. 眼针对原发性痛经患者血液流变学的影响[J]. 中医临床研究，2012，4（15）：4-6.

[9] 赵荣胜. 月月舒（痛经宝）治疗慢性盆腔炎 35 例临床观察[J]. 中成药，1996，10：24.

（河北中医学院　刘　姣）

艾附暖宫丸（颗粒）

【药物组成】　艾叶（炭）、醋香附、制吴茱萸、肉桂、当归、川芎、白芍（酒炒）、地黄、炙黄芪、续断。

【处方来源】　宋·杨士瀛《仁斋直指方论》。《中国药典》（2015 年版）。

【功能与主治】　理气养血，暖宫调经。用于血虚气滞、下焦虚寒所致的月经不调、痛经，症见行经错后、经量少、有血块、小腹疼痛、经行小腹冷痛喜热、腰膝酸痛。

【药效】　主要药效如下[1-3]：

1. 抑制子宫平滑肌收缩　艾附暖宫颗粒对正常大鼠子宫平滑肌收缩有抑制作用，并能对抗缩宫素引起的大鼠离体子宫的强烈收缩，协同黄体酮对子宫平滑肌的抑制作用。

2. 镇痛　艾附暖宫丸可减少缩宫素所致小鼠扭体反应次数，抑制乙酸引起的小鼠扭体反应，并对缩宫素致痛经大鼠子宫收缩有抑制作用，可升高缩宫素致痛经大鼠血浆 β-内啡肽含量，具有内源性镇痛作用。

3. 促进子宫和卵巢发育　雌激素的主要作用是促进女性生殖器官的发育，使子宫、卵巢质量增加，子宫内膜发生增生期变化。未成年的动物，下丘脑 GnRH 神经元尚未发育成熟，GnRH 分泌量很少，性器官处于幼稚状态，具有雌激素样作用的药物则能够促进雌性性器官的发育。艾附暖宫丸能促进未成年小鼠子宫、卵巢发育，使子宫和卵巢的质量增加，其机制与增加雌激素水平有关。

【临床应用】　主要用于原发性痛经、异常子宫出血、月经不调和不孕症等。

1. **原发性痛经[4]**　艾附暖宫丸可用于原发性痛经证属血虚气滞、下焦虚寒者。若配合针灸、拔罐、热敷等效果更佳，治疗可取关元、中极、气海、三阴交、血海、次髎等穴。治疗后，痛经患者的 VAS 评分、口述描述评分均明显降低，疼痛持续时间明显缩短。

2. **异常子宫出血[5-6]**　艾附暖宫丸用于血虚气滞、下焦虚寒引起的异常子宫出血及功能失调性子宫出血。艾附暖宫丸与定坤丹合用治疗异常子宫出血，与去氧孕烯炔雌醇片相比，有效止血、完全止血时间更短，血红蛋白水平更高。

3. **月经不调[7]**　艾附暖宫丸用于气血两虚，胞宫不温，冲任阻滞所致月经过少，症见月经量渐少，经血淡暗，有血块，小腹冷痛，得温痛减，腰酸腹胀，畏寒肢冷，倦怠乏力，舌质暗淡有瘀斑，脉弦细。艾附暖宫丸能增加月经量，改善经色淡、经质稀等症状。

4. **不孕症[8-9]**　艾附暖宫丸用于宫寒不孕。艾附暖宫汤与活血化瘀药联合应用治疗输卵管阻塞性不孕症。

【不良反应】　尚未见报道。

【使用注意】　①孕妇忌服。②感冒时不宜服用。③治疗痛经，宜在经前 3～5 天开始服药，连服 1 周。如有生育要求应在医师指导下服用。

【用法与用量】　口服。一次 1 丸，一日 2～3 次。

参 考 文 献

[1] 王霞灵，曹大农，单志群. 艾附暖宫丸治疗痛经的实验研究[J]. 湖北中医学院学报，2003，5（2）：18-19.
[2] 陈颖丽，付萍，杨铭，等. 艾附暖宫颗粒治疗痛经的药理作用研究[J]. 中药药理与临床，2003，19（5）：6-9.
[3] 陈颖丽，付萍，杨铭，等. 艾附暖宫颗粒对大鼠子宫平滑肌影响的实验研究[J]. 长春中医学院学报，2003，19（4）：46-47.
[4] 周一辰，殷岫绮，杨毅沁，等. 穴位敷贴联合艾附暖宫丸治疗宫寒型原发性痛经临床观察[J]. 上海中医药大学学报，2015，29（6）：33-36.
[5] 李志秀，何静. 艾附暖宫丸合定坤丹治疗功能性失调子宫出血 63 例[J]. 内蒙古中医药，2013，32（1）：9.
[6] 冯晓勇. 艾附暖宫丸联合定坤丹治疗功能性失调子宫出血的临床疗效观察[J]. 中国实用医药，2015，10（32）：192-193.
[7] 林朝清. 不同剂型艾附暖宫丸治疗月经过少（血虚气滞、下焦虚寒型）的临床研究[D]. 成都：成都中医药大学，2015.
[8] 陈金凤，李多多. 艾附暖宫丸加减治愈原发性不孕症 33 例小结[J]. 江苏中医，1989，8：10-11.
[9] 韩知权. 艾附暖宫汤加活血化瘀药治疗输卵管阻塞性不孕症 100 例观察[J]. 按摩与康复医学，2011，2（9）：184.

（河北中医学院　刘　姣，西安交通大学　吴春燕、曹　蕾）

四制香附丸（散）

【药物组成】　香附、熟地黄、当归（炒）、川芎、炒白芍、炒白术、泽兰、陈皮、关黄柏、炙甘草。

【处方来源】　明·张时彻《摄生众妙方》。《中国药典》（2015 年版）。

【功能与主治】　理气和血，补血调经。用于血虚气滞，月经不调，胸腹胀痛。

【药效】　主要药效如下[1]：

1. **抑制子宫平滑肌收缩**　子宫平滑肌异常收缩与痛经的发生相关。四制香附丸能抑制缩宫素引起的离体子宫平滑肌收缩，降低肌张力，机制研究表明，其抑制子宫平滑肌收缩的平均张力的作用可能与 PG 的合成与释放有关，与 L 型钙通道无关。提示其具有抑制子宫异常收缩、抗痛经的作用。

2. 改善血液循环　本品有改善血液循环的作用。

3. 镇痛　本品有镇痛作用。

【临床应用】　主要用于原发性痛经[2]。

四制香附丸可用于血虚气滞型痛经，能缓解经期腹部胀满疼痛、四肢无力、面色㿠白等症状。

【不良反应】　尚未见报道。

【使用注意】　①忌食寒凉、生冷食物。②感冒时不宜服用。③月经过多者不宜服用，孕妇忌服，对本药过敏者禁用，过敏体质者慎用。

【用法与用量】　口服。一次 9g，一日 2 次。

参 考 文 献

[1] 郭慧玲，许茜茜，胡志方，等. 四制香附对大鼠离体子宫平滑肌收缩的影响及作用机制研究[J]. 江西中医药大学学报，2014，26（5）：76-78.

[2] 王正公. 四制香附丸治疗痛经[J]. 上海医学，1978，3：60.

（西安交通大学　吴春燕）

 鹿胎胶囊（颗粒、软胶囊、膏）

【药物组成】　红参、当归、益母草、熟地黄、香附（醋制）、龟甲（醋制）、地骨皮、延胡索（醋制）、莱菔子（炒）、阿胶、白术（麸炒）、肉桂、木香、丹参、赤芍、甘草、川芎、续断、蒲黄、小茴香（盐制）、牛膝、鹿茸、茯苓、鹿胎。

【处方来源】　研制方。国药准字 Z22025650。

【功能与主治】　补气养血，调经散寒。用于气血不足，虚弱羸瘦，月经不调，行经腹痛，寒湿带下。

【药效】　主要药效如下[1-4]：

1. 抗炎　鹿胎胶囊和鹿胎软胶囊能够抑制蛋清诱发大鼠足肿胀反应，降低炎性渗出模型小鼠腹腔血管通透性。

2. 镇痛　鹿胎胶囊和鹿胎软胶囊能够抑制乙酸诱导的炎性疼痛小鼠模型及缩宫素诱发的小鼠痛经模型的扭体次数，具有镇痛作用。

3. 促进皮下血肿吸收　鹿胎胶囊能够促进皮下血肿模型小鼠的血肿吸收。鹿胎胶囊和鹿胎软胶囊对凝血状态，如凝血时间、凝血酶时间、血浆复钙时间，均无明显影响。

4. 抑制子宫平滑肌收缩　鹿胎胶囊对大鼠离体子宫收缩频率、收缩幅度及活动力呈抑制作用。

【临床应用】　主要用于原发性痛经、人工流产术后辅助止血止痛、流产、月经过少和围绝经期失眠症。

1. 原发性痛经[5-6]　鹿胎膏胶丸可用于原发性痛经，尤其以虚寒型疗效较好，能够缓解患者经期或月经前后小腹隐痛、腰膝酸软、神疲乏力、性欲淡漠等症状。

2. 人工流产术后辅助止血止痛[7]　人工流产术后患者给予鹿胎膏，术后出血总量减少，腹痛时间及腹痛程度减轻，恢复月经时间早。

3. 流产[8]　鹿胎膏可用于辅助生殖技术中的控制下超促排卵过程中，在常规重组人促卵激素、尿促性素、枸橼酸氯米芬及人绒毛膜促性腺激素超促排卵基础上加用鹿胎膏，可明显降低孕早期流产率。

4. 月经过少[9]　鹿胎颗粒与妇科调经胶囊联合治疗月经过少，可使月经量及颜色得到明显改善，恢复正常。

5. 围绝经期失眠症[10]　鹿胎膏可用于围绝经期失眠症，缓解患者彻夜不眠、易怒、烦躁、头晕、头痛、注意力不集中、记忆力下降等症状。

【不良反应】　尚未见报道。

【使用注意】　①忌食寒凉、生冷食物。②服药期间不宜喝茶、吃萝卜，不宜同时服用藜芦、五灵脂、皂荚或其制剂。③感冒时不宜服用。月经过多者不宜服用。对本品过敏者禁用，过敏体质者慎用。

【用法与用量】　口服。胶囊：一次 5 粒，一日 3 次。颗粒：一次 1 袋，一日 2 次。软胶囊：一次 4 粒，一日 2 次，1 个月为一疗程，或遵医嘱。膏：一次 10g，一日 2 次。温黄酒或温开水送服。

参 考 文 献

[1] 魏力，刘聃，赵巍. 两种鹿胎制剂抗炎作用的比较研究[J]. 山东医药，2011，51（8）：38-39.

[2] 魏力，刘聃. 鹿胎胶囊与软胶囊缓解小鼠炎性疼痛与痛经性疼痛作用的比较研究[J]. 中国医科大学学报，2011，40（5）：387-389.

[3] 魏力，郝悦. 鹿胎软胶囊活血化淤作用的实验研究[J]. 山东医药，2011，51（16）：51-52.

[4] 李轶，杨铭，付萍，等. 鹿胎提取物对大鼠子宫平滑肌的调节作用[J]. 长春中医学院学报，2005，21（4）：40.

[5] 李桂民，路凤琴，宋庆义，等. 鹿胎膏胶丸治疗虚寒型痛经 117 例[J]. 长春中医学院学报，1989，5（2）：38.

[6] 冷爱晶，沈陆琪. 鹿胎颗粒治疗痛经 84 例临床疗效观察[J]. 时珍国医国药，2004，15（11）：773.

[7] 朱亚红. 鹿胎膏在人工流产术后的应用[J]. 现代中西医结合杂志，2009，18（32）：4006.

[8] 陈飒英，张卉，李楠，等. 鹿胎膏在辅助生殖技术中的应用研究[J]. 中国优生与遗传杂志，2009，17（9）：126-127.

[9] 刘琴. 鹿胎颗粒与妇科调经胶囊治疗月经过少的疗效[J]. 求医问药（学术版），2013，11（1）：568-569.

[10] 金岩，苑斌. 鹿胎膏治疗围绝经期失眠症 32 例疗效观察[J]. 临床合理用药，2011，4（4）：83-84.

（西安交通大学　吴春燕）

痛 经 片

【药物组成】　干姜、延胡索、蒲黄、当归、乌药、吴茱萸、小茴香、苍术。

【处方来源】　研制方。国药准字 Z10983125。

【功能与主治】　活血散寒，温经止痛。用于经期下腹冷痛、月经量少不畅。

【药效】　主要药效如下[1]：

1. 镇痛　痛经片能提高小鼠 K^+ 皮下透入致痛的痛阈，降低人离体子宫肌外源性 $15M\text{-}PGF_{2\alpha}$ 的浓度。

2. 解除子宫平滑肌痉挛　痛经片对子宫平滑肌痉挛有抑制作用。

3. 改善血液循环　痛经片有改善血液循环的作用。

【临床应用】　主要用于原发性痛经的治疗[2-3]。

痛经片治疗功能性痛经效果良好，能缓解患者小腹疼痛，改善恶心呕吐、肢冷汗出、身体困重等全身症状，其作用与降低经血中 $PGF_{2\alpha}$ 有关。

【不良反应】　尚未见报道。

【使用注意】　①孕妇忌服。②月经先期量多者忌用。

【用法与用量】　口服。一次 4 片，一日 3 次，临经时服用。

参 考 文 献

[1] 李晓燕. 痛经片的药理实验研究[J]. 中医药研究，1993，6：53-55.

[2] 刘昭阳，张文阁，马桂元. 痛经片治疗功能性痛经的临床实验研究[J]. 中成药，1993，4：23.

[3] 杨援朝. 痛经片治疗功能性痛经 115 例[J]. 现代中医药，2000，20（4）：15-16.

（河北中医学院　刘　姣）

妇科万应膏

【药物组成】　艾叶、小茴香、胡芦巴（炒）、干姜、当归、川芎、泽兰、茺蔚子、苏木、红花、青皮、石楠藤、白蔹、九香虫、白芷、拳参、桉油。

【处方来源】　研制方。国药准字 Z13020944。

【功能与主治】　温经散寒，活血化瘀，理气止痛。用于宫寒血滞引起的月经不调、经期腹痛、腹冷经闭、腰痛带下。

【药效】　主要药效如下：

1. 镇痛　妇科万应膏有镇痛作用，能缓解局部疼痛。

2. 抗炎　妇科万应膏能抑制致炎剂所致的炎症反应。

3. 改善血液流变性　妇科万应膏能降低全血黏度，抑制血小板聚集。

【临床应用】　主要用于痛经、月经不调和盆腔炎的治疗。

1. 痛经[1-2]　妇科万应膏可用于寒湿凝滞型痛经，患者表现为经期或行经前后小腹疼痛，痛及腰骶，甚至昏厥。治疗中选取关元、肾俞、中极、地机为主穴。

2. 月经不调[1,3]　妇科万应膏可用于宫寒血瘀型月经不调，月经推后，经血量少，血色紫暗，或有血块，块下痛减，小腹胀痛，畏寒肢冷。使用时直接贴于关元、气海、肾俞等强壮穴位，通过透皮吸收，直接作用于人体。

3. 盆腔炎[4]　妇科万应膏可用于急性、慢性盆腔炎，能减轻患者下腹疼痛、腰骶坠胀酸痛、带下量多、低热疲乏等症状，使子宫两侧条索状物及包块缩小，盆腔积液减少。

【不良反应】　偶见接触性皮疹，有轻度瘙痒。

【使用注意】　孕妇忌用。

【用法与用量】　外用，穴位贴敷，贴于关元、气海、肾俞、八髎等强壮穴位，1 天更换 1 次，连续用药 2～3 周，痛经患者，可在经前 1 周即开始使用（经期可连续使用）。

参 考 文 献

[1] 林佳璐，刘珠，高振强，等. 妇科万应膏治疗宫寒血瘀型痛经的临床效果观察[J]. 临床合理用药杂志，2015，8（17）：15，35-36.

[2] 钱天雷，桂根发. 妇科万应膏敷脐治疗原发性痛经[J]. 中成药，1996，12：47.

[3] 刘珠，高振强，庞义存，等. 妇科万应膏治疗宫寒血瘀型月经不调的临床观察[J]. 中国药房，2014，25（16）：1459-1460.

[4] 郑纯，徐杰. 藤药外敷治疗盆腔炎 226 例临床观察[J]. 湖南中医杂志，2001，（4）：24-25.

（河北中医学院　刘　姣）

狗 皮 膏

【药物组成】　生川乌、羌活、青风藤、防风、苍术、麻黄、小茴香、当归、木瓜、大黄、续断、白芷、没药、樟脑、肉桂、生草乌、独活、香加皮、铁丝威灵仙、蛇床子、高良姜、官桂、赤芍、苏木、油松节、川芎、乳香、冰片、丁香。

【处方来源】　明·御医姚本仁秘方。《中国药典》（2015 年版）。

【功能与主治】　祛风散寒，舒筋活血，止痛。用于风寒湿邪、气血瘀滞所致的痹病，症见四肢麻木、腰腿疼痛、筋脉拘挛，或跌打损伤、闪腰岔气、局部肿痛，或寒湿瘀滞所致的脘腹冷痛、行经腹痛、寒湿带下、积聚痞块。

【药效】　主要药效如下[1-5]：

1. 镇痛　狗皮膏能减少乙酸所致的小鼠扭体反应次数，提高热板仪上小鼠的痛阈，具有镇痛作用。

2. 抗炎　狗皮膏能抑制二甲苯所致的小鼠耳郭肿胀、琼脂所致的小鼠肉芽肿及氢化可的松所致的腹腔毛细血管通透性增高，具有抗炎作用；还能降低佐剂型关节炎大鼠的原发性和继发性足跖肿胀度，其机制与抑制炎症局部组织中 TNF-α、IL-1 等炎症因子释放，调节免疫功能有关。

3. 抗氧化　狗皮膏能清除氧自由基，具有抗氧化作用。

【临床应用】　主要用于原发性痛经、急性扭挫伤、各种关节和肌肉酸痛。

1. 原发性痛经[6]　狗皮膏能用于寒凝血瘀型痛经，症见小腹疼痛、四肢厥冷、冷汗淋漓，面色㿠白，腰酸腿痛，肛门坠胀。

2. 急性扭挫伤[7-8]　狗皮膏可用于各种急性扭挫伤，能明显缓解关节疼痛，改善肿胀，加快功能恢复。

3. 各种关节和肌肉酸痛[9-11]　狗皮膏能用于多种关节炎、肩周炎，能够促进关节滑液循环，改善关节软骨营养，加速组织修复，维持软骨强度、厚度和弹性，减轻疼痛。

【不良反应】　尚未见报道。

【使用注意】　①孕妇忌贴腰腹部。②本品为外用药，使用本品时，将患处皮肤用温水洗净擦干，取出膏药，揭下隔粘纸，留下带有黏性的胶带及棕黄色的膏药，贴于疼痛处或穴位，然后用手压上几分钟，使药膜与皮肤紧密接触不含空气。贴于关节处时在半屈位贴敷，其中肘、膝关节应侧贴。③运动员慎用。

【用法与用量】　外用。用生姜擦涂患处皮肤，将膏药加湿软化，贴于患处或穴位处。

参 考 文 献

[1] 徐国景，卢笑丛，唐利军，等. 荆楚软膏对小鼠抗炎、镇痛的药效学研究[J]. 数理医药学杂志，1999，1：58-59.

[2] 赵贵琴. 传统外用制剂狗皮膏的药效学及临床观察研究[D]. 成都：成都中医药大学，2012.

[3] 戎宽. 肿痛消巴布膏对 LDH 大鼠 TNF-α、IL-1 影响的实验研究[D]. 长沙：湖南中医药大学，2014.

[4] 陈霞，刘丹，岳枫，等. 狗皮膏改工艺后对大鼠佐剂性关节炎的影响[J]. 中医药导报，2016，22（12）：58-61.

[5] 刘晶. 基于网络药理学方法探讨狗皮膏治疗紧张型头痛的分子机制[D]. 北京：中国中医科学院, 2018.

[6] 陈少玲, 黄少妮, 何剑荣. 中药灸贴神阙穴治寒凝血瘀型原发性痛经疗效观察[J]. 内蒙古中医药, 2013, 32（12）：68-69.

[7] 陈祝江. 双柏油膏治疗急性踝关节扭伤的临床观察[D]. 广州：广州中医药大学, 2007.

[8] 曾勇, 李纯刚, 陈怀斌, 等. 精制狗皮膏与狗皮膏治疗急性软组织损伤的临床观察比较研究[J]. 中药与临床, 2013, 4（3）：38-39.

[9] 孙鸿涛, 谢国平, 黎飞猛, 等. 狗皮膏外敷结合股四头肌耐力训练治疗膝骨性关节炎的临床观察[J]. 云南中医中药杂志, 2014, 35（6）：52-53.

[10] 李贞婷, 刘永. 痛点封闭联合狗皮膏治疗肩周炎[J]. 内蒙古中医药, 2012, 31（22）：88.

[11] 何康乐. 五虎散外贴对肩周炎肩关节活动功能改善的作用[J]. 现代康复, 2001, 5（16）：119.

（河北中医学院　刘　姣）

四、滋补肝肾类

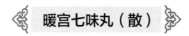

暖宫七味丸（散）

【**药物组成**】　白豆蔻、天冬、手掌参、沉香、黄精、肉豆蔻、丁香。

【**处方来源**】　蒙药。国药准字 Z20063369。

【**功能与主治**】　调经养血，温暖子宫，祛寒止痛。用于心、肾"赫依"病，气滞腰痛，小腹冷痛，月经不调，白带过多。

【**药效**】　主要药效如下[1-3]：

1. 抑制子宫平滑肌收缩　暖宫七味丸对大鼠的正常子宫和缩宫素所致子宫平滑肌收缩均有抑制作用，表现为收缩频率减低，收缩幅度降低。提示其具有较好的抑制子宫平滑肌收缩的作用。

2. 镇痛　暖宫七味丸能够延长乙酸所致的疼痛模型小鼠及缩宫素所致的痛经模型小鼠的扭体潜伏期，减少扭体反应次数，具有镇痛、抗痛经作用。

3. 调节性激素水平　暖宫七味丸能降低多囊卵巢综合征机体血清 LH、FSH、E_2 和睾酮含量。

4. 抑制肠平滑肌收缩　暖宫七味胶囊还可抑制离体十二指肠平滑肌收缩。提示其对肠平滑肌收缩有一定的松弛作用，可能具有一定的抗平滑肌痉挛作用。

【**临床应用**】　主要用于痛经、多囊卵巢综合征、盆腔炎性疾病后遗症、子宫内膜异位症和绝经期综合征等。

1. 痛经[4]　暖宫七味丸对原发性痛经和继发性痛经均有效，能明显改善气滞血瘀型患者的小腹疼痛拒按、月经量少、经色紫暗夹有血块、胸胁和乳房胀痛等症状；改善凝滞型患者的小腹冷痛、月经量少、畏寒便溏等症状；改善气血虚弱功能失调型患者的经期小腹隐隐作痛、小腹和阴部下坠、痛而喜按喜揉、月经量少、色淡质稀、神疲乏力、面色少华、食少便溏等症状；改善肝肾亏损型患者的小腹疼痛、腰骶疼痛酸胀、经色暗淡而量少、质稀薄、头晕耳鸣等症状。经期合用当归四味汤、如意珍珠丸、安坤丸疗效更佳。

2. 多囊卵巢综合征[5]　暖宫七味丸用于血行失畅、宫寒、月经不调，或婚久不孕，伴乳房胀痛、小腹胀痛拒按、胸胁胀痛、舌质暗红之多囊卵巢综合征。

暖宫七味丸可降低患者血清 LH、FSH、E_2、睾酮、胰岛素等内分泌激素水平，减小卵巢体积和缓解子宫内膜过厚状况，改善月经状况，从而促进排卵，为妊娠提供良好的内分泌环境，有利于提高妊娠成功率。本品疗效良好，且无明显不良反应和并发症发生。

3. 盆腔炎性疾病后遗症[6]　　暖宫七味丸能明显改善盆腔炎性疾病后遗症患者下腹坠胀、疼痛，腰骶痛等临床症状、体征，B 超检查子宫附件逐步恢复正常，盆腔包块减小、积液减少，输卵管检查通畅，疗效较好。

4. 子宫内膜异位症[7]　　暖宫七味丸可辅助治疗子宫内膜异位症痛经，能下调血清急性期 CRP 的表达，下调该蛋白引起的级联反应，抑制机体微环境中细胞因子高表达的致病作用。暖宫七味丸标本兼治，可以明显改善小腹疼痛、腰膝酸软、周身不适、四心发热、赤白带下等症状。

5. 绝经期综合征[8]　　暖宫七味散可用于妇女绝经期综合征的治疗，服药后患者月经周期正常、量适中、色鲜红，烘热汗出、潮热面红、情志异常等症状减轻。

【不良反应】　尚未见报道。

【使用注意】　①孕妇忌服。②忌食寒凉、生冷食物，忌气恼劳碌。③感冒时不宜服用。④经期延长、月经量过多合并贫血者，应在医师指导下服用。⑤青春期少女及围绝经期妇女应在医师指导下服用。

【用法与用量】　口服。丸：一次 11～15 丸，一日 1～2 次。散：一次 1.5～3g，一日 1～2 次。

参 考 文 献

[1] 赵中华，王玉莹，包桂兰，等. 暖宫七味丸的药效学研究[J]. 现代中西医结合杂志，2008，17（8）：1150-1151.
[2] 郝奋，杨玉梅，应康，等. 暖宫七味胶囊与水丸对大鼠离体子宫的作用比较[J]. 包头医学院学报，2002，18（3）：180-181.
[3] 刘和莉，武海军，徐继辉，等. 暖宫七味胶囊对兔离体肠平滑肌的作用[J]. 包头医学院学报，2002，18（2）：91-92.
[4] 赵宏艳. 蒙药暖宫七味丸治疗痛经的总结[J]. 中国民族医药杂志，2014，20（5）：20.
[5] 孙艳红. 氯米芬联合暖宫七味丸治疗不孕多囊卵巢综合征的前瞻性对照研究[J]. 现代医学，2016，44（4）：483-487.
[6] 施志勤. 蒙药暖宫七味丸治疗慢性盆腔炎临床疗效观察[J]. 中国民族医药杂志，2015，21（5）：14-15.
[7] 王寿芳，胡晓英. 暖宫七味丸治疗子宫内膜异位症痛经疗效观察[J]. 浙江中西医结合杂志，2012，22（2）：116-117.
[8] 唐桂荣. 浅谈蒙药治疗更年期综合征临床观察[J]. 城市建设理论研究（电子版），2015，5（8）：543.

（河北中医学院　刘　姣，浙江工业大学　陈素红、雷珊珊）

女 宝 胶 囊

【药物组成】　人参、川芎、鹿胎粉、银柴胡、牡丹皮、沉香、吴茱萸（制）、肉桂、延胡索（醋制）、当归、海螵蛸、青皮、荆芥穗（炭）、炮姜、丹参、阿胶、泽泻（盐炒）、附子（制）、甘草（炭）、桃仁（炒）、杜仲（炭）、牛膝、红花、豆蔻、鹿茸（去毛）、茯苓、乳鹿粉、砂仁、白术（炒）、陈皮、龟甲（醋制）、干漆（炭）、焦槟榔、鳖甲（醋制）、熟地黄、莪术、姜厚朴、盐小茴香、白芍（酒制）、蒲黄炭、赤芍、棕板炭、三棱。

【处方来源】　研制方。国药准字 Z22020380。

【功能与主治】　调经止血，温宫止带，逐瘀生新。用于月经不调，行经腰腹疼痛，四肢无力，带下，产后腹痛。

【药效】 主要药效如下[1]：

1. 镇痛 女宝胶囊能够减少 $PGF_{2\alpha}$ 所致痛经模型大鼠扭体反应次数，有镇痛作用。

2. 抗炎 女宝胶囊能抑制二甲苯所致的小鼠耳郭肿胀，具有抗炎、消肿作用。

3. 增强免疫力 女宝胶囊能增强小鼠腹腔巨噬细胞的吞噬能力，提高机体非特异性免疫功能。

4. 雌激素样作用 女宝胶囊能促进小鼠子宫发育，使子宫质量增加；能促进小鼠卵巢排卵。

【临床应用】 主要用于原发性痛经、月经不调及产后腹痛等[2]。

1. 原发性痛经 女宝胶囊能明显改善痛经所引起的腰腹疼痛、四肢乏力等症状。

2. 月经不调 女宝胶囊可用于内分泌失调，雌激素水平高或低所引起的月经不调。

3. 产后腹痛 女宝胶囊可用于妇女产后腹痛，畏寒肢冷，腰酸腿软。

【不良反应】 尚未见报道。

【使用注意】 孕妇忌服。

【用法与用量】 口服。一次 4 粒，一日 3 次。

参 考 文 献

[1] 金翠英，秦红庆，马豹山，等. 益母还红丹的药理实验研究[J]. 中国新药杂志，1993，3：5-8.

[2] 晁生海. 合方治疗妇科病验案 3 例[J]. 陕西中医，2004，25（5）：465-466.

（河北中医学院　刘　姣）

五、其 他 类

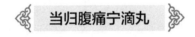

当归腹痛宁滴丸

【药物组成】 当归油。

【处方来源】 研制方。国药准字 Z62020027。

【功能与主治】 解痉止痛。用于妇女痛经、产后宫缩痛、感染性腹泻引起的急性腹痛等。

【药效】 主要药效如下[1-3]：

1. 抑制子宫平滑肌收缩 当归油丸能抑制由 PG、缩宫素等诱发的子宫平滑肌痉挛性收缩，使子宫张力降低，节律减慢，收缩力减弱。当归油抑制子宫平滑肌的异常收缩作用可能与促进组织 NO 释放和抑制细胞内 Ca^{2+} 超载有关。

2. 镇痛 当归油有镇痛作用，能减少乙酸所致小鼠扭体反应次数。

3. 抗炎 当归油能够抑制乙酸所致的小鼠腹腔毛细血管通透性增高，抑制二甲苯所致的小鼠耳郭肿胀、卡拉胶所致的大鼠足跖肿胀及大鼠棉球肉芽肿，有抗炎作用。

4. 其他 当归腹痛宁滴丸能松弛胃肠平滑肌，延缓胃肠排空时间，其作用与阻滞 M 受体、H 受体和直接抑制胃肠平滑肌有关。当归腹痛宁滴丸对痢疾杆菌、变形杆菌、伤寒杆菌、鼠疫杆菌、乙型溶血性链球菌、肺炎双球菌有抑制作用。

【临床应用】　　主要用于原发性痛经、产后宫缩痛、感染性腹泻引起的急性腹痛等。

1. 原发性痛经[4-5]　当归腹痛宁滴丸能缓解痛经患者的痉挛性腹痛，并减轻恶心、呕吐、腹泻、头晕、乏力等伴见症状。

2. 产后宫缩痛[6]　当归腹痛宁滴丸可用于人工流产后腹痛、产后宫缩痛的治疗。

3. 感染性腹泻引起的急性腹痛[7]　当归腹痛宁滴丸可用于急性痢疾、慢性痢疾、急性肠炎、慢性肠炎、肠易激综合征、急性出血性坏死性肠炎、小儿秋季腹泻等，能缓解患者腹部阵发性绞痛和持续性疼痛。

【不良反应】　　患者口服偶见头晕、便秘、渴感及恶心等，停药后即消失。未发现体温、脉搏、呼吸、血压和血、尿常规等异常改变。

【使用注意】　　①孕妇忌服。②经期或经后小腹隐痛喜按，痛经伴月经过多者均不宜选用。③治疗痛经，宜在经前 7 天开始服药，连服 10 天。④如有生育要求应在医师指导下服用。

【用法与用量】　　口服。顿服 10～15 粒，或一日 2 次，每次 10～15 粒。

参 考 文 献

[1] 闫升，乔国芳，刘志峰，等. 当归油对大鼠离体子宫平滑肌收缩功能的影响[J]. 中草药，2000，31（8）：604-606.

[2] 王小荣，邱明丰，谢国祥，等. 当归油对痛经小鼠子宫组织中一氧化氮和钙离子的影响[J]. 时珍国医国药，2006，17（5）：723-724.

[3] 刘琳娜，贾敏，梅其炳，等. 乙醇提取新鲜当归油的抗炎镇痛作用[J]. 中国药房，2002，13（9）：526-527.

[4] 王丽君，丁明堂. 当归腹宁滴丸治疗痛经临床观察[J]. 甘肃医药，1995，14（5）：300.

[5] 单葆红. 当归腹痛宁滴丸治疗原发性痛经 56 例分析[J]. 健康大视野（医学版），2011，1：117.

[6] 孙绍武，王积福. 当归腹宁滴丸治疗腹痛 162 例观察[J]. 中国中西医结合杂志，1992，12（9）：531-532.

[7] 张嘉昆，郭泓. 当归腹宁滴丸治疗婴幼儿秋季腹泻 20 例[J]. 新药与临床，1988，7（2）：105-106.

（河北中医学院　刘　姣）

第四章

多囊卵巢综合征中成药名方

第一节 概　述

一、概　念[1-3]

多囊卵巢综合征（polycystic ovarian syndrome，PCOS）是一种发病多因性、临床表现多样性的女性内分泌紊乱综合征，其以高雄激素水平、胰岛素抵抗及排卵功能障碍为主要特征，临床多表现为月经不调、不孕、多毛、痤疮、肥胖等。

多囊卵巢综合征根据其复杂的发病原因和临床症状，可将其归属到中医学"月经后期""月经过少""闭经""崩漏""不孕""癥瘕"等疾病范畴。

二、病因及发病机制[4-6]

（一）病因

多囊卵巢综合征病因众多，病机复杂。普遍认为多囊卵巢综合征是多个微效基因与环境因素相互作用而引起的一种多基因遗传病。此外，某些药物（如抗癫痫药）对多囊卵巢综合征发病的影响也越来越显著，并且出生前的宫内环境与出生后的外界环境也对多囊卵巢综合征的形成产生一定的作用。另外，精神心理因素引起下丘脑-垂体-卵巢轴紊乱也可导致多囊卵巢综合征的发生。综上，多囊卵巢综合征的发生与遗传因素、环境因素、药物因素、精神因素密切相关。

（二）发病机制

目前多囊卵巢综合征的发病机制仍不是很清楚，主要存在三种假说：①下丘脑-垂体-卵巢轴的异常，影响促性腺激素的正常分泌，导致卵巢分泌过量的雄激素；②胰岛素抵抗或高胰岛素血症导致雄激素水平升高，使卵巢功能异常；③肾上腺分泌功能异常，增加了类固醇向雄激素的转化，从而发生多囊卵巢。

1. 下丘脑-垂体-卵巢轴调节功能异常　多囊卵巢综合征主要表现为以高黄体生成素血症和高雄激素血症为特征的内分泌紊乱。由于垂体对 GnRH 敏感性增加，分泌过量的 LH，刺激卵巢间质、卵泡膜细胞产生过量的雄激素。卵巢内高雄激素抑制卵泡成熟，不能形成优势卵泡，但卵巢中的小卵泡仍能分泌相当于增生期水平的 E_2，加之雄烯二酮在外周组织芳香化酶作用下转化为雌酮。持续分泌的高水平雌酮和一定水平的 E_2 作用于下丘脑及垂体，对 LH 分泌呈正反馈，使 LH 分泌幅度及频率增加，呈持续高水平、无周期性，不形成月经中期 LH 峰，故不排卵。雌激素负反馈抑制 FSH 分泌，使 LH/FSH 值增大。高水平 LH 促进卵巢分泌雄激素，低水平 FSH 持续刺激，使卵巢内小卵泡发育停止，无优势卵泡形成，从而形成雄激素过多，持续无排卵的恶性循环，导致卵巢多囊样改变。

2. 胰岛素抵抗　是多囊卵巢综合征发病的重要代谢特征。正常情况下，胰岛素除调节葡萄糖代谢外，还通过细胞内信号转导途径对卵巢发挥作用。若胰岛素水平异常升高，可通过 IGF 放大促性腺激素的作用促进卵泡大量募集，并影响下丘脑 GnRH 的作用和促进垂体释放 LH，使 LH 分泌增多，进而作用于卵泡膜间质细胞促进雄激素分泌，造成卵巢局部高雄激素的环境。高雄激素环境下卵泡选择发育成熟必然受阻，甚至出现无排卵，卵巢多囊因此发生。此外，较高的胰岛素水平可抑制肝脏性激素结合球蛋白（SHBG）的合成，使体内游离雄激素增加，雄激素的生物学作用得到增强，增多 LH 的分泌，导致卵泡发育障碍，发生无排卵及多囊卵巢，从而影响多囊卵巢综合征患者受孕。

3. 肾上腺分泌功能异常　高雄激素血症是多囊卵巢综合征重要的内分泌特征。正常妇女体内的雄激素主要是雄烯二酮、睾酮、脱氢表雄酮及脱氢表雄酮硫酸盐。雄烯二酮和睾酮主要来自卵巢，由卵泡膜细胞、卵泡膜黄体细胞合成，而脱氢表雄酮及脱氢表雄酮硫酸盐几乎全部来自肾上腺，其分泌量随肾上腺皮质激素呈昼夜波动。20%～30%的多囊卵巢综合征患者伴有肾上腺源性雄激素过多，如脱氢表雄酮硫酸盐可以改变细胞色素 P450c17α-羟化酶的活性并增加外周皮质醇代谢，导致促肾上腺皮质激素的负反馈调节障碍，从而使雄激素水平过高。

三、临 床 表 现[7]

（一）月经不调

是多囊卵巢综合征最重要的症状。多囊卵巢综合征患者大多数月经初潮年龄正常，其后出现持续性月经不规则，不能建立每月月经周期，月经量不多，持续时间长，或月经稀发，内膜明显增殖，或出现功能失调性子宫出血，逐渐出现闭经。多囊卵巢综合征患者也有初潮后即闭经者，或有规律的月经周期，但无排卵或排卵稀少。

（二）多毛和痤疮

多毛是多囊卵巢综合征高雄激素血症最常见的临床表现。70%高雄激素的多囊卵巢综合征患者，表现有多毛体征，阴毛浓密，呈三角分布，延及腹中线，腹股沟及肛周，还可出现上唇细须或乳晕周围长毛等。痤疮是由于过多的雄激素刺激了毛囊皮脂腺单元，使多囊卵巢综合征患者呈油脂性皮肤。痤疮多见于额部、面颊、背部和胸部，最初表现为粉刺，以后可演变为血疹，或继发脓疱、结节、皮脂囊肿、瘢痕等。

（三）黑棘皮病

是多囊卵巢综合征伴高胰岛素血症的一种皮肤病变，存在胰岛素抵抗的表现，常并行存在高雄激素血症。皮肤病变的特点是在外阴、腹股沟、腋下、颈后等处有对称、发黑或灰棕色、软的斑片，皮肤增厚。

（四）肥胖

多囊卵巢综合征妇女主要表现向心性肥胖，即腹型（内脏性）肥胖，内脏脂肪较外周脂肪多。部分瘦体型的妇女同样可以存在向心性肥胖。

（五）不孕

部分多囊卵巢综合征患者生育期因排卵障碍导致不孕。

四、诊　　断

目前较多采用的诊断标准是欧洲人类生殖和胚胎医学会与美国生殖医学会 2003 年提出的鹿特丹标准：①稀发排卵或无排卵；②高雄激素的临床表现和（或）高雄激素血症；③卵巢多囊改变，超声提示一侧或双侧卵巢直径 2～9mm 的卵泡大于或等于 12 个，和（或）卵巢体积大于或等于 10ml；④3 项中符合 2 项并排除其他高雄激素病因，如先天性肾上腺皮质增生、库欣综合征、分泌雄激素的肿瘤。

五、治　　疗

（一）常用化学药物及现代技术[8]

1. 调整月经周期类药物　对于无生育要求的多囊卵巢综合征患者，口服避孕药是首选的治疗方案。目前治疗多囊卵巢综合征常用的复方口服避孕药主要有炔雌醇环丙孕酮片、去氧孕烯炔雌醇片和屈螺酮炔雌醇片等。复方口服避孕药通过负反馈调节下丘脑-垂体-卵巢轴，抑制内源性促性腺激素的分泌。复方口服避孕药中的雌、孕激素，一方面可抑制 LH 的释放，减少雄激素的产生，另一方面通过增加肝脏 SHBG 水平使血游离雄激素水平降低。

对于无明显高雄激素症状和内分泌紊乱的患者，可通过给予孕激素后半周期疗法，调节月经并保护子宫内膜，临床常用地屈孕酮片或黄体酮胶囊等。

2. 改善胰岛素抵抗类药物　肥胖型和胰岛素抵抗患者可选用胰岛素增敏剂二甲双胍。二甲双胍作为临床一线药物，可降低肝内葡萄糖生成量，在受体后水平增强胰岛素敏感性、降低胰岛素抵抗和血胰岛素水平，同时还使卵巢卵泡膜细胞的雄激素分泌下降，改善卵巢排卵功能，以提高促排卵及受孕的效果。

3. 促排卵药物 对于有生育要求的多囊卵巢综合征合并不孕症的患者可使用促排卵药物诱发排卵解决生育问题。氯米芬是临床促排卵治疗的一线用药，通过雌激素受体的调节作用直接有效地作用于下丘脑-垂体-卵巢轴，增加游离 FSH 水平，促进卵泡发育和排卵。但此类药可导致子宫内膜过薄，不利于胚胎着床，因而发生排卵率高却妊娠率低的现象。

4. 手术治疗 对于药物治疗无效的患者，可采用腹腔镜下卵巢打孔或者楔形切除的手术方法来治疗。该办法破坏了卵巢的间质，使血清中的雄激素水平降低，间接调节了垂体-卵巢轴，进而促进排卵，增加妊娠机会。腹腔镜下卵巢打孔术简单安全，创伤小，并发症少，患者易接受。

（二）中成药治疗

中医药防治多囊卵巢综合征不同于化学药物的单靶点单一调节治疗，中医药作用于多靶点、多环节。中医药治疗不仅改善临床症状和生活质量，还大大提高患者的远期疗效和生活质量。中医药治疗多囊卵巢综合征是标本兼治，急当治其标，缓则治其本。如长期不排卵导致子宫内膜过度增厚，中成药可起到辅助治疗，病情缓解期可单用不同中成药，根据月经周期治疗。

第二节 中成药名方的辨证分类与药效

多囊卵巢综合征患者共同病理表现是雄激素过高的临床或生化表现、排卵障碍及卵巢多囊改变。中药治疗多囊卵巢综合征的基本药效是调节内分泌系统，改善卵巢功能，促进卵泡发育和排卵。中药治疗多囊卵巢综合征是辨证用药。中成药名方的常见辨证分类及其主要药效如下[9-10]：

一、益肾养血类

多囊卵巢综合征肾虚血亏证的症状主要是月经延迟，经量少，色淡质稀，渐至经闭，或月经周期紊乱，经量多或淋漓不净，或婚久不孕，腰腿酸软，头晕耳鸣，面色不华，身疲倦怠，畏寒便溏，舌淡苔薄，脉沉细。

多囊卵巢综合征肾虚血亏证主要的病理变化是肾虚引起下丘脑-垂体-卵巢轴功能发生紊乱，导致 LH 和雄激素生成过多，抑制卵泡成熟，不能形成优势卵泡；同时卵巢中 VEGF 增多及存在血液流变性异常，加剧了卵巢内膜和间质增生，使卵泡发育停止。

益肾养血类中成药可调节下丘脑-垂体-卵巢轴功能，降低雄激素和 LH 水平，增加卵巢黄体数目，提高卵泡质量；并能减少卵巢中 VEGF 表达，抑制卵巢新生血管形成，改善卵巢血液流变性，促进卵泡发育和卵子的排出。

常用中成药：培坤丸（胶囊）、滋肾育胎丸、益坤丸、暖宫七味丸（散）（见第三章）、定坤丹（见第一章）等。

二、化痰祛湿类

多囊卵巢综合征痰湿阻滞证的症状主要是月经延后，经量少，色淡质黏稠，渐至闭经，或婚久不孕，带下量多，胸闷泛恶，形体丰满或肥胖，喉间多痰，毛发浓密，神疲肢重，苔白腻，脉滑或沉滑。

多囊卵巢综合征痰湿阻滞证主要的病理变化是痰湿导致机体发生糖脂代谢紊乱，引起血脂、血糖和脂肪细胞因子分泌异常，发生胰岛素抵抗。较高的胰岛素水平通过胰岛素样生长因子（IGF）放大促性腺激素的作用，并能抑制肝脏 SHBG 的合成，使体内游离雄激素增加，导致卵泡发育障碍。

化痰祛湿类中成药可调节糖脂代谢和脂肪细胞因子的分泌，降低胰岛素敏感指数，改善糖耐量和胰岛素抵抗，调节卵巢糖代谢过程，进而改善卵巢局部内分泌环境和卵巢功能，降低雄激素水平，促进卵泡发育。

常用中成药：苍附导痰丸（汤）、金芪降糖片（胶囊、颗粒）等。

三、温补肾阳类

多囊卵巢综合征肾阳亏虚证的症状主要是月经延后，闭经，或婚久不孕，性欲减退，精神萎靡，夜尿频多，腰膝酸软，下肢浮肿，畏寒肢冷，舌淡胖，苔白厚，脉沉迟。

多囊卵巢综合征肾阳亏虚证主要的病理变化是肾阳虚引起下丘脑-垂体-卵巢轴功能异常而发生排卵障碍，同时发生下丘脑-垂体-肾上腺轴功能紊乱，导致肾上腺功能亢进，加剧雄激素产生过多，卵泡发育成熟受阻，形成多囊卵巢。

温补肾阳类中成药可调节下丘脑-垂体-卵巢轴和下丘脑-垂体-肾上腺轴功能，缓解肾上腺功能亢进，降低雄激素水平；并能调节卵巢卵泡细胞内雌、孕激素的分泌，减少闭锁卵泡数目，抑制卵巢和肾上腺萎缩，改善卵巢功能，促进排卵。

常用中成药：右归丸（胶囊）、金匮肾气丸（片）等。

四、疏肝解郁类

多囊卵巢综合征肝气郁结证的症状主要是月经稀少，或闭经，或月经紊乱，婚久不孕，体形壮实，毛发浓密，面部痤疮，经前乳房胀痛，大便秘结，苔薄黄，脉弦或弦数。

多囊卵巢综合征肝气郁结证者主要的病理变化是下丘脑-垂体-肾上腺轴功能发生紊乱进而影响卵巢功能，造成性激素分泌紊乱，产生过量的雄激素，使卵泡发育受阻并产生抑郁，同时也伴有胰岛素抵抗的发生。

疏肝解郁类中成药可通过调节下丘脑-垂体-肾上腺轴而改善卵巢功能，并能调节神经递质水平，改善抑郁症状；同时通过降低胰岛素、血脂水平来改善胰岛素抵抗，进而降低卵巢局部的高雄激素水平，增加优势卵泡数量，促进排卵。

常用中成药：丹栀逍遥丸（片、胶囊）、红花逍遥胶囊（颗粒、片）（见第十六章）等。

参 考 文 献

[1] 丰有吉，沈铿. 妇产科学[M]. 北京：人民卫生出版社，2005：256-260.

[2] 乐杰. 妇产科学[M]. 7版. 北京：人民卫生出版社，2008：330-337.

[3] 唐培培，谈勇. 多囊卵巢综合征中医证型分布规律及性激素水平、糖代谢特点[J]. 中国中西医结合杂志，2016，36（7）：801-805.

[4] 冷芹，魏兆莲. 多囊卵巢综合征病因、发病机制及治疗的最新研究进展[J]. 国际生殖健康/计划生育杂志，2018，37（1）：57-61，75.

[5] 赵甲维，李晓宁，黄炎清，等. 多囊卵巢综合征病因学研究进展[J]. 国际生殖健康/计划生育杂志，2018，37（5）：414-416.

[6] 王凡，张正红，肖开转，等. 下丘脑-垂体-肾上腺轴和下丘脑-垂体-卵巢轴在多囊卵巢综合征神经内分泌功能紊乱中的作用[J]. 中国医学科学院学报，2017，39（5）：699-704.

[7] 陈廉. 多囊卵巢综合征临床表现及其多态性[J]. 实用医院临床杂志，2008，5（6）：6-7.

[8] 左莉，傅亚均. 多囊卵巢综合征病因及治疗进展[J]. 重庆医学，2018，47（9）：1247-1250.

[9] 张玉珍. 中医妇科学[M]. 北京：中国中医药出版社，2007：128-130.

[10] 陈奇，张伯礼. 中药药效研究方法学[M]. 北京：人民卫生出版社，2016：14-27.

（杭州市中医院　姜　萍，浙江工业大学　陈素红、蔡夏苗）

第三节　中成药名方

一、益肾养血类

培坤丸（胶囊）

【药物组成】　炙黄芪、炙甘草、北沙参、酒当归、川芎、酒白芍、杜仲炭、盐胡芦巴、龙眼肉、制远志、五味子（蒸）、陈皮、炒白术、茯苓、麦冬、炒酸枣仁、砂仁、核桃仁、醋艾炭、山茱萸（制）、熟地黄。

【处方来源】　明·"藻露堂"的传世名方。《中国药典》（2015年版）。

【功能与主治】　补气血，滋肝肾。用于妇女血亏，消化不良，月经不调，赤白带下，小腹冷痛，气血衰弱，久不受孕。

【药效】　主要药效如下[1-4]：

1. 调节下丘脑-垂体-卵巢轴功能　雄激素等性激素异常可使下丘脑-垂体-卵巢轴功能紊乱导致多囊卵巢综合征。培坤胶囊能增加多囊卵巢不孕模型小鼠受孕率，提高平均胎鼠数，增加卵巢、子宫质量，对正常幼年小鼠的卵巢子宫发育有促进趋势；并能提高多囊卵巢综合征模型大鼠的规律动情周期比，降低血清睾酮、LH的水平，纠正机体异常的生殖内分泌状态。

2. 抗痛经　己烯雌酚联合缩宫素使子宫产生类似痛经的痉挛性收缩，使动物子宫痉挛、腹痛扭体。培坤胶囊能降低小鼠子宫平滑肌收缩力、收缩频率和活动度，表明其能抑制子宫平滑肌收缩；培坤胶囊可延长己烯雌酚复合缩宫素致痛经模型小鼠痛经潜伏期，减少扭体次数，提示其有缓解痛经的作用。

3. **抗炎**　多囊卵巢综合征机体存在炎性细胞因子分泌的异常改变。培坤丸可降低多囊卵巢综合征模型大鼠血清 TNF-α、IL-6 和 CRP 等炎性因子的水平，纠正机体异常的生殖慢性炎症状态。

4. **调节免疫**　气虚、血虚等往往表现为免疫功能降低。胸腺等是重要的免疫器官。培坤胶囊可增加气虚小鼠的体重，升高胸腺 DNA 和 RNA 含量；增加血虚小鼠的血红蛋白含量；还能改善小鼠肾阴虚症状，降低耗氧量，升高痛阈，降低体温，减少饮水消耗量。提示其可能补气养血，调节免疫力。

培坤丸（胶囊）抗多囊卵巢综合征的药效及机制见图 4-1。

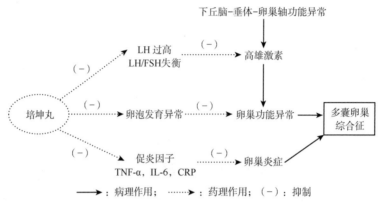

图 4-1　培坤丸抗多囊卵巢综合征的药效及机制图

【临床应用】　主要用于多囊卵巢综合征、卵巢早衰、异常子宫出血等。

1. **多囊卵巢综合征[5-8]**　培坤丸用于气血虚弱、肝肾亏虚型之多囊卵巢综合征，可缓解多囊卵巢综合征月经后期、月经过少、闭经、不孕等症状。

培坤丸联合枸橼酸氯米芬或去氧孕烯炔雌醇片治疗多囊卵巢综合征疗效明显，排卵率和妊娠率都高于单独使用枸橼酸氯米芬治疗。培坤丸联合炔雌醇环丙孕酮片促排卵能够有效降低多囊卵巢综合征患者的雄激素水平与炎性因子含量，改善患者的子宫内膜厚度。

2. **卵巢早衰[9]**　人工周期配合培坤丸治疗卵巢早衰，治疗后 Kupperman 评分降低、子宫内膜厚度增加、FSH 水平下降，E_2 水平升高，疗效优于单纯人工周期治疗，可以调节卵巢功能，改善生活质量，且有较好的远期疗效。

3. **异常子宫出血[10]**　培坤丸用于血亏型围绝经期异常子宫出血，症见经断前后经乱无期，经血非时暴下不止，或淋漓日久不尽，血色淡，质清稀，腰膝酸软，小腹空坠。培坤丸与去氧孕烯炔雌醇联合治疗围绝经期异常子宫出血疗效优于单用米非司酮。

【不良反应】　尚未见报道。

【使用注意】　抑郁气滞，内有湿者忌服。

【用法与用量】　黄酒或温水送服。丸：小蜜丸一次 9g，大蜜丸一次 1 丸，一日 2 次。胶囊：一次 2 粒，一日 2 次。

参 考 文 献

[1] 曹永孝，李克喜，张东海，等. 培坤胶囊的补气养血和促孕作用[J]. 西安交通大学学报（医学版），2003，24（1）：67-69，87.

[2] 麦秀云，屠丽回，陈志恒，等. 培坤丸对多囊卵巢综合征模型大鼠性激素及炎性细胞因子水平的影响[J]. 中医药导报，2015，21（13）：54-57.

[3] 曹永孝，刘静，李发荣，等. 培坤胶囊的滋阴补肾作用[J]. 中成药，2001，23（2）：142-143.

[4] 曹永孝，贺浪冲，刘静，等. 培坤胶囊对子宫的作用[J]. 西安交通大学学报（医学版），2002，23（5）：493-495.

[5] 陈清梅. 培坤丸联合去氧孕烯炔雌醇片治疗多囊卵巢综合征患者的临床疗效及其对激素的影响[J]. 中国药物经济学，2017，12（1）：64-66.

[6] 柯冬云，黄爱娟. 对 30 例 PCOS 患者培坤丸联合达因治疗对激素、子宫内膜及炎性因子的影响[J]. 北方药学，2016，13（1）：114.

[7] 袁俏奇，都国清，滕沫. 培坤丸联合克罗米芬治疗多囊卵巢综合征所致不孕的临床观察[J]. 中医临床研究，2017，9（10）：96-97.

[8] 李红宜，杨丽容，冯海嫦，等. 培坤丸联合达英-35 促排卵对 PCOS 患者激素、子宫内膜及炎性因子影响的研究[J]. 中医临床研究，2018，10（16）：1-3.

[9] 冯萍，李庆琨. 人工周期配合培坤丸治疗卵巢早衰 33 例临床观察[J]. 新中医，2013，45（5）：82-84.

[10] 马德芬. 去氧孕烯炔雌醇片联合培坤丸治疗围绝经期功能失调性子宫出血 60 例疗效观察[J]. 新中医，2012，44（9）：66-67.

（浙江工业大学　陈素红、蔡夏苗，湖北医药学院　赵万红）

滋肾育胎丸

【药物组成】　菟丝子、砂仁、熟地黄、人参、桑寄生、阿胶（炒）、首乌、艾叶、巴戟天、白术、党参、鹿角霜、枸杞子、续断、杜仲。

【处方来源】　清·张锡纯《医学衷中参西录》寿胎丸加减化裁方。国药准字 Z44020008。

【功能与主治】　补肾健脾，益气培元，养血安胎，强壮身体。用于脾肾两虚，冲任不固所致的滑胎（防治习惯性流产和先兆流产）。

【药效】　主要药效如下[1-3]：

1. 改善卵巢功能　多囊卵巢综合征卵巢表现为卵泡发育停止，是无排卵性不孕的主要原因，故临床上采用促排卵治疗，而该治疗手段的成功与否和卵巢储备功能密切相关。滋肾育胎丸可改善卵巢储备功能低下大鼠的卵巢功能，具体表现为促进大鼠卵巢组织雌激素受体表达，并抑制 FSH 受体、LH 受体过度表达。

卵泡在卵巢内生长发育形成可受精的卵母细胞。卵母细胞质量将影响受孕。滋肾育胎丸对抗精子抗体（As-Ab）阳性的不孕大鼠卵母细胞具有调节作用，可减少卵母细胞凋亡，增加细胞增殖、迁移与侵袭能力，显著上调 TGF-β mRNA 及其蛋白表达水平，改善卵母细胞功能。

抑制素 B 为卵巢局部因子，与卵泡发育及排卵密切相关。滋肾育胎丸可改善肾阳虚型多囊卵巢综合征模型小鼠精神状态、动情周期；可降低抑制素 B 水平，解除其对 FSH 的过度抑制，同时上调干细胞因子表达，促进卵泡细胞发育及排卵。

2. 调节性激素水平　性激素紊乱是多囊卵巢综合征的重要表现。滋肾育胎丸可改善卵巢储备功能低下大鼠的性激素水平，具体表现为升高大鼠血清 E_2 水平，降低 FSH 和 LH 水平。

【临床应用】　主要用于多囊卵巢综合征、先兆流产和卵巢储备功能减退等。

1. 多囊卵巢综合征[4-5]　滋肾育胎丸用于肾虚血虚患者月经延迟，经量少，色淡质稀，渐至经闭，或月经周期紊乱，经量多或淋漓不净，或婚久不孕，排卵异常，腰腿酸软，头晕耳鸣，面色不华，身疲倦怠，舌淡苔薄之多囊卵巢综合征。

　　滋肾育胎丸治疗多囊卵巢综合征之无排卵症，能增加卵泡大小、促进排卵、提高妊娠率、减少流产率，还能减少乳房胀痛、性欲低下、头痛等不良反应的发生。滋肾育胎丸能降低多囊卵巢综合征合并不孕患者的 T、LH 水平和 LH/FSH 值，缓解排卵障碍，提高受孕率。

　　2. 先兆流产[6-8]　　滋肾育胎丸可治疗肾虚型早孕先兆流产，升高患者孕酮水平，改善黄体功能。滋肾育胎丸联合黄体酮注射液可改善先兆流产患者阴道流血、下腹阵痛等症状，升高孕酮水平。滋肾育胎丸联合烯丙雌醇片治疗先兆流产保胎成功率高，可提高患者孕酮水平，降低子宫动脉血流阻力指数、搏动指数，能显著增加产妇子宫胎盘内血液灌注量，有利于为胎儿提供氧气及营养物质，避免流产的发生。

　　3. 卵巢储备功能减退[9-10]　　滋肾育胎丸可改善脾肾虚弱型卵巢储备功能，减退患者相关症状表现及中医证候积分，降低 LH 水平，提高抑制素 B、抗米勒管激素水平。滋肾育胎丸配合耳穴压豆对卵巢储备功能下降具有疗效。

　　【不良反应】　尚未见报道。

　　【使用注意】　①孕妇禁房事。②感冒发热勿服。服药时忌食萝卜、薏苡仁、绿豆芽。③如肝肾阴虚患者，服药后觉口干口苦者，改用蜂蜜水送服。服药时间长短不一，有的服1～2 瓶见效，有的滑胎患者需服药 1～3 个月，以服药后临床症状消除为原则，但滑胎者一般均服至妊娠 3 个月后渐停药。

　　【用法与用量】　淡盐水或蜂蜜水送服。一次 5g（约 2/3 瓶盖），一日 3 次。

参 考 文 献

[1] 樊耀华, 陈思, 李婧, 等. 滋肾育胎丸对 DOR 大鼠内分泌的影响[J]. 中成药, 2017, 39（11）: 2249-2254.

[2] 邢佳, 傅萍, 陈婷婷. 滋肾育胎丸对肾阳虚型多囊卵巢综合征模型小鼠血清抑制素 B 及干细胞因子的影响[J]. 浙江中医杂志, 2017, 52（8）: 576-578.

[3] 张晓丽, 赵晓勇. 滋肾育胎丸对免疫性不孕模型大鼠卵母细胞生物学行为的调节作用[J]. 中国中西医结合杂志, 2017, 37（3）: 351-355.

[4] 洪琳. 应用滋肾育胎丸治疗多囊卵巢综合征无排卵症后妊娠效果评价[J]. 云南中医中药杂志, 2016, 37（6）: 27-28.

[5] 李莹, 王宇, 徐德伟. 滋肾育胎丸对多囊卵巢综合征合并不孕患者的疗效及激素水平的影响分析[J]. 当代医学, 2019, 25（8）: 48-50.

[6] 周征, 王欣, 舒荣梅. 滋肾育胎丸治疗先兆流产 56 例疗效观察[J]. 中医药导报, 2012, 18（1）: 41-43.

[7] 黄桂香. 滋肾育胎丸联合黄体酮注射液治疗先兆流产的临床观察[J]. 中国处方药, 2018, 16（7）: 118-119.

[8] 柳艳芳. 滋肾育胎丸联合烯丙雌醇治疗先兆流产的疗效观察[J]. 现代药物与临床, 2018, 33（6）: 1444-1447.

[9] 史云, 杨胜华, 陶莉莉, 等. 滋肾育胎丸治疗脾肾虚弱型卵巢储备功能减退临床观察[J]. 山东中医药大学学报, 2013, 37（4）: 292-294.

[10] 梁菁, 庞震苗. 滋肾育胎丸配合耳穴压豆治疗卵巢储备功能下降的临床研究[J]. 实用中西医结合临床, 2018, 18（5）: 143-145.

（浙江工业大学　陈素红、郑　祥，江西中医药大学　胡慧明）

益 坤 丸

　　【药物组成】　熟地黄、当归、白芍、阿胶、人参、黄芪（蜜炙）、山药、甘草、益母草膏、血余炭、鸡冠花、延胡索（醋炙）、乳香（醋炙）、没药（醋炙）、小茴香（盐炙）、松香（炙）、鹿角、锁阳、艾叶炭、续断、补骨脂（盐炙）、杜仲炭、菟丝子、白薇、黄柏、茯苓、白术（麸炒）、白芷、陈皮、木香、砂仁、紫苏叶、藁本、川芎、牡丹皮、红花、益母草、赤石脂（煅）、黄芩、青蒿、肉桂。

【处方来源】　元·朱震亨《丹溪心法》八珍汤之加减化裁方。国药准字 Z11021039。

【功能与主治】　补气养血，调经散寒。用于气虚血衰引起的月经不调，行经腹痛，宫寒带下，腰酸体倦。

【药效】　主要药效如下[1]：

1. 改善卵巢功能　益坤丸可降低多囊卵巢综合征机体 E_2、LH 水平及 LH/FSH 值，从而改善卵巢功能，有助于恢复排卵，促进排卵。

2. 改善胰岛素抵抗　益坤丸可降低多囊卵巢综合征患者的体重和身体质量指数（BMI），降低患者空腹血清胰岛素水平、胰岛素抵抗指数。

【临床应用】　主要用于多囊卵巢综合征、绝经综合征和向心性肥胖等。

1. 多囊卵巢综合征[1-3]　益坤丸用于治疗行经腹痛、月经不调、带下之多囊卵巢综合征。益坤丸可降低多囊卵巢综合征患者的睾酮水平，降低 LH/FSH 值，促进排卵和恢复月经周期。益坤丸可降低多囊卵巢综合征患者体重，增加胰岛素敏感性，降低血清胰岛素水平，改善胰岛素抵抗。

2. 绝经综合征　益坤丸具有改善卵巢功能，促进内分泌平衡的作用，可用于治疗绝经综合征气血不足证，改善患者的月经紊乱，缓解头晕、气虚乏力、汗出等症状。

3. 向心性肥胖[4]　益坤丸可使向心性肥胖患者 BMI 下降，腰围及腰臀比下降。

【不良反应】　尚未见报道。

【使用注意】　①孕妇忌服。②服药期间忌食辛辣、油腻食物。

【用法与用量】　口服。一次 1 丸，一日 2 次。

参 考 文 献

[1] 张蔚莉，刘芦屏，郑晶，等. 益坤丸治疗多囊卵巢综合征机理的临床研究[J]. 中医临床研究，2011，3（7）：40-43.

[2] 张蔚莉，衣秀娟. 益坤丸治疗多囊卵巢综合征 60 例[J]. 四川中医，2003，21（7）：64.

[3] 张蔚莉，于广宇. 益坤丸联合二甲双胍治疗多囊卵巢综合征 60 例临床观察[J]. 国际中医中药杂志，2011，33（3）：247-248.

[4] 于广宇，崔馨木. 益坤丸治疗女性中心型肥胖 60 例临床观察[J]. 中国乡村医药，2008，15（8）：59-60.

（天津中医药大学　高秀梅、付姝菲，浙江工业大学　陈素红、郑　祥）

二、化痰祛湿类

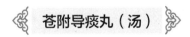

苍附导痰丸（汤）

【药物组成】　苍术、香附、陈皮、南星、枳壳、半夏、川芎、滑石、白茯苓、神曲。

【处方来源】　明·万全《广嗣纪要》。

【功能与主治】　燥湿化痰，健脾调经。用于肥盛女人无子者。多囊、形盛多痰，气虚，至数月而经始行；形肥痰盛经闭；肥人气虚生痰多下白带。

【药效】　主要药效如下[1-5]：

1. 调节下丘脑-垂体-卵巢轴功能　多囊卵巢综合征主要的发病机制是下丘脑-垂体-

卵巢轴功能紊乱，表现为高黄体生成素血症和高雄激素血症。苍附导痰丸能显著降低多囊卵巢综合征模型大鼠血清中 LH、雄激素的水平，且能减少囊性卵泡及闭锁卵泡数量，增多黄体数量，通过调节下丘脑-垂体-卵巢轴功能，促进卵泡发育和排卵。

2. 改善胰岛素抵抗　多囊卵巢综合征常伴有胰岛素抵抗及肥胖。脂联素、瘦素可调节糖脂代谢，抑制胰岛素抵抗，在机体糖脂代谢平衡中发挥着重要的作用。苍附导痰汤能明显升高多囊卵巢综合征模型大鼠血清脂联素水平，降低体重和血清瘦素水平，改善模型大鼠的胰岛素抵抗，并降低血清 LH 和雄激素的水平，升高 E_2 水平，提示其可增加胰岛素敏感性，改善模型大鼠多囊卵巢综合征和生殖功能。另有研究表明，苍附导痰汤可通过调节多囊卵巢综合征大鼠血清瘦素、脂联素、TNF-α 水平，改善多囊卵巢综合征大鼠生殖功能。

【临床应用】　主要用于多囊卵巢综合征、闭经等。

1. 多囊卵巢综合征[6-9]　苍附导痰丸用于治疗肥人气虚生痰、带下之多囊卵巢综合征，可改善排卵功能紊乱、月经周期不规律、雄激素产生过剩等症状。苍附导痰丸联合五子丸可改善多囊卵巢综合征患者月经及排卵功能异常，改善多囊现象，且不良反应较少。苍附导痰丸联合腹腔镜下卵巢打孔术可降低多囊卵巢综合征患者 LH 和总睾酮水平，恢复月经周期，解除卵泡生成障碍，促进排卵。

2. 闭经[10-12]　苍附导痰丸能显著提高继发性闭经治愈率，改善卵巢功能及性激素水平异常。

【不良反应】　尚未见报道。

【使用注意】　在医生指导下使用。

【用法与用量】　淡姜汤送下。数月行经宜服苍附六君汤，兼服本方；肥人白带，多痰，宜服柴术六君汤，兼服本方。

参 考 文 献

[1] 骆世存，许志芃，彭小鹏. 苍附导痰丸加减对多囊卵巢综合征大鼠卵巢形态及性激素水平的影响[J]. 中医药信息，2014，31（3）：118-120.

[2] 王岩，陈莹，王昕. 苍附导痰汤对痰湿型不孕症患者瘦素的影响[J]. 中华中医药学刊，2011，29（9）：2144-2146.

[3] 王岩，陈莹，王昕. 苍附导痰汤对肥胖型多囊卵巢综合征患者脂联素、瘦素及胰岛素抵抗的影响[J]. 中华中医药学刊，2011，29（11）：2556-2558.

[4] 潘爱珍，陈克芳，侯祥平，等. 苍附导痰汤对肥胖型多囊卵巢综合征大鼠的瘦素、脂联素水平及胰岛素敏感指数的影响[J]. 中医临床研究，2015，7（1）：4-6.

[5] 王岩，陈莹，王昕. 苍附导痰汤对多囊卵巢综合征大鼠瘦素、脂联素、肿瘤坏死因子-α 影响[J]. 中华中医药学刊，2012，30（2）：418-420.

[6] 朱莉莉，胡文金. 苍附导痰丸合五子丸治疗多囊卵巢综合征疗效观察[J]. 湖北中医杂志，2014，36（4）：39-40.

[7] 张炜. 苍附导痰丸加减治疗多囊卵巢综合征 42 例临床观察[J]. 中医药导报，2013，19（11）：101-102.

[8] 刘玉玲，梁瑞宁. 苍附导痰丸合腹腔镜下卵巢打孔术治疗多囊卵巢综合征 35 例[J]. 江西中医药，2014，1（1）：35-36.

[9] 盛建丹，何建英，倪春霞. 苍附导痰丸加减辅助治疗多囊卵巢综合征性不孕效果[J]. 中国乡村医药，2016，23（9）：38-39.

[10] 陈林基，马生奇. 苍附导痰丸加减治疗闭经 2 例[J]. 实用中医药杂志，2015，1（9）：865.

[11] 姚力. 苍附导痰丸加减治疗继发性闭经 31 例临床观察[J]. 甘肃医药，2015，34（10）：767-768.

[12] 张美茹. 苍附导痰丸合并生化汤治疗抗精神病药引起的闭经[J]. 天津中医药，2001，18（1）：47-48.

（杭州市中医院　姜　萍，浙江工业大学　陈素红、郑　祥，浙江中医药大学　吕圭源）

金芪降糖片（胶囊、颗粒）

【药物组成】　黄连、黄芪、金银花。

【处方来源】　研制方。《中国药典》（2015 年版）。

【功能与主治】　清热益气。用于消渴病气虚内热证，症见口渴喜饮，易饥多食，气短乏力，以及轻、中型 2 型糖尿病见上述证候者。

【药效】　主要药效如下[1-5]：

1. 改善胰岛素抵抗　胰岛素抵抗为多囊卵巢综合征常见症状之一，卵巢含有胰岛素代谢作用的信号通路和代谢酶，参与卵巢能量代谢过程。金芪降糖片可改善体外葡萄糖诱导大鼠胰岛细胞分泌胰岛素，并减轻链脲佐菌素的损伤，降低高糖诱导胰岛细胞的凋亡百分率，体现较好的胰岛细胞保护作用。金芪降糖片还可改善氢化可的松诱导的胰岛素抵抗，降低胰岛素抵抗模型大鼠胰岛素敏感指数。

2. 调节雄激素水平　金芪降糖片可降低多囊卵巢综合征患者的体质量、睾酮水平，可能与调节性腺轴、促进卵巢功能恢复、促进排卵有关。

3. 调节糖脂代谢　多囊卵巢综合征部分患者伴有肥胖、胰岛素抵抗等症状，并存在糖脂代谢异常。金芪降糖片能明显降低四氧嘧啶致高血糖模型小鼠、大鼠及自发性肥胖性糖尿病模型小鼠血糖水平，改善糖耐量，同时可降低正常小鼠血糖；其降血糖作用维持时间较长，并且与药物剂量呈正相关。金芪降糖片可降低花生油诱导高脂血症模型小鼠、高糖高脂饲料诱导高脂血症模型大鼠血清三酰甘油水平；还可降低胰岛素抵抗大鼠血脂及血清瘦素水平，发挥降脂作用。

4. 调节免疫　金芪降糖片可显著提高氢化可的松免疫抑制小鼠脾细胞分泌 IL-2 的能力、T 淋巴细胞增殖转化能力，并改善胸腺、脾等免疫器官的萎缩。

【临床应用】　主要用于多囊卵巢综合征、糖尿病等。

1. 多囊卵巢综合征[6]　金芪降糖片可治疗多囊卵巢综合征肥胖患者，可调节糖代谢、性激素水平。多囊卵巢综合征肥胖患者给予金芪降糖片治疗 3 个月后，体质量、血糖水平、睾酮水平显著下降。金芪降糖片可总体改善多囊卵巢综合征患者肥胖、雄激素过高等症状，通过调节性腺轴，促进卵巢功能恢复，有利于排卵。

2. 糖尿病[7-9]　金芪降糖片主要用于治疗 2 型糖尿病，多与其他药物联合发挥降糖作用。金芪降糖片联合沙格列汀可显著降低患者血糖含量，提高疗效；联合二甲双胍可显著降低 2 型糖尿病患者空腹血糖、餐后血糖、糖化血红蛋白水平等，且未有明显不良反应，临床疗效佳。

【不良反应】　偶见呕吐、腹泻、胃痛。

【使用注意】　①有严重冠心病或心肌供血不足病史者使用时应密切观察。②服药期间忌食肥甘、辛辣之品，控制饮食，注意合理的饮食结构，忌烟酒。③用药期间注意监测血糖。

【用法与用量】　片：饭前半小时口服，一次 2～3 片，一日 3 次，疗程 3 个月或遵医嘱。胶囊：饭前半小时口服，一次 6～8 粒，一日 3 次，疗程 2 个月或遵医嘱。颗粒：饭前半小时口服，一次 1 袋，一日 3 次，疗程 2 个月或遵医嘱。

参 考 文 献

[1] 吴效科，侯丽辉. 多囊卵巢局部胰岛素抵抗[J]. 实用妇产科杂志，2005，21（9）：519-522.

[2] 申竹芳，谢明智，刘海帆. 金芪降糖片对实验动物糖代谢的影响[J]. 中药新药与临床药理，1996，7（2）：24-26.

[3] 申竹芳，谢明智，刘海帆. 金芪降糖片对实验动物血脂、胰岛素抗性及免疫功能的影响[J]. 中药新药与临床药理，1997，8（1）：23-25.

[4] 孙楠，葛家璞，冯凭. 金芪降糖片对胰岛素抵抗大鼠血清脂肪细胞因子的影响[J]. 新疆医学，2010，40（6）：4-8.

[5] 潘亮，朱江，谢文利，等. 新工艺金芪降糖片对小鼠胰岛素抵抗和脾细胞功能的影响[J]. 中草药，2009，40（12）：1947-1949.

[6] 侯丽辉，杨新鸣，RISTO E，等. 金芪降糖片治疗多囊卵巢综合征的临床研究[J]. 中西医结合学报，2006，4（6）：579-584.

[7] 薛小芳. 沙格列汀结合金芪降糖片对糖尿病病人临床疗效及核因子 kB 表达的影响研究[J]. 首都食品与医药，2019，26（3）：60.

[8] 张映. 2 型糖尿病临床降糖药物的应用研究[J]. 中外医学研究，2018，16（32）：38-40.

[9] 张翠月. 二甲双胍联合金芪降糖片对 2 型糖尿病的临床治疗效果研究[J]. 内蒙古中医药，2017，36（11）：41-42.

（浙江工业大学　陈素红、李　波，浙江中医药大学　吕圭源、苏　洁）

三、温补肾阳类

右归丸（胶囊）

【药物组成】　熟地黄、肉桂、酒萸肉、鹿角胶、当归、炮附片、山药、菟丝子、枸杞子、盐杜仲。

【处方来源】　明·张景岳《景岳全书》。中国药典（2015 年版）。

【功能与主治】　温补肾阳，填精止遗。用于肾阳不足，命门火衰，腰膝酸冷，精神不振，怯寒畏冷，阳痿遗精，大便溏薄，尿频而清。

【药效】　主要药效如下[1-14]：

1. 调节下丘脑-垂体-卵巢轴功能　多囊卵巢综合征的发生与下丘脑-垂体-卵巢轴功能失调密切相关。右归丸通过调节下丘脑-垂体-卵巢轴功能而降低雄激素致排卵障碍性不孕症大鼠血清的睾酮水平，升高血清 E_2 和 LH 的水平，改善病理性囊性卵泡病变，提高黄体数目，促进卵泡发育成熟及排出，改善多囊卵巢综合征。右归丸还能促进小鼠卵巢颗粒细胞孕酮和雌激素的分泌；升高肾阳虚模型大鼠 LH、FSH 和睾酮水平，增加垂体质量，减少腺垂体细胞凋亡。

2. 改善卵巢功能　卵巢局部病理变化及其分泌激素水平紊乱可导致卵巢功能异常。对于透明带抗原自身免疫性卵巢早衰模型小鼠，右归丸可改善模型小鼠的卵巢病变，表现为卵巢体积增大、生长卵泡及成熟卵泡数明显增加、黄体数明显增加等，并可降低血清表皮生长因子（EGF）、FSH 水平，升高 LH 水平，提示右归丸可促进小鼠卵泡生长、发育，改善卵巢功能。右归丸还可改善化疗致卵巢早衰大鼠的卵巢功能和离体卵巢功能。

3. 改善子宫功能　右归丸对小鼠子宫质量具有双向调节作用，小剂量增加子宫质量，大剂量减少子宫质量。右归丸还可改善雄激素致排卵障碍性不孕症大鼠的子宫功能，增多子宫腺体。

4. 促进造血功能　右归丸能升高骨髓抑制模型小鼠的血红细胞数、血红蛋白、骨髓有核细胞数、血小板和白细胞数，提高各系造血祖细胞集落数，促进骨髓 G_0/G_1 期细胞向 S 期细胞及 S 期细胞向 G_2/M 期细胞的转化，提高 G_2/M 期细胞比例，升高增殖指数，降低骨髓细胞凋亡比例。表明右归丸通过促进 G_0 期造血干细胞进入细胞周期，促进其增殖；加速骨髓细胞修复受损 DNA，抑制造血细胞凋亡；调节造血细胞增殖与凋亡之间的平衡等机制，促进损伤骨髓造血功能恢复。

5. 其他　右归丸能影响中枢神经细胞细胞因子表达，拮抗不可逆的神经功能障碍的积累，调整下丘脑氨基酸类神经递质受体表达，从而对中枢神经系统起调节作用。右归丸还具有保护肝肾功能、影响骨代谢、调节免疫、抗肿瘤、抗炎、抗衰老、调节血糖等作用。

【临床应用】　主要用于多囊卵巢综合征、卵巢早衰、异常子宫出血和不孕症等。

1. 多囊卵巢综合征[15-18]　右归丸适用于肾阳亏虚之多囊卵巢综合征，可促进卵泡发育及排出。右归丸可降低多囊卵巢综合征患者的 T、LH 水平，改善卵巢多囊状态，恢复患者的排卵功能，改善月经周期。右归丸联合小檗碱还能显著改善多囊卵巢综合征患者的血脂异常及慢性炎症状态，从而改善胰岛抵抗。

2. 卵巢早衰[19]　右归丸可用于治疗肾阳不足引起的卵巢早衰。卵巢早衰是指性器官发育正常的女性在 40 岁以前出现闭经，卵巢体积缩小并最终萎缩的卵巢功能衰退现象。卵巢早衰患者多伴 FSH 和 LH 水平升高，雌激素水平降低，卵泡数量减少。右归丸联合西药激素替代（HRT）疗法对改善卵巢早衰患者血清性激素水平和主要临床症状均有显著作用。

3. 异常子宫出血[20-21]　右归丸用于肾阳不足、命门火衰导致的异常子宫出血，症见经乱无期，经量多或淋漓不止，伴腰膝酸软，头晕耳鸣。雌激素、孕激素联合右归丸治疗异常子宫出血疗效好，联合用药能缩短止血时间。右归丸联合雌、孕激素序贯疗法治疗肾阳虚型围绝经期异常子宫出血有较好止血效果，并改善贫血状态，在调整月经周期、改善肾阳虚证候方面疗效显著，同时不增加子宫内膜病变的风险，复发率较低。

4. 不孕症[22-23]　右归丸可用于肾阳虚型不孕症，症见经行量少色淡、头昏耳鸣、带下清稀、性欲淡漠等。右归丸加味可治疗肾阳亏虚型多囊卵巢综合征不孕症，还可联合"毓麟珠"治疗肾阳虚型不孕症，治疗效果较好。

【不良反应】　尚未见报道。

【使用注意】　①阴虚火旺者忌用。②忌生冷、油腻食物。

【用法与用量】　口服。丸：小蜜丸一次 9g，大蜜丸一次 1 丸，一日 3 次。胶囊：一次 4 粒。一日 3 次。

参 考 文 献

[1] 郑霞，陆华. 右归丸对阳虚雌鼠 ATP 及 NO 代谢的影响[J]. 中华中医药杂志，2015，30（2）：515-518.

[2] 陈杰，李晶，封玉玲，等. 右归丸补肾填精的药理作用[J]. 中国实验方剂学杂志，2015，21（3）：134-137.

[3] 徐晓娟，金沈锐，秦旭华. 右归丸水提液对小鼠卵巢颗粒细胞雌激素、孕酮分泌的影响及机制[J]. 四川中医，2006，24（5）：22-23.

[4] 方云芸，宋帮丽，黄金珠，等. 右归丸对雄激素致排卵障碍性不孕症大鼠的影响研究[J]. 成都中医药大学学报，2010，33（2）：64-67，70.

[5] 李凤霞, 张玉国, 李岩. 右归丸药理学现代研究进展[J]. 中医药学报 2017, 45（3）: 108-112.

[6] JI Y Z, GENG L, ZHOU H B, et al. Chinese herbal medicine Yougui Pill reduces exogenous glucocorticoid-induced apoptosis in anterior pituitary cells[J]. Neural Regen Res, 2016, 11（12）: 1962-1968.

[7] 方云芸, 黄金珠, 马洁, 等. 右归丸对雄激素致排卵障碍型不孕大鼠血清 E_2、T 和 IGF-1 的水平影响研究[J]. 世界中医药, 2010, 5（6）: 427-429.

[8] 李启佳, 陆华, 邓延莉. 右归丸鼠血清恢复冻融小鼠卵巢的功能[J]. 中成药, 2015, 37（1）: 21-27.

[9] 曹金玲, 丁青. 右归丸干预自身免疫性卵巢早衰小鼠 EGF 的实验研究[J]. 中医临床研究, 2014, 6（31）: 3-6.

[10] 肖艺, 黄益桃, 张国民, 等. 右归丸对卵巢早衰大鼠卵泡刺激素、雌激素的影响[J]. 中国药物经济学, 2014, 9（21）: 11-12.

[11] 苏燕. 左、右归丸对化疗致 POF 模型大鼠卵巢 VEGF 表达的影响[D]. 咸阳: 陕西中医学院, 2014.

[12] 肖艺. 右归丸对卵巢早衰大鼠抑制素–激活素–卵泡抑素系统的影响[D]. 长沙: 湖南中医药大学, 2010.

[13] 赵洪武, 周琦, 陈树和, 等. 左、右归丸注射液对小白鼠子宫增重作用的实验研究[J]. 华西药学杂志, 1993, 8（3）: 147-148.

[14] 郑轶峰, 张力华, 秦剑, 等. 右归丸对骨髓抑制小鼠造血功能的影响[J]. 浙江中西医结合杂志, 2009, 19（4）: 212-215.

[15] 欧阳小宁, 邢玲玲. 中西医结合治疗多囊卵巢综合征及月经失调 36 例[J]. 河南中医, 2015, 35（8）: 1958-1960.

[16] 杨传英. 中西医结合治疗多囊卵巢综合征 42 例临床观察[J]. 新中医, 2013, 45（7）: 77-79.

[17] 杨雁鸿, 李作兴, 郭敏, 等. 中药 "四期四型法" 治疗多囊卵巢综合征对内分泌值影响的效果分析[J]. 中医临床研究, 2014, 6（15）: 105-107.

[18] 刘成丽, 王丽丽, 曲凤占, 等. 右归丸联合小檗碱对多囊卵巢综合征胰岛素抵抗的研究[J]. 现代生物医学进展, 2015, 15（20）: 3943-3945.

[19] 丁青, 张青, 尹艳华, 等. 右归丸联合激素替代治疗卵巢早衰肾虚证临床研究[J]. 中华中医药杂志, 2014, 29（12）: 4056-4058.

[20] 鲍艳华. 雌孕激素联合右归丸治疗青春期功能失调子宫出血的临床疗效分析[J]. 中国医药指南, 2015, 13（35）: 174-175.

[21] 李升华. 右归丸联合雌-孕激素治疗肾阳虚型围绝经期功能失调性子宫出血的临床研究[D]. 哈尔滨: 黑龙江中医药大学, 2014.

[22] 汤华涛, 毕秀敏. 右归丸加味治疗肾阳亏虚型多囊卵巢综合征不孕 32 例[J]. 中国民间疗法, 2013, 21（3）: 37.

[23] 胡雯. "毓麟珠" 治疗不孕症 24 例临床观察[J]. 江苏中医, 1990, 12: 13-15.

（西安交通大学　曹永孝、肖　雪，浙江工业大学　陈素红、郑　祥，嘉兴学院　黄越燕）

金匮肾气丸（片）

【药物组成】 地黄、山药、山茱萸（酒炙）、茯苓、牡丹皮、泽泻、桂枝、附子（制）、牛膝（去头）、车前子（盐炙）。

【处方来源】 东汉·张仲景《金匮要略》。国药准字 Z11020147。

【功能与主治】 温补肾阳，化气行水。用于肾虚水肿，腰膝酸软，小便不利，畏寒肢冷。

【药效】 主要药效如下[1-5]：

1. 调节下丘脑–垂体–肾上腺功能　多囊卵巢综合征与下丘脑–垂体–肾上腺轴功能紊乱相关，肾上腺功能亢进将加剧雄激素过多，从而抑制卵泡发育成熟，形成多囊卵巢。金匮肾气丸可有效抑制肌内注射氢化可的松致肾阳虚雌性大鼠肾上腺、子宫、卵巢等萎缩，增加卵泡总数，减少病理性卵泡数；对强迫游泳致肾阳虚模型小鼠体征如自主活动减少、倦怠蜷缩、耐寒能力下降等有一定的改善作用，并对促肾上腺皮质激素、促肾上腺皮质激素释放激素、皮质酮水平异常有明显改善作用，从而缓解肾上腺功能亢进，调节激素水平，改善卵巢功能。

2. 调节免疫　金匮肾气丸能明显提高衰老型大鼠胸腺指数及 T、B 淋巴细胞增殖能力，并明显升高 IFN-γ 含量。金匮肾气丸可降低自身免疫性脑脊髓炎模型小鼠的神经功能评分，缩短病程，调节 $CD4^+/CD8^+$ 值及 NK 细胞水平。

【临床应用】　主要用于多囊卵巢综合征[6-8]。

金匮肾气丸用于治疗肾气亏虚型多囊卵巢综合征。金匮肾气丸可改善多囊卵巢综合征患者机体内分泌代谢功能，具体体现为降低患者血清 LH 水平，升高 FSH 水平，明显降低血清睾酮水平，改善高雄激素血症。同时金匮肾气丸可降低多毛评分，缩小卵巢体积，改善月经使排卵功能恢复正常，发挥治疗效果。另外，金匮肾气丸联合炔雌醇环丙孕酮片及二甲双胍可调节患者内分泌功能，改善高雄激素血症，降低胰岛素抵抗的效果优于炔雌醇环丙孕酮片及二甲双胍单用。

【不良反应】　尚未见报道。

【使用注意】　①忌房欲、气恼；忌食生冷食物。②孕妇忌服。

【用法与用量】　口服。丸：一次 20～25 粒（4～5g），一日 2 次。片：一次 4 片，一日 2 次。

参 考 文 献

[1] 付正丰，龚明，苗家伟，等. 金匮肾气丸温补肾阳药理作用的实验研究[J]. 中成药，2015，37（5）：1111-1114.

[2] 王雨桐，王蕾. 金匮肾气丸的临床和药理实验研究进展[J]. 中医药导报，2015，21（5）：53-55.

[3] 李赛，李东. 金匮肾气丸临床应用辨析[J]. 中华中医药杂志，2015，30（3）：928-930.

[4] 张诏，吕翠霞，陶汉华. 金匮肾气丸与右归丸对肾虚大鼠肾功能及激素的影响[J]. 时珍国医国药，2010，21（8）：1863-1864.

[5] 杨裕华，李震，孙静. 金匮肾气丸、右归丸对肾阳虚小鼠模型以药反证的脑基因芯片研究[J]. 中国中药杂志，2009，34（9）：1124-1128.

[6] 刘彩凤，范晓萍，王慧颖，等. 李坤寅教授运用金匮肾气丸加味治疗多囊卵巢综合征合并不孕症经验介绍[J]. 新中医，2016，48（2）：182-185.

[7] 钟淑萍，李雁. 中西药合用治疗多囊卵巢综合征临床观察[J]. 实用中医药杂志，2018，34（9）：1077-1078.

[8] 钟旭，曹睿，蒋洪梅，等. 金匮肾气丸对多囊卵巢综合征患者内分泌代谢的影响[J]. 世界中医药，2018，13（10）：2492-2495.

（浙江工业大学　陈素红、郑　祥，浙江中医药大学　吕圭源）

四、疏肝解郁类

丹栀逍遥丸（片、胶囊）

【药物组成】　牡丹皮、栀子、柴胡、白芍、当归、白术、茯苓、薄荷、甘草。

【处方来源】　明·薛己《内科摘要》。国药准字 Z53020866。

【功能与主治】　疏肝解郁，清热调经。用于肝郁化火，胸胁胀痛，烦闷急躁，颊赤口干，食欲不振或有潮热，以及妇女月经先期，经行不畅，乳房与少腹胀痛。

【药效】　主要药效如下[1-5]：

1. 调节雌、雄激素水平　丹栀逍遥丸可增加多囊卵巢综合征模型大鼠优势卵泡的数量，降低雄激素水平，改善卵巢局部高雄激素水平，促进排卵。丹栀逍遥片可显著改善多囊卵巢综合征大鼠卵泡囊性扩张性变化及卵泡细胞排列，并显著降低血脂水平、空腹胰岛素水平，进而改善胰岛素抵抗，减轻体重，抑制肥胖，减轻卵巢质量。

丹栀逍遥胶囊能调整中枢神经系统与自主神经功能紊乱，可降低 FSH、LH 水平，提高 E_2 水平，对雌激素异常引起的神经内分泌和代谢变化、月经紊乱等有调节作用。

2. 改善卵巢功能　过高的催乳素可以抑制 GnRH 及 FSH、LH 的分泌和释放，同时又减弱了垂体对 GnRH 的敏感性，也抑制人卵泡细胞诱导的芳香化酶活性物质产生，抑制FSH 诱导卵泡细胞合成雌激素，从而影响卵泡发育、排卵及黄体功能，导致月经异常及不孕症。丹栀逍遥散可降低高催乳素血症模型大鼠的催乳素水平。

高催乳素血症不仅对下丘脑 GnRH 及垂体促性腺激素的脉冲式分泌有抑制作用，还可直接抑制卵泡发育，造成卵泡发育不良。丹栀逍遥散能降低高催乳素血症模型动物卵巢卵泡细胞的凋亡指数，促进模型动物卵巢卵泡细胞由 G_0/G_1 期向 S 期转化，推动细胞周期的进程，增加 S 期细胞比例，从而推进卵泡细胞的增殖及其 DNA 的合成，改善卵巢功能。

3. 抗抑郁、焦虑　情志与抑郁焦虑密切相关。诸多急性或慢性应激刺激都会促使海马组织中神经营养因子表达减少。丹栀逍遥散能影响下丘脑 GnRH、血浆皮质酮水平，参与对慢性心理应激反应的调控；还可以抑制慢性应激大鼠海马神经元细胞中糖皮质激素受体的表达，促进受损海马结构修复。丹栀逍遥散能在一定程度上干预和防止大鼠脑内 Papez 环路区域内的细胞凋亡，提高神经营养因子和血管内皮生长因子蛋白表达，从而缓解抑郁等症状。

4. 其他　丹栀逍遥散能明显减轻大肠埃希菌引起子宫内膜损伤所致大鼠子宫炎症，降低其肿胀度与肿胀率；降低大肠埃希菌感染所致盆腔炎性疾病后遗症模型大鼠白细胞含量，改善宫腔狭窄、闭锁或扩张等病理变化，抑制炎细胞浸润和上皮细胞坏死脱落；并能降低大肠埃希菌感染所致盆腔炎性疾病后遗症模型大鼠的全血黏度、血浆黏度、变形指数、刚性指数、还原黏度，从而改善血液流变学。

【临床应用】　主要用于多囊卵巢综合征、绝经期综合征、抑郁症、异常子宫出血、子宫内膜异位症、高催乳素血症、盆腔炎性疾病后遗症、痛经等。

1. 多囊卵巢综合征[6-7]　丹栀逍遥丸用于治疗肝郁化火，胸胁胀痛，烦闷急躁，以及妇女经行不畅，乳房与少腹胀痛之多囊卵巢综合征。丹栀逍遥丸不仅能有效调节生殖激素及胰岛素水平，而且能改善经前乳房胀痛、月经色量异常、烦躁易怒等肝郁化火症状及相应舌脉表现，提高患者的排卵率和妊娠率。丹栀逍遥丸还可辅助治疗肝郁火旺型多囊卵巢综合征，促排卵。

2. 绝经期综合征[8]　丹栀逍遥散治疗绝经期综合征可明显改善患者潮热出汗、烦躁易怒、失眠多梦、胸闷心悸等症状。

3. 抑郁症[9]　绝经期女性抑郁症发病率较高，丹栀逍遥丸治疗抑郁症疗效与马普替林相当，对具有抑郁表现的围绝经期女性患者的症状有改善。丹栀逍遥丸联合盐酸帕罗西汀，对抑郁症伴焦虑患者具有良好的治疗效果。

4. 异常子宫出血[10]　丹栀逍遥丸可用于治疗气郁化火型青春期功能失调性子宫出血。丹栀逍遥丸联合去氧孕烯炔雌醇能够有效改善患者的临床症状，调节患者月经周期，提高止血效果，缩短患者治疗时间。

5. 子宫内膜异位症[11]　丹栀逍遥丸联合加味桃红四物汤治疗子宫内膜异位症，可缩小盆腔肿块，显著提升血清孕酮水平，降低 E_2、FSH 水平。

6. 高催乳素血症[12]　丹栀逍遥散治疗特发性高催乳素血症可降低患者血中催乳素，还可降低过高的 LH，有效改善患者月经紊乱、闭经、不孕及溢乳等症状，既可达到溴隐亭的临床疗效，又减少大剂量溴隐亭所带来的不良反应及患者的经济负担。

7. 盆腔炎性疾病后遗症[13]　丹栀逍遥散联合丹红注射液治疗盆腔炎性疾病后遗症患者，提高患者血清 IL-2、IL-10 等抗炎因子的水平，调节机体免疫功能，增加机体抗感染能力。

8. 痛经[14]　丹栀逍遥散可用于肝郁血热型痛经的治疗，可迅速缓解疼痛，且应于经前 1 周尤以经前 2～3 天开始服药，至来经痛除。

【不良反应】　尚未见报道。

【使用注意】　①少吃生冷及油腻难消化的食品。②服药期间要保持情绪乐观，切忌生气恼怒。③孕妇慎用。

【用法与用量】　口服。丸：一次 6～9g，一日 2 次。片：一次 6～8 片，一日 2 次。胶囊：一次 3～4 粒，一日 2 次。

参 考 文 献

[1] 董宁，唐启盛，赵瑞珍，等. 丹栀逍遥散对广泛性焦虑大鼠 Papez 环路内细胞凋亡的影响[J]. 北京中医药大学学报，2015，38（2）：100-103.

[2] 王文慧，岳利峰，杜茂生，等. 加味逍遥丸调节围绝经期情绪障碍的疗效对比评价[J]. 中华中医药杂志，2014，29（3）：836-839.

[3] 吴春凤，赵小丽. 中药对多囊卵巢综合征大鼠雄激素合成酶表达的影响[J]. 世界中西医结合杂志，2013，8（10）：1003-1006.

[4] 白金川，刘巨源. 丹栀逍遥丸对慢性应激抑郁大鼠的影响[J]. 亚太传统医药，2016，12（14）：24-26.

[5] 刘颖，邢福祺，张丽华，等. 丹栀逍遥散调控多囊卵巢综合征大鼠胰岛素抵抗的作用机制[J]. 实用医学杂志，2012，28（17）：2842-2844.

[6] 刘芸，毛丽华. 丹栀逍遥丸对肝郁化火型多囊卵巢综合征促排卵疗效的影响[J]. 中国中西医结合杂志，2013，33（9）：1191-1195.

[7] 陈体辉. 丹栀逍遥丸辅治肝郁化火型多囊卵巢综合征患者促排卵疗效观察[J]. 临床合理用药，2015，8（1）：79-80.

[8] 黄连春. 丹栀逍遥散治疗更年期综合征 36 例[J]. 陕西中医，2011，32（2）：179-180.

[9] 罗和春，钱瑞琴，赵学英，等. 丹栀逍遥散治疗抑郁症的临床疗效观察[J]. 中国中西医结合杂志，2006，26（3）：212-214.

[10] 刘晓红. 丹栀逍遥丸治疗青春期功能失调性子宫出血临床研究[J]. 河南中医，2015，35（5）：1115-1117.

[11] 张惠. 中医药治疗子宫内膜异位症 54 例疗效观察[J]. 中国民族民间医药，2017，26（24）：106-107.

[12] 刘为桥，黄国伟. 丹栀逍遥散治疗特发性高泌乳素血症临床观察[J]. 天津中医药，2013，30（6）：328-330.

[13] 方华英. 丹栀逍遥散联合丹红注射液治疗慢性盆腔炎的临床疗效观察[J]. 中国妇幼保健，2013，28（34）：5611-5613.

[14] 王玲秀，应亚美，梁建勋. 丹栀逍遥散治疗肝郁血热型痛经 40 例临床观察[J]. 中国民族民间医药，2013，22（15）：82.

（天津中医药大学　高秀梅、付姝菲，浙江工业大学　陈素红、李　波，安徽中医药大学　龙子江，

西安交通大学　曹蕾，温州医科大学附属第二医院　郑　虹）

第五章

经前期综合征中成药名方

第一节 概 述

一、概 念[1-5]

经前期综合征（premenstrual syndrome）是指反复在黄体期出现周期性以情感、行为和躯体障碍为特征的综合征。月经来潮后，症状自然消失。

经前期综合征属中医学"月经前后诸证"范畴。

二、病因及发病机制

（一）病因

经前期综合征的病因尚无定论，可能与精神因素、社会因素、卵巢激素失调和脑神经递质系统异常有关。

（二）发病机制

经前期综合征的发病机制主要涉及中枢内神经递质、孕酮的周期性变化及某些激素失调的变化。体内性激素的异常变化通过中枢神经递质反应性变化而使患者出现经前烦躁、易怒等症状。机体 β-内啡肽浓度的下降，下丘脑-垂体-卵巢轴的功能受影响，亦可以导致激动、烦躁、易怒等情绪症状。

三、临床表现

本病多见于 25～45 岁妇女，症状出现于月经前 1～2 周，月经来潮后迅速减轻直至消失。主要症状归纳如下：①躯体症状，头痛、背痛、乳房胀痛、腹部胀满、便秘、肢体水肿、体重增加、运动协调功能减退；②精神症状，易怒、焦虑、抑郁、情绪不稳定、疲乏，以及饮食、睡眠、性欲改变，而易怒是其主要症状；③行为改变，注意力不集中、工作效率低、记忆力减退、神经质、易激动等。周期性反复出现为其临床特点。

四、诊 断

根据经前期出现周期性典型症状，一般诊断时需考虑下述 3 个因素：一是经前期综合征的症状；二是黄体晚期持续反复发生；三是对日常工作、学习产生负面影响。必要时可同时记录基础体温，以了解症状出现与卵巢功能的关系。

参照美国妇产科学会的推荐标准，推荐使用下述两个机构提供的诊断标准：

1. 美国精神卫生协会标准 下一月经期的前 6 天与月经周期的 5～10 天相比较，经前期综合征症状严重程度增加 30%，这些表现通过月经前期症状日记（PMSD）测定并已连续出现 2 个周期。

2. 加利福尼亚大学圣地亚哥分校标准 在月经来潮前 5 天，下述情感或身体上的症状至少出现 1 项，且连续出现 3 个周期。情感症状：意志消沉，突然愤怒、烦躁，精神焦虑，思维混乱，厌恶社交活动。身体症状：乳房触痛，腹痛，头痛，手脚肿胀。在月经周期第4～13 天，上述症状减退或好转。

五、治 疗

（一）常用化学药物及现代技术

1. 抗焦虑药 阿普唑仑，经前用药，适用于有明显焦虑症状者。

2. 抗忧郁症药 氟西汀，黄体期用药，能选择性抑制中枢神经系统 5-HT 的再摄取，明显缓解精神症状及行为改变，但对躯体症状疗效不佳，适用于有明显忧郁症状者。

3. 醛固酮受体的竞争性抑制剂 螺内酯，可拮抗醛固酮而利尿，减轻水潴留，对改善精神症状亦有效。

4. 维生素 B_6 可调节自主神经系统与下丘脑-垂体-卵巢轴的关系，还可抑制催乳素的合成，改善症状。

5. 口服避孕药 抑制排卵，缓解症状，并可减轻水钠潴留症状，是抑制循环和内源性激素波动的方法；也可用 GnRH 激动剂抑制排卵。

除药物治疗外，还可帮助患者调整心理状态，给予心理安慰与疏导，有助于减轻症状；同时患者应调整生活状态，适当锻炼身体，可协助缓解神经紧张和焦虑。

（二）中成药治疗

中医药治疗经前期综合征不同于化学药物单靶点的单一调节治疗，中医药可作用于多靶点、多环节。不仅能够改善临床症状，缓解精神紧张等，还可协助调整患者的生活、工作状态。中医药治疗对病因不明确且多症状并发的经前期综合征有较好疗效。

第二节　中成药名方的辨证分类与药效

经前期综合征患者的病理基础多与精神因素异常相关。中药治疗经前期综合征的基本药效是改善精神症状，但是不同中药尚有其他不同药效，除改善精神症状外，还可以调节微循环，改善血液流变性，降低血液黏度，抑制血栓形成，发挥镇痛、镇静作用，改善躯体症状，调节内分泌水平等，有效缓解经前期症状。中药治疗经前期综合征是辨证用药，发挥治疗经前期综合征的不同药效特点。中成药名方常见辨证分类及其主要药效如下[6-9]：

一、疏肝理气类

经前期综合征肝郁气滞者，症见经前情绪不定，心烦易怒，烦躁失眠，头晕目眩，口苦咽干，不思饮食，乳房胀痛，小腹胀满，经前腹泻，舌淡或红，苔薄白，脉弦。

经前期综合征肝郁气滞证的病理变化如下：精神因素导致大脑皮质功能紊乱，醛固酮分泌增加，从而导致水钠潴留；雌、孕激素不平衡，雌激素水平过高；β-内啡肽的水平下降及下降速度异常同样也会引起情志、情绪及行为的改变。

疏肝理气类中成药通过多靶点作用改善上述不良症状，并可调节儿茶酚胺及性激素水平的紊乱。

常见中成药：经前平颗粒、归芍调经片（胶囊）、柴胡舒肝丸、经前安片、妇科得生丸、香附丸、加味逍遥丸（颗粒、胶囊、片、口服液）（见第十六章）、越鞠丸（见第六章）等。

二、活血化瘀类

经前期综合征属血瘀证者，症见每逢经前或经期头痛剧烈，痛如锥刺，位置固定，可伴有腰膝、肢体疼痛，活动屈伸不利，经行不畅有血块，舌暗有瘀斑、瘀点，苔薄白，脉涩。

经前期综合征血瘀证主要的病理变化是盆腔局部血流不畅，同时全身血流受阻。

活血化瘀类中成药可调节微循环，改善血液流变性，降低血液黏度，并有一定镇痛、镇静作用。

常见中成药：舒尔经颗粒（片、胶囊）、血府逐瘀丸（胶囊、片、颗粒、口服液）等。

三、益气补血类

经前期综合征属血虚证者，临床症状可表现为经期或经后头部绵绵作痛，头晕眼花，面色无华，心悸失眠，肢体酸楚麻木，神疲乏力，经行皮肤风疹团块，入夜瘙痒尤甚，月经量少色淡，舌淡苔薄，脉虚细。

经前期综合征血虚证主要的病理变化是月经前机体神经内分泌功能紊乱，微循环阻力增大，血沉增高，血细胞比容降低，红细胞变形能力降低。

益气补血类中成药可调节内分泌水平，改善血液流变性，抑制血栓形成，并对子宫平滑肌有双向调节作用，有效缓解经前期症状。

常见中成药：妇科养坤丸、宁坤丸等。

四、滋阴益肾类

经前期综合征属肝肾阴虚者，症见经前头痛，头晕目眩，口舌糜烂，咽干耳鸣，两乳房胀痛，柔软无块，五心烦热，腰膝酸软，寐差梦多，月经量少，色暗淡或鲜红，舌红少苔，脉细数。

经前期综合征肝肾阴虚证主要的病理变化是血浆 β-内啡肽水平较低，同时下丘脑－垂体－肾上腺皮质轴、下丘脑－垂体－甲状腺轴功能亢进，下丘脑－垂体－卵巢轴也呈紊乱状态。

滋阴益肾类中成药可提高免疫系统功能，升高 E_2 和孕激素水平，降低催乳素水平，调节内分泌系统功能平衡。

常用中成药：六味地黄丸（软胶囊、胶囊、颗粒、口服液、片）等。

参 考 文 献

[1] EPPERSON C N，STEINER M，HARTLAGE S A，et al. Premenstrual dysphoric disorder：evidence for a new category for DSM-5[J]. Am J Psychiatry，2012，169（5）：465-475.

[2] 付磊强，张庆文，范华强. 经前期综合征与心理社会因素的研究进展[J]. 实用预防医学，2009，16（6）：2001-2002.

[3] 赵玲娥，陈麒翔，杨红杰，等. 经前期综合征发病机制及治疗研究进展[J]. 中医研究，2016，29（12）：67-70.

[4] KESSEL B. Premenstrual syndrome：advances in diagnosis and treatment[J]. Obstet Gynecol Clin North Am，2000，27（3）：625-639.

[5] 付长红，史平军. 经前期综合症的治疗[J]. 中华全科医学，2012，10（2）：286-287.

[6] 陈可冀，欧兴长. 活血化瘀药化学药理与临床[M]. 济南：山东科学技术出版社，1995：285.

[7] 唐昆，吴希. 四物汤的现代药理作用及临床应用[J]. 中国中医急症，2016，15（12）：1397-1399.

[8] 陈云芝. 肾阴虚型月经过少－月经后期－闭经的研究进展[D]. 北京：北京中医药大学，2007.

[9] 赵可宁，糜小英，殷燕云，等. 滋阴抑抗方治疗女性免疫性不育症的临床研究[C]//中国中西医结合学会妇产科专业委员会. 全国中西医结合生殖健康学术讨论会论文及摘要集. 北京：中国中西医结合学会妇产科专业委员会，2004：93.

（天津中医药大学 高秀梅，天津中医药大学第一附属医院 夏 天、樊官伟）

第三节 中成药名方

一、疏肝理气类

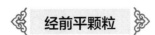

经前平颗粒

【药物组成】 柴胡、枳壳、白芍、香附、川楝子（炒）、川芎、豆蔻、木香、半夏（姜制）、甘草。

【处方来源】 明·张景岳《景岳全书》。国药准字 Z20000127。

【功能与主治】 疏肝理气，除胀止痛，佐以和胃。①用于经前期紧张综合征肝气逆证，症见经前烦躁易怒，乳房胀痛，头痛，失眠多梦，小腹胀痛，胃脘胀痛，恶心呕吐等。②用于绝经期综合征阴虚肝旺证，症见烘热汗出，烦躁易怒，失眠，心悸，胁痛，健忘，头晕耳鸣，舌红苔薄黄，脉弦或沉。

【药效】 主要药效如下[1-5]：

1. 调节性激素水平 经前期综合征病理生理机制之一可能是 E_2 和孕酮水平持续性低下。排卵前 E_2 水平较低致黄体不健；排卵后（分泌期）E_2 水平减低，激素比例不正常，黄体发育不良，孕酮分泌功能不足。另外血中催乳素水平增高可引起乳房胀痛、皮下水肿等经前期症状。经前平颗粒可通过纠正性激素的周期性变化失调，改善黄体功能，降低血清催乳素水平，调整机体内环境的神经-内分泌平衡而达到治疗目的。

经前平颗粒对老龄大鼠和去势大鼠具有延缓衰老、促进胸腺和性器官生长，促进雌激素分泌的作用。经前平颗粒能增强雌激素活性，提高血中 E_2 水平，增加卵巢摘除大鼠子宫和包皮腺的质量，防止子宫和包皮腺萎缩。

2. 调节神经递质水平 严重的经前期综合征患者在行经前 3～7 天出现痛觉过敏，同时血浆 β-内啡肽水平显著下降。经前期综合征大鼠海马细胞中 β-内啡肽显著减少，经前平颗粒可以逆转上述改变，并且能显著提高经前期综合征肝气逆证模型大鼠顶区和额区皮质中 μ 阿片受体的表达量。

3. 提高造血功能 经前平颗粒可增加老龄大鼠网织红细胞数目，提高造血功能。

4. 调节单胺类神经递质水平 经前平颗粒通过调节中枢 5-HT 和多巴胺 D_3 受体的表达，纠正额叶皮质去甲肾上腺素、下丘脑多巴胺含量异常波动变化，治疗经前期综合征肝气逆证及相关的情志障碍。

经前平颗粒抗经前综合征的药效及机制见图 5-1。

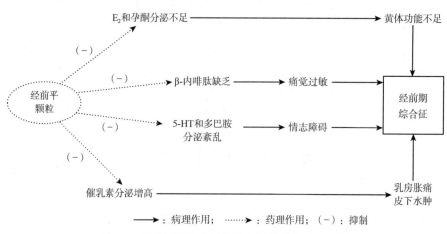

图 5-1 经前平颗粒抗经前综合征的药效及机制图

【临床应用】 主要用于经前期综合征、绝经期综合征、痛经等。

1. 经前期综合征[6-10] 经前平颗粒用于治疗经前期综合征肝郁气滞证，对于患者烦躁易怒、情绪低落、心烦抑郁、乳房胀痛、头痛、失眠多梦、小腹胀痛、胃脘胀痛、腹部胀满、恶心、疲乏、性欲降低或厌恶房事、工作理家能力下降、思想不集中、工作效率低等表现均有缓解作用。

2. 绝经期综合征[11] 经前平颗粒用于治疗绝经期综合征,对患者阴虚肝旺证中医证候有明显改善作用。

3. 痛经[12-13] 经前平颗粒用于治疗痛经,对肝郁气滞型和寒凝血瘀型具有较好疗效,服药后经期腹痛明显减轻,伴随症状也有所缓解。

【不良反应】 个别患者服用经前平颗粒可能出现轻微胃痛、恶心等消化道反应[11]。

【使用注意】 ①气血虚弱者慎用。②使用本品时应避免与水杨酸类药物合用。③服药期间忌食生冷与辛辣食物。④孕妇禁用。

【用法与用量】 温开水冲服。一次 1 袋,一日 3 次。月经来潮前 10 天开始服用,连服 10 天,2 个月经周期为一疗程。

参 考 文 献

[1] 周继发, 朱萱萱, 顾和亚, 等. 经前平颗粒对老龄和去势大鼠激素水平的实验研究[J]. 实用中医内科杂志, 2008, 22 (5): 67-69.

[2] 周继法, 倪文澎, 吴旭彤. 经前平对卵巢摘除大鼠的影响[J]. 内蒙古中医药, 2008, 12: 26-27.

[3] 宗绍波, 魏盛, 孙鹏, 等. 经前平颗粒对愤怒情绪模型大鼠不同脑区单胺类神经递质的影响及分析[J]. 中国药理学通报, 2012, 28 (11): 1615-1619.

[4] 马艳妮, 李自发, 张惠云. 经前平对 PMS 肝气逆证大鼠海马 β-内啡肽表达的影响[J]. 山东中医药大学学报, 2008, 32 (5): 426-427.

[5] 宋春红, 耿燕楠, 崔维刚, 等. 经前平颗粒对 PMS 肝气逆证模型大鼠顶区和额区皮质中 μ 阿片受体表达的影响[J]. 时珍国医国药, 2012, 23 (1): 51-53.

[6] 乔明琦, 张惠云, 于艳红, 等. 经前期综合症肝气逆证患者月经周期血清雌二醇、孕酮含量的动态变化[J]. 中医杂志, 2006, 47 (4): 295-297.

[7] 王晓茹, 张锡凤, 陶海燕. 经前平颗粒对经前期综合征肝气逆证患者血清性激素水平的影响[J]. 中药药理与临床, 2012, 28 (6): 131-133.

[8] 孙晓玲, 许丽绵, 罗颂平, 等. 经前平颗粒对经前期综合征肝气逆证患者的神经内分泌调节[J]. 时珍国医国药, 2010, 21 (4): 840-842.

[9] 刘小菊, 郭英慧, 王海娟, 等. 经前平颗粒治疗经前期综合征肝气逆证作用机制研究进展[J]. 辽宁中医杂志, 2016, 43 (7): 1542-1546.

[10] 王晓茹. 经前平颗粒治疗经前期综合征肝气逆证疗效观察与作用机制探讨[D]. 济南: 山东中医药大学, 2011.

[11] 吴沉, 张玉斌, 尹必喜, 等. 经前平颗粒治疗更年期综合征的新适应症临床研究[J]. 中成药, 2009, 31 (11): 1811-1812.

[12] 官洁, 石红玉. 经前平颗粒治疗痛经 56 例临床疗效观察[J]. 中国民族民间医药杂志, 2003, 60 (1): 24-25.

[13] 黄世英. 经前平颗粒治疗痛经的观察[J]. 新疆医学, 2003, 33 (5): 55-56.

（天津中医药大学 高秀梅、付姝菲）

归芍调经片（胶囊）

【药物组成】 柴胡、白芍、白术、茯苓、当归、川芎、泽泻。

【处方来源】 东汉·张仲景《金匮要略》。国药准字 Z20026045。

【功能与主治】 疏肝理脾,调经止带。用于肝郁脾虚所致的月经量少、错后,经期小腹疼痛,带下色黄量多。

【药效】 主要药效如下[1-3]:

1. 抑制子宫平滑肌收缩　缩宫素不仅可直接作用于子宫肌细胞引起子宫收缩，还可同时刺激子宫内膜细胞释放 PG，进一步引起子宫收缩。归芍调经片对正常及用缩宫素造模组的大鼠离体子宫平滑肌均有抑制作用。

2. 调节下丘脑-垂体-卵巢轴功能　下丘脑-垂体-卵巢轴的功能失调，使卵泡不能正常发育，影响雌、孕激素的分泌而引起月经不调。归芍调经片能明显增加大鼠子宫湿重，促进子宫发育，同时改善雌激素和孕激素水平，调整下丘脑-垂体-卵巢轴，从而治疗月经不调。

【临床应用】　主要用于经前期综合征、月经不调、痛经、乳腺增生等。

1. 经前期综合征　归芍调经片治疗经前期综合征，可显著改善女性经前抑郁焦虑、小腹胀满等症状。

2. 月经不调[4]　归芍调经片治疗月经不调，能调节女性内分泌系统并稳定女性下丘脑-垂体-卵巢轴功能。归芍调经片能恢复部分黄体功能不全和无排卵性月经不调患者的卵巢功能，治疗月经不调。

3. 痛经[5]　归芍调经片可抑制子宫平滑肌收缩从而治疗痛经，联合舒腹痛经贴治疗青春期痛经具有较好疗效。

4. 乳腺增生[6]　归芍调经片可用于治疗乳腺增生，能调节女性内分泌系统，有效改善经前乳房胀痛的症状，联合乳块消胶囊治疗乳腺增生具有较好疗效。

【不良反应】　尚未见报道。

【使用注意】　①宜餐后温开水送服。②用药期间忌食辛辣、腥味食物。

【用法与用量】　口服。片：一次 3～4 片，一日 2 次，28 天为一疗程。胶囊：一次 2 粒，一日 2 次。

参 考 文 献

[1] 田洪，何清林. 归芍调经片调经作用的实验研究[J]. 湖南中医药导报，2002，8（10）：623-624，628.

[2] 章小萍，郑兵. 妇科调经片药效学研究[J]. 湖南中医杂志，2006，22（3）：96-97.

[3] 丁永慧，张治宁，于黎明. 归芍调经片预防药物流产后宫腔残留的临床观察[J]. 宁夏医学院学报，2000，22（3）：201-202.

[4] 于贺贤. 归芍调经片治疗卵巢功能失调的临床观察[J]. 中国现代药物应用，2009，3（24）：164-165.

[5] 金柯. 归芍调经片配合舒腹痛经贴治疗青春期痛经41例[J]. 陕西中医，2008，29（7）：780-781.

[6] 毛红岩. 乳块消胶囊联合归芍调经片治疗乳腺增生的疗效观察[J]. 中国热带医学，2004，4（3）：436-437.

（天津中医药大学　高秀梅、付姝菲）

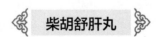

柴胡舒肝丸

【药物组成】　茯苓、麸炒枳壳、豆蔻、酒白芍、甘草、醋香附、陈皮、桔梗、姜厚朴、炒山楂、防风、六神曲（炒）、柴胡、黄芩、薄荷、紫苏梗、木香、炒槟榔、醋三棱、酒大黄、青皮（炒）、当归、姜半夏、乌药、醋莪术。

【处方来源】　明·张景岳《景岳全书》柴胡疏肝散之加减化裁方。《中国药典》（2015 年版）。

【功能与主治】　疏肝理气，消胀止痛。用于肝气不舒，胸胁痞闷，食滞不清，呕吐酸水。

【药效】　主要药效如下[1-3]：

1. 抗抑郁　海马区 JNK 信号通路异常活化和凋亡蛋白异常表达是抑郁症的发病机制之一。柴胡舒肝丸可下调抑郁症大鼠 JNK 信号通路和凋亡蛋白 Bax，上调抗凋亡因子 Bcl-2，抑制海马神经凋亡，从而改善抑郁症大鼠的行为学表现和认知功能。

2. 其他　柴胡舒肝丸通过改善肝胃不和型功能性消化不良患者的胃肠道功能，调节胃肠神经体液的分泌，改善内脏高敏性，具有解痉、镇痛的功效。柴胡舒肝丸能升高促胃液素和促胃动素，促进胃肠排空，恢复其消化功能。

【临床应用】　主要用于经前期综合征、抑郁症、消化性溃疡及功能性消化不良。

1. 经前期综合征[4]　柴胡疏肝丸用于治疗经前期综合征，有镇静、镇痛、调节子宫平滑肌运动、调整内分泌激素水平、增强免疫的作用，可明显改善肝郁型经前期综合征患者的临床症状，对肝郁气滞型经前期综合征头痛、心烦失眠、胸胁胀痛、乳房胀痛、少腹疼痛等临床表现有较好的治疗作用。

2. 抑郁症[5]　柴胡舒肝丸用于治疗肝气不舒之抑郁症，能明显改善抑郁症患者情绪低落、兴趣减低、悲观、思维迟缓、睡眠差及言语动作减少等症状。与西药帕罗西汀疗效相当，且副作用较少。

3. 消化性溃疡及功能性消化不良[2-3,6]　柴胡舒肝丸用于治疗肝胃不和型功能性消化不良。柴胡舒肝丸合用消化道促动力剂莫沙必利，能明显改善患者胃脘胀满、善太息、两胁胀满、食欲不振等临床症状。其疗效优于单用莫沙必利。柴胡舒肝丸结合针刺（双侧足三里、内关、中脘等）能升高促胃液素和促胃动素，改善内脏敏感性，改善肝郁症状，缓解上腹痛、餐后饱胀感、恶心呕吐、嗳气、反酸等症状。

【不良反应】　尚未见报道。

【使用注意】　①忌生冷及油腻难消化的食物。②服药期间要保持情绪乐观，切忌生气恼怒。③有高血压、心脏病、肝病、糖尿病、肾病等慢性病严重者应在医师指导下服用。④严格按用法与用量服用，本品不宜长期服用。⑤服药 3 天症状无缓解，应去医院就诊。⑥对本品过敏者禁用，过敏体质者慎用。⑦本品性状发生改变时禁止使用。⑧如正在使用其他药品，使用本品前请咨询医师或药师。

【用法与用量】　口服。小蜜丸一次 10g，大蜜丸一次 1 丸，一日 2 次。

参 考 文 献

[1] 彭述珊，岳静. 柴胡疏肝丸对糖尿病合并抑郁大鼠行为学表现及认知功能的影响[J]. 中国老年学杂志，2018，38（24）：6069-6071.

[2] 郭庆飞. 浅谈用柴胡舒肝丸联合莫沙必利片治疗肝胃不和型功能性消化不良的效果[J]. 当代医药论丛，2017，15（2）：96-98.

[3] 谢佩贤. 柴胡疏肝丸联合莫沙必利片治疗肝胃不和型功能性消化不良临床效果观察[J]. 内蒙古中医药，2017，36（3）：87.

[4] 王志芳. 柴胡疏肝散加减治疗肝郁型经前期综合征临床观察[D]. 长春：长春中医药大学，2009.

[5] 胡军. 柴胡疏肝丸治疗肝气不舒之抑郁症临床研究[J]. 亚太传统医药，2015，11（6）：125-126.

[6] 胡殿华. 柴胡舒肝丸治疗消化性溃疡随机平行对照研究[J]. 实用中医内科杂志，2014，28（4）：15-17

（天津中医药大学　高秀梅、付姝菲）

经前安片

【药物组成】　柴胡、枳壳、郁金、香附、青皮、路路通、橘核、当归、白芍、川芎、茯苓、大腹皮、甘草。

【处方来源】　明·张景岳《景岳全书》柴胡疏肝散之加减化裁方。国药准字 Z20153011。

【功能与主治】　疏肝理气，活血通络。用于妇女经前期紧张症，中医辨证属于肝郁气滞者，症见经前情绪激动，烦躁易怒，情绪低落，忧郁，乳房胀痛，胸胁胀痛，少腹痛或头痛，或有不同程度水肿，经量或多或少，色暗，舌质暗，脉弦。

【药效】　主要药效如下[1]：

1. 镇静　经前安片可减少小鼠的自主活动次数，产生镇静作用。

2. 镇痛　经前安片可减少小鼠因乙酸致痛扭体的次数，具有镇痛作用。

3. 抗凝血、抗血栓　经前安片能降低大鼠的血液黏度和血浆黏度；明显降低大鼠的血细胞比容；明显降低大鼠的血浆纤维蛋白原含量、红细胞聚集指数和血小板聚集率，缩短小鼠出血时间和凝血时间，并呈现良好的量效关系。

4. 提高排尿量　经前安片具有提高小鼠排尿量的作用趋势。

【临床应用】　主要用于经前期综合征。

经前安片是治疗经前期综合征（肝郁气滞证）的有效药物。对经前期综合征的临床症状如烦躁易怒、抑郁悲伤、心烦头痛、胸胁胀痛、乳房胀痛等具有较好的缓解作用。

【不良反应】　尚未见报道。

【使用注意】　①未排除妊娠者禁用。②对本品过敏者禁用。

【用法与用量】　口服。一次 5 片，一日 2 次。每次月经来前 14 天开始服药，服至月经来潮即停药，连续服药 3 个月经周期为一疗程。

参 考 文 献

[1] 季雷娟. 经前安片治疗经前期综合征（肝郁气滞证）的临床观察[D]. 北京：北京中医药大学，2005.

（天津中医药大学　高秀梅、付姝菲）

妇科得生丸

【药物组成】　益母草、白芍、当归、羌活、柴胡、木香。

【处方来源】　宋·太平惠民和剂局《太平惠民和剂局方》逍遥散之加减化裁方。国药准字 Z11020084。

【功能与主治】　解郁调经。用于肝气不舒，胸满胁痛，经期提前或错后，行经腹痛。

【药效】　主要药效如下[1-3]：

1. 抗抑郁　抑郁症的发生发展与神经营养因子表达降低及功能下调引起海马、皮质神经元发生形态及功能改变有关。妇科得生丸能调节脑内神经营养因子，使小鼠悬尾实验和小鼠强迫游泳实验中的小鼠不动时间明显减少，具有抗抑郁作用。

2. 抑制子宫平滑肌收缩　妇科得生丸可抑制子宫痉挛，缓解疼痛。

【临床应用】　主要用于经前期综合征、月经不调、痛经等。

1. 经前期综合征[3-4]　妇科得生丸用于治疗经前期综合征，可改善患者肝气不舒，胸满胁痛，经期提前或错后，行经腹痛等症状。

2. 月经不调[3-4]　妇科得生丸用于治疗月经不调，有利于月经周期、经期、经量的恢复。

3. 痛经[3-4]　妇科得生丸治疗痛经具有较好的镇痛效果。

【不良反应】　尚未见报道。

【使用注意】　①孕妇禁用。②单纯气血不足引起的月经失调者不宜使用。③忌食生冷及刺激性食物。④注意保持良好心态，避免情志刺激。

【用法与用量】　口服。一次 1 丸，一日 2 次。

参 考 文 献

[1] 蔡远东. 妇科得生丸中木香及柴胡的薄层鉴别方法研究[J]. 现代养生，2016，12：258.

[2] 陈华国，陈庆，周欣，等. HPLC 法测定妇科得生丸中芍药苷的含量[J]. 贵阳中医学院学报，2007，29（5）：70-71.

[3] 王玉雯. 妇科得生丹治疗月经失调 40 例疗效观察[J]. 中国中医药信息杂志，2006，13（3）：62-63.

[4] 曾培，闫敏，崔鑫. 崔鑫临床应用妇科得生丸验案举隅[J]. 湖北中医杂志，2019，41（5）：25-27.

（天津中医药大学　高秀梅、付姝菲）

香 附 丸

【药物组成】　醋香附、当归、川芎、炒白芍、熟地黄、炒白术、砂仁、陈皮、黄芩。

【处方来源】　清·项天瑞《同寿录》香附丸加减方。《中国药典》（2015 年版）。

【功能与主治】　疏肝健脾，养血调经。用于肝郁血虚、脾失健运所致的月经不调、月经前后诸证，症见经行前后不定期、经量或多或少、有血块，经前胸闷、心烦、双乳胀痛、食欲不振。

【药效】　主要药效如下[1-3]：

1. 抗血小板凝聚　香附丸具有抗血小板凝聚和抗血栓的作用，能有效改善急性血瘀大鼠全血黏度、血沉、血细胞比容，延长活化部分凝血活酶时间和凝血酶时间，使纤维蛋白原降低至正常水平。

2. 镇痛　香附丸可通过降低下丘脑中 5-HT 的代谢率减轻疼痛。

3. 改善血液循环　香附丸有改善血液循环的作用。

4. 抑制子宫平滑肌收缩　香附丸能抑制子宫平滑肌收缩，解除其痉挛。

【临床应用】　主要用于经前期综合征、卵巢囊肿。

1. 经前期综合征　香附丸治疗经前期综合征，可改善患者经前胸闷不舒、心烦易怒、乳房胀痛、食欲不振、月经前后不定期等症状。

2. 卵巢囊肿[4-5]　香附丸加味治疗卵巢囊肿气滞血瘀证，能够明显改善患者的临床症状和体征。

【不良反应】　尚未见报道。

【使用注意】　①忌辛辣、生冷食物。②感冒发热患者不宜服用。③有高血压、心脏病、肝病、糖尿病、肾病等慢性病严重者应在医师指导下服用。④服药 1 个月症状无缓解，应去医院就诊。⑤对本品过敏者禁用，过敏体质者慎用。⑥本品性状发生改变时禁止使用。⑦如正在使用其他药品，使用本品前请咨询医师或药师。

【用法与用量】　黄酒或温开水送服。水蜜丸一次 9～13g，大蜜丸一次 1～2 丸，一日 2 次。水丸一次 6～9g，一日 2 次。

参 考 文 献

[1] 王立立，张云，孙玲. 香附丸中 4 种成分的多波长 HPLC 法测定[J]. 中国医药工业杂志，2017，48（12）：1796-1799.

[2] 刘培，宿树兰，周卫，等. 香附四物汤与四物汤对急性血瘀模型大鼠血液流变性及卵巢功能的影响[J]. 中国实验方剂学杂志，2010，16（8）：124-127.

[3] 刘培，段金廒，刘睿，等. 微透析-HPLC-ECD 联用技术用于香附四物汤对大鼠脑内 5-HIAA 动态变化的评价[J]. 中华中医药杂志，2011，26（5）：902-907.

[4] 尉波. 七制香附丸加味治疗卵巢囊肿气滞血瘀证的临床疗效观察[J]. 中国医药指南，2017，15（3）：183-184.

[5] 刘成藏，孙岩. 七制香附丸加味治疗卵巢囊肿气滞血瘀证临床研究[J]. 中医学报，2013，28（8）：1206-1207.

（天津中医药大学　高秀梅、付姝菲）

二、活血化瘀类

舒尔经颗粒（片、胶囊）

【药物组成】　当归、白芍、赤芍、醋香附、醋延胡索、陈皮、柴胡、牡丹皮、桃仁、牛膝、益母草。

【处方来源】　明·张景岳《景岳全书》柴胡疏肝散加减化裁方。《中国药典》（2015 年版）。

【功能与主治】　活血疏肝，止痛调经。用于痛经，症见月经将至前便觉性情急躁，胸乳胀痛或乳房有块，小腹两侧或一侧胀痛，经初行不畅、色暗或有血块。

【药效】　主要药效如下[1-2]：

1. 调节雌、孕激素水平　舒尔经片能使双侧卵巢摘除大鼠血清孕酮及 E_2 水平升高，子宫系数增加，子宫和阴道病理变化得到改善。对于子宫肌瘤模型大鼠，舒尔经片则能改善子宫的病理学变化，降低子宫系数及横径，提高卵巢系数，降低血清中孕酮水平。

2. 改善子宫形态　舒尔经片显著降低子宫肌瘤大鼠的子宫系数和子宫横径，减小增大的子宫体，改善子宫平滑肌增生等病理形态学变化，降低血清孕酮水平，具有一定的抗子宫肌瘤的作用。

3. 抑制子宫平滑肌收缩　舒尔经片能降低大鼠的正常子宫收缩频率，抑制缩宫素所致大鼠子宫痉挛性收缩的频率及强度。

4. 镇痛　舒尔经片能延长缩宫素所致的痛经模型小鼠的扭体潜伏期，减少因疼痛导致的扭体次数，有缓解子宫痉挛性收缩，改善痛经的作用。

【临床应用】　主要用于经前期综合征、痛经、人工流产术后子宫内膜修复等。

1. 经前期综合征[3]　舒尔经颗粒治疗经前期综合征，适用于月经前性情急躁、胸乳胀痛或乳房有块、小腹两侧或一侧胀痛、经行不畅、色暗或有血块者。舒尔经颗粒可增强子宫内膜血液供应，抑制神经元痛觉传递，缓解子宫平滑肌过强收缩，协调雌、孕激素分泌不平衡，从而改善经前期综合征的临床症状。

2. 痛经[4-5] 舒尔经颗粒可用于气滞血瘀型痛经的治疗，可使患者的疼痛程度明显减轻，且血液流变性得到改善，全血黏度、全血比黏度下降，纤维蛋白原升高，红细胞变形指数升高，盆腔血灌流量明显增多。

3. 人工流产术后子宫内膜修复[6] 舒尔经联合戊酸雌二醇片用于人工流产术后子宫内膜的修复治疗，可缩短流产术后出血时间与转经时间，改善腰膝酸软、腰痛、倦怠乏力、四肢发凉、头晕、失眠等症状。改善 E_2、FSH 和孕酮水平，增加子宫内膜厚度。

【不良反应】 尚未见报道。

【使用注意】 ①孕妇禁用。②忌辣及生冷食物，不宜洗凉水澡。③感冒发热患者不宜服用。④小腹冷痛者不宜服用。⑤湿热蕴结和气虚痛经者慎用。

【用法与用量】 口服。颗粒：开水冲服，一次 10g，一日 3 次，经前 3 天开始至月经行后 2 天止。片：一次 2 片，一日 2 次。胶囊：一次 2 粒，一日 2 次，重症加倍。

参 考 文 献

[1] 刘海珍，赵勇，宣自华，等. 舒尔经片调经作用的实验研究[J]. 安徽医药，2010，14（11）：1271-1274.

[2] 宣自华，李有文，刘海珍，等. 舒尔经片对实验性子宫肌瘤及痛经的作用[J]. 中药材，2011，34（5）：768-771.

[3] 刘玉英. 舒尔经颗粒治疗经前期综合征疗效观察[J]. 中国民间疗法，2012，20（4）：41-42.

[4] 李群，王艳艳，陈瑞瑞. 舒尔经颗粒治疗原发性痛经的疗效评价[J]. 中国实用医药，2016，11（20）：163-164.

[5] 沙红玉，刘永俊，赵建波. 舒尔经颗粒治疗气滞血瘀型痛经疗效观察[J]. 中国医院药学杂志，2010，30（1）：60-62.

[6] 孙川，林琳，齐振艳. 舒尔经颗粒联合补佳乐对流产术后子宫内膜修复的疗效研究[J]. 中国药业，2015，24（16）：146-147.

（天津中医药大学第一附属医院 夏 天、樊官伟，河北中医学院 刘 姣）

血府逐瘀丸（胶囊、片、颗粒、口服液）

【药物组成】 柴胡、当归、地黄、赤芍、红花、炒桃仁、麸炒枳壳、甘草、川芎、牛膝、桔梗。

【处方来源】 清·王清任《医林改错》之血府逐瘀汤。《中国药典》（2015 年版）。

【功能与主治】 活血祛瘀，行气止痛。用于气滞血瘀所致的胸痛、头痛日久、痛如针刺而有定处、内热烦闷、心悸失眠、急躁易怒。

【药效】 主要药效如下[1-6]：

1. 抗炎 经前期盆腔器官组织充血增加，致炎因子导致毛细血管通透性升高，使血管壁神经受到刺激，可引起钝性下腹痛。血府逐瘀丸降低机体血清促炎因子 CRP、TNF-α 水平，提高抗炎因子 IL-4 和 IL-6 的水平，调整促炎/抗炎因子平衡，并能改善 T 细胞亚群紊乱，发挥抗炎作用。

2. 缓解子宫平滑肌痉挛 血府逐瘀丸能缓解子宫平滑肌痉挛。

3. 抑制血小板聚集和血栓形成 血府逐瘀丸能抑制心肌缺血大鼠二磷酸腺苷、花生四烯酸和胶原诱导的血小板聚集，延长电刺激颈动脉内膜损伤所导致的实验性动脉血栓形成时间，具有降低血小板活性和降低血栓发生的作用。

4. 其他　血府逐瘀丸通过提高体内 NO 水平，改善 NO/ET 平衡，保护血管内皮，促进血管新生，改善缺血区供血。血府逐瘀丸能降低血管紧张素Ⅱ、活性氧、NADPH 氧化酶 2 水平，具有减轻心肌缺血造成的氧化应激损害作用。血府逐瘀丸能降低冠心病模型大鼠血清三酰甘油、总胆固醇、低密度脂蛋白胆固醇，升高高密度脂蛋白胆固醇，改善血脂。

【临床应用】　主要用于经前期综合征、痛经、药物流产后阴道出血、盆腔炎性疾病后遗症、乳腺增生。

1. 经前期综合征[7-8]　血府逐瘀胶囊适用于气滞血瘀型经前期综合征，可缓解经前腹痛，改善经前乳胀、经前抑郁、心悸失眠、急躁易怒等症状。

2. 痛经[9]　血府逐瘀胶囊可治疗原发性痛经和由盆腔炎、子宫内膜异位症等各种原因引起的继发性痛经。原发性痛经患者服用血府逐瘀胶囊后，痛经症状积分明显改善，尤其适用于气滞血瘀型。

3. 药物流产后阴道出血[10]　血府逐瘀胶囊可用于治疗药物流产后阴道出血。药物流产有流血量偏多、流血时间过长等弊端，在药物流产时加服血府逐瘀胶囊，可以解决米非司酮蜕膜作用不彻底而导致蜕膜残留的问题，促进胎囊的排出，提高药物流产成功率，减少出血量，缩短出血时间。

4. 盆腔炎性疾病后遗症[11]　血府逐瘀丸可用于治疗盆腔炎性疾病后遗症，改善下腹疼痛、腰骶酸痛、带下量多等症状。血府逐瘀丸联合静脉头孢噻肟钠治疗盆腔炎性疾病后遗症，具有较好的临床疗效。

5. 乳腺增生[12]　血府逐瘀制剂联合其他治疗手段治疗乳腺增生，其有效率明显高于其他药物联合其他治疗手段。

【不良反应】　尚未见报道。

【使用注意】　①忌食生冷食物。②孕妇禁用。

【用法与用量】　口服。丸：空腹时用红糖水送服，一次 1～2 丸，一日 2 次。胶囊：一次 6 粒，一日 2 次，1 个月为一疗程。片：一次 6 片，一日 2 次。颗粒：一次 1 袋，一日 3 次。口服液：一次 10ml，一日 3 次，或遵医嘱。

参 考 文 献

[1] 王薇，颜纯钏，刘锋，等. 热敏灸联合血府逐瘀胶囊治疗气滞血瘀型慢性盆腔炎疗效及对血清 CA125、IL-8 和 TGF-β1 的影响[J]. 上海针灸杂志，2019，38（4）：389-393.

[2] 窦锡彬，唐汉庆，赵玉峰，等. 血府逐瘀汤对冠心病动物模型血脂和心肌酶学的影响[J]. 广东医学，2019，40（6）：767-771.

[3] 杨占达，董桂英，赵文华. 血府逐瘀汤药理作用及临床应用研究进展[J]. 实用中医药杂志，2017，33（9）：1106-1108.

[4] 金英实. 血府逐瘀软胶囊的药理作用与临床应用[J]. 中药药理与临床，2010，26（4）：73-75.

[5] 顾爱峰，张晓芳，于成娟. 血府逐瘀丸联合西药对冠心病高同型半胱氨酸血症患者血管内皮功能的影响[J]. 长春中医药大学学报，2018，34（3）：489-491.

[6] 卢冠军，谭东，李南. 血府逐瘀胶囊降血脂及抗氧化作用的实验研究[J]. 北京中医，2007，26（1）：55-56.

[7] 毕淑凤. 血府逐瘀胶囊治疗经前期综合征 68 例临床观察[J]. 北京中医，2006，25（4）：248.

[8] 李园春，陈洪文. 血府逐瘀汤加减治疗中年女性经前紧张综合症 52 例体会[J]. 中外医疗，2010，29（33）：118.

[9] 李艳荣. 血府逐瘀胶囊治疗原发性痛经 100 例[J]. 辽宁中医杂志，2004，31（10）：847.

[10] 张菁. 血府逐瘀胶囊防治药物流产后阴道出血 224 例[J]. 陕西中医，2006，27（6）：659-660.

[11] 覃杏仙. 血府逐瘀丸治疗慢性盆腔疼痛的临床疗效[J]. 临床合理用药杂志，2016，9（36）：93-94.

[12] 买雪婷，滕亮，王钰博，等. 血府逐瘀制剂治疗乳腺增生症的系统评价[J]. 中国医院用药评价与分析，2017，17（12）：1663-1666.

（天津中医药大学第一附属医院 夏 天、樊官伟）

三、益气补血类

妇科养坤丸

【药物组成】 熟地黄、甘草、地黄、川芎（酒）、当归（酒蒸）、延胡索（酒醋制）、酒黄芩、郁金、木香、盐杜仲、香附（酒醋制）、酒白芍、蔓荆子（酒蒸）、砂仁。

【处方来源】 研制方。《中国药典》（2015 年版）。

【功能与主治】 疏肝理气，养血活血。用于血虚肝郁所致的月经不调、痛经、经期头痛。

【药效】 主要药效如下[1-2]：

1. 调节神经递质水平 月经前期，雌激素水平发生变化，循环中的 5-HT 及多巴胺含量亦随之改变，对大动脉张力性收缩的作用消失，血管壁扩张出现头痛；多巴胺含量下降引起血管的异常扩张，亦可致头痛。妇科养坤丸能使下丘脑组织释放多巴胺，抗血小板聚集，抑制血小板释放 5-HT，阻止颅内外血管异常收缩，打断血管异常舒缩的恶性循环，调节血管舒缩至正常，从而达到治疗头痛的目的。

2. 修复子宫内膜组织 月经量少、经闭等疾病情况下激素分泌异常，子宫内膜失去激素的支持，可能会导致内膜生长不良。过度刮宫或子宫内膜结核等因素，使子宫内膜基底层损伤，内膜难以再生。妇科养坤丸联合异体骨髓间充质干细胞移植能显著增加子宫内膜标志蛋白角蛋白和波形蛋白的表达，改善子宫内膜结构，治疗大鼠薄型子宫内膜。

【临床应用】 主要用于经期或行经前后头痛、原发性痛经等。

1. 经期或行经前后头痛[3-4] 妇科养坤丸可用于治疗血虚肝郁型经期头痛。经行头痛伴随月经周期而发，患者每遇经期或行经前后出现以头痛为主的症状，与经期前后雌激素水平发生变化、颅内外血管舒缩功能改变、血管的异常扩张及机体痛阈降低有关。妇科养坤丸治疗经期头痛，可通过抗血小板聚集，阻止颅内外血管异常收缩，打断血管异常舒缩的恶性循环，调节血管舒缩功能恢复至正常；也可缓解因痛阈降低而对疼痛敏感的症状，可较好改善经期或行经前后头痛症状。

2. 原发性痛经 妇科养坤丸治疗血虚肝郁型原发性痛经，能缓解患者腹痛、头晕、头痛、乳房胀痛、胸胁胀痛、烦躁易怒等症状。

【不良反应】 尚未见报道。

【使用注意】 ①忌食寒凉、生冷食物。②感冒时不宜服用。③月经过多者不宜服用。

【用法与用量】 口服。水蜜丸一次 7.5g，大蜜丸一次 1 丸，一日 2 次。

参 考 文 献

[1] 赵磊，张丽华. 中成药妇科养坤丸质量标准研究[J]. 北华大学学报（自然科学版），2010，11（1）：49-52.

[2] 韩冉，戴宁，林韵，等.妇科养坤丸与骨髓间充质干细胞移植修复薄型子宫内膜[J].中国组织工程研究，2016，20（1）：65-69.

[3] 徐鸽，陈卫明，金若敏.月经性偏头痛发病机制的研究进展[J].中国疼痛医学杂志，2007，13（6）：359-361.

[4] 田新良，朱福兴，童名瑞，等.月经性偏头痛与女性激素关系的研究[J].中国神经精神疾病杂志，1990，16（5）：257-259.

（天津中医药大学第一附属医院　夏　天、樊官伟，河北中医学院　刘　姣）

宁 坤 丸

【药物组成】　益母草（酒制）、黄芩（酒制）、紫苏叶、香附（酒醋制）、阿胶（炒）、甘草（炙）、当归（酒制）、党参（炙）、白术（炒）、牛膝（盐制）、白芍（酒炒）、砂仁、琥珀、茯苓（炒）、乌药、熟地黄（酒制）、地黄、沉香、川芎（酒制）、化橘红、木香。

【处方来源】　清·叶茶山《采艾编翼》宁坤丸化裁方。国药准字 Z20053255。

【功能与主治】　补气养血，调经止痛。用于妇女血虚气滞，月经不调，经前经后腹痛、腰痛。

【药效】　主要药效如下[1-3]：

1. 抑制子宫平滑肌收缩　经前腹痛与子宫内膜 PG 合成和分泌关系密切，子宫平滑肌不协调收缩，甚至痉挛性收缩，造成子宫供血不足，导致厌氧代谢物积贮，刺激痛觉神经元，导致痛经。宁坤丸中益母草、当归、香附等有效成分可抑制痉挛子宫的活动、抗炎、降低子宫平滑肌上 PGF_{2a} 及 PGE_2 的含量，进而缓解痛经。

2. 改善子宫血供　宁坤丸中川芎、熟地黄、白芍、当归可以促进骨髓组织的修复和重建结构，诱导红细胞的分化等；可以明显提高一些贫血酶的产生，恢复红细胞的正常形态和功能，从而缓解子宫肌层组织缺血缺氧，同时纠正贫血。

【临床应用】　主要用于经前期综合征、月经不调。

1. 经前期综合征　宁坤丸对经前期综合征中血虚气滞之腰腹疼痛有较好的缓解作用。

2. 月经不调　宁坤丸治疗功能性月经不调，可改善患者经期紊乱、经水量少、经色淡、行经小腹疼痛伴两胁胀痛、舌质淡、脉弦无力等临床表现。

【不良反应】　尚未见报道。

【使用注意】　①孕妇禁服。②忌食寒凉、生冷食物。③服本药时不宜与感冒药同时服用，不宜同时服用藜芦及其制剂。

【用法与用量】　口服。大蜜丸一次 1 丸，水蜜丸一次 4g，一日 2 次。

参 考 文 献

[1] 于文静，乔艳玲，陈武风.HPLC 法测定宁坤丸中黄芩苷的含量[J].中国新医药，2004，3（2）：83-84.

[2] 李萍，傅勇，肖蔦.宁坤丸质量标准研究[J].江西中医学院学报，1995，（S1）：9-10.

[3] 胡春芳，宋淑珍.四物汤治疗月经不调的药理作用研究[J].中外医疗，2011，30（22）：135.

（天津中医药大学第一附属医院　夏　天、樊官伟）

四、滋阴益肾类

六味地黄丸（软胶囊、胶囊、颗粒、口服液、片）

【药物组成】　熟地黄、酒萸肉、牡丹皮、山药、茯苓、泽泻。

【处方来源】　宋·钱乙《小儿药证直诀》。《中国药典》（2015 年版）。

【功能与主治】　滋阴补肾。用于肾阴亏损，头晕耳鸣，腰膝酸软，骨蒸潮热，盗汗遗精，消渴。

【药效】　主要药效如下[1-9]：

1. 调节下丘脑-垂体-卵巢轴功能　六味地黄丸可降低自然衰老模型大鼠 LH 和 FSH 水平，升高雌激素水平及其受体的表达水平，促进卵泡的发育，延缓卵泡的闭锁，减少子宫和阴道出血。下丘脑含有丰富的 β-内啡肽，其与下丘脑-垂体-卵巢轴关系密切。肾阳虚模型大鼠 β-内啡肽水平降低，卵巢功能降低，血雌、孕激素含量下降。六味地黄丸能升高肾阳虚模型大鼠 β-内啡肽水平，改善卵巢功能，升高雌、孕激素水平。

2. 双向调节雌激素水平　六味地黄丸对雌二醇有双向调节作用，能升高卵巢早衰和绝经期综合征机体的血雌二醇水平；并能升高绝经期综合征机体白细胞雌激素受体水平。六味地黄丸也能降低卵巢早衰和绝经期综合征机体血清促性腺激素水平及经前期综合征机体血中雌二醇/孕酮值和雌二醇、催乳素、尿儿茶酚胺、去甲肾上腺素和肾上腺素的含量，升高血孕酮含量，发挥其双向调节雌激素作用。

3. 调节免疫　六味地黄丸能对抗环磷酰胺所致小鼠胸腺、脾脏质量减轻，使淋巴细胞转化功能恢复；对抗氢化可的松所致幼鼠胸腺萎缩；对抗地塞米松所致小鼠腹腔巨噬细胞功能下降和血淋巴细胞降低；增强小鼠巨噬细胞 C3b 受体活性，增强吞噬细胞的吞噬功能，增强细胞免疫；促进扁桃体诱生干扰素的产生。内源性自由基可能抑制免疫系统，而六味地黄丸能增加免疫器官清除自由基的能力。六味地黄丸能增加小鼠抗体生成能力，以及抑制大鼠烫伤后引起的脾脏淋巴细胞转化增殖和巨噬细胞吞噬活性，对大鼠 NK 细胞活性具有拮抗作用，能有效预防烫伤后炎症反应。

4. 抗炎　六味地黄丸能降低衰老大鼠促炎因子 IL-1、IL-8、TNF-α 的含量，上调抗炎因子 IL-2 和肾脏表面生长因子，抑制炎症损伤。

5. 其他　六味地黄汤对下丘脑-垂体-肾上腺系统有兴奋作用，这可能是其增强性功能的机制之一。六味地黄汤可改善氢化可的松所致雄性小鼠性器官及附属性器官的萎缩，使幼年大鼠、小鼠及鹌鹑精子数量增加，家兔交配能力增强，使大鼠肾上腺维生素 C 和胆固醇的含量明显降低。

【临床应用】　主要用于经前期综合征、异常子宫出血和卵巢早衰等。

1. 经前期综合征[10-12]　六味地黄丸可治疗经前期综合征，适用于症见头晕耳鸣，腰膝酸软，骨蒸潮热，盗汗遗精者。六味地黄丸合加味逍遥丸在治疗经前期综合征方面效果与单纯西药对症治疗无显著差异，但在降低复发率方面疗效较优。

2. 异常子宫出血[13-16]　六味地黄丸用于肾阴亏损引起的异常子宫出血，症见头晕耳鸣，腰膝酸软，骨蒸潮热，盗汗消渴。六味地黄丸能调节下丘脑-垂体-卵巢轴，对虚热型崩漏具有良好的治疗作用，合用逍遥丸治疗崩漏疗效更好。六味地黄丸联合米非司酮治疗功能失调性子宫出血疗效显著，联合左归丸或去氧孕烯炔雌醇片治疗围绝经期功能失调性子宫出血效果显著。

3. 卵巢早衰[17]　六味地黄丸可改善性激素水平，治疗卵巢早衰。六味地黄丸联合激素替代治疗对卵巢早衰患者血清激素水平和临床症状均有改善作用。

【不良反应】　尚未见报道。

【使用注意】　①忌辛辣食物。②感冒发热患者不宜服用。

【用法与用量】　口服。丸：水蜜丸一次 6g，小蜜丸一次 9g，大蜜丸一次 1 丸，一日 2 次；水丸一次 5g，一日 2 次；浓缩丸一次 8 丸，一日 3 次。软胶囊：一次 3 粒，一日 2 次。胶囊：一次 8 粒，一日 2 次。颗粒：开水冲服，一次 1 袋，一日 2 次。口服液：一次 10ml，一日 2 次。片：一次 8 片，一日 2 次。

参 考 文 献

[1] 张三林，张善药，方亚伦. 浅谈六味地黄丸的糖皮质激素效应[J]. 中成药研究，1988，5：20-21.

[2] 傅万山，丁伯平，杨解人. 六味地黄丸对甲亢型肾阴虚大鼠滋阴作用的研究[J]. 中国实验方剂学杂志，2001，7（5）：16-18.

[3] 禹志领，窦昌贵，严永清，等. 六味地黄汤对实验动物性功能的影响[J]. 南京中医学院学报，1992，8（2）：99-101.

[4] 郑家驹，龚正亮，姜继华，等. 四种中药补方对免疫功能的影响[J]. 中成药研究，1981，12：28-30.

[5] 聂伟，张永祥，茹祥斌，等. 六味地黄汤活性部分 CA4 的免疫调节作用研究[J]. 中药药理与临床，1998，14（2）：1-4.

[6] 孙琳林，梁绍栋，任公平，等. 四种经典补肾抗衰方对衰老大鼠免疫炎性损伤影响的比较研究[J]. 中华中医药学刊，2018，36（4）：830-833.

[7] 罗玉雪，李晓荣，杨锦亮，等. 六味地黄丸对自然衰老 SD 大鼠卵巢功能的影响[J]. 宁夏医科大学学报，2018，40（5）：512-516.

[8] 杨兰英. 六味地黄丸治疗卵巢早衰的实验研究[J]. 山西中医学院学报，2002，3（1）：21-23.

[9] DONG L，TAN Y，PING Y J，et al. Comparative study of different therapeutic methods on autoimmune premature ovarian failure in mice [J]. Journal of Chinese integrative medicine，2010，8（1）：86-89.

[10] 周玉娟. 妇科调经片合六味地黄丸治疗月经病 110 例[J]. 现代中西医结合杂志，2008，17（14）：2177-2178.

[11] 甄文华，张晶晶. 六味地黄丸治疗经前期综合征的临床研究[J]. 海峡药学，2016，28（2）：123-125.

[12] 安文娥，王晓娜，张素莉，等. 六味地黄丸加逍遥丸治疗经前期综合征的研究[J]. 中国医药导报，2007，4（5）：79-80.

[13] 曹金竹. 六味地黄丸治疗虚热型崩漏临床体会[J]. 内蒙古中医药，2012，31（20）：8.

[14] 周从客，杨德润. 六味地黄丸和逍遥丸为主治疗崩漏 37 例临床小结[J]. 中国中医急症. 2013，31（12）：17-18.

[15] 周红梅，漆丽娅. 左归丸与六味地黄丸佐治肾阴虚型围绝经期功能失调性子宫出血的疗效观察[J]. 中国药房，2012（24）：2236-2237.

[16] 康艳云. 妈富隆片联合六味地黄丸治疗围绝经期功能性子宫出血的临床研究[J]. 中国中医药现代远程教育，2016，14（18）：102-103.

[17] 杜静玫. 激素联合六味地黄丸对卵巢早衰替代治疗临床观察[J]. 深圳中西医结合杂志，2016，26（4）：51-53.

（西安交通大学　曹永孝、肖　雪，天津中医药大学第一附属医院　夏　天、樊官伟）

第六章

绝经期综合征中成药名方

第一节 概 述

一、概 念[1-4]

绝经期综合征（menopausal syndrome，MPS），又称围绝经期综合征（perimenopausal syndrome）、更年期综合征（climacteric syndrome），是指妇女在绝经前后由于激素水平波动或降低导致自主神经功能紊乱、内分泌和代谢变化，从而引起各系统症状和体征的综合征。绝经分为自然绝经和人工绝经。自然绝经是指卵巢内卵泡生理性耗竭所致的绝经；人工绝经是指两侧卵巢经手术切除或放射性照射等所致的绝经。

绝经期综合征属中医学"经断前后诸证"或"绝经前后诸证"，在古医籍中未见专门论述，其症状散见于"经断复来""脏躁""郁证"等病症中。

二、病因及发病机制

（一）病因

绝经期综合征是由卵泡耗损，卵巢功能逐渐衰退，下丘脑-垂体-卵巢轴功能紊乱引起的。最主要的原因是内分泌和代谢的变化。

（二）发病机制

卵巢功能衰退后，下丘脑-垂体-卵巢轴的平衡失调，影响自主神经中枢及其支配下的各脏器功能。雌激素受体存在于全身许多组织、器官中，如乳房、皮肤、心肌、动脉、肝、肾、骨骼、脂肪组织、泌尿系统及中枢和周围神经元。当体内雌激素水平下降后，其靶组织和器官可产生功能和组织形态学的变化，从而出现一系列的症状。

三、临 床 表 现

绝经期综合征临床表现有月经紊乱、烘热汗出、烦躁易怒、焦虑抑郁、失眠健忘、精神倦怠、腰背酸痛、记忆力减退和注意力不集中等，可伴随有心血管系统症状、泌尿生殖道萎缩退化、骨密度改变及骨质疏松等。

四、诊　　断

45～55 岁的女性，出现月经紊乱或月经停闭，同时伴随潮热、盗汗、心悸、情绪不稳定、易激动、注意力难以集中等症状，排除其他疾病后即可诊断为绝经期综合征。实验室检查血清 FSH 值及 E_2 值可以了解卵巢功能。血清 FSH 值大于 10U/L，提示卵巢储备功能下降。FSH 值大于 40U/L 且 E_2 值小于 10～20pg/ml，提示卵巢功能衰竭。

五、治　　疗

（一）常用化学药物及现代技术

主要采用激素疗法。激素疗法包括雌激素疗法和雌、孕激素联合疗法。针对绝经综合征，应用激素疗法有严格的禁忌证，应根据女性自身的状态评估其利与弊。

目前常用治疗药物主要有：

1. 雌激素制剂　主要药物有戊酸雌二醇、结合雌激素、尼尔雌醇等。雌激素制剂对子宫内膜具有雌激素活性，需与孕激素联合以对抗雌激素对子宫内膜的作用。

2. 组织选择性雌激素活性调节剂　替勃龙，在不同的组织分别通过受体激活、酶调节或组织特异性代谢的作用而成为具有雌、孕、雄激素样活性的代谢产物而发挥作用。

3. 选择性雌激素受体调节剂　雷洛昔芬，对雌激素作用的组织有选择性激动或拮抗活性。主要用于预防和治疗绝经后妇女的骨质疏松。

4. 孕激素制剂　醋酸甲羟孕酮，具有对抗雌激素促进子宫内膜生长作用的特性。

5. 非激素类药物　镇静药、谷维素、选择性 5-HT 等，适用于症状轻，对激素治疗有顾忌或有禁忌证者。

（二）中成药治疗

中医认为肾虚是绝经期综合征发病的关键所在，其通过辨证论治，针对各脏腑的功能失调进行全面调理，最终缓解复杂多样的病症表现，提高患者的生存质量，并且不会出现因应用激素疗法不当而导致的阴道不规则出血、乳房胀痛等不良反应。中医对于绝经期综合征的各种症状均具有较好的作用，疗效确切，无明显毒副作用，是全方位、多层次、多环节的调节，因此具有广阔的应用前景。

第二节　中成药名方的辨证分类与药效

　　绝经期综合征患者的病理基础是下丘脑-垂体-卵巢轴功能失调影响自主神经中枢及其支配下的各脏器功能。中药治疗绝经期综合征的基本药效是调节下丘脑-垂体-卵巢轴。但是不同中药尚有其他不同药效，除调节下丘脑-垂体-卵巢轴外，还可以调节神经-内分泌-免疫网络功能，降低神经兴奋性，具有镇静作用；保护心脑血管，改善体内重要脏器的供血；营养保护神经元，增强记忆力；改善腺体分泌功能，抑制汗腺分泌等，有效缓解绝经前后症状。中药治疗绝经期综合征是辨证用药，发挥治疗绝经期综合征的不同药效特点。中成药名方常见辨证分类及其主要药效如下[5-16]：

一、滋补肝肾类

　　绝经期综合征肝肾亏虚证者，主要症状是头晕目眩，耳鸣，头部面颊阵发性汗出，五心烦热，腰膝酸软，足跟疼痛，或皮肤干燥、瘙痒，口干便结，尿少色黄，舌红少苔，脉细弱。

　　绝经期综合征肝肾亏虚证主要的病理变化是神经-内分泌-免疫网络功能的紊乱：交感或副交感神经功能亢奋；雌激素水平降低，血清 FSH、LH 水平升高；血管舒缩功能异常，皮肤、黏膜的腺体分泌功能异常；免疫功能降低；甚至部分患者表现为血糖升高而出现汗出、口渴等症状。

　　滋补肝肾类中药可以调节神经-内分泌-免疫网络功能，降低神经兴奋性、镇静，改善内分泌紊乱状态，补充雌激素，降低 FSH 和 LH 水平，增强机体免疫力，调节血糖，改善腺体分泌功能，抑制汗腺分泌，缓解不适症状。

　　常用中成药：左归丸、大补阴丸、坤泰胶囊、更年安片（胶囊、丸）、坤宝丸（颗粒）、古汉养生精口服液（片、颗粒）、龙凤宝胶囊、更年乐片（胶囊）、妇宁康片、五加更年片、神衰康颗粒（胶囊）、二至丸、知柏地黄丸（颗粒、胶囊、片、口服液）等。

二、补气养血类

　　绝经期综合征气血亏虚证者，主要症状是气短心悸，失眠多梦，头晕头昏，肢倦乏力，食欲不振，面色萎黄，舌淡红欠润，苔薄白，脉细弱。

　　绝经期综合征气血亏虚证主要的病理变化是下丘脑-垂体-性腺轴功能下降，性激素水平紊乱，子宫及卵巢萎缩、内分泌功能失常，月经周期紊乱，脑供血不足，中枢兴奋性减弱、记忆力下降，造血功能下降，免疫水平低下等。

　　补气养血类中药可以调节下丘脑-垂体-性腺轴功能，补充体内性激素水平，提高子宫、卵巢指数，增强卵巢分泌功能，延缓卵巢衰老，改善月经周期，补充脑供血，兴奋中枢神经，增强造血功能，提高免疫力。

常用中成药：乌鸡白凤丸（片、口服液、颗粒、胶囊）、益坤宁颗粒（片）、益坤丸（见第四章）、妇科养荣丸（胶囊）（见第十四章）、吉祥安坤丸（见第一章）等。

三、宁心安神类

绝经期综合征心火亢盛，心神不宁证者，主要症状是失眠健忘，急躁易怒，神疲乏力，视物昏花，眼干眼涩，舌尖红少苔，脉沉弦数等。

绝经期综合征心火亢盛，心神不宁证主要的病理变化是围绝经期女性出现心、脑血管损害，功能下降，机体重要脏器逐渐发生退行性改变，心、脑等组织器官失于营养，心功能下降甚至出现心血管病变，脑供血不足，记忆力下降，睡眠功能紊乱，甚至出现焦虑抑郁等情志改变。

宁心安神类中药可以保护心脑血管，改善体内重要脏器的供血，改善记忆，延缓衰老，补充雌激素，镇静，镇痛，安定，抗惊厥，改善睡眠，抗疲劳，抗缺氧等。

常用中成药：百合更年安颗粒、安神补心丸（胶囊、颗粒）、脑乐静口服液（胶囊、颗粒）、脑力静糖浆（胶囊）、天王补心丸（浓缩丸）、妇宁胶囊（颗粒）等。

四、疏肝解郁类

绝经期综合征肝郁气滞证者，主要症状是烦躁易怒，喜怒无常，胸闷胁胀，或小腹胀痛，不思饮食，或精神抑郁，时叹息，苔薄白，脉弦。

绝经期综合征肝郁气滞证主要的病理变化是患者绝经后下丘脑-垂体-卵巢轴功能失调，自主神经功能紊乱，交感神经及副交感神经的神经递质分泌异常，神经组织及细胞异常损伤，免疫力低下，抗应激能力下降，情绪异常。

疏肝解郁类中药可以调节下丘脑-垂体-卵巢轴，上调 5-HT、去甲肾上腺素及多巴胺等神经递质的含量，降低催乳素水平，改善情绪，干预和防止细胞凋亡，营养保护神经元，增强记忆力，抗抑郁，抗焦虑，镇静安神等。

常用中成药：解郁安神颗粒、希明婷片、越鞠丸（片）、丹栀逍遥丸（片、胶囊）（见第四章）、逍遥丸（散、片、胶囊、颗粒、浓缩丸、水丸）（见第十六章）、经前平颗粒（见第五章）等。

参 考 文 献

[1] 谢幸，苟文丽. 妇产科学[M]. 8 版. 北京：人民卫生出版社，2013：164-167.

[2] 张玉珍. 中医妇科学[M]. 北京：中国中医药出版社，2002：169-172.

[3] 李力，任婕，杜彩凤，等. 更年期综合征中医证候及证候要素分布特点的文献分析[J]. 中华中医药杂志，2008，23（3）：194-197.

[4] 靳岭，王兴娟. 不同生理阶段更年期综合征证候规律及治疗的临床研究[J]. 中华中医药杂志，2011，26（7）：1482-1485.

[5] 邝安堃，顾德官，顾天华，等. 中医阴阳的实验性研究（Ⅰ）附子、肉桂和六味地黄方对实验性高血压大鼠血压的影响[J]. 中西医结合杂志，1984，4（12）：709，742-744.

[6] 张大禄，范丙义，张瑜，等. 六味地黄方抗衰老作用研究[J]. 中医药信息，2001，18（6）：19-21.

[7] 赵刚，蔡定芳，陈伟华，等. 左归丸对老龄大鼠海马糖皮质激素受体位点及其基因表达的影响[J]. 复旦学报（医学版），2002，

29（5）：357-360.

[8] 戴薇薇，金国琴，张学礼，等. 左归丸、右归丸对老年大鼠海马、杏仁核氨基酸类和单胺类神经递质含量变化的影响[J]. 中国老年学杂志，2006，20（8）：1066-1069.

[9] 康湘萍，金国琴，龚张斌，等. 左归丸、右归丸对老年大鼠下丘脑氨基酸类神经递质受体表达的影响[J]. 中药药理与临床，2007，23（3）：6-8.

[10] 沈鸿，姚祥珍，李晓芹，等. 乌鸡白凤口服液与丸剂对动物性激素样作用的比较研究[J]. 中国实验方剂学杂志，1998，4（5）：52-54.

[11] 邹缄，朱波，姬爱冬. 乌鸡白凤丸对受损子宫内膜线粒体功能调控机制的临床研究[J]. 中国妇幼保健，2009，24（3）：342-343.

[12] 谢人明，范引科，赵丽娜，等. 妇科养荣胶囊对更年期雌性大鼠免疫功能的影响[J]. 陕西中医，2011，32（12）：1668-1669.

[13] 侯志峰，徐国存. 归脾丸对小鼠学习记忆作用的影响[J]. 北京中医，2006，25（12）：754-755.

[14] 兰玉艳，王迪. 天王补心丹延缓衰老作用的实验研究[J]. 长春中医药大学学报，2007，23（3）：12-13.

[15] 李梦涛，项辉. 逍遥丸（散）有效成分及药理作用研究进展[J]. 中药材，2010，33（12）：1968-1972.

[16] 徐碧云，李艳，肖芳，等. 加味逍遥散对心理应激性失眠患者单胺类神经递质的影响[J]. 中华中医药杂志，2009，24（6）：720-723.

（天津中医药大学第一附属医院　夏　天、樊官伟，天津中医药大学　高秀梅、付姝菲）

第三节　中成药名方

一、滋补肝肾类

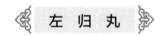

左 归 丸

【药物组成】　熟地黄、龟版胶、鹿角胶、枸杞子、菟丝子、山茱萸、山药、牛膝。

【处方来源】　明·张景岳《景岳全书》。国药准字 Z41020696。

【功能与主治】　滋肾补阴。用于真阴不足，腰酸膝软，盗汗，神疲口燥。

【药效】　主要药效如下[1-14]：

1. 调节下丘脑-垂体-卵巢轴功能　下丘脑-垂体-卵巢轴异常会导致性激素分泌紊乱，进而导致月经不调，甚至闭经。左归丸能保护中枢神经系统，能改善衰老模型大鼠的老化状态、提高抗氧化能力，减少自由基对细胞膜的损伤。左归丸可抑制阿尔茨海默病大鼠脑组织中胆碱酯酶活性，改善神经元凋亡。左归丸还对下丘脑-垂体-肾上腺轴具有调节作用，表现为抑制下丘脑-垂体-肾上腺轴功能亢进，促进未成熟大鼠子宫的发育，改善卵巢功能。左归丸能降低肾阴虚模型大鼠皮质醇、促肾上腺皮质激素和下丘脑促肾上腺皮质激素释放激素水平，减轻下丘脑-垂体-肾上腺轴功能亢进状态；还可改善环磷酰胺致卵巢早衰模型小鼠的性激素水平。

2. 改善卵巢功能　左归丸可促进大鼠卵巢卵泡发育，增加窦状卵泡数、成熟卵泡数、卵泡总数，其机制与提高雌激素水平有关。衰老卵巢卵泡减少和卵巢储备功能降低，LH、FSH升高，而抗米勒管激素、基础抑制素 B 降低。左归丸能改善免疫性卵巢早衰小鼠血清内分泌水平，抑制抗卵巢抗体的产生；改善免疫性卵巢早衰小鼠的超微结构，使卵母细胞、透明带、卵泡细胞线粒体、卵泡膜细胞形态趋于正常；改善紊乱的动情周期。左归丸能抑制卵巢卵泡细胞凋亡，改善卵巢早衰小鼠动情周期紊乱，减少卵巢卵泡细胞凋亡，延缓卵巢衰老进程，恢复卵巢功能。左归丸能提高卵巢衰老模型小鼠性激素水平，改善卵巢功能。

3. 促进子宫发育　左归丸可增加大鼠子宫内膜、肌层厚度，被覆上皮高度，腺腔内径，腺体直径；增加未成熟大鼠子宫肌层血管总数、子宫肌层大血管数；可促进未成熟大鼠子宫肌层血管生成，对未成熟大鼠大血管数的增加更为明显；能提高未成熟大鼠血清 E_2 水平。

4. 促进骨髓造血　左归丸能促进 G_0 期造血干细胞进入细胞周期进行增殖，加速骨髓细胞修复受损的 DNA，抑制造血细胞的凋亡，促进损伤的骨髓造血功能恢复。左归丸能促进骨髓抑制小鼠造血功能的恢复，提高骨髓抑制小鼠外周血红细胞、白细胞、血红蛋白、血小板和骨髓有核细胞数，恢复损伤的骨髓组织，增加造血面积，提高骨髓抑制小鼠暴增型红细胞集落生成单位、红细胞集落生成单位、粒-单系细胞集落生成单位和巨核细胞集落生成单位集落数。通过加快骨髓细胞进入细胞周期，解除细胞周期阻滞，促进造血细胞增殖；促进 Bcl-2 蛋白的表达，抑制 Bax 蛋白的表达，进而抑制细胞凋亡，这可能也是其促进骨髓抑制小鼠造血功能恢复的作用机制之一。左归丸还可以改善成熟障碍的粒系分化功能，对骨髓增生异常综合征有很好疗效。

5. 调节免疫　左归丸对 CD4[+]、CD25[+] 调节性 T 细胞亚群有双向免疫调节作用。能调节小鼠透明带 3 致卵巢早衰大鼠 CD4[+]/CD8[+] 的失衡，抑制外周血清抗透明带抗体水平；调节 Fas/FasL 系统平衡，调节免疫反应及细胞毒性淋巴细胞功能，促进 B 细胞凋亡，抑制抗体聚集，减轻卵巢免疫炎性反应，改善卵巢功能；减轻髓鞘碱性蛋白诱导的实验性自身免疫性脑脊髓炎大鼠炎症反应、轴突损伤及髓鞘脱失，其机制与其调节细胞因子有关。

【临床应用】　主要用于绝经期综合征、异常子宫出血和老年性骨质疏松等。

1. 绝经期综合征[15-16]　左归丸可治疗绝经期综合征肝肾亏虚证，可缓解腰酸膝软、潮热盗汗、神疲口燥、耳鸣、健忘等症状。左归丸能升高绝经期综合征患者血清 E_2 水平，降低 FSH、LH 水平，明显缓解其临床症状。

2. 异常子宫出血[17-20]　左归丸用于治疗异常子宫出血属肾阴虚证者。其因下丘脑-垂体-卵巢轴未成熟或卵巢功能衰退，卵泡发育不成熟，导致排卵障碍。左归丸能改善卵巢功能，平衡血清内分泌水平。治疗围绝经期异常子宫出血和青春期崩漏有效。

3. 老年性骨质疏松[21-23]　左归丸用于治疗老年性骨质疏松属肾阴虚证者。左归丸能降低血清成骨细胞活性标志物 I 型前胶原氨基端前肽、破骨细胞活性标志物 I 型胶原交联羧基末端肽的浓度，从而降低骨转化率，有效维持老年性骨质疏松患者的骨密度。左归丸联合鲑鱼降钙素明显缓解腰背疼痛、腰膝酸软等症状，增加骨密度，调控骨代谢平衡。左归丸结合碳酸钙 D_3 片，对肝肾亏虚型老年性骨质疏松的疗效优于单纯钙剂治疗。

【不良反应】　尚未见报道。

【使用注意】　①忌油腻食物。②感冒患者不宜服用。③服药 2 周或服药期间症状无改善，或症状加重，或出现新的严重症状，应立即停药并去医院就诊。④对本品过敏者禁用，过敏体质者慎用。

【用法与用量】　口服。一次 9g，一日 2 次。

参 考 文 献

[1] 郝迪，刘宏，黄树明. 左归丸对卵巢切除 MCAO 模型大鼠学习记忆功能的影响[J]. 中医药学报, 2014, 42（1）: 122-124.

[2] 佟雷，刘金丽，孙琳林. 左归丸及右归丸对卵巢早衰小鼠卵巢衰老的预防作用[J]. 中成药, 2017, 39（2）: 260-265.

[3] 阳松威, 孙晓峰, 贺又舜, 等. 左归丸对化疗致 POF 模型小鼠卵巢 Cx37 及 mRNA 表达的影响[J]. 中药新药与临床药理, 2016, 27（1）: 33-38.

[4] 叶晓平, 段恒. 左归丸对大鼠生殖器官发育与雌激素水平影响的实验研究[J]. 河南中医, 2014, 34（6）: 1050-1051.

[5] 郑铁峰, 张力华, 周毅. 左归丸对骨髓抑制小鼠造血调控的影响[J]. 河北中医, 2009, 31（5）: 759-762.

[6] ZHANG Y, QIAN L L, SHEN J P, et al. Effect of Chinese medicine treatment based on pattern identification on cellular immunophenotype of myelodysplastic syndrome[J]. Chin J Integr Med, 2017, 23（6）: 469-473.

[7] 蔡定芳, 刘彦芳, 陈晓红, 等. 左归丸对单钠谷氨酸大鼠下丘脑−垂体−肾上腺轴的影响[J]. 中国中医基础医学杂志, 1999, 5（2）: 24.

[8] 王静, 施建蓉, 金国琴, 等. 三种补肾方对老年大鼠下丘神经递质的影响[J]. 医药导报, 2003, 22（3）: 142-144.

[9] 朱玲, 罗颂平, 许丽绵. 左归丸对卵巢早衰小鼠免疫功能的影响[J]. 中华中医药学刊, 2008, 26（6）: 1157-1160.

[10] 朱玲, 罗颂平, 许丽绵, 等. 左归丸对免疫性卵巢早衰小鼠卵巢 Fas、Fas-L 表达的影响[J]. 江西中医学院学报, 2008, 20（1）: 52-55.

[11] 鞠大宏, 吕爱平, 张春英, 等. 左归丸对卵巢切除所致骨质疏松大鼠 IL-1 和 IL-6 活性的影响[J]. 中医杂志, 2002, 43（10）: 777-779.

[12] 鞠大宏, 赵宏艳, 刘梅洁, 等. 左归丸含药血清对成骨细胞 IL-1、IL-6 和 COX-2 表达的影响[J]. 中国实验动物学报, 2006, 14（2）: 96-99.

[13] 鞠大宏, 吴萍, 贾红伟, 等. 左归丸对卵巢切除所致骨质疏松大鼠骨钙素和降钙素含量的影响[J]. 中国中医药信息杂志, 2003, 10（1）: 16-17.

[14] 刘梅洁, 鞠大宏, 赵宏艳, 等. "肾主骨"的机理研究−左归丸含药血清对破骨细胞分化调控因子 OPG、RANKL 蛋白表达的影响[J]. 中国中医基础医学杂志, 2009, 15（3）: 184-187, 196.

[15] 丁敏. 左归丸加味治疗围绝经期综合征的临床疗效分析[J]. 中国实用医药, 2015, 10（34）: 186-187.

[16] 赵国, 张康健. 左归丸治疗妇女更年期综合征 96 例[J]. 中国社区医师（医学专业）, 2011, 13（14）: 166.

[17] 郭俊玲. 左归丸加减治疗功能失调性子宫出血 80 例[J]. 陕西中医, 2006, 27（10）: 1269-1270.

[18] 袁秀芳. 左归丸治疗绝经期功能性子宫出血 92 例[J]. 西部中医药, 2014, 27（8）: 69-70.

[19] 周红梅, 漆丽娅. 左归丸与六味地黄丸佐治肾阴虚型围绝经期功能失调性子宫出血的疗效观察[J]. 中国药房, 2012, 23（24）: 2236-2237.

[20] 王雨波. 左归丸加味治疗青春期崩漏 60 例临床观察[J]. 国医论坛, 2007, 22（1）: 24-25.

[21] 李明超, 张前德. 左归丸治疗老年性骨质疏松症临床观察[J]. 河北中医, 2018, 40（5）: 673-676.

[22] 马腾, 刘殿鹏, 高笛. 左归丸联合鲑鱼降钙素治疗老年骨质疏松症的临床研究[J]. 现代药物与临床, 2018, 33（6）: 1476-1480.

[23] 严炜, 吕荣, 李道鸿, 等. 左归丸治疗肝肾亏虚型老年性骨质疏松症临床观察[J]. 吉林医学, 2012, 33（35）: 7670-7671.

（西安交通大学 曹永孝, 上海中医药大学 郑建普,

天津中医药大学第一附属医院 夏 天、樊官伟）

大 补 阴 丸

【药物组成】 熟地黄、盐知母、盐黄柏、醋龟甲、猪脊髓。

【处方来源】 元·朱震亨《丹溪心法》。《中国药典》（2015 年版）。

【功能与主治】 滋阴降火。用于阴虚火旺, 潮热盗汗, 咳嗽, 耳鸣遗精。

【药效】 主要药效如下[1-9]:

1. 调节下丘脑−垂体−卵巢轴功能 绝经后, 卵巢由于功能衰竭, 雌激素水平下降, 无法对下丘脑−垂体进行有效的负反馈, 致使垂体分泌促性腺激素增加, FSH、LH 增加。大补阴丸可显著降低双侧卵巢切除大鼠的 FSH、LH 水平, 使其趋于恢复正常, 并能缓解卵巢切除大鼠肾上腺萎缩状况。

2. 调节免疫 T、B 淋巴细胞是人体主要的免疫细胞。大补阴丸能降低自身免疫模型小鼠的 T、B 淋巴细胞活性, 使之接近正常; 降低肝脏自身免疫性炎症反应, 调节异常亢

进的脾细胞增殖反应，纠正整体免疫功能失调；明显降低实验小鼠体内异常升高的双链 DNA、单链 DNA 抗体水平，改善其因自身免疫反应所致的肝肾病理损害。大补阴丸能改善实验性甲亢大鼠胸腺的病理改变。

3. 其他　大补阴丸对正常及四氧嘧啶糖尿病小鼠有降血糖作用，对阴虚小鼠的血糖降低有保护作用。

【临床应用】　主要用于绝经期综合征、异常子宫出血、卵巢早衰和自身免疫性疾病等。

1. 绝经期综合征[10-14]　大补阴丸用于治疗肝肾亏虚型及阴虚火旺型绝经期综合征，可缓解潮热盗汗、烦躁易怒、腰膝酸软、耳鸣健忘、口渴咽干等症状。绝经期综合征患者雌激素分泌减少，FSH、LH 水平增加，大补阴丸可降低 FSH、LH 水平。绝经期综合征是一种心身疾病，围绝经期女性除月经不调、多汗、潮热等症状以外，还会产生诸如精神忧郁、恐惧、多怒、善愁、疑虑、孤独等情志变化。大补阴丸结合情志调理治疗女性围绝经期出现的恐惧、抑郁、疲劳、失眠等临床效果显著。

2. 异常子宫出血[15]　大补阴丸用于治疗阴虚火旺，冲任不固之异常子宫出血，症见经期错乱，时而遗月不至，量多色鲜红，兼腰痛膝软，心烦寐劣，口苦咽干，头目眩晕，舌红，苔薄黄，脉弦细略数，服大补阴丸后出血减少。

3. 卵巢早衰[16]　大补阴丸用于治疗卵巢早衰属肾阴虚证者。大补阴丸联合戊酸雌二醇片/雌二醇环丙孕酮片复合包装治疗卵巢早衰，能降低 FSH、LH 水平，升高 E_2 水平，增加卵巢直径和子宫内膜厚度，调节 T 淋巴细胞亚群水平，具有调节内分泌激素，促进卵巢功能恢复，增加子宫内膜厚度，调节机体免疫的作用。

4. 自身免疫性疾病[17]　大补阴丸用于治疗糖尿病、甲状腺功能亢进、类风湿关节炎、系统性红斑狼疮等自身免疫性疾病疗效肯定。

【不良反应】　尚未见报道。

【使用注意】　①气虚发热及火热实证者慎用。②感冒者慎用。③脾胃虚弱、痰湿内阻、脘腹胀满、食少便溏者慎用。④服药期间忌食辛辣、油腻食物。

【用法与用量】　口服。水蜜丸一次 6g，一日 2～3 次；大蜜丸一次 1 丸，一日 2 次。

参 考 文 献

[1] 汪文来，赵红霞，金香兰，等. 大补阴丸及加减方对去卵巢更年期模型大鼠血清 FSH、LH 及体质量、肾上腺指数的影响[J]. 中国中医基础医学杂志，2013，19（3）：280-281.

[2] 陈永霞，程敏，缪云萍，等. 大补阴丸对真性性早熟模型大鼠的治疗作用[J]. 中国药理学与毒理学杂志，2012，26（1）：47-51.

[3] 张雷明，董群，赵向忠. 大补阴丸对空肠弯曲杆菌致敏小鼠的免疫调节作用 [J]. 中草药，2005，36（3）：413-414.

[4] 赵毅，董群. 大补阴丸对自身免疫病模型小鼠免疫调节的血清药理学研究 [J]. 现代免疫学，2007，27（2）：135-139.

[5] 张学礼，金国琴，徐品初，等. 大补阴颗粒对阴虚火旺证模型大鼠的滋阴泻火作用[J]. 中药药理与临床，2001，17（1）：7-8.

[6] 胡方林，刘仙菊，张国民，等. 大补阴丸对实验性甲亢大鼠胸腺病理改变的影响[J]. 世界中西医结合杂志，2008，3（6）：322-323.

[7] 刘雪莉，陈凯. 大补阴丸的降血糖与免疫调节作用[J]. 中国现代应用药学，2000，17（3）：185-187.

[8] 赵毅，董群. 大补阴丸含药血清对自身免疫病模型小鼠 T、B 淋巴细胞活性影响的时效关系[J]. 皖南医学院学报，2006，

25（1）：7-11.

[9] 刘雪莉，陈凯，史红，等. 大补阴丸的降血糖与免疫节作用[J]. 中国现代应用药学杂志，2000，17（3）：257-260.

[10] 薄丽亚，王茹，李俊敏. 大补阴丸加减治疗妇女更年期综合征[J]. 中医药学刊，2006，24（2）：349.

[11] 廖英，何春霞. 大补阴丸加减治疗更年期综合征验案2则[J]. 湖南中医杂志，2012，28（6）：69-70.

[12] 黄远媛，冷贵兰. 大补阴丸治疗女性更年期综合征60例[J]. 中国中西医结合杂志，2004，24（3）：215.

[13] 方慧晓，沈鹏. 大补阴丸配合情志调理治疗更年期综合征34例[J]. 浙江中医杂志，2011，46（8）：588.

[14] 张荣芳. 用大补阴丸结合情志调理治疗更年期综合征的效果分析[J]. 当代医药论丛，2015，13（14）：35-36.

[15] 吴娟娟. 大补阴丸治疗带下崩漏的体会[J]. 浙江中医杂志，1996，6：261.

[16] 徐晖，冼妮. 大补阴丸加减联合克龄蒙对卵巢早衰患者卵巢储备功能和免疫功能的影响[J]. 中医学报，2016，31（9）：1365-1368.

[17] 张治祥，王艳，马宏秀. 大补阴丸加味汤治疗类风湿关节炎21例[J]. 陕西中医，2005，26（8）：769-770.

（天津中医药大学第一附属医院 夏 天、樊官伟，西安交通大学 曹永孝、王 瑾）

❧ 坤 泰 胶 囊 ❧

【药物组成】 熟地黄、黄连、白芍、黄芩、阿胶、茯苓。

【处方来源】 东汉·张仲景《伤寒论》。国药准字 Z20000083。

【功能与主治】 滋阴清热，安神除烦。用于绝经前后诸证属阴虚火旺者，症见潮热面红，自汗盗汗，心烦不宁，失眠多梦，头晕耳鸣，腰膝酸软，手足心热，以及妇女卵巢功能衰退、绝经期综合征见上述表现者。

【药效】 主要药效如下[1-6]：

1. 改善卵巢功能 围绝经期主要表现为卵巢功能衰退的病理生理变化。坤泰胶囊能够增加围绝经期大鼠卵巢体积、子宫湿质量及卵巢黄体数，增加卵巢早衰大鼠原始卵泡、窦前卵泡及窦状卵泡数目，减少闭锁卵泡数目，同时对血管内皮有保护作用，增加卵巢血供，改善卵巢功能。坤泰胶囊可以调节卵巢早衰模型大鼠的激素水平，并上调 VEGF 及碱性成纤维细胞生长因子（bFGF）mRNA 表达，修复受损的卵巢组织，促进卵泡的生长发育，从而抑制卵泡过早耗竭。

2. 调节雌激素分泌 绝经期综合征主要由于卵巢功能衰退，性激素分泌减少引起下丘脑-垂体-卵巢轴及肾上腺功能紊乱。雌激素水平的下降是绝经期综合征发生的病理基础。坤泰胶囊能明显降低老龄雌性大鼠血清 FSH、LH 和睾酮水平，升高 E_2 及抗米勒管激素水平，激发机体残存的卵巢储备，改善绝经期综合征临床症状。

3. 止汗、镇静 绝经期综合征有潮热、出汗、失眠等症状。坤泰胶囊明显地对抗毛果芸香碱所致大鼠足跖汗液分泌。坤泰胶囊还可延长戊巴比妥处理的小鼠的睡眠时间，提示坤泰胶囊具有一定的抵抗出汗和镇静的作用。

4. 改善子宫内膜容受性 溶血磷脂酸受体-3（LPAR3）与雌性生殖系统及胚胎着床有着密切的关系，坤泰胶囊可以增加控制性超促排小鼠 LPAR3 的表达量，从而改善小鼠子宫内膜腺体的发育，改善其容受性。

【临床应用】 主要用于绝经期综合征、不孕症、卵巢早衰、多囊卵巢综合征等。

1. 绝经期综合征[6-12] 坤泰胶囊用于治疗绝经期综合征，对症见潮热面红、自汗盗汗、心烦不宁、失眠多梦、头晕耳鸣、腰膝酸软、手足心热等阴虚证候者均有效。

坤泰胶囊能够从多个方面改善绝经期综合征的相关症状，如改善更年期妇女的睡眠质量、焦虑抑郁状态及认知功能，减轻潮热盗汗等症状，明显增加围绝经期骨折妇女的骨折愈合率。

2. 不孕症[13]　坤泰胶囊和枸橼酸氯米芬同用能够降低枸橼酸氯米芬对多囊卵巢综合征患者子宫内膜和宫颈黏液的不利影响，增加多囊卵巢综合征患者妊娠率；联合戊酸雌二醇片/雌二醇环丙孕酮片复合包装对卵巢储备功能低下的患者在促排卵前进行预处理，可明显降低 FSH 水平，提高抗米勒管激素水平，增加卵巢储备功能；还能明显增加子宫内膜厚度及 A 型率，提高子宫内膜容受性。

3. 卵巢早衰[14-15]　坤泰胶囊能够治疗卵巢功能低下或卵巢早衰，其对于内分泌及自觉症状的疗效与激素补充疗法相当。

4. 多囊卵巢综合征[16-19]　坤泰胶囊用于治疗闭经、崩漏、月经量少、多毛、肥胖、不孕之多囊卵巢综合征。坤泰胶囊可降低多囊卵巢综合征患者 LH、FSH 和睾酮水平，提高 E_2 水平。坤泰胶囊通过改善卵泡质量，调节性激素水平，从而提高多囊卵巢综合征患者月经恢复率、排卵率及妊娠率。

【不良反应】　个别患者服用坤泰胶囊后会出现胃肠道不适、恶心、呕吐，可改为饭后服药或停药处理[20]。

【使用注意】　①忌食辛辣，少进油腻。②不宜与感冒药同时服用。③高血压、心脏病、肾病及脾胃虚弱者，请在医师指导下服用。④服药 2 周症状无改善，应到医院诊治。⑤按用法与用量服用，如超量或长期服用，应向医师咨询。⑥服药过程中出现不良反应，应停药并向医师咨询。⑦对本品过敏者禁用，过敏体质者慎用。⑧药品性状发生改变时禁止服用。⑨如正在服用其他药品，使用本品前请咨询医师或药师。

【用法与用量】　口服。一次 4 粒，一日 3 次，2～4 周为一疗程，或遵医嘱。

参 考 文 献

[1] 徐文君，高慧，李杨，等. 坤泰胶囊对卵巢早衰大鼠的治疗作用及其机制研究[J]. 药物评价研究，2017，4003：314-318.

[2] 段燕康，李芳，李进东，等. 坤泰胶囊对更年期雌鼠激素水平及围绝经期综合征的影响[J]. 中国医院药学杂志，2014，34（6）：432-435.

[3] 徐文君，高慧，李杨，等. 坤泰胶囊对卵巢早衰大鼠的治疗作用及其机制研究[J]. 药物评价研究，2017，40（3）：314-318.

[4] 王慧，李玉洁，南燕，等. 坤泰胶囊对促排卵小鼠子宫内膜溶血磷脂酸受体 3、环氧合酶 2 表达的影响[J]. 山东医药，2015，55（43）：24-25.

[5] 王慧，李玉洁，陈帆，等. 坤泰胶囊对小鼠子宫内膜容受性影响的研究[J]. 重庆医学，2016，45（18）：2464-2466.

[6] 孙国珍，李彬，史党民. 坤泰胶囊联合药学服务治疗绝经期综合征的临床疗效观察[J]. 现代药物与临床，2013，28（6）：951-953.

[7] 张香. 坤泰胶囊改善绝经综合征自主神经失调症状临床分析[J]. 中国实用神经疾病杂志，2014，17（14）：103-104.

[8] 史党民，孙国珍. 坤泰胶囊治疗女性更年期失眠伴有焦虑及抑郁的临床观察[J]. 中草药，2013，44（24）：3531-3533.

[9] 李文娟，许良智，刘宏伟，等. 坤泰胶囊与激素替代疗法对绝经早期妇女认知功能及心理状态影响的随机对照临床研究[J]. 中西医结合学报，2010，8（4）：321-327.

[10] 张宇迪，冯其斌，陈翠萍. 坤泰胶囊治疗更年心临床疗效观察[J]. 上海中医药杂志，2014，48（3）：48-49.

[11] 徐静，孙建新. 坤泰胶囊在围绝经期妇女骨折治疗中的临床应用[J]. 陕西中医，2016，37（4）：394-395.

[12] 李木子. 坤泰胶囊对女性子宫切除术后围绝经期症状的影响[J]. 中草药，2014，45（17）：2522-2524.

[13] 南燕，段予新，李玉洁. 坤泰胶囊对不孕症患者子宫内膜容受性的影响[J]. 新乡医学院学报，2012，29（5）：384-385.

[14] 胡利霞，涂雪松，陈玉环，等. 坤泰胶囊治疗卵巢储备功能低下及卵巢早衰的临床观察[J]. 海峡药学，2016，28（2）：211-212.

[15] 马新想，张富青. 坤泰胶囊在卵巢早衰患者中的临床应用分析[J]. 中国医学工程，2012，20（12）：68-69.

[16] 杨淑萍，刘青，王漫丽. 坤泰胶囊联合来曲唑用于多囊卵巢综合征患者促排卵的效果[J]. 中国合理用药探索，2019，16（5）：71-74，78.

[17] 周辉. 加味补肾健脾汤联合坤泰胶囊对多囊卵巢综合征患者血清相关性激素水平变化及预后妊娠率的影响[J]. 临床研究，2018，26（11）：124-125.

[18] 方玉秀. 坤泰胶囊对多囊卵巢综合征不孕卵泡质量和激素分泌的影响[J]. 河南医学研究，2018，27（15）：2755-2756.

[19] 代小燕，邸石，王罡，等. 坤泰胶囊对多囊卵巢综合征不孕卵泡质量和激素分泌的影响[J]. 中国妇幼保健，2015，30（31）：5443-5445.

[20] 谢建文，程少璋，刘永简，等. 坤泰胶囊致不良反应的文献分析[J]. 现代药物与临床，2018，33（3）：691-695.

（天津中医药大学第一附属医院 夏 天、樊官伟，浙江工业大学 陈素红、郑 祥）

更年安片（胶囊、丸）

【药物组成】 地黄、泽泻、麦冬、熟地黄、玄参、茯苓、仙茅、磁石、牡丹皮、珍珠母、五味子、首乌藤、制何首乌、浮小麦、钩藤。

【处方来源】 宋·钱乙《小儿药证直诀》六味地黄丸基础上加减化裁方。《中国药典》（2015年版）。

【功能与主治】 滋阴清热，除烦安神。用于肾阴虚所致的绝经前后诸证，症见烦热出汗、眩晕耳鸣、手足心热、烦躁不安，以及绝经期综合征见上述证候者。

【药效】 主要药效如下[1-5]：

1. 抗氧化 围绝经期的最早变化是卵巢功能衰退，体内氧自由基增加引发的脂质过氧化。这是造成卵巢衰老的重要机制。更年安能增加去势雌性小鼠SOD、谷胱甘肽过氧化物酶（GSH-Px）的活性，降低血清MDA的含量，抑制小鼠脑、心、肝组织及血清中过氧化脂质的生成，抑制脑、心、肝组织脂褐质的生成，从而起到抗氧化、延缓衰老的作用。

2. 镇静 绝经期综合征阴虚阳亢型患者，大多具有心烦失眠、易激动、情绪不稳定、对外界刺激反应快而强、兴奋性不易压抑、盗汗和上火等特征。这些症状与机体大脑皮质的抑制过程减弱，交感神经中枢过度兴奋和功能偏亢有关。更年安片能减少小鼠自主活动，延长去卵巢小鼠戊巴比妥钠诱导的睡眠时间，降低小鼠的自主活动次数并对抗苯丙胺所致小鼠的兴奋活动，具有镇静催眠作用。更年安片通过调节中枢神经系统，治疗绝经期综合征神经系统症状。

3. 其他 围绝经期卵巢功能衰退、性激素分泌减少，从而引起脂质代谢紊乱，更年安胶囊能够明显降低去势雌性小鼠血清总胆固醇、三酰甘油、低密度脂蛋白胆固醇。更年安片还可降低高血压大鼠血压。

【临床应用】 主要用于绝经期综合征、高血压等。

1. 绝经期综合征[6-9] 更年安用于治疗绝经期综合征，症见烘热出汗、眩晕、耳鸣、腰腿酸软、急躁易怒、心胸烦闷、手足心热、头痛、两胁胀痛、失眠多梦、心悸、口渴、舌红苔少、脉细数等因肾阴不足、虚阳上浮所致者。

更年安能有效改善围绝经期患者因自主神经系统功能紊乱而出现的失眠健忘、心悸怔忡、潮热盗汗等症状，其有效率明显优于雌激素。此外更年安联合美托洛尔治疗围绝经期心血管神经症更为有效。

针刺双侧三阴交、双侧太溪、双侧关元、双侧中极，配合更年安片治疗绝经期综合征，其中医证候总疗效较单纯使用更年安片更为显著。

2. 高血压[10]　更年安治疗阴虚阳亢型高血压，可缓解眩晕、心烦不安、面部烘热、耳鸣、失眠、腰酸、脉弦细而数、舌质偏红等表现。

【不良反应】　尚未见报道。

【使用注意】　①脾肾阳虚者慎用。②服药期间应忌辛辣食物。③糖尿病患者慎用。

【用法与用量】　口服。片：一次6片，一日2～3次。胶囊：一次3粒，一日3次。丸：一次1袋，一日3次。

参　考　文　献

[1] 王蕊，傅强，厉璐帆，等. 更年安胶囊对去势雌性小鼠的治疗作用[J]. 药学与临床研究，2010，18（3）：247-249.

[2] 王玉芬，韩双红，曲树明. 更年安的抗氧化作用[J]. 中药新药与临床药理，1994，5（1）：30-32.

[3] 张听新，张丽蓉，王玉芬，等. 更年安对中枢神经系统作用[J]. 中成药研究，1987，3：22.

[4] 王玉芬，韩双红. 更年安降压降脂作用的研究[J]. 中药新药与临床药理，1995，6（1）：37-39.

[5] 李军，李惟敏，沈大跃，等.“更年安”的免疫药理研究[J]. 天津中医学院学报，1989，2：37.

[6] 马西文. 更年安片治疗妇女更年期综合征308例[J]. 陕西中医，2006，27（10）：1175.

[7] 李虹，刘光珍. 更年安胶囊治疗更年期综合征临床研究[J]. 山西中医学院学报，2001，2（4）：34-35.

[8] 赵建才. 更年安联合美托洛尔治疗更年期心血管神经症疗效观察[J]. 中外医学研究，2012，10（35）：118.

[9] 沈妍姝，孔萍. 针刺配合更年安片治疗肝肾阴虚型围绝经期综合征的临床研究[J]. 医药前沿，2014，18：255.

[10] 周桂娟. 更年安治疗高血压病阴虚阳亢型疗效观察[J]. 河北中医，2000，22（2）：134-135.

（天津中医药大学第一附属医院　夏　天、樊官伟）

坤宝丸（颗粒）

【药物组成】　酒女贞子、覆盆子、菟丝子、枸杞子、制何首乌、龟甲、地骨皮、南沙参、麦冬、炒酸枣仁、地黄、白芍、赤芍、当归、鸡血藤、珍珠母、石斛、菊花、墨旱莲、桑叶、白薇、知母、黄芩。

【处方来源】　研制方。《中国药典》（2015年版）。

【功能与主治】　滋补肝肾，镇静安神，养血通络。用于妇女绝经前后，肝肾阴虚引起的月经紊乱，潮热多汗，失眠健忘，心烦易怒，头晕耳鸣，咽干口渴，四肢酸楚，关节疼痛。

【药效】　主要药效如下[1-3]：

1. 改善卵巢功能　围绝经期妇女卵巢功能减退从而导致雌激素分泌减少，卵巢、子宫逐渐萎缩。坤宝颗粒能够促进衰老大鼠卵巢中的卵泡和黄体发育，增加卵泡中的卵泡数和黄体数，提高卵巢、子宫及肾上腺的脏器系数，增加衰老大鼠子宫腺泡数量，增加子宫内膜厚度，改善卵巢功能。

2. 调节雌激素分泌　雌激素水平降低是引发围绝经期症状的病理基础。坤宝丸可以提高自然衰老大鼠血清 E_2 及孕酮的含量。

3. 镇静　自主神经紊乱是绝经期综合征发病的主要表现，其发病与神经递质的紊乱相关。坤宝颗粒能升高自然衰老大鼠脑组织中的去甲肾上腺素，具有中枢调节作用。围绝经期雌激素缺乏引起应激、焦虑和抑郁等情绪变化，进而影响睡眠质量。坤宝丸还能延长戊巴比妥钠诱导的去卵巢小鼠的睡眠时间，缩短睡眠潜伏期，可改善去势小鼠睡眠障碍，具有中枢镇静作用。

4. 改善子宫内膜容受性　坤宝颗粒能够增加衰老大鼠子宫腺泡数量及子宫内膜厚度，增加不孕症患者 I 型子宫内膜的比例及妊娠率，同时减少子宫内膜螺旋动脉搏动指数、阻力指数值，有效改善子宫内膜容受性。

【临床应用】　主要用于绝经期综合征[4-10]。

坤宝丸用于治疗绝经期综合征属肝肾阴虚型，症见月经紊乱、潮热多汗、失眠健忘、心烦易怒、头晕耳鸣、咽干口渴、四肢酸楚、关节疼痛。坤宝丸连续服用 3 个月，可升高绝经期综合征患者血清 E_2 水平，降低 FSH、LH 水平，明显改善潮热盗汗、腰酸膝软、五心烦热、疲乏、耳鸣耳聋的症状。坤宝丸联合乌灵胶囊或百乐眠胶囊或配合耳穴压豆（主穴有神门、皮质下、枕、垂前，配穴有肝、心、脾、肾、内分泌及交感）对治疗围绝经期失眠症效果更为显著。

【不良反应】　个别患者服用本品可能出现过敏性荨麻疹、皮疹[11-12]。

【使用注意】　①忌食辛辣，少进油腻。②肾阳虚症状明显者，如表现形寒肢冷、大便溏薄、面浮肢肿等症，不宜服用。③服药 4 周症状无改善，应到医院诊治。④按用法与用量服用，长期服用应向医师咨询。⑤感冒时不宜服用。⑥对本品过敏者禁用，过敏体质者慎用。⑦药品性状发生改变时禁止服用。⑧如正在服用其他药品，使用本品前请咨询医师或药师。

【用法与用量】　口服。丸：一次 50 粒，一日 2 次。颗粒：一次 5g，一日 2 次。连续服用 2 个月或遵医嘱。

参 考 文 献

[1] 周建平. 坤宝颗粒治疗更年期综合征的药理作用及机制研究[D]. 北京：北京中医药大学，2007.

[2] 王爱青. 坤宝颗粒治疗更年期综合征的药理作用研究[J]. 中国处方药，2016，14（2）：27.

[3] 周彬，王缤，孙付和，等. 坤宝颗粒改善子宫内膜容受性的研究[J]. 现代中西医结合杂志，2006，15（21）：2886-2887.

[4] 李晔，周明芳，王君伟. 坤宝丸治疗围绝经期综合征的临床研究[J]. 时珍国医国药，2013，24（8）：1957-1958.

[5] 郭睿，刘砚韬. 坤宝丸治疗更年期综合征 32 例疗效及安全性分析[J]. 中国药业，2015，24（24）：223-224.

[6] 郑志凌. 坤宝丸对围绝经期睡眠障碍的改善作用[J]. 中国药业，2015，24（10）：21-23.

[7] 闵希骞. 乌灵胶囊联合坤宝丸对更年期失眠症疗效观察[J]. 深圳中西医结合杂志，2016，26（18）：45-46.

[8] 韩美芹，王波军. 百乐眠联合坤宝丸治疗围绝经期失眠症疗效观察[J]. 中国临床医生，2014，42（12）：85-86.

[9] 郅文艳. 耳豆配合坤宝丸治疗更年期失眠症疗效观察[J]. 中国实用医药，2014，9（24）：153.

[10] 王秀娟，李艳莹，范立磊. 坤宝丸联合坤泰胶囊对围绝经期综合征女性心血管疾病危险因素的影响[J]. 河北中医，2018，40（2）：182-186.

[11] 周健. 口服坤宝丸致严重皮疹 1 例[J]. 医疗装备，2015，28（12）：103.

[12] 安瑞贤，安建飞. 坤宝丸致过敏性荨麻疹 1 例[J]. 新医学，2008，39（3）：202.

（天津中医药大学第一附属医院　夏　天、樊官伟）

古汉养生精口服液（片、颗粒）

【药物组成】　人参、炙黄芪、金樱子、枸杞子、女贞子（制）、菟丝子、淫羊藿、白芍、炙甘草、炒麦芽、黄精（制）。

【处方来源】　汉·长沙马王堆古墓方。《中国药典》（2015 年版）。

【功能与主治】　补气，滋肾，益精。用于气阴亏虚，肾精不足所致的头晕、心悸、目眩、耳鸣、健忘、失眠、疲乏无力，以及绝经期综合征、病后体虚等见上述证候者。

【药效】　主要药效如下[1-9]：

1. 调节下丘脑–垂体–性腺轴　绝经期综合征患者下丘脑–垂体–性腺轴功能衰退，性激素分泌下降，从而导致成骨功能下降，骨量减少，发生骨质疏松。本品可调节下丘脑–垂体–性腺轴的功能，改善下丘脑与垂体间关系，提高体内性激素的水平。

2. 抗氧化　自由基引发的脂质过氧化反应是导致机体细胞损伤的主要因素。随着年龄增加，SOD、GSH-Px 等抗氧化物质逐渐下降，脂质过氧化物逐渐增多。雌激素具有抗氧化作用。围绝经期卵巢功能逐渐衰退，雌激素分泌减少，氧化损伤是导致卵巢功能衰退的重要机制。本品通过有效改善自由基代谢，促进 SOD、GSH-Px、NO 合成，降低脂质过氧化物水平，改善卵巢功能，并能改善子宫内膜萎缩状态。降低运动小鼠 MDA 含量，提高 SOD 活性，减少氧自由基的产生，维持机体抗氧化酶活性，并能提高细胞免疫功能，对减轻自由基介导的脂质过氧化反应有良好作用。

3. 其他　本品能升高实验性动脉粥样硬化家兔模型的血清高密度脂蛋白含量，降低血清低密度脂蛋白含量，抑制主动脉粥样硬化斑块形成；可降低过氧化脂质含量，增强 SOD 活性。本品具有良好的降脂作用，可提高脑血流量，降低脑血管阻力，具有抗动脉硬化作用。血小板黏附性增加，聚集率增高，是导致动脉粥样硬化的因素之一，本品能降低高脂血症大鼠的血小板黏附和聚集作用，并有降脂作用，从而改善动脉粥样硬化。

【临床应用】　主要用于绝经期综合征、绝经后骨质疏松。

1. 绝经期综合征[10]　本品用于治疗由气阴亏虚，肾精不足所致的绝经期综合征，症见头晕、心悸、目眩、耳鸣、健忘、失眠、疲乏无力。绝经期综合征患者采用本品联合激素替代疗法，能显著改善失眠多梦、腰膝酸软、头晕目眩、健忘等症状。

2. 绝经后骨质疏松[6]　本品用于治疗绝经后骨质疏松，具有补肝肾、壮筋骨、益气健脾、滋肾固精的作用，可通过调整下丘脑–垂体–性腺轴的功能，改善下丘脑与垂体间关系，提高体内性激素的水平，从而延缓骨质疏松发生。

【不良反应】　尚未见报道。

【使用注意】　①阳热体质者慎用。②忌食辛辣、油腻食物。

【用法与用量】　口服。口服液：一次 10～20ml，一日 2～3 次（每支装 10ml）。片：一次 4 片，一日 3 次。颗粒：开水冲服，一次 10～20g，一日 2 次。

参 考 文 献

[1] 宋伟，陈友香，夏振信，等. 补肾中药与利维爱延缓老年雌性大鼠衰老的实验研究[J]. 中国中西医结合杂志，2002，6（22）：43-46.

[2] 文质君，陈筱春. 古汉养生精对运动小鼠血乳酸、乳酸脱氢酶和运动时间的影响[J]. 中国临床康复，2006，10（35）：95-97.

[3] 文质君，陈筱春. 古汉养生精对小鼠免疫与抗氧化功能的影响[J]. 湛江师范学院学报，2005，26（6）：112-114，139.

[4] 文质君，陈筱春. 古汉养生精对小鼠红细胞形态及自由基的影响[J]. 湛江师范学院学报，2007，28（6）：104-107.

[5] 陈学东，汪保和，王步标. 古汉养生精抗疲劳作用及其可能机制的研究[J]. 湖南中医药导报，1999，5（11）：29-31.

[6] 葛长松，王素芳，刘勇. 古汉养生精治疗骨质疏松症 35 例[J]. 湖南中医药导报，1997，11（6）：9-10.

[7] 刘礼意，孙兆泉，唐湘涓，等. 古汉养生精片抗动脉粥样硬化作用的实验研究[J]. 湖南中医杂志，1995，11（2）：35-37.

[8] 秦裕辉，姜友平. 古汉养生精对家兔脑血流量及脑血管阻力的影响[J]. 中国中医药科技，2000，7（2）：101.

[9] 秦裕辉，姜友平. 古汉养生精对高脂血症大鼠血小板功能的影响[J]. 中国中医药科技，2000，7（2）：102.

[10] 陈芳锐，刘俭英，李丹，等. 古汉养生精联系激素替代疗法治疗更年期综合症 48 例研究[J]. 医学美学美容（中旬刊），2015，2：168.

（天津中医药大学第一附属医院　夏　天、樊官伟）

龙凤宝胶囊

【**药物组成**】　淫羊藿、白附片、肉苁蓉、党参、黄芪、牡丹皮、冰片、玉竹、山楂。

【**处方来源**】　研制方。国药准字 Z44022414。

【**功能与主治**】　补肾，健脾益气，宁神益智。用于绝经期综合征及神经衰弱。

【**药效**】　主要药效如下[1-3]：

1. 调节下丘脑-垂体-卵巢轴功能　绝经后，卵巢萎缩，雌激素合成减少。雌激素水平降低引起下丘脑-垂体-卵巢轴或下丘脑-垂体-肾上腺轴功能紊乱，进而神经递质、激素、细胞因子等失衡，免疫功能失调，引起一系列临床症状。龙凤宝胶囊通过补肾壮阳、健脾益气、宁神益智等作用，增加 E_2 含量，降低 FSH、LH 水平。龙凤宝胶囊增加小鼠子宫、卵巢等性器官质量。

2. 增强性功能　龙凤宝胶囊可补肾填精壮阳，具有类性激素样作用，增加雄性去势动物睾丸、前列腺、精囊、提肛肌质量及雌性小鼠卵巢、子宫的质量，促进下丘脑-垂体-性腺轴的调节作用，使性功能旺盛。

【**临床应用**】　主要用于绝经期综合征和神经衰弱等。

1. 绝经期综合征[4]　龙凤宝胶囊用于治疗绝经期综合征肝肾亏损证。应用龙凤宝胶囊治疗绝经期综合征，能明显改善患者神疲乏力、精神萎靡、健忘、烦躁易怒、心悸失眠、烘热汗出、月经紊乱、头痛头昏、腰膝冷痛、身麻、入睡困难或睡眠表浅易惊醒等症状。龙凤宝胶囊补肾健脾，宁心益智，能明显促使绝经期综合征患者 E_2 水平上升，调节神经-内分泌网络，改善性欲淡漠，尤其对烘热汗出、腰膝冷痛的症状有明显改善作用。

2. 神经衰弱[3]　龙凤宝胶囊用于治疗神经衰弱属脾肾阳虚证者，能明显改善神经衰弱患者神疲乏力、健忘、烦躁易怒、心悸失眠、腰膝冷痛、入睡困难或睡眠表浅、易惊醒的症状。

【**不良反应**】　尚未见报道。

【**使用注意**】　①忌辛辣、生冷、油腻食物。②本品宜饭前服用。③凡阴虚阳亢，血分有热，胃火炽盛，肺有痰热，外感热病者慎服。④高血压、心脏病、肝病、糖尿病、肾病等慢性病患者应在医师指导下服用。⑤本品不宜长期服用，服药 2 周症状无缓解，应去医院就诊。

【**用法与用量**】　口服。一次 2 粒，一日 3 次。

参 考 文 献

[1] 余善强. 龙凤宝胶囊治疗更年期综合征[J]. 实用中医内科杂志，2013，27（11）：141-143.

[2] 萧正大，刘宇. 龙凤宝胶囊治疗男性性功能障碍 147 例[J]. 山东中医杂志，2000，19（10）：605-606.

[3] 舒晓春，张荣华，余菊花，等. 龙凤宝胶囊治疗神经衰弱的临床研究[J]. 河南中医药学刊，2002，17（3）：41-42.

[4] 舒晓春，余菊花，张荣华，等. 龙凤宝胶囊治疗更年期综合征 50 例[J]. 陕西中医，2003，24（8）：715-717.

（天津中医药大学第一附属医院　夏　天、樊官伟）

更年乐片（胶囊）

【**药物组成**】　淫羊藿、牡蛎、知母、金樱子、黄柏、车前子、人参、桑椹、当归、核桃仁、鹿茸、补骨脂、续断、首乌藤、白芍、首乌（制）、牛膝、甘草、熟地黄。

【**处方来源**】　研制方。国药准字 Z20055189。

【**功能与主治**】　养心养肾，调补冲任。用于绝经前后出现的夜寐不安，心悸，耳鸣，多疑善感，烘热汗出，烦躁易怒，腰背酸痛。

【**药效**】　主要药效如下[1-4]：

1. 调节雌激素水平　绝经后，雌激素水平降低。更年乐片可有效升高雌激素，调整性激素水平，使其接近平衡状态。

2. 调节单胺类神经递质水平　绝经期综合征的病理基础是下丘脑–垂体–卵巢轴的紊乱，下丘脑功能的衰退以单胺类神经递质紊乱为主要表现。围绝经期大鼠下丘脑内儿茶酚胺类递质水平发生明显衰退，去甲肾上腺素（NE）明显下降，吲哚类递质 5-HT 和 5-羟吲哚乙酸（5-HIAA）的含量却随增龄而增加。更年乐片可以提高模型大鼠下丘脑 NE 水平，降低 5-HT 与 5-HIAA 水平，使 5-HT/NE 的比值接近正常。

3. 改善骨质疏松　绝经后骨质疏松的发生与雌激素水平降低有关。更年乐片可提高雌激素水平，从而抑制破骨细胞前身细胞增殖为成熟破骨细胞，抑制成熟破骨细胞的骨吸收活性，并有利于破骨细胞的正常凋亡，减少骨量丢失，改善大鼠摘除卵巢所致的骨质疏松。高浓度的甲状旁腺激素（PTH）可使破骨细胞活性超过成骨细胞，导致骨吸收增多和骨质疏松的发生，更年乐片可抑制破骨细胞活性、拮抗 PTH，并有效地抑制去卵巢大鼠骨组织微环境中细胞因子 IL-6 的含量，从而减少骨的丢失，进而较好地预防去卵巢大鼠的骨质疏松。

4. 调节免疫　更年乐片能升高血清 IL-2 活性，增加胸腺质量，调节机体的细胞免疫和体液免疫功能，增强机体的免疫功能。

【**临床应用**】　主要用于绝经期综合征[5]。

更年乐片治疗 4 周，改善绝经前后出现的夜寐不安、心悸、耳鸣、多疑善感、烘热汗出、烦躁易怒、腰背酸痛等症，降低血清 FSH、LH 浓度，延缓下丘脑衰老。

【**不良反应**】　尚未见报道。

【**使用注意**】　对本品过敏及过敏体质者禁用。

【**用法与用量**】　口服。片：一日 3 次，一次 4 片。胶囊：一次 4 粒，一日 3 次。

参 考 文 献

[1] 李翠萍，黄霞，贾永艳，等. 更年乐对围绝经期模型动物内分泌–免疫功能的影响[J]. 中医研究，2008，12（2）：19-20.

[2] 王滨，刘宏艳，王红，等. 中药复方更年乐对更年期大鼠单胺类神经递质的影响[J]. 天津中医药，2003，20（2）：27-29.

[3] 王滨，刘宏艳，王红. 更年乐对更年期综合征网络机制影响的实验研究[J]. 江苏中医药，2002，23（10）：56-57.

[4] 李翠萍，黄霞，李焱，等. 更年乐水丸对去卵巢大鼠骨质疏松症的早期干预作用[J]. 河南中医，2007，27（12）：25-27.

[5] 徐辉. 更年乐片治疗更年期综合征的临床观察[J]. 海南医学，2003，14（12）：73-74.

（天津中医药大学第一附属医院　夏　天、樊官伟）

妇宁康片

【药物组成】　人参、枸杞子、当归、熟地黄、赤芍、山茱萸、知母、黄柏、牡丹皮、石菖蒲、远志、茯苓、菟丝子、淫羊藿、巴戟天、蛇床子、狗脊、五味子。

【处方来源】　研制方。《中国药典》（2015 年版）。

【功能与主治】　补肾助阳，调整冲任，益气养血，安神解郁。用于妇女绝经前后诸证及月经不调、阴道干燥、精神抑郁不安。

【药效】　主要药效如下[1]：

1. 提高雌激素水平　绝经后，雌激素水平下降。妇宁康片能升高血清 E_2 水平，降低血清 FSH、LH 水平，调节内分泌。

2. 其他　妇宁康片对中枢神经系统具有镇静安神作用。

【临床应用】　主要用于绝经期综合征[1]。

妇宁康片连续服用 36 天，可治疗围绝经期月经紊乱，以及雌激素降低导致的自主神经功能紊乱，如阵发性潮热、汗出、情绪不稳定、失眠、多梦、激动易怒、易疲劳等。

【不良反应】　尚未见报道。

【使用注意】　①忌食生冷，少进油腻。②严重精神抑郁不安者，应到医院诊治。③服药 4 周症状无改善，或服药后症状加重者，应到医院诊治。④感冒时不宜服用。⑤不宜同时服用藜芦、五灵脂、皂荚或其制剂。⑥不宜喝茶和吃萝卜，以免影响药效。

【用法与用量】　口服。一次 4 片，一日 3 次。

参 考 文 献

[1] 胡晓青. 妇宁康片治疗围绝经期综合征 69 例临床观察[J]. 中外医疗，2011，30（4）：133.

（天津中医药大学第一附属医院　夏　天、樊官伟）

五加更年片

【药物组成】　刺五加、赤芍、当归、丹皮。

【处方来源】　宋·太平惠民和剂局《太平惠民和剂局方》。国药准字 Z20027187。

【功能与主治】　补肾益脾，补肝益血，凉血活血。用于妇女血痨、面容不润、精神萎靡、周身困倦、乏力少气、胸闷烦躁、发热多汗、口干舌燥、腰膝酸软、食欲不振等症。现临床多用于绝经期综合征、输卵管结核、子宫内膜结核见有上述表现者。

【药效】　主要药效如下[1]：

1. 调节下丘脑-垂体-卵巢轴功能　绝经后，由于卵巢功能衰竭，E_2 水平下降，对下丘脑-垂体的负反馈作用降低，致使垂体分泌促性腺激素增加，FSH、LH 增加。本品具有降低血清 FSH、LH 水平，调节内分泌的作用。

2. 其他　更年女宝片具有镇静安神作用。

【临床应用】　主要用于绝经期综合征[1-2]。

本品主要用于治疗绝经期综合征属肾阴虚兼气虚血瘀证者，症见头晕耳鸣，失眠多梦，皮肤瘙痒或如虫行，烘热汗出，五心烦热，腰膝酸软，神疲体倦，面色憔悴，月经后期，稀发，量或多或少，或经闭尿黄，便秘，舌红少苔，脉弦数。本品可降低 FSH、LH 水平，对自主神经紊乱的症状如潮热、多汗、胸闷、烦躁、易怒等有明显改善；还可改善卵巢功能，促进月经不调的恢复；对绝经前后胆固醇增多所致的水肿治疗效果尤佳。

【不良反应】　尚未见报道。

【使用注意】　忌食生冷、辛辣油腻之品。

【用法与用量】　口服。一次 4 片，一日 2～3 次。

参 考 文 献

[1] 傅香玲，娄桂荣，曲舜华. 更年女宝治疗女性更年期综合征[J]. 哈尔滨医科大学学报，1988，22（6）：479-480.

[2] 于智敏. 女性更年期综合征治疗中的中成药合理选用[J]. 中级医刊，1998，33（8）：10.

（天津中医药大学第一附属医院　夏　天、樊官伟）

 神衰康颗粒（胶囊）

【药物组成】　倒卵叶五加。

【处方来源】　研制方。国药准字 Z61020745。

【功能与主治】　扶正固本，益智安神，补肾健脾。用于脾肾阳虚，腰膝酸软，体虚乏力，失眠，多梦，食欲不振。

【药效】　主要药效如下[1-5]：

1. 镇静　本品主要成分倒卵叶五加含有 β-谷甾醇、胡萝卜苷、丁香苷、黄酮苷、多糖类、酚类、甾萜类等多种有效成分，具有镇静安神作用。

2. 其他　本品含有的苷类、酚类、多糖类等多种生理活性成分，对消化系统、神经系统有较好的作用，还可显著升高白细胞减少症患者的白细胞数量。神衰康可增强脾虚小鼠胃蛋白酶活性，减少胃酸排出量，同时增加脾虚小鼠的体重，增强体力，发挥抗疲劳作用。

【临床应用】　主要用于绝经期综合征、失眠症、神经衰弱、白细胞减少症等。

1. 绝经期综合征[6]　本品倒卵叶五加含有的多种生理活性成分，对神经系统、消化系统、生殖系统均有较好的作用，用于治疗绝经期综合征属脾肾阳虚证者，症见腰膝酸软、体虚乏力、烘热汗出、失眠多梦、食欲不振、月经不调等。

2. 失眠症[1-2]　本品可用于失眠症的治疗。可明显改善失眠患者的睡眠质量，增加睡眠时间；合用田参氨基酸，可增强大脑皮质的兴奋和抑制作用，用于治疗老年性严重失眠，经常规镇静药物治疗无效者，但对于高血压引起的失眠无效。本品合用多塞平治疗神经性失眠，可改善疲乏、多梦、易惊醒的症状，增加患者睡眠时间的疗效优于氯硝西泮合用多塞平，且头晕乏力、共济失调、心律失常等副作用的发生率明显低于常规西药治疗，未见反应迟钝、嗜睡等不良反应。

3. 神经衰弱[3]　本品可用于治疗神经衰弱，能明显改善神经衰弱并对合并低血压患者的头痛、头晕、失眠、多梦、健忘、乏力、出汗异常、感觉异常、食欲下降等症状具有改善作用。

4. 白细胞减少症[4]　本品用于治疗白细胞减少症，对于白细胞减少症属脾肾阳虚证者，有显著升高白细胞的作用。

【不良反应】　尚未见报道。

【使用注意】　①本品宜餐后服。②服本品 1 周后症状未见改善，或症状加重者，应立即停药并去医院就诊。③对本品过敏者禁用，过敏体质者慎用。④本品性状发生改变时禁止使用。⑤如正在使用其他药品，使用本品前请咨询医师或药师。⑥外感发热者忌服。

【用法与用量】　口服。颗粒：一次 1 袋，一日 2 次。胶囊：一次 5 粒，一日 2 次。

参 考 文 献

[1] 贾万翔，王秋芳. 神衰康合田参氨基酸治疗老年人严重失眠[J]. 现代中西医结合杂志，2001，10（14）：1343.

[2] 季红宁，赵慧丽，张海燕，等. 神衰康合用多虑平治疗神经症性失眠临床观察[J]. 河北医药，2001，23（3）：216-217.

[3] 许德明，赵瑞新. 利威神衰康治疗神经衰弱 40 例疗效观察[J]. 新疆医学，1995，25（4）：269.

[4] 李兴运，朱爱华，杨燕，等. "神衰康胶囊"治疗白细胞减少症 90 例临床验证[J]. 亚太传统医药，2014，10（3）：93-94.

[5] 周新民. 神衰康健脾益气作用的研究[J]. 医学信息，2001，14（12）：904.

[6] 舒晓春，余菊花，张荣华，等. 龙凤宝胶囊治疗更年期综合征 50 例[J]. 陕西中医，2003，24（8）：715-717.

（天津中医药大学第一附属医院　夏　天、樊官伟）

二 至 丸

【药物组成】　女贞子、墨旱莲。

【处方来源】　明·吴旻《扶寿精方》。《中国药典》（2015 年版）。

【功能与主治】　补益肝肾，滋阴止血。用于肝肾阴虚，眩晕耳鸣，咽干鼻燥，腰膝酸痛，月经量多。

【药效】　主要药效如下[1-14]：

1. 调节下丘脑–垂体–卵巢轴功能　卵巢功能衰退，导致雌激素水平下降，引起以自主神经功能紊乱、代谢障碍为主的一系列症候，如异常子宫出血。二至丸可降低绝经期综合征模型大鼠 FSH、LH 及催乳素水平，升高雌激素水平，提高阴道上皮细胞角化率，升高子宫系数和下丘脑 5-HIAA/5-HT 值，降低 NE/DA 值。二至丸通过调节性激素，增加模型大鼠下丘脑单胺类神经递质含量发挥缓解围绝经期症状的作用。二至丸能增加未成熟小鼠子宫系数、子宫内膜厚度，显著增加血清 E_2 水平，提高子宫组织雌激素受体的基因表达水平，而发挥雌激素样作用，提高卵巢功能。

2. 抗骨质疏松　绝经后，雌激素分泌减少与骨细胞表面的雌激素受体数量下降，导致骨吸收-骨形成偶联失衡，破骨细胞活性增加，成骨细胞活性减少，骨形成减少，导致骨量丢失，而发生骨质疏松。二至丸能增加骨密度和骨小梁数量，上调成骨细胞雌激素受体的基因表达。骨特异性碱性磷酸酶（BALP）是反映骨形成的特异性指标，骨钙素（OCN）由成骨细胞合成分泌，具有促进成骨作用，反映成骨细胞的活动状态和骨钙化的速率；骨形态发生蛋白-2（BMP-2）诱导成骨并刺激成骨细胞分化。二至丸能促进人成骨细胞 OCN、BMP-2、BALP 的基因表达，促进成骨细胞增殖分化和成骨作用，并能降低破骨细胞活性，具有抗骨质疏松作用。

3. 止血　阴道出血是绝经期综合征的常见临床表现，二至丸能够升高小鼠纤溶酶原激活物抑制剂活性，降低凝血时间，显著改善小鼠凝血–纤溶系统的功能，具有促进凝血的作用。

4. 改善血液流变性 二至丸能够促进缺铁性贫血模型大鼠对铁的吸收，提高红细胞、血红蛋白、血清铁蛋白及全血铁含量，降低红细胞内游离原卟啉；能提高 IL-2 水平，降低 IL-6 表达，提示其改善贫血可能通过促进铁的吸收和改善造血系统细胞因子分泌有关。

5. 调节免疫 二至丸能改善、保护、兴奋免疫器官。二至丸水提物可提高小鼠炭粒清除能力，增强单核巨噬细胞的吞噬功能，提高小鼠血清溶血素抗体和 T 淋巴细胞功能，增强特异性及非特异性免疫力，调节免疫。二至丸能提高阴虚大鼠神经–内分泌–免疫网络的整体功能，提高 NK 细胞活性、淋巴细胞增殖能力和 IL-2 诱生能力，调节免疫功能。

6. 其他 二至丸水煎剂可降低四氯化碳致急性肝损伤小鼠血清谷草转氨酶（AST）和谷丙转氨酶（ALT）活性，减少肝匀浆 MDA 含量，提高 SOD 的活性，对四氯化碳急性小鼠肝损伤有保护作用。二至丸可降低胆汁淤积型肝纤维化大鼠的血清总胆红素、AST 和 ALT 活性，下调肝组织纤溶酶原激活物抑制因子-1，抑制肝纤维化。二至丸可增强 D-半乳糖致衰老小鼠血、肝中 SOD 活性，降低 MDA 和 NO 含量，提高衰老模型小鼠脑、心、肾组织中的 SOD、谷胱甘肽过氧化物酶活力，消除衰老相关代谢产物，保护机体免受自由基损伤，发挥抗氧化作用；保护致衰小鼠脑细胞，提高小鼠脑细胞膜 Na^+-K^+-ATP 酶、Ca^{2+}-ATP 酶活性，减少自由基产生，发挥抗衰老作用。二至丸抑制人结肠癌 HCT116 细胞增殖、增加凋亡蛋白 Bax 表达、降低凋亡蛋白 Bcl-2 表达，抑制结肠癌细胞增殖，诱导细胞凋亡，发挥改变细胞周期分布的作用。二至丸下调 VEGF，上调 E-钙黏蛋白，发挥抑制结肠癌细胞侵袭转移作用。

【临床应用】 主要用于绝经期综合征、绝经后骨质疏松症、异常子宫出血、慢性乙型病毒性肝炎。

1. 绝经期综合征[15-19] 二至丸用于治疗绝经期综合征属肝肾阴虚证者。对肝肾阴虚导致的头晕目眩、咽干鼻燥、失眠多梦、腰膝酸软等症状具有较好疗效。二至丸合二仙汤能明显改善肾阴阳两虚型绝经期综合征患者眩晕耳鸣、烘热汗出、心悸失眠、记忆力减退、月经紊乱等症状，并能用于治疗围绝经期焦虑症，明显改善绝经前后出现的焦虑、紧张、恐惧、失眠等自主神经功能紊乱症状。二至丸合二仙汤联合雌激素疗法，可降低肾阴阳两虚型绝经期综合征患者血清 FSH 水平，升高 E_2 水平，较单纯雌激素替代疗法，能有效缓解卵巢功能下降，改善临床症状。二至丸合逍遥丸用于治疗围绝经期肝郁气滞型抑郁症，症见情绪低落、思维迟钝、易怒善哭等。二至丸合生脉饮，用于治疗围绝经期睡眠障碍属肝肾不足、气阴两虚证者，症见失眠、易醒、早醒、睡眠中断、再入睡困难、睡眠时间减少或质量下降，能明显延长睡眠时间，改善睡眠质量。

2. 绝经后骨质疏松症[20] 二至丸用于治疗绝经后骨质疏松症，能改善骨关节疼痛，促进成骨细胞增殖分化，促进骨代谢平衡。

3. 异常子宫出血[21] 二至丸用于治疗阴虚内热、热迫血行所致的崩漏（异常子宫出血），症见月经过多，淋漓不断，色泽鲜红，伴腰膝酸软，耳鸣乏力。二至丸合加味参脉饮治疗围绝经期崩漏，使患者月经周期、经期、经量恢复正常。二至丸还可用于治疗肾阴亏虚之经间期出血，减少阴道出血。

4. 慢性乙型病毒性肝炎[22]　二至丸具有保肝作用,用于慢性乙型病毒性肝炎的辅助治疗。二至丸联合阿德福韦酯,能有效提高 ALT 复常率,降低尿隐血的发生率,可预防阿德福韦酯潜在的肾毒性。

【不良反应】　尚未见报道。

【使用注意】　①忌不易消化食物。②感冒发热患者不宜服用。

【用法与用量】　口服。一次 9g,一日 2 次。

参 考 文 献

[1] 郑红霞,赵元,徐颖,等. 二至丸对未成熟小鼠雌激素样作用分析[J]. 中国实验方剂学杂志,2018,24(4):103-107.

[2] 朱志芳,白建民,邓敏贞,等. 二至丸对更年期综合征模型大鼠的实验研究[J]. 中国民族民间医药,2016,25(6):34-36.

[3] 赵雪莹,李胜志,李冀. 二至丸对衰老大鼠血液流变学影响的实验研究[J]. 辽宁中医杂志,2008,35(6):945-946.

[4] 闫冰,丁安伟,张丽. 二至丸及其组方药味配伍对兔凝血功能的影响[J]. 中国药房,2010,21(35):3267-3270.

[5] 梁文娜,李西海,胡柳,等. 二至丸抑制绝经后骨质疏松大鼠骨代谢紊乱的作用机制研究[J]. 中医正骨,2017,29(11):1-7.

[6] 向韵,孟盼,张秀丽,等. 二至丸对凝血–纤溶系统药理作用研究[J]. 亚太传统医药,2017,13(11):4-5.

[7] 余文燕,王国娟,王桦影,等. 二至丸对结肠癌细胞增殖及凋亡作用的实验研究[J]. 中药药理与临床,2018,34(4):11-15.

[8] 王桦影,余文燕,王国娟,等. 二至丸对人结肠癌细胞的侵袭转移作用[J/OL]. 中国实验方剂学杂志,2019,17:28-33.

[9] 赵海梅,周步高,王馨,等. 二至丸预防和治疗性给药对大鼠肝损伤后肝细胞再生障碍的保护作用[J]. 中国实验方剂学杂志,2017,23(16):128-132.

[10] 吴甜,刘宪,闵剑斌,等. 二至丸煎剂及配方颗粒对小鼠急性肝损伤的保护作用[J]. 中药新药与临床药理,2018,29(3):277-284.

[11] 姚干,王允,刘毅,等. 二至丸有效部位群促进 T 淋巴细胞免疫活性的实验研究[J]. 中成药,2014,36(3):441-446.

[12] 陈珺明,安德明,柳涛,等. 二至丸与失笑散对胆汁淤积性肝纤维化大鼠 uPA 的调控[J]. 时珍国医国药,2009,20(7):1590-1592.

[13] 王明娟,任慧玲,任汉阳. 二至丸对 D-半乳糖致衰老模型小鼠 NO、SOD 影响的实验研究[J]. 中医学报,2010,25(3):473-474.

[14] 李磷,丁安伟,孟丽. 二至丸免疫调节作用活性部位的研究[J]. 中医药研究,2002,18(5):42-43.

[15] 冀志芹,崔骞. 二仙汤二至丸合方治疗围绝经期综合征 369 例疗效观察[J]. 中医临床研究,2017,9(34):108-109.

[16] 刘利新,王菊莉. 二仙汤合二至丸治疗围绝经期综合征 103 例临床观察[J]. 中国社区医师,2008,24(9):50.

[17] 张明丽. 二至丸合二仙汤联合雌激素治疗肾阴阳两虚型围绝经期综合征 60 例临床疗效观察[J]. 中国妇幼保健,2015,30(18):3001-3003.

[18] 刘富国,岳竹君. 二至丸合逍遥散加减治疗围绝经期抑郁症 20 例[J]. 中医药导报,2011,17(10):100-101.

[19] 陈昆仑. 益气养阴安神法治疗围绝经期睡眠障碍 76 例临床观察[J]. 新中医,2011,43(6):70-71.

[20] 俞益火,陈久毅,王建. 二至丸治疗绝经后骨质疏松症的疗效观察[J]. 中国中医骨伤科杂志,2011,19(4):42-43.

[21] 汤明慧. 加味参脉饮合二至丸治疗更年期崩漏 60 例[J]. 四川中医,2010,28(3):94-95.

[22] 朱长权,卢殿强. 二至丸联合阿德福韦酯治疗慢性乙型病毒性肝炎 30 例[J]. 河北中医,2014,36(12):1812-1814.

（西安交通大学　姚彤、曹永孝,天津中医药大学第一附属医院　夏　天、樊官伟）

知柏地黄丸（颗粒、胶囊、片、口服液）

【药物组成】　知母、黄柏、熟地黄、山萸肉（制）、牡丹皮、山药、泽泻、茯苓。

【处方来源】　清·吴谦《医宗金鉴》。《中国药典》（2015 年版）。

【功能与主治】　滋阴降火。用于阴虚火旺,潮热盗汗,口干咽痛,耳鸣遗精,小便短赤。

【药效】　主要药效如下[1-7]:

1. 调节内分泌　知柏地黄丸可以抑制兴奋性氨基酸受体激动剂 N-甲基-D,L-天冬氨酸诱导的雌性大鼠真性性早熟的发生，使大鼠卵巢和子宫的发育、功能状况及血清 LH、E_2 水平均下降；降低诱导特发性性早熟模型小鼠子宫系数与卵巢指数，改善子宫、卵巢功能。

2. 改善肾上腺功能   知柏地黄丸能提高肾上腺皮质激素型肾阴虚大鼠血浆皮质酮、促肾上腺皮质激素、促肾上腺皮质激素释放激素水平及肾上腺指数，恢复肾上腺组织形态和细胞正常分泌功能，有效拮抗外源性糖皮质激素对下丘脑–垂体–肾上腺轴的负反馈抑制作用，调节肾上腺功能。

3. 调节免疫   知柏地黄丸可升高肾上腺皮质激素致肾阴虚模型大鼠的血清 IL-2、IL-6、IgG 及脾脏指数，增加脾脏淋巴小结、淋巴细胞和巨噬细胞的数量，改善免疫功能。

4. 抗炎   知柏地黄丸可减轻二甲苯所致小鼠耳郭肿胀。知柏地黄丸还可防治解脲支原体感染所致大鼠睾丸炎，使睾丸组织 IL-2 表达水平明显升高，TNF-α 表达水平明显降低，发挥抗炎作用。

5. 镇静催眠   知柏地黄丸可对抗咖啡因兴奋中枢的作用，并增强巴比妥类中枢抑制作用，产生镇静催眠作用。

【临床应用】   主要用于绝经期综合征、子宫内膜增生症、女性免疫性不孕症和治疗男性不育症、儿童性早熟等。

1. 绝经期综合征[8-10]   知柏地黄丸能够治疗虚火上炎，肝肾阴虚之头目晕眩、五心烦热、耳鸣耳聋、骨蒸潮热、腰膝酸痛等症，能够达到滋补肝肾阴虚、减轻虚热的目的。以知柏地黄丸为主药，根据患者的不同症状进行加减治疗可有效治疗女性绝经期综合征。知柏地黄丸能改善女性围绝经期月经紊乱、多疑多虑、烦躁易怒等症状，减轻患者的痛苦。

2. 子宫内膜增生症[11]   知柏地黄丸可用于治疗简单型子宫内膜增生症，调整月经周期，减少月经量。

3. 女性免疫性不孕症[12]   知柏地黄丸可联合泼尼松治疗女性免疫性不孕，具有较好疗效。

4. 治疗男性不育症[13]   知柏地黄丸对男性不育症、遗精疗效显著。尤其对于阴虚火旺，虚火灼精，且伴有失眠多梦、遗精早泄、头晕耳鸣、口干目涩等症者有明显改善作用。

5. 治疗儿童性早熟[14-15]   知柏地黄丸联合醋酸亮丙瑞林治疗儿童中枢性性早熟，能有效改善机体性激素水平，抑制 LH 合成和分泌，延缓骨龄加速状态，延迟早发育时间，而使身高得到改善。

【不良反应】   尚未见报道。

【使用注意】   ①孕妇慎服。②虚寒性病证患者不适用，其表现为怕冷、手足凉、喜热饮。③不宜与感冒类药同时服用。

【用法与用量】   口服。丸：水蜜丸一次 6g，小蜜丸一次 9g，大蜜丸一次 1 丸，一日 2 次。颗粒：一次 8g，一日 2 次。胶囊：一次 4 粒，一日 2 次，或遵医嘱。片：一次 6 片，一日 4 次。口服液：一次 10ml，一日 3 次。

参 考 文 献

[1] 刘孟渊, 徐雯, 肖柳英, 等. 知柏地黄丸对抑那通诱导特发性性早熟小鼠模型的干预作用[J]. 上海中医药杂志, 2009, 43（8）: 67-69.

[2] 吴丽萍、王治斌、李雁. 知柏地黄丸对雌性性早熟大鼠血清 LH、E_2 水平的影响[J]. 中医儿科杂志, 2012, 8（3）: 9-11.

[3] 刘孟渊、徐雯、肖柳英, 等. 知柏地黄丸对瘦素诱导特发性性早熟模型小鼠的影响[J]. 广州中医药大学学报, 2008, 25（6）: 544-548.

[4] 史正刚、潘嬰嬰、张士卿. 知柏地黄丸对肾上腺皮质激素型肾阴虚幼龄大鼠血浆 CORT、ACTH、CRH 及肾上腺指数和组织学结构的影响[J]. 中国中医基础医学杂志, 2006, 12（3）: 167-171.

[5] 卢芳国、何清湖、张波, 等. 知柏地黄汤对解脲支原体感染大鼠睾丸组织 IL-2 及 TNF-α 表达水平的影响[J]. 中华中医药杂志, 2011, 26（3）: 448-450.

[6] 史正刚、于霞、张士卿. 知柏地黄丸对肾上腺皮质激素致肾阴虚幼龄大鼠免疫功能的影响[J]. 中国实验方剂学杂志, 2006, 12（1）: 62-64.

[7] 张家铨. 西医临床中成药手册[M]. 北京: 人民卫生出版社, 2006: 860-861.

[8] 刘素贞、孙林丽、曹小明. 知柏地黄丸主治女性更年期综合征疗效探讨[J]. 中国社区医师（医学专业）, 2012, 14（17）: 213-214.

[9] 刘惠玉. 知柏地黄丸治疗女性更年期综合征 105 例[J]. 中医临床研究, 2015, 7（17）: 118.

[10] 彭连双、张志强、孙建辉, 等. 知柏地黄丸加减治疗女性更年期综合征 108 例疗效观察[J]. 中医临床研究, 2015, 7（16）: 124-125.

[11] 周征、雷洁莹、方如丹, 等. 补肾中药序贯口服治疗单纯型子宫内膜增生症临床观察[J]. 广西中医药, 2013, 36（5）: 18-20.

[12] 王为民、丁美玲、帅跃周. 泼尼松联合知柏地黄丸治疗女性免疫性不孕临床观察[J]. 临床合理用药杂志, 2012, 5（4）: 81.

[13] 杜鹏、刘颖、杨少芬, 等. 知柏地黄汤加味治疗阴虚火旺型精液液化异常 165 例[J]. 上海中医药杂志, 2013, 47（10）: 41-42.

[14] 谢坚、徐冰、余静, 等. 知柏地黄丸联合醋酸亮丙瑞林治疗儿童中枢性性早熟的疗效观察[J]. 现代药物与临床, 2016, 31（12）: 1976-1979.

[15] 胡敏、潘未末. 知柏地黄丸与大补阴丸联合治疗中枢性性早熟患儿的临床效果分析[J]. 中国性科学, 2015, 24（3）: 76-78.

（浙江工业大学　陈素红、郑　祥，天津中医药大学第一附属医院　夏　天、樊官伟，

江西中医药大学附属医院　欧阳瑜）

二、补气养血类

乌鸡白凤丸（片、口服液、颗粒、胶囊）

【药物组成】　乌鸡（去毛爪肠）、鹿角胶、醋鳖甲、煅牡蛎、桑螵蛸、人参、黄芪、当归、白芍、醋香附、天冬、甘草、地黄、熟地黄、川芎、银柴胡、丹参、山药、炒芡实、鹿角霜。

【处方来源】　明·龚廷贤《寿世保元》。《中国药典》（2015 年版）。

【功能与主治】　补气养血，调经止带。用于气血两虚，身体瘦弱，腰膝酸软，月经不调，崩漏，带下。

【药效】　主要药效如下[1-12]:

1. **调节下丘脑–垂体–卵巢轴功能**　乌鸡白凤丸升高绝经期综合征模型小鼠血清 E_2 和睾酮含量，同时降低 LH、FSH 水平。乌鸡白凤丸升高摘除双侧卵巢或雄激素所致的无排卵雌性大鼠血清 E_2 含量，预防子宫和肾上腺的萎缩，促进卵泡发育和黄体形成，增加子宫质量。

2. **激素样作用**　乌鸡白凤丸还具有雌激素样作用，能升高肾虚血亏大鼠血 E_2 水平，降低孕酮水平，促进雌幼小鼠子宫和包皮腺的发育。乌鸡白凤丸使雄性大鼠的前列腺、贮

精囊和提肛肌增重，呈现雄激素样作用。乌鸡白凤丸能增强垂体–肾上腺皮质系统作用，增加大鼠尿 17-酮类固醇和 17-羟类固醇含量，对切除肾上腺的幼鼠有保护作用，明显提高切除肾上腺幼鼠的存活率。乌鸡白凤丸还有盐皮质激素样作用，能促进去肾上腺和正常动物肝糖原的增积。

3. 改善子宫和卵巢功能　乌鸡白凤丸能提高肾虚血亏模型大鼠子宫内膜的 VEGF 水平，增强 VEGF 受体及 TGF-β1 表达，促进血管生成；增加子宫内膜雌激素受体的表达，促进子宫内膜修复，调节月经。乌鸡白凤丸可降低子宫内膜线粒体膜磷脂酶 A2 活性、MDA 浓度，升高 SOD、Ca^{2+}-Mg^{2+}-ATP 酶活性，提高线粒体对自由基的清除能力，降低脂质过氧化反应，减轻氧自由基介导的线粒体膜结构与功能的损害，维护子宫内膜细胞线粒体结构与功能，保护受损内膜，促进月经恢复及维持正常月经。本品还增加血虚证小鼠子宫、卵巢质量，促进卵泡发育及黄体形成。

4. 抗骨质疏松　绝经期综合征患者由于雌激素水平下降，易导致骨质疏松。乌鸡白凤丸升高去卵巢大鼠血清钙磷含量，有效预防骨质丢失，增加骨密度。骨质疏松导致骨组织纤维结构的改变，骨组织形态计量学指标反映了骨形成和骨吸收的状态。乌鸡白凤丸能增加去卵巢大鼠骨形成，降低骨吸收。

5. 促进造血和止血　乌鸡白凤丸可补充铁元素，增加铁储备，加强机体对铁的利用；其雄激素样作用能刺激骨髓造血，兴奋骨髓合成正铁血红素，使脾集落形成单位（CFU-S）向红系分化，并作用于骨髓红系集落形成单位（CFU-E），刺激红细胞生成。促进急性失血模型小鼠红细胞和血红蛋白的恢复，提高血红蛋白含量。提升环磷酰胺降低的小鼠白细胞数，缩短出血时间、凝血时间和血浆复钙时间。乌鸡白凤方可增强子宫收缩，压迫子宫肌壁血管起机械止血作用。

6. 镇痛　缩宫素引起子宫平滑肌痉挛性收缩是制备子宫痉挛（类痛经反应）的病理模型的机制，乌鸡白凤丸能抑制缩宫素痛经模型大鼠的疼痛扭体反应，抑制子宫收缩，降低收缩张力和频率，并降低大鼠子宫内膜 $PGF_{2\alpha}$ 含量，升高 PGE_2 含量。乌鸡白凤丸改善痛经的机制与调节子宫组织 $PGF_{2\alpha}$ 和 PGE_2 含量及抑制子宫收缩相关。乌鸡白凤丸还能提高热板法小鼠痛阈，减少乙酸致小鼠的扭体次数。

7. 增强免疫　乌鸡白凤丸提高小鼠对血中炭粒的清除速度和抗体形成细胞的量，促进 B 细胞抗原刺激后的分裂增殖，增加幼鼠胸腺指数；增强小鼠腹腔巨噬细胞吞噬鸡红细胞的能力，提高单核吞噬细胞系统吞噬力。

【临床应用】　主要用于绝经期综合征、月经不调、原发性痛经和异常子宫出血等。

1. 绝经期综合征[13-14]　乌鸡白凤丸用于治疗绝经期综合征属气血亏虚证者，可缓解午后潮热、盗汗、腰腿酸软、心烦失眠诸症。绝经期综合征典型的自主神经功能紊乱的症状表现为潮热、潮红、急躁易怒及其他不良情绪症状。乌鸡白凤丸可明显改善患者潮热汗出、烦躁易怒及月经紊乱。

2. 月经不调[15]　乌鸡白凤丸用于治疗月经不调。乌鸡白凤丸对妇女绝经期综合征，少女青春期经期紊乱，月经先期、后期、先后无定期，以及月经过多或过少，不正常阴道出血疗效显著。乌鸡白凤丸联合中草药治疗月经不调能显著提高治疗效果，缓解乳房胀痛，促进月经规律来潮。

3. 原发性痛经[16]　乌鸡白凤丸可用于治疗原发性痛经。乌鸡白凤丸加减联合理疗对原发性痛经及并发症状有明显改善作用，对行经前痛经疗效尤佳。

4. 异常子宫出血[17]　乌鸡白凤丸可治疗气血不足，阴虚有热，热迫血行导致的异常子宫出血，症见经乱无期，月经量多，崩漏或淋漓不尽，身体瘦弱，头晕乏力，腰膝酸软。乌鸡白凤丸联合炔雌醇环丙孕酮片治疗青春期异常子宫出血能快速止血，缩短经期出血时间，疗程结束后维持时间长。

【不良反应】　尚未见报道。

【使用注意】　①感冒时不宜服用。②经行有块伴腹痛拒按或胸胁胀痛者不宜服用。③对本品过敏者禁用，过敏体质者慎用[18]。④服药期间不宜喝茶和吃萝卜，不宜同时服用五灵脂、皂荚或其制剂。⑤忌与含藜芦、甘遂、大戟、海藻、芫花的药物同用。

【用法与用量】　口服。丸：水蜜丸一次 6g，小蜜丸一次 9g，大蜜丸一次 1 丸，一日 2 次。片：一次 2 片，一日 2 次。口服液：一次 10ml，一日 2 次。颗粒：开水冲服，一次 1 袋，一日 2 次。胶囊：一次 2～3 粒，一日 3 次。

参 考 文 献

[1] 姜玲玲，刘灿坤. 乌鸡白凤丸的药效与临床应用研究[J]. 中医临床研究，2012，4（23）：31-33.

[2] 周密，郭海彬. 乌鸡白凤丸药理作用研究与临床应用概述[J]. 中医药临床杂志，2017，29（5）：742-745.

[3] 邱勇飞. 乌鸡白凤丸对更年期综合征小鼠睡眠及激素水平影响的实验研究[D]. 广州：广州中医药大学，2011.

[4] 石协桐，罗尧岳，刘婵，等. 乌鸡白凤丸对肾虚血亏大鼠血清雌二醇、孕酮水平及子宫内膜 TGF-β1 蛋白表达影响[J]. 中成药，2013，35（11）：2511-2514.

[5] 罗尧岳，石协桐，刘婵，等. 乌鸡白凤丸对肾虚血亏大鼠子宫内膜 ER、PR、VEGF 蛋白表达影响[J]. 中华中医药学刊，2014，32（2）：330-332.

[6] 刘慧萍，刘婵，张国民，等. 乌鸡白凤丸对衰老血虚大鼠子宫内膜 VEGF 及其受体表达的影响[J]. 中华中医药学刊，2015，33（5）：1159-1161.

[7] 牛丽颖，王鑫国，李清，等. 乌鸡白凤丸对去卵巢骨质疏松大鼠骨形态计量学参数的影响[J]. 中成药，2009，31（4）：527-529.

[8] 曾琳玲，杨威. 乌鸡白凤丸对 6 月龄去卵巢大鼠骨质疏松动物模型的影响[J]. 内蒙古中医药，2012，31（12）：43-44.

[9] 邹缄，朱波，姬爱冬. 乌鸡白凤丸对受损子宫内膜线粒体功能调控机制的临床研究[J]. 中国妇幼保健，2009，24（3）：342-343.

[10] 殷玉婷，张季林，徐彭. 乌鸡白凤丸养血机理初探[J]. 中成药，2007，29（4）：574-575.

[11] 陈家艺，吴清和，黄萍，等. 乌鸡白凤丸抗炎、镇痛及抗应激的药效学研究[J]. 西北药学杂志，2015，30（3）：256-260.

[12] 胡义杨，梁新敏，徐列明，等. 乌鸡白凤丸抗 CCl₄ 慢性肝损伤的作用[J]. 中成药，1994，16（1）：33-34.

[13] 杨侠. 乌鸡白凤丸治疗围绝经期综合征的效果研究[J]. 中医临床研究，2017，9（28）：104-105.

[14] 李小媚，杨前生. 乌鸡白凤丸治疗围绝经期综合征 120 例临床观察[J]. 中国现代医学杂志，2006，16（7）：1077-1078.

[15] 孟爱君. 中草药联合乌鸡白凤丸治疗月经不调疗效分析[J]. 中医临床研究，2018，10（17）：93-95.

[16] 薛兵. 乌鸡白凤丸联合理疗治疗原发性痛经 46 例疗效观察[J]. 中国民族民间医药，2012，21（19）：83-84.

[17] 周岩. 乌鸡白凤丸联合炔雌醇环丙孕酮片治疗青春期功能性子宫出血 50 例[J]. 临床研究，2012，4（10）：34-37.

[18] 王会英. 服乌鸡白凤丸出现过敏反应 1 例[J]. 中国中药杂志，1997，22（8）：505.

（西安交通大学　曹永孝，天津中医药大学第一附属医院　夏　天、樊官伟）

❧ 益坤宁颗粒（片）❧

【药物组成】　当归、香附、桂皮、熟地黄、白芍、川芎、益母草、延胡索、三棱、陈皮。

【处方来源】　研制方。国药准字 Z20060302。

【功能与主治】　补气养血，调经止痛。用于妇女血虚气滞，月经不调，经前、经后腹痛腰痛，妇女绝经期综合征等。

【药效】　主要药效如下[1-4]：

1. 调节雌激素水平　益坤宁颗粒可以一定程度上提高 E_2 水平，降低 FSH、LH 水平，并改善绝经期综合征的潮热出汗、焦虑、忧郁、心悸等临床症状。

2. 促进雌激素合成　雌激素是女性最重要的性激素，绝经前由卵泡中的卵泡细胞产生，P450 芳香化酶能催化雄激素转化为雌激素，是雌激素产生的限速酶；绝经期卵巢功能衰退，卵泡数量的减少，导致雌激素合成能力下降，分泌减少。益坤宁可通过促进卵巢 P450 芳香化酶的表达而利于雌激素的生成，并能增加卵巢各级卵泡的数量，增加黄体数量，减少卵泡闭锁。

3. 其他　益坤宁能提高全血低切黏度、降低血沉。

【临床应用】　主要用于绝经期综合征和月经不调。

1. 绝经期综合征[1-3]　益坤宁颗粒用于治疗绝经期综合征属气血亏虚证者，可以改善围绝经期患者潮热汗出、心烦易怒、失眠健忘等症状。益坤宁颗粒能促进卵巢 P450 芳香化酶的表达，提高 E_2 水平，降低 FSH、LH 水平。并能增加卵泡数量，改善卵巢功能。

2. 月经不调[4]　益坤宁用于治疗月经不调，能够有效改善经期、经量、周期异常等不良现象，对血虚气滞的月经不调者具有较好疗效。

【不良反应】　尚未见报道。

【使用注意】　血热者忌用。

【用法与用量】　口服。颗粒：开水冲服，一次 1 袋，一日 3 次。片：一次 1 片，一日 3 次。

参 考 文 献

[1] 李伟斌. 益坤宁颗粒联合替勃龙、帕罗西汀治疗更年期综合征 75 例[J]. 中国药师，2014，17（9）：1536-1538.

[2] 蒋莉莉. 益坤宁颗粒治疗绝经期综合征的临床研究[J]. 内蒙古中医药，2013，32（3）：46-47.

[3] 张广美，刘国艺，安牧尔，等. 益坤宁对围绝经期大鼠卵巢细胞色素 P450 芳香化酶的调节作用和血清雌二醇水平的影响[J]. 中国药学报，2013，41（6）：37-40.

[4] 黄莉莎. 益坤宁治疗血虚气滞型月经不调的临床价值分析[J]. 大家健康（学术版），2014，8（9）：168.

（天津中医药大学　高秀梅、付妹菲）

三、宁心安神类

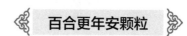

百合更年安颗粒

【药物组成】　百合、枸杞子、阿胶、南沙参、牡蛎、钩藤、莲子心、远志、浮小麦、陈皮。

【处方来源】　研制方。国药准字 Z20040036。

【功能与主治】　滋养肝肾，宁心安神。用于绝经期综合征中医辨证属阴虚肝旺型，症见烘热汗出，头晕耳鸣，失眠多梦，五心烦热，腰背酸痛，大便干燥，心烦易怒，舌红少苔，脉弦细或弦细数。

【药效】 主要药效如下[1-2]：

1. 调节性激素水平 百合更年安颗粒具有雌激素样作用，可以显著增加未成熟小鼠子宫湿重和干重指数，增加成熟小鼠及去势小鼠阴道上皮角化细胞的百分比，使其呈现出动情期改变。百合更年安颗粒还对垂体-卵巢轴具有兴奋作用，能提高大鼠血清 E_2 和睾酮水平。

2. 镇痛 百合更年安颗粒可降低冰醋酸所致的小鼠扭体反应次数，表现较好的镇痛作用。

3. 镇静催眠 百合更年安颗粒可以减少小鼠自主运动的时间和次数，能对抗阿扑吗啡引起动物的运动增加；提高小鼠的睡眠数，缩短出现睡眠的时间，与戊巴比妥钠有明显的协同作用；延长戊巴比妥钠诱导小鼠持续睡眠时间，并与剂量呈正相关，具有较好的镇静催眠作用。

4. 其他 抗 M 胆碱受体作用，对支配汗腺的交感神经兴奋有对抗作用。

【临床应用】 主要用于绝经期综合征[3]。

百合更年安颗粒用于绝经期综合征阴虚肝旺型，可改善烘热汗出、头晕耳鸣、失眠多梦、五心烦热、腰背酸痛、大便干燥、心烦易怒等症。百合更年安颗粒联合心理干预可升高绝经期综合征患者血 E_2 水平，降低 FSH、LH 的水平，并能降低血清总胆固醇和三酰甘油水平，改善临床症状。

【不良反应】 尚未见报道。

【使用注意】 ①忌食辛辣，少进油腻。②感冒发热患者不宜服用。③有高血压、心脏病、肝病、糖尿病、肾病等慢性病严重者应在医师指导下服用。④伴有月经紊乱者，应在医师指导下服用。⑤眩晕症状较重者，应及时去医院就诊。⑥服药 2 周症状无缓解，应去医院就诊。⑦对本品过敏者禁用，过敏体质者慎用。⑧本品性状发生改变时禁止使用。⑨如正在使用其他药品，使用本品前请咨询医师或药师。

【用法与用量】 开水冲服。一次 12g，一日 3 次。

参 考 文 献

[1] 姚祥珍，沈鸿，何民，等. 百合更年安冲剂主要药效学研究 I [J]. 中国实验方剂学杂志，1997，3（1）：6-9.
[2] 姚祥珍，沈鸿，何民，等. 百合更年安冲剂主要药效学研究 II [J]. 中国实验方剂学杂志，1997，3（4）：36-38.
[3] 卓清华，马运华. 百合更年安颗粒、利维爱联合心理干预治疗围绝经期综合征疗效观察[J]. 山东医药，2010，50（37）：85-86.

（天津中医药大学 高秀梅、付姝菲）

安神补心丸（胶囊、颗粒）

【药物组成】 丹参、五味子（蒸）、石菖蒲、安神膏。

【处方来源】 研制方。《中国药典》（2015 年版）。

【功能与主治】 养心安神。用于心血不足、虚火内扰所致的心悸失眠、头晕耳鸣。

【药效】 主要药效如下[1-2]：

1. 镇静 安神补心胶囊具有镇静催眠作用，可减少小鼠自主活动次数，提高戊巴妥钠阈下催眠剂量的入睡率，延长安眠剂量的睡眠时间，减少氯仿诱发的心室颤动发生率，并能拮抗由氯化钡所致的大鼠心律失常。

2. 调节神经系统 安神补心丸拮抗东莨菪碱的 M 受体阻断作用，维持脑内 M 受体一定量的水平，提高神经递质含量，促进记忆改善。安神补心丸可能通过增加脑血流量、改善脑能量代谢、缓解机体缺血缺氧，轻度缓解亚硝酸钠造成的动物记忆障碍。安神补心丸一定程度拮抗乙醇对中枢神经的抑制作用，提高小鼠记忆能力。

【临床应用】 主要用于绝经期综合征、失眠、抑郁症和心律失常等。

1. 绝经期综合征[3] 安神补心丸用于治疗绝经期综合征，可改善患者入睡困难、易醒、醒后难以再入睡、睡眠时间不足、多梦等失眠症状。安神补心丸合用坤宝丸，对于肝肾阴虚，心血不足，虚火内扰的围绝经期失眠具有较好疗效，可明显改善患者睡眠质量，促进睡眠时间恢复正常，增加睡眠深度，使醒后精力充沛，缓解伴随症状。

2. 失眠[4-9] 安神补心丸用于辅助治疗顽固性失眠。安神补心丸合用艾司唑仑片，与单用艾司唑仑相比，能缩短治疗时间，减少对西药的依赖和并发症的发生率，促进快速入睡和睡眠时间恢复，增加睡眠深度，提高睡眠质量。安神补心丸配合耳穴（心、肾、交感、膈区、枕区、内分泌）治疗老年性失眠，可明显缓解睡眠障碍，延长睡眠时间，并改善头痛、头晕、心悸、健忘、神疲乏力、心神不宁、多梦等伴随症状，有助于消除疲劳，恢复体力。安神补心丸联合穴位按摩治疗阴虚火旺型失眠，可有效缓解失眠症状，改善睡眠质量。

安神补心胶囊用于治疗心悸失眠，对男性阴虚火旺型，女性心血不足型疗效显著。可减轻患者心悸失眠症状，减少心悸发作次数和程度，延长睡眠时间，减少觉醒次数，改善醒后状态，缓解五心烦热、颧红盗汗、头晕目眩、咽干口燥等心阴亏损症状，或头晕耳鸣、气短乏力、面色无华、健忘等心血不足症状。

3. 抑郁症[10] 安神补心丸用于辅助治疗抑郁症。安神补心丸联合帕罗西汀治疗抑郁症，可增加帕罗西汀抗抑郁效果，改善患者临床症状，缩短疗程，还可改善患者多思善虑、失眠健忘、表情淡漠、纳少腹胀、心悸怔忡、神疲倦怠、善悲欲哭等症状。安神补心丸联合利培酮治疗急性期精神分裂症伴发抑郁，其改善抑郁症状的疗效优于单用利培酮，并能减少利培酮的用量，减少不良反应。

4. 心律失常[11] 安神补心胶囊能减少急性心肌梗死伴焦虑患者治疗后心律失常，改善焦虑状况。

【不良反应】 尚未见报道。

【使用注意】 ①忌烟、酒及辛辣、油腻食物。②服药期间要保持情绪乐观，切忌生气恼怒。③感冒发热患者不宜服用。④有高血压、心脏病、肝病、糖尿病、肾病等慢性病严重者应在医师指导下服用。⑤服药 7 天症状无缓解，应去医院就诊。⑥对本品过敏者禁用，过敏体质者慎用。⑦本品性状发生改变时禁止使用。⑧如正在使用其他药品，使用本品前请咨询医师或药师。

【用法与用量】 口服。丸：一次 15 丸，一日 3 次。胶囊：一次 4 粒，一日 3 次。颗粒：一次 1.5g，一日 3 次。

参 考 文 献

[1] 王方，陈彦红，王春波. 安神补心丸对小鼠学习记忆功能的影响[J]. 菏泽医学专科学校学报，2018，30（3）：51-55.

[2] 李贵海，邵陆. 安神补心胶囊药效学实验观察[J]. 中成药，1997，19（6）：31-32.

[3] 孙莉. 利培酮联合安神补心丸治疗急性期精神分裂症伴发抑郁临床研究[J]. 现代中西医结合杂志，2013，22（18）：2007-2009.

[4] 戴红，李晓霞. 中成药合用治疗女性更年期失眠临床观察[J]. 山西中医，2014，30（4）：39，47.

[5] 张民英，李恒，翟新梅，等. 安神补心丸辅助治疗顽固性失眠临床分析[J]. 国际精神病学杂志，2016，43（4）：662-664.

[6] 韩青，吴丹. 安神补心丸配合耳压治疗中老年失眠临床观察[J]. 内蒙古中医药，2016，35（14）：33.

[7] 王海涛. 安神补心方联合穴位按摩治疗失眠阴虚火旺型疗效探讨[J]. 中医临床研究，2015，7（36）：11-12.

[8] 曹长江. 安神补心胶囊治疗心悸失眠的临床观察[J]. 辽宁中医学院学报，2003，5（3）：240-241.

[9] 李艳艳，王建华. 安神补心胶囊治疗心悸失眠的临床效果分析[J]. 中国农村卫生，2018，19：72，75.

[10] 孙莉. 安神补心丸联合帕罗西汀治疗40例抑郁症患者的临床研究[J]. 中外医学研究，2013，11（8）：59-60.

[11] 蒙淑红，高雯，李中骞，等. 安神补心胶囊对急性心肌梗死伴焦虑患者的临床疗效观察[J]. 黑龙江医药科学，2014，37（6）：105.

（天津中医药大学　高秀梅、付姝菲）

脑乐静口服液（胶囊、颗粒）

【药物组成】　甘草浸膏、大枣、小麦。

【处方来源】　东汉·张仲景《金匮要略》之甘麦大枣汤。《中国药典》（2015年版）。

【功能与主治】　养心安神。用于心律失常所致的精神忧郁，易惊不寐，烦躁。

【药效】　主要药效如下[1-3]：

1. 镇静、抗惊厥　脑乐静口服液可明显延长戊巴比妥钠诱导的小鼠睡眠时间，抑制小鼠的自发活动，具有镇静催眠作用；脑乐静抑制神经膜的过度兴奋，对士的宁诱发的小鼠惊厥有拮抗作用。

2. 抗抑郁　脑乐静的组分中含有丰富的 cAMP 及具有抑制核苷酸磷酸二酯酶的活性成分的作用，可使 cAMP 降解，脑乐静可通过保持细胞内 cAMP 的生理活性，发挥纠正情感性精神障碍的作用。脑乐静可直接提高体内神经递质去甲肾上腺素和 5-HT 含量，具有抗抑郁作用。

3. 镇痛　脑乐静具有镇痛作用，能延长热痛反应的潜伏期，减少化学刺激疼痛引起的扭体次数，提高电刺激痛阈。

【临床应用】　主要用于绝经期综合征和抑郁症。

1. 绝经期综合征[4-7]　脑乐静可用于治疗绝经期综合征患者阵发性烘热汗出、潮红、自汗、心悸等症状。脑乐静联合针灸（神门、内关、中脘、气海、关元、丰隆、太溪、三阴交、太冲、百会、四神聪），可改善月经紊乱、头晕、烘热汗出、烦躁易怒、心悸失眠、腰膝酸软、手足心热等症状，其疗效优于孕酮。脑乐静具有抗抑郁和改善睡眠的作用，其疗效优于尼尔雌醇片。脑乐静治疗阳虚型围绝经期抑郁症，可改善患者的抑郁情绪、躯体性焦虑等，提高患者的睡眠质量，治疗效果与帕罗西汀相当。脑乐静合归脾汤对围绝经期抑郁症的治疗效果显著，优于帕罗西汀。

2. 抑郁症[8-12]　脑乐静具有抗抑郁作用，可改善患者抑郁状态，并促进睡眠恢复正常。脑乐静合用小柴胡汤可用于治疗产后抑郁症属肝郁气滞型，能明显缓解患者精神抑郁，情绪不宁，以及胸部满闷，嗳气频作，胁肋胀痛，痛无定处，不思饮食等症状。脑乐静合百合地黄汤用于治疗老年性抑郁症，能明显缓解患者的抑郁症状，提高治疗效果，无明显副作用。脑乐静用于治疗脑卒中后抑郁症，改善脑卒中引发脑神经功能障碍导致患者出现的情绪低落、思维迟钝、轻生厌世、睡眠障碍、淡漠等抑郁状态和动作迟滞等行为。脑乐静能提高体内去甲肾上腺素和 5-HT 含量，以及第二信使 cAMP 水平，具有抗抑郁作用。对患者的绝望感、睡眠障碍、动作迟滞、躯体化有明显的改善作用。治疗效果优于盐酸氟西汀，且不良反应发生率低。

【不良反应】　个别患者服用脑乐静口服液出现腹胀、泛酸[11]。

【使用注意】　①忌生冷及油腻难消化的食物。②服药期间要保持情绪乐观，切忌生气恼怒。③糖尿病患者及有高血压、心脏病、肝病、肾病等慢性病严重者应在医师指导下服用。④服药 3 天症状无缓解，应去医院就诊。⑤对本品过敏者禁用，过敏体质者慎用。⑥本品性状发生改变时禁止使用。⑦如正在使用其他药品，使用本品前请咨询医师或药师。

【用法与用量】　口服。口服液：一次 30ml，一日 3 次。胶囊：一次 5 粒，一日 3 次。颗粒：温开水冲服，一次 12～42g，一日 3 次。

参 考 文 献

[1] 张艳, 李卫平, 明亮, 等. 脑乐静口服液的镇痛作用[J]. 基层中药杂志, 1998, 12（3）: 40-41.

[2] 张明发. 脑乐静抗抑郁症的治疗学基础[J]. 中国医院用药评价与分析, 2002, 2（6）: 366-367.

[3] 明亮, 李卫平, 张艳, 等. 脑乐静口服液的药理研究[J]. 安徽医科大学学报, 1997, 32（5）: 8-9.

[4] 杨偶. 甘麦大枣汤治疗女性更年期潮热汗出[J]. 中国医学创新, 2012, 9（32）: 126.

[5] 杨继若, 姚贞宇, 许会英, 等. 针灸结合甘麦大枣汤加减治疗围绝经期综合征疗效观察[J]. 西部中医药, 2018, 31（5）: 104-106.

[6] 乔平. 加味甘麦大枣汤对阳虚型更年期抑郁症患者抑郁状态及睡眠质量的影响[J]. 海峡药学, 2018, 30（6）: 180-181.

[7] 黄仁柱. 甘麦大枣汤合归脾汤加减治疗更年期抑郁症效果及抑郁评分改善程度分析[J]. 中医临床研究, 2018, 10（21）: 7-8.

[8] 赵凤鸣. 甘麦大枣汤治疗抑郁症 50 例[J]. 现代中西医结合杂志, 2010, 19（15）: 1870.

[9] 田春玲, 李晓茹, 裴素贞. 甘麦大枣汤合小柴胡汤加味治疗产后抑郁肝郁气滞型临床观察[J]. 实用中医药杂志, 2018, 34（1）: 29-30.

[10] 温权, 陆必波. 甘麦大枣汤合百合地黄汤对老年抑郁症的效果分析[J]. 心理医生, 2018, 24（7）: 68-69.

[11] 吴伟红. 甘麦大枣汤治疗脑卒中后抑郁症的临床观察[J]. 饮食保健, 2018, 5（18）: 85.

[12] 王明. 研究甘麦大枣汤治疗脑卒中后抑郁症的临床疗效[J]. 中国医药指南, 2018, 16（23）: 180.

（天津中医药大学　高秀梅、付姝菲）

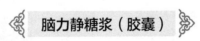

脑力静糖浆（胶囊）

【药物组成】　大枣、小麦、甘草。

【处方来源】　汉·张仲景《金匮要略》之甘麦大枣汤。国药准字 Z34020593。

【功能与主治】　养心安神，和中缓急，补脾益气。用于心气不足引起的神经衰弱，头晕目眩，身体虚弱，失眠健忘，精神忧郁，烦躁及小儿夜不安寐。

【药效】　主要药效如下[1]:

1. **镇静**　脑力静通过抑制中枢神经，发挥镇静、催眠作用，可明显延长戊巴比妥钠诱导的小鼠睡眠时间。

2. 抗惊厥　脑力静可拮抗士的宁诱发的小鼠惊厥，抑制小鼠的自主活动。

【临床应用】　主要用于绝经期综合征和基底动脉供血不足。

1. 绝经期综合征　脑力静具有养心安神、补脾益气的作用，可用于治疗绝经期综合征属心气不足证者，能改善患者头晕、体倦乏力、心悸等症状。脑力静可缓解患者焦虑烦躁情绪，改善患者失眠，提高睡眠质量，促进体力恢复。

2. 基底动脉供血不足[2]　脑力静联合氟桂利嗪胶囊治疗基底动脉供血不足，能提高椎动脉、基底动脉平均血流速度，改善血流速度和血液流变学，降低血黏度、血小板计数、红细胞聚集指数、血细胞比容、纤维蛋白原水平，改善患者头痛、头晕等症状。

【不良反应】　尚未见报道。

【使用注意】　①糖尿病患者慎用。②本品宜餐后服。③服本药 1 周后症状未见改善，或症状加重者，应立即停药并去医院就诊。④对本品过敏者禁用，过敏体质者慎用。⑤药品性状发生改变时禁止服用。⑥如正在使用其他药品，使用本品前请咨询医师或药师。

【用法与用量】　口服。糖浆：一次 10～20ml，一日 3 次。胶囊：一次 4 粒，一日 3 次。

参 考 文 献

[1] 李文芳，明亮，张艳，等. 脑力静胶囊的主要药效学研究[J]. 安徽中医临床杂志，2000，12（4）：296-297.

[2] 刘方庆. 脑力静联合氟桂利嗪胶囊治疗基底动脉供血不足的临床效果[J]. 临床医学研究与实践，2018，3（14）：29-30.

（天津中医药大学　高秀梅、付姝菲）

天王补心丸（浓缩丸）

【药物组成】　丹参、当归、石菖蒲、党参、茯苓、五味子、麦冬、天冬、地黄、玄参、制远志、炒酸枣仁、柏子仁、桔梗、甘草、朱砂。

【处方来源】　明·薛己《校注妇人良方》。《中国药典》（2015 年版）。

【功能与主治】　滋阴养血，补心安神。用于心阴不足，心悸健忘，失眠多梦，大便干燥。

【药效】　主要药效如下[1-6]：

1. 镇静催眠　天王补心丸可通过降低儿茶酚胺类神经递质多巴胺、去甲肾上腺素的含量，发挥抑制中枢神经的作用，可缩短阴虚小鼠睡眠潜伏期，延长睡眠时间。在睡眠时相上，主要表现为延长非快速眼动睡眠Ⅱ期和快速眼动睡眠期，前者为深睡眠，深睡眠期延长，能提高睡眠质量；后者则有利于机体精力的恢复，促进脑功能的发育和发展。下丘脑视交叉上核是哺乳动物最重要的昼夜节律起搏器，可调节睡眠-觉醒等生理活动，天王补心丸可通过下调睡眠剥夺大鼠心肌组织中血管活性肠肽、血管升压素水平，上调下丘脑视交叉上核中血管活性肠肽、血管升压素的水平，发挥镇静安神的作用。

2. 调节单胺类神经递质释放　天王补心丸升高大鼠中缝核单胺类递质 5-HT 及5-HIAA 水平及海马区与纹状体区 5-HT 水平，显著降低大鼠下丘脑和纹状体多巴胺水平。

3. 增强造血功能　天王补心丸可增加失血性血虚小鼠外周血中血红蛋白和红细胞的含量。

【临床应用】　主要用于绝经期综合征、失眠症、心脏病和心肾综合征等。

1. 绝经期综合征[7-12]　天王补心丸合用知柏地黄丸用于治疗绝经期综合征属肾阴亏虚，心火旺盛之心肾不交者，可改善患者阵发性烘热、潮热汗出、情感抑郁、焦虑不安、烦躁易怒、恐惧、紧张、心悸失眠、月经紊乱等症状。天王补心丸合用甘麦大枣汤，治疗乳腺癌类绝经期综合征，可改善患者失眠、烦躁、感觉异常及泌尿系统感染等症状，疗效显著。

天王补心丸可改善围绝经期失眠患者的焦虑、记忆减退等症状，延长睡眠时间，增加睡眠深度，改善睡眠障碍，且作用持久，短期复发率低，无明显不良反应。天王补心丸联合心俞、肾俞穴位埋线治疗围绝经期失眠属心肾不交证者，可提高睡眠质量，缩短入睡时间，增加睡眠时间，并能改善日间功能障碍，其疗效优于艾司唑仑片。天王补心丹合用解郁丸用于治疗围绝经期神经功能障碍，能明显改善失眠和抑郁症状。

天王补心丸合用逍遥丸治疗绝经后冠心病心绞痛属肝郁阴虚证者，能有效缓解心绞痛症状，降低心绞痛发作次数，促使心电图恢复正常。

2. 失眠症[13-18]　天王补心丸用于治疗阴虚火旺、心肾不交型失眠，症见入睡困难，易醒，睡眠不深，多梦，醒后不适，疲乏或白天倦怠乏力，五心烦热，腰膝酸软，头晕，舌质淡红，舌苔薄少，脉细数。

天王补心丸联合针刺（神门、百会、四神聪、三阴交等）或铺灸，对于改善睡眠质量，增加睡眠时间，尤其是深度睡眠时间，以及相关伴随症状，疗效确切。天王补心丸可联合电针（风池、内关、太溪）治疗老年性失眠，症见失眠心烦，心悸不安，腰膝酸软，五心烦热，口干少津，舌红少苔，脉细数等。

天王补心丹治疗脑卒中后失眠症，相对于西药地西泮，起效慢，但疗效相当，且无副作用。天王补心丸合用至灵胶囊治疗阴血亏虚型失眠，可改善患者睡眠质量及头晕、心悸健忘等伴随症状。

3. 心脏病[19-23]　天王补心丸具有保护心功能的作用。天王补心丹治疗气阴两虚型糖尿病性心肌病，可改善患者心电图，降低心肌酶，疗效显著。天王补心丹联合酒石酸美托洛尔，治疗阴虚火旺型房性期前收缩，可改善患者心悸、气短、胸闷、胸痛、眩晕等症状，减少心电图房性期前收缩，疗效优于单用酒石酸美托洛尔者。天王补心丸合金铃子散治疗冠心病心律失常，可降低患者凋亡蛋白 Bcl-2 和 C-myc 水平，对心肌缺血具有保护作用，同时改善患者心悸、胸闷、气短等症状，减少心律失常发作次数。

4. 心肾综合征[19]　天王补心丸用于治疗心肾综合征，改善患者肾功能，降低患者24 小时尿蛋白、β_2-微球蛋白、血尿素氮、血肌酐、尿白蛋白排泄率；改善心脏功能，增加左室射血分数、每搏输出量、每分输出量；缓解患者腰酸乏力、神疲气短、心悸、尿少水肿、便溏等症状。

【不良反应】　尚未见报道。

【使用注意】　①忌食辛辣腥物。②虚寒患者不宜。

【用法与用量】　口服。丸：一次 1 丸，一日 3 次，或遵医嘱。浓缩丸：一次 8 丸，一日 3 次。

参 考 文 献

[1] 李雪梅，金翠英，周建平，等. 天王补心丸对记忆障碍动物行为学的作用和脑内儿茶酚胺类递质含量的研究[J]. 中药药理与临床，2012，28（5）：7-9.

[2] 李雪梅，金翠英，周建平，等. 天王补心丸镇静安神作用的研究[J]. 中国实验方剂学杂志，2011，17（19）：213-215.

[3] 李廷利，孙春宇，黄莉莉. 天王补心丸对失眠大鼠睡眠时相的影响[J]. 中药药理与临床，2007，23（1）：5-7.

[4] 李海静，高月，刘萍. 天王补心丸全方及全方缺桔梗对少寐大鼠脑神经递质的影响[J]. 中国中药杂志，2009，34（2）：217-223.

[5] 谢光璟，薄文集，黄攀攀，等. 天王补心丹对慢性睡眠剥夺模型大鼠心肌、下丘脑视交叉上核 VIP、AVP 表达的影响[J]. 中华中医药学刊，2018，36（2）：323-326.

[6] 李雪梅，胡宇驰，曹春然. 天王补心丸对血虚小鼠的补血作用[J]. 中药药理与临床，2014，30（4）：14-15.

[7] 贺萍生，贺新生. 天王补心丸伍合知柏地黄丸治疗更年期综合征[J]. 中国社区医师（医学专业），2011，13（7）：135.

[8] 林晓明. 甘麦大枣汤与天王补心丹联合治疗乳腺癌类围绝经期综合征观察[J]. 内蒙古中医药，2015，34（11）：53.

[9] 李素那，于洋，武冰，等. 加减天王补心丹治疗围绝经期妇女失眠症 120 例临床观察[J]. 中医药临床杂志，2016，28（12）：1745-1747.

[10] 方庆霞，赵双俏，陈瑞雪. 天王补心丸联合穴位埋线治疗心肾不交型围绝经期失眠的临床观察[J]. 中国中医基础医学杂志，2016，22（8）：1092-1093.

[11] 褚春莉，姜晓琳. 解郁丸联合天王补心丹对围绝经期职业女性失眠及抑郁的影响[J]. 成都中医药大学学报，2015，38（2）：78-81.

[12] 张春光. 天王补心丹合逍遥散加减治疗绝经后心绞痛的效果[J]. 光明中医，2017，32（22）：3221-3222.

[13] 丁志毅. 针刺联合天王补心丸治疗阴虚火旺型失眠 32 例[J]. 中医研究，2019，32（2）：60-62.

[14] 刘利军. 天王补心丸联合铺灸治疗失眠 30 例临床观察[J]. 中国民族民间医药，2015，24（7）：54-55.

[15] 左冠超，王红艳，何霞，等. 天王补心丹配合电针治疗老年性失眠症疗效分析[J]. 实用中医药杂志，2016，32（6）：532-533.

[16] 韩永强，顾莉君，刘锦. 天王补心丸治疗脑卒中后失眠症 60 例疗效观察[J]. 中国实用医药，2011，6（21）：185.

[17] 薛峰，李坤. 至灵胶囊配合天王补心丸治疗阴血亏虚型失眠症 80 例疗效观察[J]. 中国社区医师，2016，32（12）：121-122.

[18] 杨希茜. 天王补心丹加减治疗失眠疗效与安全性的 Meta 分析[D]. 武汉：湖北中医药大学，2017.

[19] 任红杰，张晶晶. 基于"交通心肾"理论研究天王补心丸对心肾综合征患者心肾功能及 B 型利钠肽变化的影响[J]. 世界中医药，2018，13（10）：2441-2444.

[20] 张红生，李蕊，张蕾. 天王补心丹合金铃子散化裁方对冠心病心律失常心肌缺血的保护作用[J]. 四川中医，2016，34（9）：74-77.

[21] 张怀保. 天王补心丹加味治疗糖尿病性心肌病 70 例临床疗效观察[J]. 医学理论与实践，2013，26（17）：2283-2284.

[22] 杨龙. 42 例糖尿病性心肌病患者采用天王补心丹加味治疗的临床效果[J]. 糖尿病新世界，2016，19（12）：9-10.

[23] 杨笛. 天王补心丹治疗房性期前收缩 40 例[J]. 中国中医药现代远程教育，2014，12（8）：33-34.

（天津中医药大学　高秀梅、付姝菲）

妇宁胶囊（颗粒）

【药物组成】　益母草、党参、地黄、当归、熟地黄、陈皮、乌药、白芍、川芎、白术（麸炒）、香附（醋制）、茯苓、木香、紫苏叶、阿胶、砂仁、黄芩、琥珀、甘草、沉香、川牛膝。

【处方来源】　研制方。国药准字 Z20060272。

【功能与主治】　养血调经，顺气解郁。用于月经不调，腰腹疼痛，赤白带下，精神倦怠，饮食减少。

【药效】　主要药效如下[1]：

1. 镇静安神　本品具有镇静安神作用，可降低大脑兴奋性。

2. 调节中枢神经系统　本品可抑制中枢神经系统，改善机体内环境。

【临床应用】　主要用于绝经期综合征和经行情志异常。

1. 绝经期综合征[1]　妇宁胶囊用于治疗绝经前后胁痛口苦、烦躁易怒、头晕心悸、失眠多梦、潮热汗出或伴月经不调等，有较好疗效。

2. 经行情志异常[1]　妇宁胶囊可改善逢经行前期或经期出现的烦躁不安、头痛失眠、心悸怔忡、精神恍惚、不思饮食。

【不良反应】　尚未见报道。

【使用注意】　①忌恼怒。②忌烟、酒及辛辣、油腻食物。③外感发热患者禁服。

【用法与用量】　口服。胶囊：一次 4 粒，一日 3 次。颗粒：开水冲服，一次 1 袋，一日 2 次；2 周为一疗程，或遵医嘱。

参 考 文 献

[1] 王金生，罗杏娟. 裘笑梅老中医治疗妇科疾病经验[J]. 中国中西医结合杂志，1999，19（4）：230-232.

（天津中医药大学　高秀梅、付姝菲）

四、疏肝解郁类

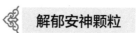
解郁安神颗粒

【药物组成】　柴胡、大枣、石菖蒲、姜半夏、炒白术、浮小麦、制远志、炙甘草、炒栀子、百合、胆南星、郁金、龙齿、炒酸枣仁、茯苓、当归。

【处方来源】　研制方。《中国药典》（2015 年版）。

【功能与主治】　舒肝解郁，安神定志。用于情志不舒，肝郁气滞所致的失眠、心烦、焦虑、健忘；神经官能症、绝经期综合征见上述证候者。

【药效】　主要药效如下[1-4]：

1. 抗抑郁　抑郁症状是绝经期综合征常见表现，该年龄段女性由于体内激素水平变化，卵巢功能减退，血管收缩功能异常，生理心理都产生不同程度的改变，部分人群容易产生抑郁焦虑情感。解郁安神颗粒改善抑郁焦虑状态，缩短抑郁模型大鼠的游泳绝望时间，使多种不良刺激引起的抑郁模型大鼠对奖赏的反应增加；抑制利血平致大鼠眼睑下垂和体温下降。解郁安神颗粒能上调血清去甲肾上腺素、5-HT、脑源性神经营养因子水平，下调血清 INF-α 和 IL-1β 水平。

2. 镇静　解郁安神颗粒可抑制过度亢进和兴奋的神经细胞活动，恢复兴奋和抑制的平衡，使紊乱的神经功能得以恢复，改善失眠烦躁症状。

【临床应用】

绝经期综合征[3,5-6]　解郁安神颗粒用于治疗绝经期综合征女性情志不舒、肝郁气滞而致的入睡困难、多梦易醒或醒后难以再入睡、胸闷、胁痛、心烦易怒、焦虑、健忘等症。解郁安神颗粒与舒必利联合使用可有效缓解绝经期综合征中的抑郁表现，且治疗后效果稳定，不易反复。

【不良反应】　尚未见报道。

【使用注意】　用药期间忌辛辣、油腻食物。

【用法与用量】　开水冲服。一次 5g，一日 2 次。

参 考 文 献

[1] 郑高利，张信岳，孙丽文，等. 疏肝解郁颗粒抗抑郁作用的研究[J]. 中国中医药科技，2004，11（4）：205-207.

[2] 夏俊博. 解郁安神颗粒对脑卒中后抑郁患者的影响及机制研究[D]. 郑州：郑州大学，2013.

[3] 吴华，秦爱萍，李丽. 解郁安神颗粒治疗更年期抑郁症 30 例[J]. 陕西中医，2006，27（4）：442-443.

[4] 李真，邓方渝，杨梅. 解郁安神颗粒对精神分裂症后抑郁的临床疗效观察 [J]. 北方药学，2014，11（1）：16-17.

[5] 陈平亚，李树珍. 解郁安神颗粒及抗抑郁药治疗抑郁症失眠 30 例疗效观察[J]. 中国民康医学，2006，18（20）：788.

[6] 王文双，朱丽波. 舒必利合用解郁安神颗粒治疗抑郁症的临床观察[J]. 黑龙江医药科学，2006，29（3）：15.

（天津中医药大学　高秀梅、付姝菲）

希 明 婷 片

【药物组成】　升麻总皂苷。

【处方来源】　研制方。国药准字 Z20050748。

【功能与主治】　升阳舒郁。用于女性绝经期综合征，改善烘热汗出、烦躁易怒、失眠、胁痛、头晕耳鸣、腰膝酸痛、忧郁寡欢等症状。

【药效】　主要药效如下[1-4]：

1. 调节激素分泌　希明婷片的主要成分是升麻总皂苷。升麻三萜皂苷不具有甾体类激素的结构，但其可刺激雌激素受体的活性，从而促使内源性的雌激素和靶器官结合，并且在动物模型中可选择性地降低血清 LH 浓度，但不影响 FSH 及催乳素。此外本品可抑制麦角酸酰二乙胺与 5-HT$_7$ 受体结合，通过 5-HT 受体途径改善体温中枢调节功能。

2. 抗抑郁　希明婷片可减少强迫游泳大鼠的不动时间，增加尾部悬吊大鼠的攀爬时间，抑制其绝望行为，具有较好的抗抑郁效应。

3. 抗骨质疏松　升麻总皂苷能够促进类成骨细胞增殖，此外其三萜类化合物对破骨细胞的形成和骨吸收的亢进有明显的抑制作用，对于去卵巢大鼠有良好的骨保护效应。

【临床应用】　主要用于绝经期综合征、骨质疏松。

1. 绝经期综合征[5-6]　希明婷片可治疗妇女在绝经前后由于卵巢功能衰退所出现的一系列躯体和精神心理症状，可改善烘热汗出、烦躁易怒、失眠、胁痛、头晕耳鸣、腰膝酸软、忧郁寡欢等症状，临床治疗效果安全有效且不刺激子宫内膜的生长，不会造成子宫内膜的增厚。

2. 骨质疏松[7]　希明婷片用于治疗骨质疏松，可有效改善因卵巢功能低下，雌激素降低引起的骨质量下降，增强骨质，且对妇女血清 E$_2$、FSH 和子宫内膜厚度无影响。

【不良反应】　个别患者服用希明婷片可能出现头晕、头痛[8-9]。

【使用注意】　用药期间忌辛辣、油腻食物。

【用法与用量】　饭后口服。一次 1 片，一日 3 次，或遵医嘱。

参 考 文 献

[1] 李建新. 升麻三萜类化合物的抗骨质疏松活性[C]//中国植物学会药用植物及植物药专业委员会. 药用植物研究与中药现代

化——第四届全国药用植物学与植物药学术研讨会论文集. 北京：中国植物学会药用植物及植物药专业委员会，2004：3.

[2] BURDETTE J E, LIU J, CHEN S N, et al. Black cohosh acts as a mixed competitive ligand and partial agonist of the serotonin receptor[J]. J Agric Food Chem, 2003, 51（19）：5661-5670.

[3] POCKAJ B A, LOPRINZI C L, SLOAN J A, et al. Pilot evaluation of black cohosh for the treatment of hot flashes in women[J]. Cancer Invest, 2004, 22（4）：515-521.

[4] 武亚山, 赵素芝, 高维娟, 等. 升麻苷 H-1 对脑缺血大鼠纹状体氨基酸类神经递质含量的影响[J]. 中国病理生理杂志, 2016, 32（5）：831-835.

[5] 毕秀秀. 希明婷片治疗绝经后更年期综合征的疗效分析[J]. 系统医学, 2017, 2（4）：113-115.

[6] 张丹, 徐克惠, 段秀蓉. 希明婷片治疗妇女围绝经期综合征的临床观察[J]. 现代妇科进展, 2006, 15（12）：934-936.

[7] 张春燕, 杨钟莉. 希明婷片对卵巢功能低下所致骨质疏松症的疗效观察[J]. 中国医师进修杂志, 2011, 34（21）：4-6.

[8] 李旭卿, 陶丽娜, 任洪叶. 更年宁心颗粒联合希明婷片治疗更年期综合征的疗效观察[J]. 现代药物与临床, 2016, 31（12）：2033-2036.

[9] 杨爱玲. 希明婷片治疗围绝经期综合征[J]. 山西职工医学院学报, 2010, 20（4）：16-17.

（天津中医药大学　高秀梅、付姝菲）

越鞠丸（片）

【药物组成】　醋香附、川芎、炒栀子、苍术（炒）、六神曲（炒）。

【处方来源】　元·朱震亨《丹溪心法》。《中国药典》（2015 年版）。

【功能与主治】　理气解郁，宽中除满。用于胸脘痞闷，腹中胀满，饮食停滞，嗳气吞酸。

【药效】　主要药效如下[1-8]：

1. 抗抑郁　越鞠丸能够增加皮质酮诱导的抑郁小鼠海马 DG 区 Ki67⁺ 细胞数量，促进海马神经增殖和再生，能够修复和逆转皮质酮诱导的抑郁样行为。越鞠丸还可增加脑源性神经营养因子水平，促进 5-HT 神经元生长和再生。

NO 是重要的神经递质，通过介导神经传递，参与神经内分泌功能的调节，影响神经元的兴奋性、神经发育突触的可塑性参与抑郁症的发生。越鞠丸能降低抑郁小鼠海马组织的 NO 含量，进而调控下游 cGMP 含量，促进神经递质合成和释放，发挥抗抑郁作用。本品还可通过增加 Balb/c 小鼠前额皮质的场电位及长时程增强以提高突触传递效能，从而产生抗抑郁作用。

2. 镇静消炎　越鞠丸能够通过改善慢性压力应激刺激后小鼠的脂蛋白磷脂酶 A2、E 选择素、神经肽 Y 等相关因子的表达而发挥镇静、消炎作用。

3. 其他　越鞠丸能降低反流性食管炎大鼠食管黏膜 PCNA、p53、CycclinD1 的表达，改善细胞增殖状态，抑制上皮的增殖，促进食管黏膜修复，减轻食管炎症。越鞠丸能促进胃酸分泌，提高胃蛋白酶浓度及胃蛋白酶活性，具有促进消化的作用。越鞠丸可降低非酒精性脂肪肝大鼠的 AST、ALT 活性，促进肝组织再生，减轻肝脏脂肪变程度，降低血清总胆固醇、三酰甘油、低密度脂蛋白胆固醇，升高高密度脂蛋白胆固醇、载脂蛋白 A1，增强肝脏过氧化物酶体增殖物活化受体 α 的表达水平，促进肝脏脂质代谢。

【临床应用】　主要用于绝经期综合征、经前期综合征、抑郁症、多囊卵巢综合征和胃及十二指肠溃疡病等。

1. 绝经期综合征[9-11]　越鞠丸用于治疗绝经期综合征属肝气郁结证者，症见头晕目眩，烦躁易怒，腰酸耳鸣，面红耳赤，烘热汗出，五心烦热，月经先后不定期，量时多时少等。尤适用于绝经期综合征以精神情志症状为主要临床表现者，如心悸烦躁、情绪不稳、心绪不宁、严重失眠、焦虑猜疑、悲伤欲哭、记忆力下降、甚至精神涣散、思维障碍等。越鞠丸合用氟哌噻吨美利曲辛片能明显改善绝经期综合征患者的精神抑郁症状，其疗效优于单用西药者。

越鞠丸联合浅针治疗围绝经期失眠症，能延长睡眠时间，增加睡眠深度，改善醒后疲乏状态，其疗效优于常规西药阿普唑仑片。越鞠丸合百合地黄汤治疗围绝经期失眠症属肝肾阴虚内热证者，可明显改善患者心烦易怒、焦虑、失眠等症状。

2. 经前期综合征[12]　越鞠丸用于治疗经前期综合征，可改善经前抑郁及伴随的躯体症状，如经前情绪低落、乳房胀痛、头痛、心烦、失眠、疲乏、精神不集中、食欲不振、腹部胀满、肢体肿胀等。越鞠丸合升降汤能明显改善经前抑郁症状，其疗效优于逍遥丸。

3. 抑郁症[13-15]　越鞠丸用于治疗抑郁症，可明显改善抑郁症患者的低落情绪，增加抑郁症患者体内 5-HT 水平，其作用与多塞平相似，疗效较好。越鞠丸还可与归脾汤、氟哌噻吨美利曲辛片联用治疗脑卒中后抑郁症，能够明显改善患者的抑郁、焦虑状态，降低患者血清 TNF、IL-6、IL-8 等炎性因子水平，促进神经功能恢复，改善认知功能。

4. 多囊卵巢综合征[16]　越鞠丸联合炔雌醇环丙孕酮能降低患者体重和空腹血糖，减小卵巢体积，改善激素水平，降低睾酮含量和 LH/FSH 值，其改善内分泌和代谢紊乱的效果，优于单用避孕药者。

5. 胃及十二指肠溃疡病[17]　本品用于胃及十二指肠溃疡病、消化不良及胆囊炎等。

【不良反应】　尚未见报道。

【使用注意】　脾胃虚弱者慎用。

【用法与用量】　口服。丸：一次 6～9g，一日 3 次。片：一次 5～6 片，一日 2 次。

参 考 文 献

[1] 马瑶，周童，张海楼，等. 越鞠丸对皮质酮模型小鼠抑郁样行为和神经新生的影响[J]. 中国药理学通报，2019，35（2）：283-288.

[2] 蒋麟. 越鞠丸对慢性应激大鼠海马脑源性神经营养因子的影响[J]. 中国临床康复，2005，9（28）：138-140.

[3] 王薇，贾蓉，沈琴琴，等. 越鞠丸对小鼠海马组织中 NO-cGMP 信号通路的影响[J]. 世界科学技术：中医药现代化，2018，20（6）：905-910.

[4] 薛文达，聂瑞芳，周童，等. 越鞠丸对 Balb/c 小鼠和 C57BL/6J 小鼠抗抑郁作用与前额叶场电位差异性分析[J]. 世界科学技术：中医药现代化，2018，20（9）：1666-1672.

[5] 郑婷婷，叶蔚，叶斌，等. 越鞠丸加味对反流性食管炎大鼠食管黏膜 PCNA、p53、CyclinD1 表达的影响[J]. 中国中医药科技，2018，25（2）：184-187.

[6] 王雪，李文，唐丹，等. 越鞠丸对大鼠胃酸胃蛋白酶的影响[J]. 中药与临床，2015，6（2）：55-56.

[7] 李万辉. 越鞠丸对非酒精性脂肪肝大鼠脂质代谢和肝脏微循环的影响[D]. 石家庄：河北医科大学，2005.

[8] 邓国兴，张金兰，高玮，等. 越鞠丸对非酒精性脂肪肝病大鼠肝脏 PPARα 表达的影响[J]. 中国老年学杂志，2011，31（7）：1219-1220.

[9] 操儒森. 越鞠丸合黛力新治疗更年期抑郁症 20 例[J]. 中国中医药现代远程教育，2017，15（21）：84-86.

[10] 杨晓琳. 越鞠丸联合浅针治疗围绝经期失眠疗效观察[J]. 光明中医，2017，32（1）：84-85.

[11] 张苗，谭琼燕. 百合地黄汤合越鞠丸加减治疗围绝经期失眠 36 例[J]. 浙江中医杂志，2015，50（9）：668.

[12] 唐金锋，孙桂荷，兰润林，等. 越鞠升降汤治疗经前期抑郁 45 例临床观察[J]. 安徽中医学院学报，2012，31（5）：23-25.

[13] 朱丹丹，吴如燕，周欣，等. 越鞠丸快速治疗抑郁症初步临床随机双盲对照研究[J]. 辽宁中医杂志，2016，43（2）：311-313.

[14] 李蓉. 越鞠丸对抑郁症患者体内 5-羟色胺的影响[J]. 中医临床研究，2016，8（22）：27-29.

[15] 周红香，廖维政，王满英，等. 越鞠丸合甘麦大枣汤加减治疗产后抑郁症[J]. 中国医学创新，2015，12（6）：104-105.

[16] 徐广立，张富青，刘敏. 越鞠丸联合口服避孕药治疗多囊卵巢综合征效果分析[J]. 中国当代医药，2011，18（28）：102-103.

[17] 陈奇. 中成药名方药理与临床[M]. 北京：人民卫生出版社，1995：642-643.

（天津中医药大学　高秀梅，天津中医药大学第一附属医院　夏　天、樊官伟，

浙江中医药大学附属第一医院　高秀飞）

第七章

高催乳素血症中成药名方

第一节 概　述

一、概　　念

高催乳素血症（hyperprolactinemia，HPRL），又称高泌乳素血症，是由内外环境因素引起的外周血催乳素升高的状态。常可导致下丘脑–垂体–性腺轴病变，临床上出现月经量少，甚至闭经，伴溢乳、不孕或习惯性流产等的临床综合征[1-2]。

高催乳素血症属于中医学"乳泣""闭经""月经过少"等范畴。

二、病因及发病机制

（一）病因

正常人体的催乳素的分泌受两个相关因子的调节，即催乳素释放素、催乳素释放抑制素。一般情况下释放抑制因子和释放因子之间处于平衡状态。当各种原因打破这种平衡时，催乳素分泌释放因子（主要为多巴胺）增多，引起血中催乳素升高，导致高催乳素血症[3]。

（二）发病机制

高催乳素血症是各种原因引起的外周血催乳素水平持续增高的一种病理状态，与多巴胺异常有关。颅内肿瘤等器质性病变因素阻断多巴胺通路，引起下丘脑、垂体功能紊乱，使催乳素分泌增多；下丘脑或垂体柄病变、甲状腺功能减退、腺瘤、各类胸壁炎症、慢性肾衰竭等病变也会引起催乳素分泌增多。部分抗精神病药物如利培酮、舒必利、氨磺必利、帕利哌酮等容易引起高催乳素血症。运动、精神因素、低血糖、睡眠、进食、妊娠、哺乳等生理性因素可引起催乳素短暂升高[4-5]。

三、临 床 表 现

高催乳素血症最突出的临床表现为性腺功能减退和泌乳现象，育龄妇女性功能减退主要表现为闭经、溢乳、月经稀少、习惯性流产、不孕等。

四、诊　　断

根据病史、体检及实验室检查即可做出诊断。

1. 病史检查　了解月经史，婚育史，闭经和溢乳出现的始因、诱因，全身疾病及引起高催乳素血症相关药物治疗史。

2. 体检　注意有无肢端肥大、黏液性水肿等征象。妇科检查了解性征和性器官有无萎缩和器质性病变。乳房检查注意大小、形态、有无包块、炎症溢乳（双手轻挤压乳房）、溢出物性状和数量。对于溢乳和性腺功能减退的患者可通过测定血催乳素明确诊断。必要时可进行增强 CT、MRI 检查，明确是否存在压迫垂体柄或分泌催乳素的颅内肿瘤。血液放射免疫法检查诊断垂体疾病。

五、治　　疗

（一）化学药物治疗与现代技术[6]

常用的药物有溴隐亭、卡麦角林、喹高利特和维生素 B_6。溴隐亭为半合成的生物碱溴化物，为多巴胺受体激动剂，可通过血脑屏障作用于垂体催乳素细胞内的多巴胺受体，产生类多巴胺反应——抑制催乳素合成与释放并使其分解，从而降低血催乳素水平。溴隐亭疗法适用于各种类型高催乳素血症，也是垂体腺瘤（微/巨腺瘤）首选疗法，尤以年轻不孕期盼生育者为佳。其他抗催乳素药物卡麦角林、喹高利特是具有高度选择性的多巴胺 D_2 受体激动剂，是溴隐亭的换代药物。维生素 B_6 是多巴胺增敏剂，在下丘脑多巴胺合成过程中起辅酶作用，增加下丘脑内多巴胺的转化率，抑制催乳素的分泌。化学药物治疗高催乳素血症能快速控制高催乳素血症，恢复月经和生育能力，但在治疗过程中常会出现不同程度的毒副反应。

除用药物治疗外，还可用蝶窦手术治疗、经额开颅手术切除治疗及伽马刀放射等治疗。

（二）中成药治疗

高催乳素血症是一种需要长期治疗且容易复发的疾病，中医药治疗高催乳素血症，具有不良反应发生率低、复发率低、经济易得的优势。临床资料显示中医药治疗该病的近期疗效与西药无明显差异，远期疗效较满意。

第二节 中成药名方的辨证分类与药效

高催乳素血症的基本病理基础是下丘脑-垂体-卵巢轴功能紊乱，中药通过调节下丘脑-垂体-卵巢轴，抑制催乳素的合成及分泌，降低催乳素水平，治疗高催乳素血症。但不同的中药通过不同的方式产生药效。该病与肝、肾、脾密切相关，病因病机属于本虚标实，以肝虚、肾虚、脾虚为本，以肝气郁结、痰湿、血瘀等为标，治疗上当补虚治本，同时也需注重疏肝解郁理气、祛湿化痰、活血化瘀等治标之法[7-9]。

一、疏肝补肾类

高催乳素血症肾虚肝郁者临床表现是多见月经错后甚至闭经，腰膝酸软，月经量少，经血淡红或鲜红，性欲减退，外阴或阴道不适，婚久不孕，畏寒肢冷，夜尿频多，小便清长，五更泄泻，失眠多梦，倦怠乏力，脱发，健忘，眩晕耳鸣，五心烦热，潮热盗汗，舌淡，脉沉细。

主要病理变化多为下丘脑-垂体-卵巢轴紊乱，血清催乳素水平增高，对下丘脑 GnRH 及垂体 FSH、LH 的脉冲分泌有抑制作用，而且直接抑制卵巢合成孕酮及雌激素，导致卵巢发育及排卵障碍，进而导致月经紊乱或闭经。

疏肝补肾类药物可通过调节下丘脑-垂体-卵巢轴，调节卵巢分泌功能发挥药效。

常用中成药：补肾疏肝汤、麦芍二仙汤等。

二、疏肝调经类

高催乳素血症肝郁气滞者临床表现多见乳房胀痛，胸胁胀痛，太息抑郁，经前胸闷急躁，舌红，苔薄白或黄，脉弦。

主要病理变化多为心理应激障碍，牵涉神经内分泌调节紊乱，血清 E_2 含量增高，雌激素通过下丘脑的抑制，使下丘脑催乳素释放抑制因子分泌减少，导致催乳素分泌增多。

疏肝理气类药物通过调节神经内分泌功能发挥药效。

常用中成药：柴胡疏肝散（丸）、逍遥丸（散、片、胶囊、颗粒、浓缩丸、水丸）（见第十六章）、加味（丹栀）逍遥丸（散、片、胶囊、颗粒）（见相关章节）等。

三、其 他 类

复方玄驹胶囊等。

参 考 文 献

[1] 屈小会，张淑林，张鲜芳. 谈中医药治疗高催乳素血症[J]. 现代中医药，2018，38（4）：84-86.

[2] 王佳宁，阮祥燕. 高泌乳素血症的病因及诊疗进展[J]. 医学综述，2012，18（21）：3629-3632.

[3] 周姗姗，高彩霞，张新霞. 高泌乳素血症的中西医治疗进展[J]. 世界最新医学信息文摘，2017，68（17）17：52-56.

[4] 杨静，崔俊芳，兰丽珍. 高泌乳素血症的研究进展[J]. 华西医学，2018，33（5）：509-512.

[5] 孔令伶俐，许良智. 高泌乳素血症的病因学[J]. 实用妇产科杂志，2016，32（7）：481-483.

[6] 谷雨明. 高泌乳素血症的中西医研究进展[J]. 湖南中医杂志，2014，30（9）：174-175.

[7] 黄纯慧. 高泌乳素血症的中医现代文献研究[D]. 广州：广州中医药大学，2015.

[8] 王敏. 高泌乳素血症的中西医药物治疗[J]. 药品评价，2012，9（25）：28-31.

[9] 汤忠华. 高泌乳素血症的中西医认识及治疗进展[J]. 时珍国医国药，2008，19（5）：1266-1269.

（安徽中医药大学　龙子江、高华武，安徽中医药大学第一附属医院　熊程俏）

第三节　中成药名方

一、疏肝补肾类

补肾疏肝汤

【药物组成】　熟地黄、菟丝子、白芍、当归、山药、川断、女贞子、旱莲草、茯苓、柴胡、荆芥、炙甘草。

【处方来源】　清·杨乘六《医宗己任编》。

【功能与主治】　补肾疏肝，养血调经。用于肾虚肝郁型高催乳素血症、排卵性黄体功能不足、围绝经期功能失调性子宫出血、多囊卵巢综合征等症。

【药效】　主要药效如下[1-2]：

1. 调节下丘脑–垂体–卵巢轴功能　血清催乳素水平增高是高催乳素血症的主要发病特征，进而导致性腺功能减低和泌乳等内分泌紊乱疾病。补肾疏肝汤可降低高催乳素血症机体内的催乳素水平，能通过调节下丘脑–垂体–卵巢轴的功能，调节内分泌水平，使FSH、LH 分泌增加，从而促进卵泡发育并排卵。补肾疏肝汤作用于卵巢，促进卵巢的分泌功能，使 E_2 合成及分泌增加，从而提高黄体功能，改善卵巢局部血供，促进卵泡发育和排出。

2. 其他　补肾疏肝汤可通过提高疲劳大鼠机体血红蛋白及肌糖原、肝糖原的含量发挥抗疲劳作用。补肾疏肝汤降低肾虚肝郁模型大鼠 TXB_2 水平，提高模型大鼠睾酮水平及6-keto-$PGF_{1\alpha}$，改善模型大鼠肾虚肝郁状态、提高其性活力。

补肾疏肝汤治疗高催乳素血症的药效及机制见图 7-1。

【临床应用】　主要用于高催乳素血症、黄体功能不全、围绝经期功能失调性子宫出血、多囊卵巢综合征和乳腺增生等。

1. 高催乳素血症[3]　采用补肾疏肝汤治疗高催乳素血症的疗效与溴隐亭相当，可降低患者催乳素水平，但有着溴隐亭无可比拟的优势，即无毒副作用，受孕率高，复发率低。

2. 黄体功能不全[4]　补肾疏肝汤联合孕酮治疗黄体功能不足性不孕症的疗效确切，能显著改善性激素分泌功能，提高黄体功能，促进妊娠。

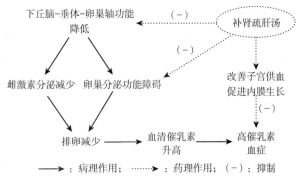

图 7-1　补肾疏肝汤治疗高催乳素血症的药效及机制图

3. **围绝经期功能失调性子宫出血**[5]　补肾疏肝汤配合孕酮胶丸治疗围绝经期子宫功能性出血具有较好的止血效果，可达到调和阴阳气血的目的，使患者平稳度过绝经期，促进月经周期的恢复，达到固崩止血，调理月经之目的，疗效高，不良反应少。

4. **多囊卵巢综合征**[6]　补肾疏肝汤可用于治疗肾虚肝郁型多囊卵巢综合征，降低患者睾酮水平，缩小双侧卵巢体积，减少闭锁卵泡的发生，且无不良反应，适合临床长期应用。

5. **乳腺增生**[7]　补肾疏肝汤用于治疗肝郁肾虚之乳腺增生，可以调节雌、孕激素比例，使其回归到正常的状态。

【不良反应】　尚未见报道。

【使用注意】　①忌生冷及油腻难消化的食物。②儿童、年老体弱、孕妇、哺乳期妇女应在医师指导下服用。③服药期间要保持情绪乐观，切忌生气恼怒。

【用法与用量】　水煎，日制剂，分 2 次温服。

参 考 文 献

[1] 牛占忠，张喜平，周红军，等. 补肾疏肝汤对大鼠抗疲劳的作用机制研究[J]. 河北中医，2015，37（9）：1363-1365.

[2] 周安方，孙洁，张茂林，等. 补肾疏肝汤对肾虚肝郁大鼠性活力影响的研究[J]. 中国实验方剂学杂志，2004，10（1）：41-44.

[3] 李省江，李锐凌. 补肾疏肝汤治疗女性高泌乳素血症 54 例临床研究[J]. 河北中医，2016，38（4）：519-521.

[4] 吴昊，匡继林. 补肾疏肝汤联合黄体酮治疗黄体功能不足性不孕者 46 例[J]. 环球中医药，2018，11（2）：303-305.

[5] 温玉华，李泽福，唐凤荣. 补肾疏肝汤配合黄体酮胶丸治疗围绝经期功能失调性子宫出血的临床研究[J]. 陕西中医，2015，36（3）：259-260.

[6] 陈小平，谢波，郑洁莉，等. 补肾疏肝汤对肾虚肝郁型多囊卵巢综合征患者临床症状及性激素的影响[J]. 中国中医药信息杂志，2008，15（5）：17-19.

[7] 牛占忠，张喜平，徐智广，等. 补肾疏肝汤加味治疗乳腺增生的疗效观察[J]. 四川中医，2013，31（9）：91-92.

（安徽中医药大学　龙子江、高华武，安徽中医药大学第一附属医院　熊程俏）

❧ 麦芍二仙汤 ❧

【药物组成】　炒麦芽、白芍、仙茅、淫羊藿、山楂、当归、炙甘草、川断、菟丝子、陈皮、山萸肉。

【处方来源】　东汉·张仲景《金匮要略》。

【功能与主治】　疏肝解郁，调补肝肾，活血化瘀。用于治疗肝郁肾虚、血瘀气滞所致的溢乳、闭经、月经稀少、不孕、乳房胀痛、腰膝酸软等症。

【药效】　主要药效如下[1]:

1. 调节下丘脑-垂体-卵巢轴功能　高催乳素血症是多种原因引起血清催乳素浓度增高的一种下丘脑垂体性疾病，抑制卵泡发育和黄体功能。麦芍二仙汤降低高催乳素血症机体的催乳素水平、升高 FSH 水平，通过改善下丘脑-垂体-卵巢轴功能，发挥消乳胀、回溢乳作用，并促进卵泡的发育。

2. 促进血液循环　麦芍二仙汤有促进血液循环的作用。

【临床应用】　主要用于高催乳素血症[1]。

麦芍二仙汤用于治疗肝郁肾虚、血瘀气滞所致的溢乳、闭经、月经稀发、不孕、乳房胀痛、腰膝酸软等症。麦芍二仙汤在改善高催乳素血症患者临床症状、降低催乳素、升高 FSH 等水平等方面疗效显著，复发率低，且无明显不良反应；其与溴隐亭联用可明显升高显效率和受孕率。

【不良反应】　轻度恶心、胃肠道不适。

【使用注意】　忌食辛辣食物，孕妇忌服。

【用法与用量】　每日 1 剂，水煎 2 遍，分 2 次饭后服。

参 考 文 献

[1] 汤莉. 麦芍二仙汤结合溴隐亭治疗女性高泌乳素血症疗效观察[J]. 辽宁中医药大学学报，2009，11（10）：117-118.

（安徽中医药大学　龙子江、高华武，安徽中医药大学第一附属医院　熊程俏）

二、疏肝调经类

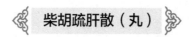

柴胡疏肝散（丸）

【药物组成】　陈皮、柴胡、川芎、香附、枳壳、芍药、甘草。

【处方来源】　明·张景岳《景岳全书》。国药准字 Z22021830。

【功能与主治】　疏肝解郁，行气止痛。主治肝气郁滞、胁肋疼痛、寒热往来证。

【药效】　主要药效如下[1-3]:

1. 降低催乳素水平　催乳素水平异常升高是高催乳素血症和乳腺增生共同的发病特征，高催乳素血症常合并乳腺增生。柴胡疏肝散可降低乳腺增生模型大鼠的血清催乳素水平，抑制催乳素与其受体的结合，间接降低 E_2 水平，从而使增生的乳腺得以复旧。柴胡疏肝散联合他莫昔芬可降低乳腺增生大鼠的催乳素、雌激素水平，升高孕酮水平，调节内分泌激素紊乱，纠正乳腺组织中乳腺导管和小叶的过度增生。

2. 调节情志因子水平　5-HT 可以通过直接刺激下丘脑突触后膜的 5-HT 受体引起催乳素增高，引发高催乳素血症。柴胡疏肝散能够升高肝郁模型大鼠血清 NO 水平和降低脑中 5-HT 的含量，进而间接降低催乳素水平，改善高催乳素血症。

3. 镇痛　柴胡疏肝散对多种实验性疼痛模型动物呈现镇痛作用，其可提高实验动物的痛阈，且该作用可部分被纳洛酮所拮抗。

4. 抗炎　柴胡疏肝散抗炎作用涉及多个环节，可降低毛细血管通透性，并抑制白细胞游走，具有抑制肉芽组织增生的作用。加减柴胡疏肝散对卡拉胶所致的大鼠足跖肿具有明显抑制作用。

5. 其他　柴胡疏肝散对四氯化碳所致的实验性急性大鼠肝损伤具有明显的保护作用。柴胡疏肝散可增加脑血管充盈度和血液搏动性，有效改善脑循环，增加肝动脉血流量，增加心脏输出量，改善心肌收缩力。柴胡疏肝散能解除平滑肌痉挛，对胃肠道平滑肌具有抑制作用。

【临床应用】　主要用于高催乳素血症、痛经、乳腺增生等。

1. 高催乳素血症[4]　柴胡疏肝散用于治疗肝郁气滞之高催乳素血症，可降低高催乳素血症患者的催乳素水平，改善患者的排卵状态，使溢乳停止，月经恢复，有利妊娠。

2. 痛经[5]　柴胡疏肝散用于治疗肝郁气滞血瘀之痛经，改善疼痛症状，并能减少经常服用甾体类镇痛药造成的不良反应。

3. 乳腺增生[6]　加味柴胡疏肝散疏肝理气，调理气机，明显改善瘀血症状，可有效治疗乳腺增生疾病。

4. 其他[7-9]　柴胡疏肝散可有效治疗肝郁气滞或饮食不慎、情志失调、劳倦内伤等所致慢性胃炎等胃肠道疾病。柴胡疏肝散加减可辨证治疗乙型病毒性肝炎，有助于提升疗效、增强肝功能、提升 HBV-DNA 转阴率、减少治疗不良反应。柴胡疏肝散治疗慢性乙型病毒性肝炎肝郁气滞证型可有效地改善患者临床症状，提高治疗效果。柴胡疏肝散加减对胆囊炎具有一定疗效。柴胡疏肝散重用芍药可有效治疗自发性心绞痛。

【不良反应】　尚未见报道。

【使用注意】　服药中如出现舌红、口燥咽干、心烦失眠等阴虚证，则应停服。

【用法与用量】　汤剂：一日 1 剂，水煎服。水泛丸：一次 6～9g，一日 3 次，空腹服。

参 考 文 献

[1] 赵娴，候咪. 针刺结合乳乐冲剂对乳腺增生大鼠乳房组织、泌乳素及其受体表达的影响[J]. 中国针灸，2017，37（12）：1309-1314.

[2] 王琦，韩云志，尚立芝，等. 柴胡疏肝散联合他莫昔芬对大鼠乳腺增生的干预作用[J]. 中医学报，2016，31（11）：1734-1737.

[3] 李浩铮，王永辉，许凯霞，等. 柴胡疏肝散对肝郁大鼠血清 NO 和脑 5-HT 含量的影响[J]. 山西中医学院学报，2015，16（3）：19-20，23.

[4] 奚嘉. 柴胡疏肝散加减治疗高泌乳素血症临床观察[J]. 辽宁中医杂志，1999，26（12）：550-551.

[5] 魏冬梅. 柴胡疏肝散加减治疗原发性痛经 45 例[J]. 陕西中医，2014，35（9）：1201-1202.

[6] 郭艳青. 加味柴胡疏肝散治疗乳腺增生症 60 例[J]. 河南中医，2010，30（11）：1097-1098.

[7] 姚瑞萍. 柴胡疏肝散加减治疗胃病 37 例[J]. 中医临床研究，2016，8（8）：98-99.

[8] 孙树业，李德成，李杰. 加味柴胡疏肝散对慢性乙肝患者肝功能、HBV-DNA 转阴率及应答率的影响[J]. 辽宁中医杂志，2016，43（10）：2144-2146.

[9] 李满容，杨沁. 柴胡疏肝散治疗慢性乙型肝炎肝郁气滞证型的临床观察[J]. 中医临床研究，2016，8（24）：21-22.

（安徽中医药大学　龙子江、高华武，安徽中医药大学第一附属医院　熊程俏）

三、其 他 类

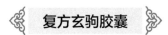

复方玄驹胶囊

【药物组成】　玄驹、淫羊藿、枸杞子、蛇床子。

【处方来源】　研制方。国药准字 Z20060462。

【功能与主治】　温肾，壮阳，益精，祛风湿。用于肾阳虚，症见神疲乏力、精神不振、腰膝酸软、少腹阴器发凉、精冷滑泄、肢冷尿频、性欲低下、功能性勃起功能障碍等。亦可用于改善类风湿关节炎肾阳不足、风寒痹阻引起的关节疼痛、肿胀症状。

【药效】　主要药效如下[1]：

1. 抗炎　复方玄驹胶囊可显著抑制小鼠腹腔毛细血管通透性的增高及羧甲基纤维素刺激诱发的腹腔渗出及其白细胞数增加，抑制巴豆油致小鼠耳水肿及棉球肉芽组织的形成，对小鼠的单核吞噬细胞系统吞噬功能及小鼠迟发性过敏反应有明显的抑制作用。

2. 改善性功能　复方玄驹胶囊有改善性功能的作用。

【临床应用】　主要用于高催乳素血症、多囊卵巢综合征、黄体功能不健、不孕症等。

1. 高催乳素血症[2]　复方玄驹胶囊治疗高催乳素血症疗效显著，可有效地降低患者的血清催乳素水平，缓解闭经、溢乳、乳房胀痛、腰膝酸软、头晕乏力和失眠多梦等临床症状。

2. 多囊卵巢综合征[3]　复方玄驹胶囊联合炔雌醇环丙孕酮片可改善多囊卵巢综合征患者的肾阳虚症状、月经状况、痤疮症状及性激素分泌，减缓高雄激素对卵巢的刺激，对卵巢及子宫内膜具有很好的保护作用，对于多囊卵巢综合征的治疗具有很好的疗效。

3. 黄体功能不健[4]　复方玄驹胶囊用于治疗肾阳虚损引起的少腹阴器发冷等症。复方玄驹胶囊能改善肾阳虚型患者基础体温的高温相，提高患者血清孕酮水平，改善子宫内膜腺体分泌，达到调经助孕的目的。

4. 不孕症[5-6]　复方玄驹胶囊用于肾阳虚宫寒所致的不孕症。复方玄驹胶囊联合小剂量雌激素治疗薄型子宫内膜不孕症临床疗效较好，不良反应率较低，妊娠率和排卵率较高。复方玄驹胶囊与戊酸雌二醇片联合用于冻融胚胎移植内膜准备过程中可有效促进子宫内膜增厚，改善内膜容受性，提高妊娠率。

5. 其他[6-10]　复方玄驹胶囊联合臭氧治疗骨性关节炎，能缓解骨性关节炎患者关节疼痛、僵硬等症状，提高骨关节运动能力。复方玄驹胶囊联合甲氨蝶呤治疗中重度活动性类风湿关节炎，可明显改善临床症状，降低病情活动度，降低西药的不良反应。复方玄驹胶囊联合溴隐亭对高催乳素血症致勃起功能障碍患者疗效显著。

【不良反应】　少数患者出现皮肤过敏、恶心、胃胀、胃脘灼热感。

【使用注意】　①阴虚火旺患者慎服。②在用于改善类风湿关节炎肾阳不足、风寒痹阻引起的关节疼痛、肿胀时，可根据病情同时应用甲氨蝶呤、泼尼松等。

【用法与用量】　口服。一次 3 粒，一日 3 次。疗程 4 周。

参 考 文 献

[1] 贾伟, 薛京, 王永新, 等. 复方玄驹胶囊免疫调节和抗炎作用的研究[J]. 中草药, 2003, 34（2）: 154-157.

[2] 申颖, 林海敏. 用复方玄驹胶囊治疗高泌乳素血症的疗效观察[J]. 当代医药论丛, 2014, 12（8）: 32-33.

[3] 蔡惠兰, 衣文娇. 复方玄驹胶囊联合达英-35 治疗多囊卵巢综合征 40 例临床疗效观察[J]. 吉林医学, 2013, 34（28）: 5850-5851.

[4] 孙振高, 连方, 张建伟, 等. 复方玄驹胶囊治疗肾阳虚型黄体功能不健的临床研究[J]. 世界中西医结合杂志, 2009, 4（11）: 799-801.

[5] 马莉. 复方玄驹胶囊联合雌激素治疗薄型子宫内膜不孕症临床观察[J]. 实用中医药杂志, 2019, 35（1）: 91-92.

[6] 韩超, 苏辉, 乜春城, 等. 复方玄驹胶囊联合补佳乐治疗薄型子宫内膜不孕症 36 例临床观察[J]. 中国药业, 2018, 27（7）: 38-40.

[7] 殷佳宝, 翟玉兴. 复方玄驹胶囊联合臭氧疗法治疗骨性关节炎的疗效[J]. 世界中医药, 2017, 12（12）: 3016-3019.

[8] 王丽萍, 王春燕, 王晓元, 等. 复方玄驹胶囊联合甲氨蝶呤治疗难治性类风湿关节炎的临床研究[J]. 中成药, 2018, 40（2）: 299-304.

[9] 李旭东, 邵洪兰, 宋贯杰, 等. 复方玄驹胶囊治疗Ⅲ型前列腺炎合并性功能障碍的疗效分析[J]. 中华男科学杂志, 2012, 18（7）: 665-668.

[10] 阳邵华. 复方玄驹胶囊联合溴隐亭在高泌乳素血症致勃起功能障碍患者中的治疗疗效[J]. 中国处方药, 2016, 14（3）: 40-41.

（安徽中医药大学　龙子江、高华武, 安徽中医药大学第一附属医院　熊程俏）

第八章

外阴及阴道炎症中成药名方

第一节 概　述

一、概　念

外阴及阴道炎症是妇科最常见疾病。包括非特异性外阴炎、前庭大腺炎、前庭大腺囊肿、滴虫性阴道炎、念珠菌性外阴阴道炎、细菌性阴道病、萎缩性阴道炎、婴幼儿外阴阴道炎等。

外阴及阴道炎症指女性外阴及阴道受细菌、病毒、真菌、原虫等多种病原微生物感染或机体免疫功能降低，诱发内源性菌群失调，导致局部发生感染。外阴及阴道炎症可单独发生，也可两者同时发生。表现为外阴瘙痒、肿胀、疼痛、烧灼感，阴道分泌物异常，阴道壁充血水肿等症状。

外阴及阴道炎症属中医学"阴痒""阴肿""阴痛""阴疮""阴浊""带下病"范畴。

二、病因及发病机制

（一）病因

外阴及阴道炎症的发病与病原菌感染、阴道内 pH 值改变、体内激素水平下降、免疫力降低等因素有关。外阴阴道因与尿道、肛门毗邻，局部容易湿润，易滋生病原菌诱发感染；局部感染特异性病原体亦可发病；绝经后妇女及婴幼儿雌激素水平低下，局部抵抗力不足，也可致病。阴道内 pH 值的改变、阴道分泌物刺激，或外来因素如组织损伤、性交等容易产生本病。当人体免疫力低下、内分泌激素发生变化，破坏了阴部的生态平衡时，阴道内的菌群会变成致病菌，冲破阴道屏障而引起感染。

（二）发病机制

非特异性外阴炎是多因物理、化学因素而非病原体所诱发的外阴皮肤或黏膜炎症，多因外阴、阴道易受经血、阴道分泌物、尿液、粪便等刺激诱发而产生局部炎症。

前庭大腺位于两侧大阴唇后部，腺管开口于小阴唇内侧，因解剖位置特点，在性交、分娩或经期及其他情况污染外阴部时，病原体如葡萄球菌、大肠埃希菌、链球菌等首先侵犯腺管，导致前庭大腺导管炎，腺管开口肿胀或为炎性渗出物阻塞后脓液不易排出，易产生前庭大腺囊肿。前庭大腺囊肿可继发感染，形成肿胀后病情易反复发作。

滴虫性阴道炎病原体为阴道毛滴虫，滴虫寄生于阴道皱襞处及腺体中，多于月经前、后繁殖，引起阴道黏膜充血、水肿、上皮细胞脱落及白细胞炎症反应。

念珠菌性外阴阴道炎，又称外阴阴道假丝酵母菌病，外阴阴道酵母菌病、霉菌性阴道炎，是由念珠菌引起的常见外阴阴道炎症。念珠菌为条件致病菌，部分女性阴道中有少量该菌寄生，呈酵母相，不引发症状。当全身及阴道局部免疫功能低下，阴道内酸性增强时，念珠菌大量繁殖并转变为菌丝相，侵袭阴道皮肤黏膜导致疾病发生。

细菌性阴道病为阴道内正常菌群生态平衡失调所导致的一种混合感染。正常生理情况下阴道内以产生过氧化氢的乳酸菌占优势，细菌阴道病时，阴道内乳酸菌减少而其他细菌大量繁殖。细菌性阴道病除导致外阴阴道炎外，还可以引起非孕期女性子宫内膜炎、盆腔炎及孕期女性绒毛样羊膜炎、胎膜早破、早产的发生。

萎缩性阴道炎多见于自然绝经或人工绝经后、产后闭经等女性。该病的发生多因妇女绝经后雌激素水平降低，阴道壁皱缩，黏膜变薄，阴道内 pH 值升高，嗜酸菌优势地位下降，局部免疫能力降低，导致致病菌侵入而诱发疾病。

婴幼儿外阴阴道炎多见于 5 岁以下幼女，常见的病原体有葡萄球菌、链球菌、大肠埃希菌、阴道毛滴虫及白念珠菌。婴幼儿外阴发育未成熟，阴道环境免疫力不足、婴幼儿卫生习惯不良、蛲虫感染及外阴损伤等均易导致细菌感染，诱发阴道炎症。

三、临 床 表 现

外阴及阴道炎症临床症状有外阴部瘙痒、干涩、灼热、疼痛、排尿时疼痛加剧、阴道分泌物异常。非特异性外阴炎患者多见外阴皮肤黏膜瘙痒、烧灼感。前庭大腺炎可见局部皮肤红肿、疼痛，甚至脓肿形成，囊肿大者患者可有外阴坠胀感或性交不适感。滴虫性阴道炎可见阴道充血、水肿，稀薄脓性、泡沫状阴道分泌物。患者多有外阴处瘙痒、阴道分泌物增多症状。念珠菌性外阴阴道炎可见凝乳样、豆渣样阴道分泌物。念珠菌性外阴阴道炎患者主要表现为外阴部瘙痒灼热、性交痛、阴道分泌物增多。妇科检查多见外阴部红斑、水肿，阴道黏膜红肿，阴道黏膜处及小阴唇内侧多可见白色块状物。细菌性阴道病可见腥臭味、稀薄阴道分泌物，外阴瘙痒及烧灼感。萎缩性阴道炎临床症状为阴道分泌物增多，外阴烧灼感、瘙痒感。婴幼儿外阴阴道炎临床症状多见阴道分泌物增多，呈脓性，部分患儿可伴有外阴痒痛，尿频、尿急、尿痛等泌尿系感染症状。

四、诊 断

根据临床症状、阴道分泌物涂片或培养查找病原体进行诊断。滴虫性阴道炎镜下见阴道毛滴虫，念珠菌性外阴阴道炎镜下见念珠菌的芽生孢子或假菌丝，细菌性阴道病镜下见线索细胞阳性，胺臭味试验阳性。萎缩性阴道炎患者多有绝经及闭经病史，同时应注意排除子宫恶性肿瘤及阴道癌等疾病。婴幼儿外阴阴道炎常见于 5 岁以下幼女，行病原学检查可明确病原体。

五、治　疗

（一）常用化学药物及现代技术

对于外阴瘙痒、疼痛患者，可予 1：5000 高锰酸钾液坐浴，改善局部症状；前庭大腺炎患者，可取前庭大腺开口处分泌物做细菌培养确定病原体，并根据病原体选用抗生素；滴虫性阴道炎患者，局部及全身用药可选用甲硝唑、替硝唑、奥硝唑消除感染；念珠菌性外阴阴道炎患者，局部选用制霉菌素、酮康唑、克霉唑、咪康唑栓剂，全身用药可选用酮康唑、伊曲康唑、氟康唑；细菌性阴道病患者，局部及全身用药可选用甲硝唑、克林霉素等抑制厌氧菌生长药物。

化学药物治疗外阴及阴道炎症的特点是根据致病病原体进行治疗，针对性强，疗效快。除药物治疗外，前庭大腺炎脓肿形成后需行局部切开引流及造口术，前庭大腺囊肿需行造口术治疗。

（二）中成药治疗

中医药治疗外阴及阴道炎症方面，剂型多样，且中药制剂着重于整体调节，多外部洗剂、局部栓剂和口服液综合治疗，疗效显著，无明显毒副作用，具有安全、简便、价廉、临床应用广泛等优点，远期疗效好。

第二节　中成药名方的辨证分类与药效

外阴及阴道炎症是妇科最常见的疾病，外阴阴道毗邻尿道、肛门的特殊的解剖位置易致病原菌感染的发生。阴道正常菌群生态失衡、机体雌激素水平改变、阴道 pH 值病理性升高等均可诱发局部炎症。化学药物治疗上，多通过消除诱因，抑杀致病菌发挥治疗作用。中药治疗外阴及阴道炎症，以"辨证论治"为纲要，注重脏腑、气血、经络整体调节，同时结合局部中药外治快速缓解局部症状，产生改善患者病理状态的效果。中药治疗外阴及阴道炎症亦遵循辨证用药。中成药名方的辨证分类及其主要药效如下[1-2]：

一、清热解毒类

外阴及阴道炎症湿毒浸渍证多见外阴灼痛，肿胀，充血，疼痛拒按，溃疡，渗流脓水，带下增多，色黄秽臭，口渴咽干，心烦易怒，溲赤便结，舌红苔黄糙，脉滑数。

外阴及阴道炎症湿毒浸渍证的主要病理变化多为病原体感染导致的急性炎症，外阴皮肤黏膜红肿、溃疡、糜烂，前庭大腺腺管黏膜充血肿胀，分泌脓液，腺管粘连闭塞导致囊肿形成。

清热解毒类药物可通过抗菌消炎、解热镇痛发挥药效。

常用中成药：红核妇洁洗液、治糜灵栓（凝胶、泡腾片）、百艾洗液、妇炎平胶囊（泡腾片）、妇宁栓（颗粒、胶囊）、苦参栓（凝胶）、复方莪术油栓、复方岗松洗液、皮肤康洗液、妇炎康片（胶囊、软胶囊、颗粒、丸）（见第十章）、金刚藤糖浆（胶囊、软胶囊、颗粒、丸、口服液、分散片、咀嚼片）（见第十章）、消糜栓（见第九章）、妇乐颗粒（胶囊、冲剂、糖浆、片）（见第十章）、抗宫炎片（胶囊、软胶囊、颗粒、分散片）（见第九章）等。

二、清热利湿类

外阴及阴道炎症湿热下注证多见外阴肿痛、灼热或瘙痒，充血或有糜烂，溃疡，带下增多，色黄质稠，呈泡沫状或黄绿如脓，味秽臭，烦躁易怒，口干口苦，尿黄便结，舌苔黄腻，脉弦数。

外阴及阴道炎症湿热下注证的主要病理变化是病原体感染或外阴皮肤抵抗力下降导致局部感染。

清热利湿类药物可通过抗炎抑菌发挥治疗作用。

常用中成药：保妇康栓（凝胶、泡沫剂）、洁尔阴洗液（泡腾片、软膏）、复方清带散（灌注液）、洁肤净洗剂、复方黄松洗液、龙胆泻肝丸（口服液、颗粒）、妇科千金片（胶囊）（见第十章）、盆炎净颗粒（见第十章）等。

三、调补肝肾类

外阴及阴道炎症肝肾亏虚证多见阴中灼热、疼痛、瘙痒、干涩，带下色黄或赤，头晕耳鸣，心烦易怒，腰膝酸软，咽干口燥，五心烦热，舌红少苔，脉细数。

外阴及阴道炎症肝肾亏虚证的主要病理变化是卵巢功能减退，雌激素水平下降，阴道局部抵抗力减弱。

调补肝肾类药物可通过调补肝肾达到增强机体免疫力、改善症状的效果。

常用中成药：金樱子膏、妇宝颗粒（见第十章）、复方乌鸡口服液（见第一章）等。

参 考 文 献

[1] 谢幸，苟文丽. 妇产科学[M]. 8 版. 北京：人民卫生出版社，2013.
[2] 杜惠兰. 中西医结合妇产科学[M]. 2 版. 北京：中国中医药出版社，2012.

（安徽中医药大学　龙子江、高华武，安徽中医药大学第一附属医院　熊程俏）

第三节　中成药名方

一、清热解毒类

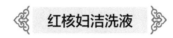

红核妇洁洗液

【药物组成】　山楂核干馏液。

【处方来源】　研制方。国药准字 Z10980131。

【功能与主治】　解毒祛湿，杀虫止痒。用于湿毒下注之阴痒、带下，以及念珠菌阴道炎和非特异性阴道炎。

【药效】　主要药效如下[1-4]：

1. 抗菌　红核妇洁洗液具有广谱的抗菌作用，对大肠埃希菌、铜绿假单胞菌、金黄色葡萄球菌、表皮葡萄球菌、乙型溶血性链球菌、普通变形杆菌、淋病奈瑟球菌、粪链球菌、藤黄微球菌、白念珠菌和阴道加德纳菌均有不同程度抑制作用。

红核妇洁洗液可诱导病原体蛋白变性或沉淀，干扰细菌的糖代谢过程和氧化酶系统，抑制微生物蛋白质分泌，抑制细胞壁降解酶，引起细胞破裂或溶解等导致病原体死亡；对细菌、真菌、病毒等病原体均有很强的杀灭作用，具有抗菌作用。山楂核含有酸类、酚类、羟基类和醛类等数种成分，不直接对正常细胞黏附而产生破坏作用，对于已受病原体破坏而产生细胞膜极性改变的病变细胞可发生黏附、渗入及凝固作用，从而对病原体产生破坏和杀伤作用。

2. 抗炎、抗过敏、止痒　红核妇洁洗液对小鼠耳郭急性肿胀性炎症、小鼠腹腔急性渗出性炎症有显著的抑制作用，并可减缓琼脂肉芽肿的形成，降低琼脂肉芽肿的质量，对慢性炎症有明显的抑制作用。红核妇洁洗液可提高豚鼠对磷酸组胺的致痒阈，止痒效果明显。

红核妇洁洗液抗阴道炎的药效及机制见图 8-1。

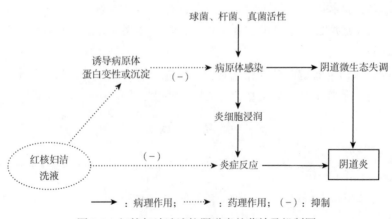

图 8-1　红核妇洁洗液抗阴道炎的药效及机制图

【临床应用】　主要用于非特异性外阴阴道炎、念珠菌阴道炎、老年性阴道炎、预防产褥感染及手术伤口感染。

1. 非特异性外阴阴道炎[5-6]　红核妇洁洗液可用于治疗婴幼儿非特异性外阴阴道炎，能有效改善阴道分泌物增多，改善外阴瘙痒症状，有效缓解婴幼儿阴道炎症状，并能减少疾病复发，且不产生耐药性。红核妇洁洗液可用于治疗妊娠早期非特异性外阴阴道炎，可有效改善白带清洁度，疗效确切，安全性高。

2. 念珠菌阴道炎[7]　红核妇洁洗液治疗念珠菌阴道炎的有效率与洁尔阴洗液治疗效果相当，且临床上应用安全有效无不良反应。红核妇洁洗液对细菌、真菌、病毒等病原体均有很强的杀灭作用，进而发挥治疗阴道炎的作用。

3. 老年性阴道炎[8]　见于自然绝经或卵巢去除后妇女，因卵巢功能衰退，雌激素水平降低，阴道壁萎缩，黏膜变薄，上皮细胞内糖原减少，阴道内的 pH 值升高，常接近中性，阴道抵抗病原菌能力下降，致使细菌侵入形成阴道炎症。红核妇洁洗液治疗老年性阴道炎，其疗效与复方苯甲酸雌二醇相当。

4. 预防产褥感染及手术伤口感染[9-10]　对自然分娩产妇以红核妇洁洗液清洗外阴，能显著降低产褥感染。使用碘伏及红核妇洁洗液对阴式手术患者外阴、阴道进行消毒，在预防阴道菌群失调上优于碘伏，在预防患者术后发生感染与皮肤过敏方面与碘伏相同。

【不良反应】　尚未见报道。

【使用注意】　注意保持冲洗器的清洁。

【用法与用量】　外用。用药前，用水清洗阴部后擦干，取 10ml 药液于稀释瓶中，加温开水至 100ml，摇匀，用稀释后的药液冲洗外阴和阴道，一日 2 次，连用 7 天。重症患者用药应遵医嘱。

参 考 文 献

[1] 厉彦翔，梅龙，卢朝辉，等. 红核妇洁洗液抗炎、止痒及抗菌作用研究[J]. 西北药学杂志，2015，30（3）：260-264.

[2] 梅龙，林蓉，卢朝辉，等. 红核妇洁洗液体外抗菌实验研究[J]. 中国妇产科临床杂志，2014，15（2）：145-147.

[3] 赵雷，李玲芝，彭缨，等. 山楂核化学成分的分离与鉴定[J]. 沈阳药科大学学报，2012，29（1）：9-11.

[4] 李冀红，梅龙，卢朝辉，等. 红核妇洁洗液抗疮疡及抗菌作用研究[J]. 西北药学杂志，2015，30（5）：592-596.

[5] 周丽娜. 红核妇洁洗液治疗婴幼儿非特异性外阴阴道炎[J]. 山西医药杂志，2013，42（5）：329-330.

[6] 李涓，王咏梅，柏青，等. 红核妇洁洗液治疗早孕患者非特异性外阴阴道炎 90 例临床分析[J]. 中外医学研究，2011，9（26）：126-127.

[7] 李玲. 洗液治疗 80 例霉菌性阴道炎效果观察[J]. 亚太传统医药，2011，7（3）：123-124.

[8] 于卓. 红核妇洁洗液和复方苯甲酸雌二醇治疗老年性阴道炎对比分析[J]. 吉林医学，2010，31（34）：6245.

[9] 杜亚丽，左莉，张丽娜. 红核妇洁洗液预防产褥感染 100 例临床观察[J]. 世界中医药，2014，9（10）：1302-1306.

[10] 李秀兰，杨铭越，齐晓玲. 红核妇洁洗液预防阴式手术切口感染的临床观察[J]. 现代中西医结合杂志，2010，12（32）：4130-4231.

（安徽中医药大学　龙子江、高华武，安徽中医药大学第一附属医院　熊程俏）

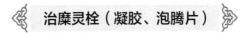

治糜灵栓（凝胶、泡腾片）

【药物组成】　黄柏、苦参、儿茶、枯矾、冰片。

【处方来源】　东汉·张仲景《金匮要略》。国药准字 Z20010077。

【功能与主治】　清热解毒，燥湿收敛。对于真菌、细菌、病毒、支原体、衣原体具有强力的杀灭作用。适用于附件炎、盆腔炎、子宫内膜炎、细菌性阴道病、念珠菌阴道炎、淋菌性阴道炎、滴虫性阴道炎、老年性阴道炎等妇科炎症引发的宫颈糜烂、阴道瘙痒、红肿、腥臭异味、阴道内灼痛、白带增多等。

【药效】　主要药效如下：

1. 抗菌[1]　外阴部致病菌有葡萄球菌、链球菌、大肠埃希菌及变形杆菌等。治糜灵凝胶体外试验对普通变形杆菌、福氏志贺菌、大肠埃希菌、铜绿假单胞菌、金黄色葡萄球菌、肺炎杆菌、宋内氏志贺菌菌株均有不同程度的抑制作用，抑菌作用随着浓度增大而增强。治糜灵栓还可有效抑制白念珠菌致家兔阴道炎，其阴道分泌物沙氏培养基菌落数明显减少，提示消糜灵栓具有显著的抗感染作用。

2. 抗炎[2]　外阴阴道炎患者急性期临床表现可见外阴肿胀、充血、皮肤瘙痒、疼痛、烧灼感、皮肤糜烂、水疱等，慢性炎症可表现为皮肤黏膜增厚、粗糙、皲裂。治糜灵凝胶对二甲苯所致小鼠耳肿胀有明显的抑制作用。治糜灵栓对佐剂性关节炎大鼠足肿胀有显著抑制作用，减少炎症渗出。

3. 止痒[3]　念珠菌阴道炎患者临床以外阴顽固性瘙痒，伴尿痛、性交痛为主要特征，检查可见外阴水肿、外阴黏膜充血、红斑，因瘙痒难忍外阴处常伴有抓痕。治糜灵栓可提高磷酸组胺法致瘙痒模型中豚鼠出现舔足现象时所给予的磷酸组胺总量，提高致痒阈值，显示出明显的抗过敏止痒作用。

4. 改善阴道组织病理形态学[1]　治糜灵凝胶对苯酚胶浆所致的宫颈糜烂阴道炎病变组织有较好的修复作用，可降低阴道固有层内炎细胞浸润，减轻黏膜下组织充血、水肿，抑制固有层肉芽增生，改善阴道上皮黏膜完整性。

【临床应用】　主要用于阴道炎、宫颈糜烂及预防宫颈癌。

1. 阴道炎[4]　治糜灵栓可用于治疗阴道炎（包括非特异性阴道炎、念珠菌阴道炎、滴虫性阴道炎），可显著缓解患者外阴瘙痒、疼痛、灼热及带下异常症状。治糜灵栓具有抗感染、抑菌作用，其组方有效成分对葡萄球菌、铜绿假单胞菌及滴虫、真菌、病毒均有较强的抑制作用。治糜灵栓 pH 值为 3.4～4.5，与阴道正常生理 pH 值相同，应用后使阴道保持正常酸性环境，从而抑制病原体的生长繁殖。

2. 宫颈糜烂[5]　治糜灵栓可减轻宫颈糜烂患者宫颈红肿、疼痛症状，改善带下黄稠、秽臭表现。治糜灵栓置入阴道后可在糜烂表面形成保护性药膜，防止病菌侵入，并改善阴道环境，保持其正常酸性；对导致宫颈糜烂的革兰氏阴性菌、大肠埃希菌、铜绿假单胞菌有极强的抑制作用。同时本药还具有破坏糜烂深层炎性腺体、凝固蛋白、减少炎症分泌物、促进宫颈鳞状上皮细胞再生、加速伤口愈合、祛腐生肌的作用。

3. 预防宫颈癌[6]　治糜灵栓联合锌硒宝治疗慢性宫颈炎，具有良好的疗效；联合治疗组宫颈癌发生率显著低于局部行微波治疗组，对宫颈癌的发生有一定的预防作用。

【不良反应】　偶尔皮肤过敏等，停药后症状可自行缓解。过敏体质者慎用。

【使用注意】　①本品有祛腐生肌功效，治疗时有少量污秽物排出，起效后会有痂皮脱落。②本品可导致用药局部干涩，偶可出现崩解迟缓或崩解不完全现象。若出现以上情况，可停药 1～2 天，或在医生指导下使用。

【用法与用量】　栓：一次1枚，隔1天给药1次，睡前用1∶5000高锰酸钾溶液清洗外阴部，然后用手将栓剂放入阴道顶端，10天为一疗程。凝胶：一日1次，一次1支，睡前使用。采用特制推进器，使用前先除去推进器盖帽，将膏液一次性注入阴道底部。并可涂抹外阴各患处后免清洗。泡腾片：阴道用药，用戴有消毒指套的手指将药片缓慢放入阴道深处。一次1片，一日1次。

参 考 文 献

[1] 梁雪，张秀萍，肖洪彬，等. 治糜灵凝胶剂的药效学研究[J]. 中医药信息杂志，2009，26（6）：44-45.

[2] 梁雪，段凤丽，肖洪彬，等. 治糜灵凝胶剂对实验性宫颈糜烂大鼠宫颈阴道组织病理形态学的影响[J]. 中医药信息杂志，2011，28（6）：100-103.

[3] 迟晓娟，朱志杰，张淞，等. 治糜灵栓对白色念珠菌致家兔阴道炎及组胺致豚鼠皮肤瘙痒的影响[J]. 陕西中医学院学报，2013，36（5）：73-75.

[4] 戴良图，李光明，翁婉波. 治糜灵治疗阴道炎40例、宫颈炎20例疗效观察[J]. 上海医药，1999，20（2）：21-24.

[5] 任冉，朱玉英. 治糜灵栓治疗宫颈糜烂120例疗效观察[J]. 菏泽医学专科学校学报，2002，14（1）：43-44.

[6] 杨晓梅. 治糜灵栓联合锌硒宝治疗慢性宫颈炎及预防宫颈癌[J]. 中国实验方剂学杂志，2011，17（15）：244-245.

（安徽中医药大学　龙子江、高华武，安徽中医药大学第一附属医院　熊程俏）

❀ 百 艾 洗 液 ❀

【药物组成】　苦参、百部、黄柏、地肤子、艾叶、蛇床子、枯矾、冰片、薄荷油。

【处方来源】　研制方。国药准字Z20000013。

【功能与主治】　清热解毒，燥湿杀虫，祛风止痒。用于湿热下注所致的阴痒、带下量多。

【药效】　主要药效如下[1-2]：

1. 抗菌　百艾洗液有广谱的抗菌作用，对标准菌株和临床分离菌株均有效。百艾洗液对五株标准菌株金黄色葡萄球菌、大肠埃希菌、铜绿假单胞菌、粪肠球菌、白念珠菌和临床阴道分离的金黄色葡萄球菌、大肠埃希菌、铜绿假单胞菌、粪肠球菌、白念珠菌均具有一定抗菌活性。

2. 抗炎　百艾洗液具有抗炎作用。

【临床应用】　主要用于非特异性阴道炎等。

非特异性阴道炎[3]　临床运用百艾洗液联合抗宫炎片治疗非特异性幼女外阴阴道炎，明显改善临床症状。百艾洗液可擦洗外阴及冲洗阴道，在病变部位直接给药，使局部药物浓度保持较高的水平，杀菌力强，从而提高了局部的治疗作用；同时溶液对阴道的冲洗有利于清除阴道内滋生的杂菌，明显改善阴道的内环境。

【不良反应】　尚未见报道。

【使用注意】　①本品为外用药，禁内服，用药期间忌食辛辣食物。②带下量多，气臭或伴少量血性分泌物，未婚者或绝经后的妇女，应在医师指导下使用。③带下量多伴有尿频、尿急、尿痛者，用药1周症状无改善，应去医院就诊。④对本品过敏者禁用，过敏体质者慎用。

【用法与用量】　外用。取本品20ml加温开水稀释至200ml，制成洗液，用阴道冲洗器冲洗，一日 2 次，7 天为一疗程。本品为混悬液，使用前应充分摇匀，并加温开水稀释 10 倍后使用。

参 考 文 献

[1] 程细祥，刘晓白. 常用五种阴道洗剂对阴道分离菌体外抗菌活性比较[J]. 江西医学检验，2006，24（2）：137-138.

[2] 薛凤霞，乐杰. 女性生殖器官炎症若干问题的新认识[J]. 国际妇产科学杂志，2008，35（1）：72-74.

[3] 伍雪平，陈晶晶，刘红. 中药内外合治非特异性幼女外阴阴道炎 37 例临床观察[J]. 中医药学报，2014，42（1）：133-134.

（安徽中医药大学　龙子江、高华武，安徽中医药大学第一附属医院　熊程俏）

妇炎平胶囊（泡腾片）

【药物组成】　苦参、蛇床子、苦木、珍珠层粉、冰片、枯矾、薄荷脑、硼酸、盐酸小檗碱。

【处方来源】　研制方。国药准字 Z44021190。

【功能与主治】　清热解毒，燥湿止带，杀虫止痒。用于湿热下注，带脉失约，赤白带下，阴痒阴肿，以及滴虫、霉菌、细菌引起的阴道炎、外阴炎等。

【药效】　主要药效如下：

1. 抗菌[1-3]　体内、外实验研究证实，妇炎平有广谱的抗菌作用。妇炎平泡腾片体外试验显示其能抑制金黄色葡萄球菌、乙型溶血性链球菌、铜绿假单胞菌、大肠埃希菌、白念珠菌、阴道滴虫。妇炎平泡腾片和胶囊体内均能显著改善白念珠菌所致的家兔实验性阴道炎感染程度，减少大肠埃希菌所致家兔细菌性阴道病感染动物数，有显著的抑菌、抗感染作用。

2. 抗炎[4-5]　阴道炎是外源病原体侵入女性阴道或其他因素使女性阴道内的生态平衡被打破，导致阴道黏膜及黏膜下结缔组织出现的炎症。妇炎平泡腾片和胶囊能显著降低实验性子宫炎症模型大鼠子宫炎症肿胀程度，减轻大肠埃希菌所致家兔细菌性阴道病阴道充血、水肿及分泌物增多情况，对子宫炎症有明显的抑制作用。还能显著提高磷酸组胺对豚鼠的致痒反应，有明显抗组胺止痒效果。

【临床应用】　主要用于阴道炎、宫颈糜烂。

1. 阴道炎[6]　妇炎平胶囊在杀灭病原微生物的同时不对阴道组织造成损伤，还可调节阴道内环境，促进阴道生态平衡，对于各种阴道炎都显示出良好的疗效。临床运用妇炎平胶囊治疗滴虫性阴道炎、念珠菌阴道炎、细菌性阴道病、混合性阴道炎患者疗效明显，临床症状明显减轻或消失，无明显不良反应。

2. 宫颈糜烂[7]　妇炎平泡腾片治疗轻、中度及单纯型、颗粒型宫颈糜烂与宫颈红外线凝结法疗效无显著性差异，可改善宫颈糜烂程度，缓解腹痛、坠胀及阴道带下异常症状，疗效显著、安全。

【不良反应】　妇炎平泡腾片使用时，皮肤黏膜如有破损时有刺痛现象。

【使用注意】　①孕妇及局部皮肤黏膜破损者慎用。②治疗阴道炎时，本品应置于阴道深处。

【用法与用量】　胶囊：外用，睡前洗净阴部，置胶囊于阴道内，一次 2 粒，一日 1

次。泡腾片：阴道用药。阴道炎患者睡前洗净阴部，取平卧或适当体位，戴好消毒指套，用手将药片送到阴部深部后穹隆处。一次 1 片，一日 1 次，7 天为一疗程。

参 考 文 献

[1] 孙红英，彭红，张建军. 妇炎平泡腾片药效学研究[J]. 江西中医学院学报，2002，14（4）：19-20.

[2] 孟紫芝，张永祥，郑诗峰，等. 妇炎平胶囊药理作用与临床疗效观察[J]. 实用医学杂志，1986，3：7-8.

[3] 刘元，韦焕英，黄凤娇. 净得康喷雾剂的抗菌、止痒、抗炎作用研究[J]. 中国实验方剂学杂志，2011，17（10）：212-215.

[4] 王世秋，卢琴. 浅议妇科阴道炎发病症状及影响因素[J]. 中外医疗，2010，29（24）：175.

[5] 龚娅婷，张玉影，吴光勇，等. 阴道炎发病机制研究进展[J]. 吉林医药学院学报，2016，37（4）：311-313.

[6] 钱芳. 妇炎平局部应用治疗女性阴道炎临床观察[J]. 中国民族民间医药，2010，19（7）：148.

[7] 唐红平，钟敏，田华. 妇炎平泡腾片及宫颈红外线凝结法治疗宫颈糜烂疗效分析[J]. 实用医技杂志，2006，13（5）：682-683.

（安徽中医药大学　龙子江、高华武，安徽中医药大学第一附属医院　熊程俏）

妇宁栓（颗粒、胶囊）

【药物组成】　苦参、关黄柏、黄芩、莪术、蛤壳、红丹、儿茶、乳香、没药、猪胆粉、冰片。

【处方来源】　研制方。《中国药典》（2015 年版）。

【功能与主治】　清热解毒，燥湿杀虫，祛腐生机，化瘀止痛。用于细菌、病毒、霉菌、滴虫等引起的阴道炎、阴道溃疡、宫颈炎、宫颈糜烂、阴痒、阴蚀、黄白带下、味臭、小腹痛、腰骨化痛等。

【药效】　主要药效如下[1]：

1. 抗炎、镇痛、止痒　妇宁栓可抑制二甲苯致小鼠耳肿胀，抑制大鼠棉球肉芽肿实验中棉球肉芽肿的形成，降低小鼠热板实验和冰醋酸扭体实验小鼠扭体次数，降低磷酸组胺所致豚鼠致痒阈，具有抗炎、镇痛、止痒的作用。

2. 抗菌　妇宁栓对多种细菌如金黄色葡萄球菌、B 族溶血性链球菌、大肠埃希菌等有抑制作用，并有抗滴虫作用。

【临床应用】　主要用于阴道炎、盆腔炎性疾病后遗症、宫颈糜烂等。

1. 阴道炎[2-4]　妇宁栓能够改善念珠菌阴道炎患者外阴和阴道瘙痒、充血、水肿症状。妇宁栓与替硝唑胶囊联合治疗念珠菌阴道病，可显著改善念珠菌阴道炎患者外阴、阴道瘙痒，黏膜充血及白带增多症状，并可减少疾病复发。

妇宁栓治疗滴虫性阴道炎和细菌性阴道炎可显著缓解滴虫性阴道炎、细菌性阴道病所导致的外阴阴道瘙痒，阴道分泌物增多，降低阴道分泌物湿片镜检阳性率，临床疗效明显，疗程短，在观察过程中未发现任何毒副作用。

2. 盆腔炎性疾病后遗症[5]　妇宁栓能改善盆腔炎性疾病后遗症患者腰腹部疼痛、带下异常的症状，可显著改善患者子宫活动受限、压痛和低热疲乏症状，改善经期腹痛症状积分，临床疗效与降低盆腔炎性疾病后遗症患者血清 CA125 水平有关。

3. 宫颈糜烂[6]　妇宁栓用于治疗宫颈糜烂，对于糜烂面积小、表浅、新鲜且无并发症者疗效优于糜烂面积大、深且病程长有其他合并症者。

【不良反应】　少数患者出现局部瘙痒、红肿、疼痛。

【使用注意】　忌食辛辣，孕妇慎用。

【用法与用量】　栓：外用，洗净外阴部，将栓剂塞入阴道深部或在医师指导下用药，每晚1粒，重症早晚各1粒。颗粒：一次1袋，一日2次；2周为一疗程，或遵医嘱。胶囊：一次4粒，一日2次；2周为一疗程，或遵医嘱。

参 考 文 献

[1] 郭姗姗，高英杰，包蕾，等. 紫金化毒栓抗炎、镇痛、止痒作用研究[J]. 中国药物警戒，2015，12（9）：517-521.

[2] 程群，黄缨，罗爱鄂. 念珠菌性外阴阴道炎研究概况[J]. 光明中医，2005，20（1）：26-29.

[3] 赵欣，李书明. 捷力并妇宁栓治疗复发性念珠菌阴道炎402例临床体会[J]. 济宁医学院学报，2003，26（1）：37.

[4] 侯胜琼. 妇宁栓治疗阴道炎100例临床观察[J]. 中国热带医学，2009，9（11）：2131.

[5] 孙丽珍. 中药妇宁栓对慢性盆腔炎血清CA125的影响[J]. 浙江中医药大学学报，2007，31（4）：452，455.

[6] 耿晓星. 妇宁栓临床观察[J]. 哈尔滨医药，1985，3：29-31.

（安徽中医药大学　龙子江、高华武，中国医学科学院药用植物研究所　孙桂波）

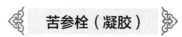

苦参栓（凝胶）

【药物组成】　苦参总碱。

【处方来源】　研制方。国药准字 Z20063889。

【功能与主治】　抗菌消炎。用于宫颈糜烂、赤白带下、滴虫性阴道炎及阴道霉菌感染等妇科慢性炎症。

【药效】　主要药效如下：

1. 抗炎[1-2]　苦参碱肌内注射可对抗巴豆油或二甲苯引起正常小鼠及摘除肾上腺小鼠的耳郭肿胀，对抗乙酸引起正常小鼠及摘除肾上腺小鼠的腹腔毛细血管通透性增高，具有显著抗炎作用。苦参碱液对辣椒酊引起的兔闭眼、流泪、结膜充血、水肿及大量分泌物等强烈刺激症状都有抑制作用。

2. 调节免疫[3-4]　苦参碱对刀豆蛋白A诱导小鼠的脾细胞增殖和细胞毒T细胞的形成及IL-2的产生均具有抑制作用。苦参碱还可抑制体外培养的强直性脊柱炎机体的外周单个核细胞的增殖，进而抑制炎症反应。

【临床应用】　主要用于阴道炎、宫颈糜烂等。

1. 阴道炎[5-7]　苦参栓对可用于滴虫性阴道炎的治疗，另外对细菌性阴道病、慢性宫颈炎、老年性阴道炎、盆腔炎均有疗效。采用苦参栓治疗滴虫性阴道炎，临床症状、实验室检查结果、总有效率方面均优于甲硝唑栓治疗组；还可与替硝唑联用短程治疗滴虫性阴道炎。

苦参栓的主要成分为苦参总碱，采用苦参栓联合中药口服，可显著改善念珠菌性外阴阴道炎患者外阴及阴道瘙痒或疼痛感症状，改善阴道分泌物表现。

2. 宫颈糜烂[8]　慢性宫颈炎主要表现为白带增多、腰骶部疼痛及接触性出血等，影响患者的生活质量。苦参栓可能通过清除糜烂局部的病原微生物，从而促进炎症损伤黏膜的修复。临床采用苦参栓治疗宫颈糜烂疗效显著，无刺激性，患者依从性好。

【不良反应】　尚未见报道。

【使用注意】　孕妇及哺乳期妇女慎用。

【用法与用量】　栓：每晚 1 粒，塞入阴道深处或遵医嘱。凝胶：每晚 1 支，注入阴道深处。

参 考 文 献

[1] 谭焕然，张宝恒. 苦参碱抗炎症作用的实验研究[J]. 中西医结合杂志，1985，5（2）：108-110.

[2] 郑马庆，潘伟娜，朱延勤. 苦参碱滴眼液对家兔实验性眼炎的药效学研究[J]. 中药新药与临床药理，2003，14（2）：109-111.

[3] 谢大庆，吴琪. 灵芝多糖成分 BN3C 及苦参碱对小鼠 T 淋巴细胞的作用[J]. 中华微生物学和免疫学杂志，1985，5（1）：8-12.

[4] 何夏秀，张显彬，冯兴华. 苦参碱对体外培养的强直性脊柱炎患者外周血单个核细胞增殖的影响[J]. 北京中医药，2010，29（5）：382-383，399.

[5] 王大为. 苦参栓治疗滴虫性阴道炎疗效评价[J]. 齐齐哈尔医学院学报，2011，32（12）：1951.

[6] 彭敏，彭玲，向光明. 替硝唑联用苦参栓短程治疗滴虫性阴道炎[J]. 西部医学，2008，20（5）：1054，1056.

[7] 熊正爱，常淑芳，刘其芬，等. 苦参栓治疗外阴阴道念珠菌病 80 例疗效观察[J]. 临床合理用药杂志，2010，3（14）：44-45.

[8] 邵开凤，曹永胜. 苦参栓治疗宫颈糜烂 90 例疗效观察[J]. 临床合理用药杂志，2011，4（1）：54-55.

（安徽中医药大学　龙子江、高华武，安徽中医药大学第一附属医院　熊程俏）

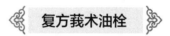

复方莪术油栓

【药物组成】　莪术油、硝酸益康唑。

【处方来源】　研制方。《中国药典》（2015 年版）。

【功能与主治】　清热解毒，行气活血，消积止痛。主要用于念珠菌性外阴阴道炎、滴虫性阴道炎。

【药效】　主要药效如下：

1. 抗菌　复方莪术油栓含硝酸益康唑，抗菌谱广。其对皮肤丝状菌、念珠菌、酵母菌、黑色丝状菌、曲霉属、青霉属、放线菌等有抗菌作用；同时对某些革兰氏阳性菌具有抗菌活性。硝酸益康唑可选择性抑制真菌细胞膜麦角固醇的合成，增加细胞膜通透性，抑制线粒体酶和过氧化物酶活性，抑制真菌核糖核酸的代谢，阻止营养摄取，导致其死亡。

2. 抗炎及增强机体免疫功能　莪术油具有行气活血、消积止痛、活血化瘀、增强机体免疫功能之功效。与硝酸益康唑联合对细菌、霉菌、滴虫、病毒等病原微生物具有协同杀灭作用，并有利于修复病变组织，促进创面愈合。

【临床应用】　主要用于念珠菌性外阴阴道炎、滴虫性阴道炎、老年性阴道炎和非特异性阴道炎等。

1. 念珠菌性外阴阴道炎[1-2]　念珠菌性外阴阴道炎患者阴道壁黏膜上附有白色膜状物，有糜烂及浅表性溃疡。复方莪术油栓能够黏附于阴道壁表面进行修复，对念珠菌性外阴阴道炎引起的瘙痒、灼痛等临床症状有良好的止痒、止痛及减少阴道分泌物的作用，吸收快，于阴道内迅速液化。

2. 滴虫性阴道炎[3]　复方莪术油栓联合奥硝唑治疗滴虫性阴道炎，可显著改善患者外阴瘙痒、外阴水肿及白带情况，较少出现不良反应，并可降低疾病复发率，临床治疗效果显著。

3. 老年性阴道炎[4]　传统治疗方法是应用甲硝唑或联合应用雌激素制剂等，长期单用雌激素治疗有增加子宫内膜癌发病概率的危险。复方莪术油栓具有消炎、止痛、活血化瘀的药效，其治疗老年性阴道炎具有安全不外流，患者容易接受且使用方便的优点，具有较好的临床应用价值。

4. 非特异性阴道炎[5] 由阴道加德纳菌和一些厌氧菌的混合感染所致，是育龄期妇女最常见的阴道感染性疾病。复方莪术油栓月经期后巩固治疗非特异性阴道炎临床效果明显，无明显毒性，显效快。

【不良反应】 仅个别患者反映恶心及局部有烧灼感，停药即消失。

【使用注意】 ①本品仅供阴道给药，切忌口服。②使用本品时应避开月经期。③阴道局部有破损者，阴道出血或伴血性分泌物者，建议停药并向医生咨询。④无性生活史的女性应在医师指导下使用。⑤给药时应洗净双手或戴指套或手套。⑥用药期间注意个人卫生，防止重复感染，使用避孕套或避免房事。⑦用药部位如有烧灼感、红肿等情况应停药，并将局部药物洗净，必要时向医师咨询。⑧对本品过敏者禁用，过敏体质者慎用。

【用法与用量】 睡前将本品放入阴道深处，一日 1 次，一次 1 粒，6 天为一疗程，坚持用 2 个疗程。

参 考 文 献

[1] 陈瑞华，鲜恩英，秦晓华. 康妇特栓治疗念珠菌阴道炎 88 例[J]. 现代医药卫生，2004（13）：1258.

[2] 张玲芳. 康妇特栓治疗复发性念珠菌性阴道炎的临床观察[J]. 浙江临床医学，2006（10）：1092.

[3] 厉晓英. 复方莪术油栓联合奥硝唑治疗滴虫性阴道炎 33 例[J]. 中国医药指南，2013，11（17）：684-685.

[4] 周萍，赵富鲜. 复方莪术油栓治疗老年性阴道炎 60 例疗效观察[J]. 云南中医中药杂志，2011，32（3）：38.

[5] 陈丽梅. 复方莪术油栓月经后用药巩固治疗细菌性阴道炎疗效观察[J]. 昆明医学院学报，2011，32（5）：150，157.

（安徽中医药大学　龙子江、高华武，安徽中医药大学第一附属医院　熊程俏）

复方岗松洗液

【药物组成】 苦豆草、岗松、黄柏、苦地丁、蛇床子、冰片。

【处方来源】 研制方。国药准字 Z20055520。

【功能与主治】 清热解毒，泻火燥湿，杀虫止痒。用于湿热下注所致的阴痒、带下，症见外阴、阴道灼热瘙痒，阴道分泌物增多，黄稠而臭等，以及滴虫性阴道炎、念珠菌性外阴阴道炎、非特异性阴道炎见上述证候者。

【药效】 主要药效如下：

1. 改善阴道黏膜损伤[1] 复方岗松洗液应用于宫颈癌患者，可改善放射性阴道充血及疼痛、炎性血清分泌物和片状黏膜炎症病变，具有改善阴道黏膜损伤的功效。

2. 抗菌抗炎 复方岗松洗液具有抗菌抗炎作用。

【临床应用】 主要用于滴虫性阴道炎、念珠菌性外阴阴道炎、非特异性阴道炎等妇科炎症。

复方岗松洗液临床用于治疗滴虫性阴道炎、念珠菌性外阴阴道炎、非特异性阴道炎等妇科炎症，症见外阴部瘙痒、干涩、灼热、疼痛，阴道分泌物异常、增多，带下秽臭等。复方岗松洗液联合奥硝唑、硝呋太尔制霉素阴道软胶囊对治疗细菌性阴道病有较好的疗效，具有治愈率高、复发率低、不良反应小等优点[2]。

【不良反应】 尚未见报道。

【使用注意】 孕妇及妇女经期忌用。

【用法与用量】 阴道用药。将本品原液摇匀，配成 10% 液体冲洗外阴阴道。一次用原液 20ml，一日 1 次，7 天为一疗程。

参 考 文 献

[1] 钟玉婵，吉燕翔. 复方岗松洗液防治宫颈癌后装治疗放射性阴道损伤的效果观察[J]. 护理实践与研究，2013，10（11）：48-49.

[2] 黎鲜，纪雯. 综合疗法治疗细菌性阴道病的疗效观察[J]. 医学信息（下旬刊），2011，24（2）：98-99.

（安徽中医药大学 龙子江、高华武，安徽中医药大学第一附属医院 熊程俏）

皮肤康洗液

【药物组成】 金银花、蒲公英、马齿苋、土茯苓、大黄、赤芍、地榆、蛇床子、白鲜皮、甘草。

【处方来源】 研制方。国药准字 Z19990045。

【功能与主治】 清热解毒，凉血除湿，杀虫止痒。主治湿热阻于皮肤所致湿疹，见有瘙痒、红斑、丘疹、水疱、渗出、糜烂等，和湿热下注所致阴痒、白带过多，以及皮肤湿疹及各类阴道炎见有上述证候者。

【药效】 主要药效如下：

1. 抗炎镇痛 皮肤康洗液具有显著抗炎、改善微循环及镇痛作用。

2. 抑菌止痒[1] 皮肤康洗液可抑制磷酸组胺致痒豚鼠的舔足反射，还可抑制金黄色葡萄球菌所致豚鼠的皮肤感染，具有良好的止痒、抑菌作用。

3. 其他 皮肤康洗液具有广谱抑菌、杀菌作用。

【临床应用】 主要用于老年性阴道炎，念珠菌阴道炎见阴痒、带下异常等妇科炎症及湿疹皮炎。

1. 老年性阴道炎[2] 采用皮肤康洗液治疗 4 周后，可显著缓解外阴阴道瘙痒、局部皮肤肥厚及苔藓样变症状。

2. 念珠菌阴道炎[3] 采用皮肤康洗液联合保妇康栓治疗念珠菌阴道炎，可显著改善患者外阴阴道瘙痒、阴道口肿痛和白带异常症状，临床疗效明显。

3. 湿疹皮炎[4] 皮肤康洗液治疗湿疹皮炎疗效确切，对急性皮损效果尤佳，成人和儿童均可使用。临床疗效与外用类固醇皮质激素制剂相仿，长期大面积使用无副反应。

【不良反应】 尚未见报道。

【使用注意】 孕妇及妇女经期忌用。

【用法与用量】 先用清水冲洗阴道，取适量药液温开水稀释 5 倍，用阴道冲洗器将药液注入阴道内保留几分钟，一日 2 次。外用同上。药液按 1 :（50～100）的比例稀释后洗局部或全身，可预防皮肤病及性病的传播。

参 考 文 献

[1] 杨顶权，白彦萍，宋佩华，等. 中药爽肤巾止痒和抑菌作用的实验研究[J]. 中日友好医院学报，2009，23（1）：25-27.

[2] 张国娣，褚国弟，杨德兴. 皮肤康洗液治疗老年性外阴搔痒症临床观察[J]. 老年医学与保健，2001，7（1）：55-56.

[3] 孙莉京. 保妇康栓和皮肤康洗液联合应用治疗霉菌性阴道炎[J]. 中国社区医师：医学专业，2008，15：199-200.

[4] 乌兰，乌日娜，斯琴. 中药皮肤康洗液治疗湿疹皮炎临床观察[J]. 内蒙古医学院学报，2004，26（2）：116-117.

（安徽中医药大学　龙子江、高华武，安徽中医药大学第一附属医院　熊程俏）

二、清热利湿类

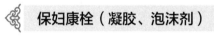

保妇康栓（凝胶、泡沫剂）

【药物组成】　莪术油、冰片。

【处方来源】　研制方。《中国药典》（2015 年版）。

【功能与主治】　行气破瘀，生肌止痛。用于湿热瘀滞所致的带下病，症见带下量多、色黄，时有阴部瘙痒，以及念珠菌阴道炎、老年性阴道炎、宫颈糜烂见上述证候者。

【药效】　主要药效如下[1-3]：

1. **抗菌**　病原体感染导致的局部炎症是外阴及阴道炎的主要致病原因。保妇康栓体外试验显示其可抑制金黄色葡萄球菌、表皮葡萄球菌、链球菌、藤黄微球菌、奈瑟菌、大肠埃希菌、铜绿假单胞菌、蜡样芽孢杆菌、阴道棒状杆菌、类白喉杆菌、脆弱类杆菌、消化道杆菌、白念珠菌、光滑念珠菌等的生长与繁殖。

保妇康栓所含成分莪术醇在试管中能抑制金黄色葡萄球菌、溶血性链球菌、伤寒杆菌、大肠埃希菌等的生长。冰片对金黄色葡萄球菌、乙型溶血性链球菌、绿色链球菌等有明显的杀菌作用，在较低浓度时冰片有抑菌作用，在高浓度时有杀菌作用，抗菌效果与冰片的接触时间呈正相关。保妇康栓其所含有效成分莪术油的有效成分是倍半萜烯类，具有类固醇激素作用，能明显改善微循环，有广谱抗菌作用。

2. **抗炎**　保妇康栓可改善苯酚胶浆致宫颈糜烂模型大鼠上皮增厚及过度角化、炎细胞浸润及血管扩张充血等病变，表现较好的抗炎作用。保妇康栓还可改善白念珠菌阴道炎模型小鼠的阴道充血、水肿等病变，减少阴道灌洗液菌落计数，对小鼠白念珠菌阴道炎具有一定的治疗作用。

【临床应用】　主要用于念珠菌阴道炎、老年性阴道炎、宫颈人乳头瘤病毒感染、盆腔炎性疾病后遗症等。

1. **念珠菌阴道炎**[4]　保妇康栓可升高念珠菌阴道炎患者阴道内防御素的水平，直接杀菌并抵御入侵机体的病原微生物；同时分泌抗炎因子，调节机体的免疫炎症反应，改善患者外阴瘙痒、灼痛等症状。

2. **老年性阴道炎**[5]　保妇康栓可有效改善老年性阴道炎患者症状，使阴道清洁度明显提高、细菌总数减少，疗效显著，安全性和依从性好。

3. **宫颈人乳头瘤病毒感染**[6-7]　保妇康栓对游离病毒感染和宿主病毒基因具有较高的抑制作用，从而产生抑制肿瘤增殖作用。同时还可增加阴道组织的血白细胞数及增强巨噬细胞的吞噬能力。保妇康栓治疗宫颈人乳头瘤病毒感染可提高临床有效率，减少复发率。

4. **盆腔炎性疾病后遗症**[8-9]　保妇康栓用于治疗湿热瘀结，腹部隐痛，痛连腰骶，带下量多、色黄质稠或气臭，经期或劳累时加重之盆腔炎性疾病后遗症。其可缓解盆腔炎性疾病后遗症的症状。保妇康栓联合头孢曲松钠、甲硝唑可改善盆腔炎患者下腹坠胀、子宫及附件压痛等症状。康妇炎胶囊联合保妇康栓治疗盆腔炎性疾病后遗症可获得良好的协同作用，治疗后症状及体征明显改善，且无明显不良反应。

【不良反应】　①罕见用药后出现暂时性体温升高或畏寒、寒战现象，减量或停药后可自行消退。②罕见用药部位灼伤感、疼痛、瘙痒、红肿、皮疹、过敏等，停药可逐渐缓解直至消失。过敏体质者慎用。

【使用注意】　孕妇禁用，哺乳期妇女在医师指导下用药。

【用法与用量】　栓：洗净外阴部，将栓剂塞入阴道深处，或在医师指导下用药，每晚1粒。凝胶：洗净外阴部，将凝胶挤入阴道深部，或在医师指导下用药，每晚1支。泡沫剂：为阴道用药，一日1次，睡前使用；使用前先装上导管，振摇均匀，倒置容器，将导管轻轻插入阴道约7cm，揿压阀门，以泡沫刚好溢出阴道口为准。

参 考 文 献

[1] 邢艳芳，将红心，周晓霞，等. 六神栓对小鼠白色念珠菌阴道炎治疗作用的实验研究[J]. 实用临床医药杂志，2011，15（15）：1-2，6.

[2] 陈伟，刘党生，王敏伟. 保妇康体外抗病原微生物活性的研究[J]. 实用妇产科杂志，2002，18（4）：243-245.

[3] 刘岩，李玲玲，孙虹，等. 三种妇科栓剂对大鼠宫颈糜烂模型的治疗作用及抗菌活性的比较[J]. 中国比较医学杂志，2008，18（8）：18-20.

[4] 王钰，丁忠薇，王丽娟，等. 保妇康栓对念珠菌阴道炎患者的局部免疫调节作用[J]. 中国民康医学，2014，26（16）：25-26，29.

[5] 朱满英，曾德志，钱芳. 保妇康栓治疗老年性阴道炎临床对照观察[J]. 现代中西医结合杂志，2012，21（14）：1503-1505.

[6] 黄春惠，钟丽明，邓慧转. 保妇康栓治疗宫颈人乳头瘤病毒感染疗效研究[J]. 临床医学工程，2014，21（1）：58-59.

[7] 季昭臣，杨丰文，张立双，等. 保妇康栓治疗高颈高危型人乳头瘤病毒感染性疾病有效性和安全性系统评价[J]. 天津中医药，2018，35（3）：195-199.

[8] 杨红英，梁艳. 保妇康栓联合头孢曲松钠、甲硝唑治疗慢性盆腔炎的临床研究[J]. 现代药物与临床，2015，30（6）：710-713.

[9] 张瑞雪. 康妇炎胶囊联合保妇康栓治疗慢性盆腔炎的临床疗效分析[J]. 医学综述，2014，20（15）：2857-2858.

（安徽中医药大学　龙子江、高华武，中国医学科学院药用植物研究所　孙桂波，

浙江工业大学　陈素红、雷珊珊）

洁尔阴洗液（泡腾片、软膏）

【药物组成】　蛇床子、艾叶、独活、石菖蒲、苍术、薄荷、黄柏、黄芩、苦参、地肤子、茵陈、土荆皮、栀子、山银花。

【处方来源】　研制方。国药准字Z10930008。

【功能与主治】　清热燥湿，杀虫止痒。①主治妇女湿热带下，症见阴部瘙痒红肿，带下量多，色黄或如豆渣状。适用于念珠菌阴道炎、滴虫性阴道炎见上述症状者。②用于下述皮肤病：湿疹（湿热型）、接触性皮炎（热毒夹湿型）、体股癣（风湿热型）。

【药效】　主要药效如下：

1. **抗菌、抗病毒**[1-2]　洁尔阴对伤寒杆菌、痢疾杆菌、产气杆菌、淋病奈瑟菌、枸橼酸杆菌、肺炎克雷伯菌、大肠埃希菌、铜绿假单胞菌、变形杆菌、阴沟杆菌、黏质沙雷菌、硝酸盐阴性杆菌、产碱杆菌、多形模仿菌、金黄色葡萄球菌、链球菌属、产酶细菌株等有

良好抗菌活性。对人类免疫缺陷病毒-1、Ⅱ型疱疹病毒也有灭活作用。

2. 抗炎镇痛[3-4]　洁尔阴软膏及洁尔阴洗液能显著降低二甲苯所致小鼠耳郭肿胀度，并对卡拉胶所致大鼠足跖肿胀有明显抑制作用，具有抗炎作用。洁尔阴软膏及洁尔阴洗液均能有效地抑制乙酸对小鼠腹腔的致痛作用，洁尔阴软膏可明显提高小鼠热板法痛阈，具有明显的镇痛作用。

3. 抗滴虫、真菌[5-6]　阴道毛滴虫与阴道上皮细胞黏附，滴虫对黏附的上皮细胞产生毒性作用，引起细胞脱落。滴虫损伤宫颈阴道上皮引起细胞水肿、脱落，进一步引发黏膜下组织血管扩张和炎性渗出。

洁尔阴体外试验 3%浓度对阴道毛滴虫有抑制作用，5%浓度作用 5～10min 有杀灭作用，10%浓度作用 3～5min 滴虫全被杀灭，与甲硝唑效果近似。洁尔阴对红色毛癣菌、絮状表皮癣菌、石膏样毛癣菌、羊毛状小孢子菌、白念珠菌、孢子丝菌均有抑制作用。

4. 调节免疫[7-8]　洁尔阴可明显促进小鼠腹腔巨噬细胞的吞噬功能，改善血液中白细胞的杀菌功能，刺激脾淋巴母细胞转化，也能提高小鼠特异抗体的滴度。

【临床应用】　主要用于念珠菌性外阴阴道炎、滴虫性阴道炎、细菌性阴道病、老年性阴道炎、牙髓病、根尖周病及外耳道真菌病等。

1. 外阴及阴道炎[9]　洁尔阴用于治疗念珠菌性外阴阴道炎、滴虫性阴道炎、细菌性阴道病、老年性阴道炎。洁尔阴溶液可改善念珠菌性外阴阴道炎患者阴道红肿、瘙痒、白带多等症状。

2. 牙髓病、根尖周病[10]　洁尔阴具有清热解毒、抑菌、杀菌、消炎作用。采用洁尔阴治疗牙髓病及根尖周病，对黏膜列刺激性效果明显，使用方便。冲洗中可产生泡沫有利于清洁根管及龈袋，未发现洁尔阴有毒副作用及过敏反应。洁尔阴用于智齿冠周炎及脓腔冲洗，能使症状缓解，红肿减退及脓性分泌物减少，其效果优于通常使用的过氧化氢、生理盐水冲洗。

3. 外耳道真菌病[11]　主要由病原菌侵犯外耳道皮肤角质层，引起大量上皮脱落，出现耳痒、耳痛，甚至听力下降。洁尔阴软膏结合耳内镜下洗耳治疗外耳道真菌病，总有效率优于对照药物过氧化氢水。

【不良反应】　个别患者皮损处出现皮肤潮红加重、刺痛等。

【使用注意】　①本品为外用药，禁止内服。②治疗期间忌房事，配偶如有感染应同时治疗。③未婚或绝经后患者，用于非特异性阴道炎时，应在医师指导下使用。④若使用中出现刺痛，烧灼加重，暂停使用。⑤对本品过敏者禁用，过敏体质者慎用。

【用法与用量】　洗液：外阴、阴道炎，用 10%浓度洗液（即取本品 10ml 加温开水至100ml 混匀），擦洗外阴，用冲洗器将 10%的洁尔阴洗液送至阴道深部冲洗阴道，一日 1次，7 天为一疗程。接触性皮炎、湿疹：用 3%浓度洗液（即取本品 3ml 加冷开水至100ml混匀）湿敷患处，皮损轻者一日 2～3 次，每次 30～60 分钟；无溃破者，可直接用原液涂擦，一日 3～4 次；7 天为一疗程。体股癣：用 50%浓度洗液（即取本品 50ml 加冷开水至100ml混匀）涂擦患处，一日 3 次，21 天为一疗程。泡腾片：先冲洗患部后，洗净手及外阴部，取平卧位或适当体位，戴上消毒指套用手或送药器将药片送至阴道深部后穹隆处。每晚 1 片，严重者可早、晚各放 1 片，或遵医嘱。7 天为一疗程。软膏：外用。非特异性外阴炎：取本品 10ml，加温开水至 50ml，混匀，擦洗外阴 3～5 分钟，一日 2 次。7 天为一疗程。滴虫性阴道炎、念珠菌阴道炎：取本品 10ml，加温开水至 50ml，混匀，送至阴道深部反复冲洗阴道壁，并使药液在阴道内保留 3～5 分钟，一日 2 次，7 天为一疗程。

参 考 文 献

[1] 范昕建. 洁尔阴药物的部分实验研究与临床治疗[J]. 华西医学，1992，7（1）：52-53.

[2] 熊绍银，任海祥，金亚丽，等. 洁尔阴等 4 种药液的抗菌作用[J]. 时珍国医国药，1998，9（5）：430.

[3] 陈文列，陈金富，钟秀容，等. 洁尔阴及替硝唑对阴道毛滴虫药物作用的超微结构研究[J]. 福建中医学院学报，2005，15（5）：16-20.

[4] 刘碧崇，姚倩，孙艳霞，等. 洁尔阴软膏镇痛试验研究[J]. 成都大学学报（自然科学版），2010，29（3）：208-210.

[5] 廖冰洁. 阴道炎发病原因分析[J]. 检验医学与临床，2006，3（4）：166-167.

[6] 陈惠英，林毅，王宁宁. 洁尔阴治疗阴道炎外阴炎疗效观察[J]. 中华中医药学刊，2009，27（8）：1785-1786.

[7] 卢丹丹，陈双郁，郭广玲. 假丝酵母菌性外阴阴道炎的宿主免疫机制研究[J]. 西南国防医药，2012，22（4）：446-448.

[8] 华绍芳，薛凤霞. 滴虫性阴道炎的研究进展[J]. 国外医学（妇产科学分册），2006，33（5）：360-363.

[9] 汪期明，付先虎. 洁尔阴溶液治疗各类阴道炎的疗效评价[J]. 中华中医药学刊，2009，27（9）：2005-2006.

[10] 罗华. 洁尔阴用于牙髓病根尖周病冠周炎等的临床治疗[J]. 中国医药指南，2009，7（20）：62-63.

[11] 林浩然，杨田福，杨丽，等. 耳内镜下洗耳联合洁尔阴软膏治疗外耳道真菌病[J]. 中国医学工程，2013，20（9）：37-38.

（安徽中医药大学　龙子江、高华武，安徽中医药大学第一附属医院　熊程俏）

复方清带散（灌注液）

【药物组成】　熊胆粉、苦参、蛇床子、黄连、土荆皮、雄黄、丁香叶、儿茶、白矾。

【处方来源】　研制方。国药准字 Z20030008。

【功能与主治】　清热除湿，杀虫止痒。主治妇女湿热下注型带下，症见阴痒灼痛，带下量多、味臭，呈泡沫状、豆渣样或色黄如脓，舌苔黄腻，脉数等。用于念珠菌阴道炎、滴虫性阴道炎、非特异性阴道炎见上述症状者。

【药效】　主要药效如下：

1. 抗菌　复方清带散对外阴阴道炎多种致病菌，均具有一定抑杀作用。

2. 抗炎、止痒　本品有明显的抗炎和止痒作用。

【临床应用】　主要用于滴虫性阴道炎、老年性阴道炎、念珠菌阴道炎、细菌性阴道病等。

1. 滴虫性阴道炎[1]　阴道毛滴虫长期存在于阴道内，消耗或吞噬阴道上皮细胞内的糖原，破坏阴道的弱酸性环境，导致患者出现阴痒灼痛、带下异常症状。复方清带灌注液联合甲硝唑治疗滴虫性阴道炎，可有效缓解患者白带增多、阴道瘙痒、阴道充血、尿路刺激征等症状，能降低分泌物镜检滴虫阳性率，疗效优于单纯使用甲硝唑。

2. 老年性阴道炎[2]　复方清带灌注液治疗老年性阴道炎患者，可显著改善患者外阴干燥、阴道瘙痒、疼痛、局部烧灼感、性交痛等症状，改善带下异常病变及阴道清洁度。复方清带灌注液治疗老年性阴道炎的临床疗效确切，安全可靠，无明显不良反应。

3. 念珠菌阴道炎、细菌性阴道病[3]　复方清带灌注液治疗念珠菌阴道炎、细菌性阴道病患者，可有效改善患者阴痒、带下量多、秽臭症状，能显著提高外阴阴道炎患者生活质量评分，改善患者生活质量。

【不良反应】　尚未见报道。

【使用注意】　孕妇忌用；月经期忌用；用药后忌行房事。

【用法与用量】　散：将药粉装入阴道喷撒器，喷撒于患部，一次 1 袋，一日 1 次。灌注液：使用前将药液摇匀，患者取仰卧位垫高臀部，将瓶颈轻轻插入阴道 8～10cm，缓缓将药液挤入阴道内保留 5～10 分钟，一次 1 支，一天 1 次。

参 考 文 献

[1] 吉喆，刘晓杭，王妮. 复方清带灌注液联合甲硝唑治疗滴虫性阴道炎临床疗效[J]. 实用中西医结合临床，2014，14（7）：78，94.

[2] 史党民，孙国珍. 复方清带灌注液治疗老年性阴道炎的临床观察[J]. 现代药物与临床，2013，28（5）：766-768.

[3] 张晓丽. 复方清带灌注液治疗阴道炎疗效观察[J]. 中医临床研究，2015，7（26）：75-76.

（安徽中医药大学　龙子江、高华武，安徽中医药大学第一附属医院　熊程俏）

洁肤净洗剂

【药物组成】　黄柏、苦参、蛇床子、百部、地肤子、土茯苓、黄芪、当归、赤芍、大青叶、苍术、花椒。

【处方来源】　研制方。国药准字 Z20040043。

【功能与主治】　清热燥湿，杀虫止痒。用于治疗湿热下注所致的阴痒、带下，症见阴部瘙痒，带下量多，色黄有味等；也适用于非特异性外阴炎、滴虫性阴道炎、念珠菌阴道炎见上述症状者。

【药效】　主要药效如下：

1. 抗菌[1]　细菌性阴道病是由阴道内微生态平衡失调，厌氧菌和阴道加德纳菌生长过盛，兼性厌氧性乳酸杆菌受抑制所引起的一种无阴道黏膜炎症表现的综合征。

洁肤净洗剂具有广谱抗菌作用。体外对金黄色葡萄球菌、白色葡萄球菌、大肠埃希菌、白念珠菌、淋病奈瑟球菌、铜绿假单胞菌、伤寒沙门菌、乙型溶血性链球菌有不同程度的抑菌作用；对阴道滴虫亦有抑制或杀灭作用。

2. 抗炎、止痒[1]　阴道炎可由多种细菌、病毒、真菌感染诱发，部分细菌感染定植和入侵阴道细胞后，可激活补体旁路径，产生补体趋化因子致局部血管扩张，通透性增高，局部水肿和炎性细胞浸润。洁肤净洗剂可明显抑制蛋清所致大鼠足肿胀，抑制二甲苯诱发的小鼠耳肿胀，具有明显止痒作用；可显著提高豚鼠磷酸组胺致痒阈，具有明显的止痒作用。

【临床应用】

非特异性外阴炎、滴虫性阴道炎、念珠菌阴道炎[2]　洁肤净洗剂可用于治疗湿热下注所致的非特异性外阴炎、滴虫性阴道炎、念珠菌阴道炎等外阴阴道炎。洁肤净洗剂能显著降低滴虫性阴道炎、念珠菌阴道炎、外阴炎的中医证候总积分，改善阴道清洁度积分，对念珠菌阴道炎、滴虫性阴道炎的致病原有显著转阴效果。

【不良反应】　个别患者出现用药部位瘙痒、疼痛等。

【使用注意】　①本品为外用药，禁止内服。摇匀后使用。不可随意提高浓度；勿直接使用原液。②用药期间忌食辛辣食物，切勿接触眼睛、口腔等黏膜处。皮肤破溃处禁用。③外阴白色病变、糖尿病所致的瘙痒不宜使用。④若使用过程中出现用药部位刺痛，瘙痒加重等，暂停使用。⑤对本品过敏者禁用，过敏体质者慎用。

【用法与用量】　非特异性外阴炎：取本品 10ml，加温开水至 50ml，混匀，擦洗外阴 3～5 分钟，一日 2 次。滴虫性阴道炎、念珠菌阴道炎：取本品 10ml，加温开水至 50ml，混匀，送至阴道深部反复冲洗阴道壁，并使药液在阴道内保留 3～5 分钟，一日 2 次。

参 考 文 献

[1] 康军，邢建峰，卢燕青，等. 洁肤净洗剂的抗菌、抗滴虫、止痒及抗炎作用[J]. 中成药，2002，24（11）：862-865.

[2] 邓阿黎，周忠明，姜惠中. 洁肤净洗剂治疗外阴炎、阴道炎（湿热下注证）的临床研究[J]. 中药新药与临床药理，2006，17（6）：464-467.

（安徽中医药大学　龙子江、高华武，安徽中医药大学第一附属医院　熊程俏）

复方黄松洗液

【药物组成】　岗松油、大叶桉油、满山香油、蛇床子油、千里光、地肤子、黄柏、醋酸氯己定。

【处方来源】　研制方。国药准字 Z20026294。

【功能与主治】　清热燥湿，祛风止痒。用于湿热下注所致的阴部瘙痒，或灼热痛，带下量多，色黄，以及念珠菌、滴虫性阴道炎及外阴炎见以上证候者。

【药效】　主要药效如下：

1. 抗菌[1]　复方黄松洗液原药体外抗菌试验证明对金黄色葡萄球菌、大肠埃希菌、乙型溶血性链球菌、淋病奈瑟球菌、白念珠菌有抑制和杀灭作用，药液对阴道滴虫也有明显杀灭作用。对铜绿假单胞菌、表皮葡萄球菌、白念珠菌有不同程度的杀灭作用，且对实验动物皮肤、黏膜无刺激作用。

2. 抗炎镇痛[2]　复方黄松洗液能消除大鼠肢体无菌性肿胀，可显著降低冰醋酸所致的小鼠扭体反应，有明显的镇痛作用。

【临床应用】　主要用于阴道炎和外阴炎及预防术后感染等。

1. 阴道炎和外阴炎　复方黄松洗剂可用于治疗阴道炎和外阴炎，症见外阴、阴道灼热、疼痛，带下量多，色黄。复方黄松洗剂阴道冲洗或坐浴对阴道炎和外阴炎阴道黏膜水肿、溃烂效果明显。

2. 预防术后感染[3]　使用复方黄松洗剂对宫颈癌围放疗期患者进行阴道冲洗，可显著改善患者阴道黏膜水肿、溃烂、渗液情况，能有效预防放射性阴道炎、减少宫颈癌放射治疗并发症的发生，有效提高患者生活质量。

【不良反应】　尚未见报道。

【使用注意】　①服药期间忌食辛辣食物，切勿接触眼睛、口腔等黏膜处，皮肤破溃处禁用。②治疗期间忌房事，配偶如有感染应同时治疗。③外阴白色病变、糖尿病所致的瘙痒不宜使用。④对本品过敏者禁用，过敏体质者慎用。⑤本品在贮存中如有少量浑浊或分层，摇匀后使用。本品性状发生改变时禁止使用。

【用法与用量】　外用，用前摇匀。阴部疾患用本品 15ml 加温开水至 1000ml 冲洗或坐浴，一日 1～2 次。

参 考 文 献

[1] 文万鹏，吕玉涛. 复方黄松洗液主要药效学研究[J]. 中国药师，2004，7（8）：599-601.

[2] 蔡恒玲，周娟. 复方黄松洗液对兔体外杀菌效果观察[J]. 中南医学科学杂志，2014，42（6）：577-578，604.

[3] 陈婷婷，罗小珍，罗桂莲. 复方黄松洗剂在宫颈癌围放疗期的应用效果观察[J]. 全科护理，2015，13（28）：2851-2852.

（安徽中医药大学　龙子江、高华武，安徽中医药大学第一附属医院　熊程俏）

龙胆泻肝丸（口服液、颗粒）

【药物组成】　龙胆、柴胡、黄芩、栀子（炒）、泽泻、川木通、盐车前子、酒当归、地黄、炙甘草。

【处方来源】　清·汪昂《医方集解》。《中国药典》（2015 年版）。

【功能与主治】　清肝胆，利湿热。用于肝胆湿热，头晕目赤，耳鸣耳聋，耳肿疼痛，胁痛口苦，尿赤涩痛，湿热带下。

【药效】　主要药效如下：

1. 抗炎[1]　龙胆泻肝丸可显著降低葡萄膜炎模型大鼠葡萄膜炎症状，减少炎症细胞浸润，具有一定抗炎作用。

2. 抗病毒[2]　龙胆泻肝丸可有效缓解单纯疱疹病毒Ⅱ型引起的豚鼠生殖道水疱、结痂、溃疡及红肿等症状，具有抗病毒作用。

【临床应用】　主要用于细菌性阴道病、带状疱疹和老年突发性耳聋等。

1. 细菌性阴道病[3]　龙胆泻肝丸可有效缓解细菌性阴道病患者阴道分泌物异常，改善阴道 pH 值，改善阴道内上皮细胞环境，临床疗效明显，总有效率高。

2. 带状疱疹[4]　是由水痘–带状疱疹病毒引起的一种以剧烈疼痛为特征的皮肤病。采用龙胆泻肝丸治疗带状疱疹患者，临床疗效明显，且能缩短治愈时间。

3. 老年突发性耳聋[5]　龙胆泻肝丸联合地塞米松可通过改善血管内皮功能及血液流变学，增强患者免疫力，提高其听力水平，治疗老年突发性耳聋，疗效显著，安全性较高。

【不良反应】　原来龙胆泻肝丸用的是关木通，含有马兜铃酸，有肾毒性。现改用川木通，尚未见肾毒性的报道。

【使用注意】　孕妇慎用。

【用法与用量】　口服。丸：水丸一次 3～6g，一日 2 次；大蜜丸一次 1～2 丸，一日 2 次。颗粒：温开水送服，一次 4～8g，一日 2 次。口服液：一次 10ml，一日 3 次。

参 考 文 献

[1] 唐凯，郭大东，张莲，等. 龙胆泻肝汤对大鼠实验性自身免疫性葡萄膜炎的治疗作用[J]. 眼科新进展，2015，35（4）：305-309.

[2] 卢丽珠，盛尊来. 龙胆泻肝丸抗豚鼠生殖器疱疹病毒感染的实验研究[J]. 中国地方病防治杂志，2014，29（4）：254-255.

[3] 杨彦，许晓芬. 龙胆泻肝丸治疗细菌性阴道病的临床观察[J]. 湖北中医杂志，2011，33（12）：35.

[4] 李秀峰. 龙胆泻肝丸治疗肝经郁热型带状疱疹的疗效观察[J]. 内蒙古中医药, 2014, 33（30）: 26-27.

[5] 张学红, 梁小微, 陆鸿略, 等. 龙胆泻肝丸联合地塞米松治疗老年突发性耳聋的疗效及对血管内皮功能的影响[J]. 中国老年学杂志, 2018, 38（5）: 1170-1172.

（安徽中医药大学　龙子江、高华武, 安徽中医药大学第一附属医院　熊程俏）

三、调补肝肾类

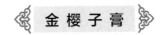

金 樱 子 膏

【药物组成】　金樱子。

【处方来源】　研制方。国药准字 Z42020021。

【功能与主治】　补肾固精。用于肾虚所致遗精、遗尿、白带过多。

【药效】　主要药效如下:

1. 抗炎[1]　金樱根 70%乙醇提取物对蛋清所致的小鼠足跖炎性肿胀及采用小鼠琼脂皮下注射所致肉芽肿炎症均有明显的抑制作用。

2. 抗菌[2]　金樱子根、茎多糖对柠檬色葡萄球菌、痢疾杆菌、白色葡萄球菌、肺炎克雷伯菌、金黄色葡萄球菌均有明显的抑制作用。

3. 调节免疫[3]　金樱子根和果实提取物均可明显增加胸腺、脾脏的质量及小鼠胸腺、脾脏指数, 能够促进小鼠血清溶血素形成, 使小鼠腹腔的巨噬细胞吞噬指数及吞噬百分率增加, 促进淋巴细胞转化。

【临床应用】　主要用于肾虚所致带下病和遗精、遗尿。

1. 带下病　金樱子膏临床用于肾虚所致带下病, 具有一定临床疗效。

2. 遗精、遗尿　金樱子膏还用于治疗肾虚所致遗精、遗尿, 临床疗效显著。

【不良反应】　尚未见报道。

【使用注意】　①肝经湿热壅盛所致的遗精、遗尿及带下量多者不宜使用。②忌食生冷、油腻、辛辣食物, 忌房事。

【用法与用量】　口服。一次 9～15g, 一日 2 次。直接服用或用热水溶化, 搅匀, 放温后服用。

参 考 文 献

[1] 王艳, 杨静, 李志响, 等. 金樱根、茎抗炎作用的对比研究[J]. 中国现代中药, 2010, 12（3）: 34-35, 52.

[2] 赖岳晓, 王艳, 盘昌盛, 等. 金樱子根和茎多糖的抑菌作用研究[J]. 中国药房, 2009, 20（24）: 1857-1858.

[3] 彭海燕, 寿晓云, 王涛, 等. 不同产地金樱子的根和根茎免疫调节活性研究[J]. 中草药, 2014, 45（13）: 1903-1906.

（安徽中医药大学　龙子江、高华武, 安徽中医药大学第一附属医院　熊程俏）

第九章

宫颈炎中成药名方

第一节 概 述

一、概 念[1-3]

宫颈炎（cervicitis）是妇科常见疾病，多见于产后、剖宫产后、人工流产术时及诊断性刮宫时引起的宫颈损伤，病原体进入损伤部位而发生感染，或阴道异物并发感染，包括子宫颈阴道部炎症及子宫颈管黏膜炎症。因子宫颈管阴道部鳞状上皮与阴道鳞状上皮相延续，阴道炎症均可引起子宫颈阴道部炎症。由于子宫颈管黏膜上皮为单层柱状上皮，抗感染能力较差，易发生感染。近些年来，国内外逐渐取消以急性与慢性对子宫颈炎症进行分类命名的方法，而是将其统称为宫颈炎与子宫颈炎症相关疾病。

二、病因及发病机制

（一）病因

长期慢性刺激宫颈和宫颈损伤是宫颈炎发病的主要诱因。主要包括分娩或流产、性生活过于频繁造成机械性刺激或损伤引起的宫颈裂伤继发感染，病原体感染如葡萄球菌、大肠埃希菌、链球菌等引起的化脓性炎症，阴道发生急性滴虫性阴道炎或念珠菌阴道炎、细菌性阴道病也可以同时引起子宫颈炎症，化学物质刺激如不适当地使用高浓度的酸性或碱性药液冲洗阴道等，一些人为因素如宫颈手术时，扩张宫颈的损伤或穿孔，以及诊断性刮宫时宫颈或宫体的损伤均可引起急性宫颈炎。

（二）发病机制

各种病原体的致病机制除病原体直接侵入、通过代谢产物和分泌的多种酶损伤宿主细胞外，尚存在复杂的免疫学发病机制。目前对宫颈炎的研究主要集中在流行病学调查、病原学诊断、药敏分析及疗效观察，对免疫因子参与其发病机制的研究报道不多。

三、临 床 表 现

大部分患者无症状。有症状者主要表现为阴道分泌物增多，呈黏液脓性，阴道分泌物刺激可引起外阴瘙痒及灼热感。此外，可出现经间期出血、性交后出血等症状。若合并尿路感染，可出现尿急、尿频、尿痛。若为淋病奈瑟球菌感染，因尿道旁腺、前庭大腺受累，可见尿道口、阴道口黏膜充血、水肿及多量脓性分泌物。妇科检查可发现子宫颈呈糜烂样改变，或有黄色分泌物覆盖子宫颈口或从子宫颈口流出，也可表现为子宫颈息肉或子宫颈肥大。

四、诊 断

宫颈炎主要表现为 2 个特征性的诊断体征：①宫颈管或宫颈管棉拭子标本上，肉眼可见脓性或黏液脓性分泌物（通常称为黏液脓性宫颈炎或宫颈炎）；②用棉拭子擦拭宫颈管时，易诱发宫颈管内出血。宫颈炎患者通常具备以上 1 个体征或 2 个体征同时具备。

其他辅助诊断特征：①白带增多（阴道分泌物湿片检查白细胞＞10/高倍视野），呈脓性，常伴有腰酸、下腹坠痛；②宫颈充血、水肿、糜烂，常有接触性出血，有脓性分泌物自颈管流出；③宫颈黏液革兰染色涂片中每油镜视野下见 10 个以上的中性多核白细胞；④宫颈分泌物淋病奈瑟球菌培养、沙眼衣原体检查或细菌培养可发现阳性病原菌；⑤宫颈有不同程度的糜烂、肥大、质硬，或可见宫颈息肉、宫颈腺囊肿等。

宫颈炎可能是子宫内膜炎的征兆，因此应对宫颈炎患者进行盆腔炎体征评估，并采用最为敏感和特异的方法检测是否感染沙眼衣原体和淋病奈瑟球菌。同时也应进行细菌性阴道病及阴道毛滴虫病的检查，如有这些疾病要针对性治疗。

五、治 疗

子宫颈炎症治疗的原则是根据患者的年龄与其对于生育的愿望、宫颈受累的程度、存在的并发症及治疗历史，选择最适宜的处理方式。

（一）常用化学药物及现代技术

现代医学治疗主要采用药物治疗、物理治疗和手术治疗。

药物治疗可针对病原体选用抗菌药，如青霉素、链霉素肌内注射，或四环素、甲硝唑口服；或用 1%乳酸或 0.5%乙酸行低压阴道、宫颈冲洗，局部用磺胺粉涂撒。药物治疗仅适用于糜烂面较小和炎症浸润较浅的病例。

物理治疗包括电熨治疗、冷冻治疗、激光治疗、微波治疗、波姆灯治疗及红外线凝结法等。在月经干净后 3～7 天进行，要求术前宫颈刮片正常。术后常有阴道分泌物增多，甚至大量水样排液，有时呈血性。脱痂时，有时可引起活动性出血，此时，可用棉球压迫止血。创面愈合期间（根据治疗方法的不同而有区别，一般需 4～8 周）禁盆浴、性生活及阴道检查。

宫颈锥形切除术属于手术治疗。由于此术出血多，目前很少采用。有宫颈息肉者行息肉摘除，并送病理检查。

物理治疗和手术治疗虽然能够相对比较彻底地去除病灶，但是由于其术后阴道出血、排液及可能存在宫颈瘢痕形成，从而造成宫颈管狭窄，影响宫颈功能等缺点，特别是对于未生育女性，贸然对其进行宫颈局部物理治疗有可能出现宫颈瘢痕挛缩等后遗症，对以后的生育与性生活造成不良影响。

（二）中成药治疗

中医药治疗宫颈炎具有多靶点、副作用小、治疗方式多样等特点。近年来，临床运用中成药制剂治疗慢性宫颈炎已经获得了较好的效果，但同时也还存在一些问题，如慢性宫颈炎的诊断、疗程、疗效评定标准并不一致，难以客观地评价疗效；缺乏相关的动物实验及作用机制等基础研究。因此对于使用中成药治疗宫颈炎还有待更加系统、深入地研究。

第二节　中成药名方的辨证分类与药效

宫颈炎的病理基础是宫颈损伤，病原体进入损伤部位发生感染引起宫颈炎。中药治疗宫颈炎是辨证用药，宫颈炎常见湿热下注、脾肾两虚等证型。中成药名方的常见辨证分类及其主要药效如下[4-6]：

一、清热利湿类

宫颈炎湿热下注者，主要症状是黄色白带，白带量多，质黏稠有秽味，还有胸闷口腻，纳食较差，或小腹作痛，阴痒，大便溏而不爽，小便黄少，舌质红，舌苔黄。

宫颈炎湿热下注证主要的病理变化是病原菌入侵，宫颈鳞状上皮脱落，内膜腺体分泌亢进。间质内及腺体周围有大量中性粒细胞浸润，鳞状上皮的基底膜为中性粒细胞浸润，重度者中性粒细胞可侵入表层内，也可侵入腺上皮内，腺腔充满脓性渗出物。

清热利湿药具有抗感染、解热、消炎作用。

常用中成药：消糜栓、抗宫炎片（胶囊、软胶囊、颗粒、分散片）、复方沙棘籽油栓、妇得康泡沫剂、妇科止带片（胶囊）、保妇康栓（凝胶、泡沫剂）（见第八章）、妇科千金片（胶囊）（见第十章）、妇宁栓（颗粒、胶囊）（见第八章）等。

二、健脾温肾类

宫颈炎脾肾两虚者，主要症状是淡黄色或者白色白带，无臭味，神疲倦怠，纳少便溏，小腹冷感，或伴腰酸如折，小便频数清长，面色萎黄或㿠白，舌质淡，苔白或腻，脉沉缓。

宫颈炎脾肾两虚证主要的病理变化是局部慢性炎症。

健脾温肾药具有调整机体免疫功能、抗炎的作用。

常用中成药：治糜康栓等。

参 考 文 献

[1] 林川，熊希，杨君，等. 慢性宫颈炎定义与治疗方法的历史沿革[J]. 医学综述，2012，18（9）：1330-1332.

[2] 王学成. 宫颈炎症[J]. 中国实用医药，2012，7（8）：254-255.

[3] 薛凤霞，耿女. 《2010 年美国 CDC 关于宫颈炎症的诊治规范》解读[J]. 国际妇产科学杂志，2011，38（6）：530.

[4] 吴宁，赵慧明，程航，等. 宫颈炎变临床证候辨证标准的规范化研究[J]. 中国中医药科技，2009，16（1）：1-3.

[5] 林永华. 宫颈炎的中医中药治疗[J]. 中国临床医生 2001，29（4）：14-15.

[6] 王志. 中药研粉外治法在宫颈炎症治疗中的应用近况[J]. 社区医学杂志，2016，14（2）：84-86.

（中国医学科学院药用植物研究所　孙桂波）

第三节　中成药名方

一、清热利湿类

消　糜　栓

【药物组成】　人参茎叶皂苷、紫草、黄柏、苦参、枯矾、冰片、儿茶。

【处方来源】　研制方。《中国药典》（2015 年版）。

【功能与主治】　清热解毒，燥湿杀虫，祛腐生肌。用于湿热下注所致的带下病，症见带下量多、色黄、质稠、腥臭、阴部瘙痒，以及滴虫性阴道炎、念珠菌阴道炎、非特异性阴道炎、宫颈糜烂见上述证候者。

【药效】　主要药效如下[1-3]：

1. 抗炎镇痛　消糜栓对二甲苯引起的小鼠耳肿胀有明显的抑制作用，对卡拉胶引起的大鼠足肿胀有显著抑制作用。消糜栓还可提高小鼠热板法痛阈，降低乙酸所致小鼠扭体反应次数，具有显著的镇痛效果。

2. 改善阴道病变　消糜栓可降低阴道注入苯酚胶浆造成宫颈糜烂模型大鼠的阴道黏膜上皮少量炎细胞浸润，减轻宫颈组织血管扩张充血，对宫颈糜烂模型大鼠阴道渗出液、白细胞游走有显著抑制所用，改善阴道黏膜上皮增厚和过度角化。消糜栓修复阴道受伤内壁，形成新生保护层，全面修复阴道组织，防止阴道炎、宫颈糜烂反复发作。

3. 抗菌　宫颈炎可由病原微生物引起。消糜栓对大肠埃希菌、金黄色葡萄球菌、白念珠菌有明显的抑制作用，其强度接近保妇康栓。

4. 其他　消糜栓对宫颈上皮内瘤变（CIN）Ⅰ级，宫颈细胞学检查子宫颈轻度非典型增生具有转阴疗效，说明消糜栓具有一定抗癌变作用。

【临床应用】　主要用于慢性宫颈炎、宫颈糜烂、滴虫性阴道炎、念珠菌阴道炎和宫颈上皮内瘤变等。

1. 慢性宫颈炎[4]　消糜栓联合激光治疗可加速手术创面结痂形成、脱落，促进损伤黏膜和结痂后创面的更新与修复。消糜栓联合激光治疗宫颈炎可明显缩短疗程，又可减少并发症。

2. 宫颈糜烂[5-6]　消糜栓治疗宫颈糜烂效果满意，不良反应较物理治疗明显减少。通过杀死阴道内多种病原微生物、维持阴道酸性环境，达到防止宫颈糜烂复发的目的。

3. 滴虫性阴道炎[7]　临床运用消糜栓治疗滴虫性阴道炎，可减轻患者外阴及阴道炎性分泌物，缓解阴道黏膜充血、水肿、瘙痒等症状，临床疗效安全、显著。

4. 念珠菌阴道炎[8]　是由白念珠菌感染外阴阴道引起的炎症性疾病，临床较为常见。据报道消糜栓联合伊曲康唑治疗念珠菌阴道炎，治疗的起效时间、治疗时间和平均治疗费用均低于硝酸咪康唑联合伊曲康唑，并能显著降低 6 个月复发率及不良反应发生率。

5. 宫颈上皮内瘤变[9]　消糜栓可用于治疗 CIN。根据细胞异常的程度将 CIN 分为 3 级，CIN Ⅰ 为宫颈轻度非典型增生。消糜栓治疗 CIN Ⅰ，可显著缓解患者白带增多、白带中带血、接触性出血症状，提高细胞学检查转阴率，表明消糜栓治疗 CIN Ⅰ 具有确切的疗效。

【不良反应】　偶出现用药部位红肿、瘙痒、烧灼感。

【使用注意】　①本品为阴道给药，禁止内服。②治疗期间忌房事，配偶如有感染应同时治疗。③未婚妇女不宜使用；已婚妇女月经期及阴道局部有破损者、外阴白色病变、糖尿病所致的瘙痒不宜使用。④带下伴血性分泌物，或伴有尿频、尿急、尿痛者，用药部位如有烧灼感等不适时应停药，严重者，用药 7 天症状无缓解者应去医院就诊。⑤注意卫生，防止重复感染。用药前应先用温开水清洗外阴；给药时应洗净双手或戴指套或手套。⑥对本品过敏者禁用，过敏体质者慎用。

【用法与用量】　阴道给药。一次 1 粒，一日 1 次。睡觉前使用最好。准备干净水一杯。先用单指戴上指套，把本品从塑料尾部掰开取出，将药粒沾满水之后，轻轻放入阴道内。将棉栓塑料薄膜去掉，带线的一头朝外放到阴道口。

参 考 文 献

[1] 石菊, 白冰, 于艳辉, 等. 消糜栓对霉菌性、滴虫性阴道炎的作用研究[J]. 通化师范学院学报, 2017, 38（10）: 59-62.

[2] 刘岩, 李玲玲, 孙虹, 等. 三种妇科栓剂对大鼠宫颈糜烂模型的治疗作用及抗菌活性的比较[J]. 中国比较医学杂志, 2008, 18（8）: 18-20.

[3] 萨础拉, 姜艳艳, 刘洋, 等. 蒙药妇康凝胶剂镇痛抗炎作用的实验研究[J]. 中华中医药杂志, 2010, 25（12）: 2221-2223.

[4] 吴晓农. 消糜栓联合激光治疗宫颈炎疗效观察[J]. 中国计划生育学杂志, 2006, 14（12）: 748.

[5] 张晓艳. 消糜栓治疗宫颈糜烂疗效观察[J]. 中医临床研究, 2014, 23（7）: 132-133.

[6] 钱晓伟. 消糜栓治疗宫颈糜烂效果临床观察[J]. 海峡药学, 2005, 17（2）: 108-109.

[7] 王兰君, 李国兴. 消糜栓治疗滴虫性阴道炎的疗效及安全性[J]. 中国医药指南, 2010, 8（22）: 48-49.

[8] 林新秀. 消糜栓在真菌性阴道炎治疗中的应用价值研究[J]. 中外医疗, 2012, 31（35）.

[9] 罗勤, 邱明英, 傅雪芳. 中药消糜栓治疗宫颈 CIN Ⅰ 疗效观察[J]. 中国当代医药, 2009, 16（14）: 99-100.

（安徽中医药大学　龙子江、高华武，中国医学科学院药用植物研究所　孙桂波）

抗宫炎片（胶囊、软胶囊、颗粒、分散片）

【药物组成】　广东紫珠干浸膏、益母草干浸膏、乌药干浸膏。

【处方来源】　研制方。《中国药典》（2015 年版）。

【功能与主治】　清热，祛湿，化瘀，止带。用于湿热下注所致的带下病，症见赤白带下、量多臭味，以及宫颈糜烂见上述证候者。

【药效】　主要药效如下[1-2]：

1. 抗菌　女性宫颈是易于感染细菌诱发炎症的部位。抗宫炎片体外试验对标准菌及临床分离菌（金黄色葡萄球菌、大肠埃希菌、乙型溶血性链球菌、白念珠菌）均有抑制作用；体内试验可降低感染大肠埃希菌的小鼠死亡率，提高保护率，对大肠埃希菌感染小鼠有一定的保护作用。提示抗宫炎片具有抗菌作用。

2. 抗炎　在感染和炎症初期，血浆中亚铁氧化酶和 PGE_2 含量异常升高。抗宫炎片可缓解苯酚胶浆致宫颈炎模型大鼠宫颈肿胀，降低 PGE_2 水平和亚铁氧化酶活力，产生抗炎作用。抗宫炎片对巴豆油所致小鼠耳肿胀和卡拉胶所致大鼠足跖肿胀均有抑制作用，提示其具有抗炎作用。

3. 镇痛　抗宫炎片能明显减少乙酸致痛小鼠扭体次数，提高热板法致痛小鼠的痛阈。提示其具有镇痛作用。

4. 止血　抗宫炎片能缩短小鼠断尾实验中停止出血时间，缩短小鼠凝血时间，有显著止血作用。

【临床应用】　主要用于慢性宫颈炎、宫颈糜烂、宫腔粘连、非特异性阴道炎和盆腔炎性疾病后遗症。

1. 慢性宫颈炎[3-4]　抗宫炎片治疗湿热下注型宫颈炎效果明显。服用抗宫炎片后，宫颈糜烂程度明显减轻，白带减少，腰骶酸痛等症状减轻。

2. 宫颈糜烂[5]　抗宫炎片联合聚甲酚磺醛栓对宫颈糜烂具有很好的治疗效果。

3. 宫腔粘连[6]　抗宫炎片对宫腔粘连具有良好的治疗作用，通过抑制子宫肌瘤的雌激素受体表达，改善患者的激素水平，减少过度血液供应，从而发挥其抑制子宫上皮生长因子的作用。

4. 非特异性阴道炎[7]　抗宫炎片可用于治疗非特异性阴道炎，能改善患者下腹部坠胀不适感、阴道分泌物增多、分泌物异常、阴道灼痛感、窥器可见阴道黏膜充血。抗宫炎片组方具有抗炎、抑菌作用。据报道抗宫炎片联合中药洗剂治疗非特异性幼女外阴阴道炎，疗效显著，且无不良反应。

5. 盆腔炎性疾病后遗症[8]　抗宫炎片可用于治疗湿热下注，赤白带下、量多臭味之盆腔炎性疾病后遗症。抗宫炎片可改善盆腔炎性疾病后遗症患者局部炎症包块、腰骶部酸痛、子宫压痛等症状，对局部包块有一定消散作用，并且提高阴道清洁度。

【不良反应】　口服偶有头昏、头晕、恶心，停药后消失。

【使用注意】　①忌食辛辣、生冷、油腻食物。②糖尿病或患有其他疾病者，应在医师指导下服用。③带下清稀者不宜选用。带下伴阴痒或有赤带者应去医院就诊。④脾胃虚弱，尤其是脾胃虚寒者慎用；月经量多者不宜服用。

【用法与用量】　片：口服，一次 4 片，一日 3 次。胶囊：口服，一次 3 粒，一日 3次，或遵医嘱。软胶囊：口服，一次 5 粒，一日 3 次。颗粒：开水冲服，一次 1 袋，一日 3 次。分散片：口服，一次 6 片，一日 3 次。

参 考 文 献

[1] 张光贤，胡航辉. 玉清抗宫炎片的药效学研究[J]. 湖南中医药导报，2000，6（12）：36-39.

[2] 谢俊大，洪缨，杜守颖. 宫炎净对宫颈炎模型大鼠的保护作用及其机理研究[J]. 中国中医药信息杂志，2010，17（12）：33-35.

[3] 马廷升，朱兰翠. 抗宫炎片临床应用进展[J]. 中国现代医学杂志，2004，14（10）：69-71.

[4] 顾林祥. 玉清抗宫炎片治疗宫颈炎120例临床总结[J]. 湖南中医药导报，2001，7（4）：176.

[5] 唐春莲，房敏. 聚甲酚磺醛栓联合抗宫炎片治疗宫颈糜烂的临床效果观察[J]. 包头医学院学报. 2015，31（8）：55-56.

[6] 梅月芬. 抗宫炎片联合西药治疗宫腔粘连临床观察[J]. 新中医. 2016，48（4）：132-134.

[7] 侣雪平，陈晶晶，刘红. 中药内外合治非特异性幼女外阴阴道炎37例临床观察[J]. 中医药学报，2014，42（1）：133-134.

[8] 张光贤，胡航辉，胡丽娜，等. 玉清抗宫炎片治疗盆腔炎性疾病后遗症临床观察小结[J]. 中医药导报，2001，7（6）：310-311.

（安徽中医药大学　龙子江、高华武，中国医学科学院药用植物研究所　孙桂波，

浙江工业大学　陈素红、杨　科）

复方沙棘籽油栓

【药物组成】　沙棘籽油、蛇床子、乳香、没药、苦参、炉甘石、冰片。

【处方来源】　研制方。国药准字 Z19991076。

【功能与主治】　清热燥湿，消肿止痛，杀虫止痒，活血生肌。用于湿热下注所致的宫颈糜烂，症见带下量多，色黄或黄白，血性白带或性交后出血，外阴瘙痒、肿痛，腰腹坠胀等。

【药效】　主要药效如下[1]：

1. 抗炎　复方沙棘籽油栓对小鼠巴豆油耳部炎症及大鼠卡拉胶足面炎性肿胀有明显抑制作用。

2. 抗菌　复方沙棘籽油栓对金黄色葡萄球菌、白色葡萄球菌、福氏痢疾杆菌、枯草杆菌、白念珠菌、新型隐球菌、黑色曲霉菌、滴虫等均有杀灭作用。

3. 镇痛　复方沙棘籽油栓可减少小鼠乙酸扭体反应次数，提高热板小鼠痛阈。

4. 调节免疫　血清凝集素测定、脾溶血空斑形成细胞（PFC）测定、外周血 ANAE 测定及 E-玫瑰花形成等试验表明，复方沙棘籽油栓对细胞免疫和体液免疫均有明显的促进作用。

5. 调节阴道 pH 值　细菌感染是女性生殖道最常见的妇科病之一，其特征表现为乳酸杆菌减少、阴道内菌群失调而其他病菌繁殖。复方沙棘籽油栓能够改善阴道 pH 值，抑制有害菌的过度生长，从而改善阴道微生态环境来发挥治疗细菌性阴道病的作用。

【临床应用】　主要用于宫颈糜烂、阴道炎、细菌性阴道病。

1. 宫颈糜烂[2]　复方沙棘籽油栓具有抗菌消炎、杀虫止痒等功效，可提高机体免疫功能，促进糜烂面修复及伤口愈合等，对湿热下注所致的宫颈糜烂疗效显著。

2. 阴道炎[3]　复方沙棘籽油栓可杀死阴道病原体，减轻阴道干涩、灼痛、充血等症状，改善阴道清洁度，具有消肿止痛，活血生肌，提高机体免疫力的功效。

3. 细菌性阴道病[4]　是指一类在细菌学上表现为生殖道正常菌群数量减少、代之以一组厌氧菌群数量增加的临床症候群。复方沙棘籽油栓治疗细菌性阴道病的过程体现了微生态治疗理念，即抗菌、修复、补充营养，重建阴道微生态。

【不良反应】　偶见外阴皮肤瘙痒，伴有丘疹或局部发红，一般停药后可消失。

【使用注意】　①治疗期间避免房事；月经期不宜用药。②宜在医师指导下正确用药。③若贮藏不当，本品软化或融化，可放入冰箱或冷水中使其冷却成型后使用，不影响疗效。

【用法与用量】　阴道用药，月经干净后开始用药。洗净外阴部，将栓剂塞入阴道深处。每晚1枚，每日或隔日1次，6次为一疗程。

参 考 文 献

[1] 龙德芳. 复方沙棘籽油栓[J]. 中国新药杂志，2001，10（10）：778-779.

[2] 洪芸，柴跃苏，胡美仙. 复方沙棘籽油栓治疗宫颈糜烂98例临床观察[J]. 昆明医学院学报，2009，30（12）：136-137.

[3] 张岱，林怀宪，刘朝晖，等. 复方沙棘籽油栓治疗细菌性阴道病的临床研究[J]. 中国实用妇科与产科杂志，2013，2（4）：146-149.

[4] 冯泽旻. 复方沙棘籽油栓治疗细菌性阴道病的临床效果观察[J]. 齐齐哈尔医学院学报，2014，35（4）：512-513.

（中国医学科学院药用植物研究所　孙桂波）

妇得康泡沫剂

【药物组成】　苦参总碱。

【处方来源】　研制方。国药准字 Z52020422。

【功能与主治】　清热燥湿，杀虫。用于慢性宫颈炎、宫颈糜烂、阴道炎之湿热下注证。

【药效】　主要药效如下：

1. 抗菌　妇得康泡沫剂对痢疾杆菌、金黄色葡萄球菌、大肠埃希菌、白念珠菌、滴虫等具有明显的抗感染和杀灭作用。

2. 增加免疫功能　妇得康泡沫剂的主要成分苦参总碱能提高正常机体内的白细胞总数，增强免疫力。

【临床应用】　主要用于宫颈糜烂、阴道炎。

1. 宫颈糜烂[1]　妇得康泡沫剂的主要成分苦参总碱对多种真菌、病毒、原虫具有明显的抗感染和杀灭作用，改善阴道清洁度和阴道内的酸碱环境，促进糜烂创面的组织再生和修复，加快其愈合，同时还可升高白细胞总数，增强免疫力，具有提高抗病能力的功效。

2. 阴道炎[2]　妇得康泡沫剂可直接喷至宫口附近，直接与病灶接触，使药物迅速吸收，从而迅速发挥其强大的抗炎杀菌杀虫作用，并且其泡沫制剂可以扩大药物作用范围，改善阴道的菌群和阴道环境，使阴道的生理状态得以恢复，从而改善患者的外阴烧痒灼痛，白带增多、色质味异常及阴道黏膜充血等症状。

【不良反应】　尚未见报道。

【使用注意】　①本品不得直接启开铝盖。②放置后分层，用前摇匀。③月经期停用；用药期间禁止性生活。

【用法与用量】　先以0.1%高锰酸钾溶液或0.1%新洁尔灭溶液冲洗阴道，再用本品喷射于宫颈区，每周2～3次。

参 考 文 献

[1] 李亚萍. 妇得康泡沫剂治疗宫颈糜烂的临床观察[J]. 中国医药指南，2014，12（28）：269-270.

[2] 刘海莉，李牧，刘琪. 妇得康泡沫剂治疗阴道炎的临床疗效观察[J]. 当代医学，2015，21（5）：134-135.

（中国医学科学院药用植物研究所　孙桂波）

妇科止带片（胶囊）

【药物组成】　椿皮、五味子、黄柏、龟甲、茯苓、阿胶、山药。

【处方来源】　清·傅山《傅青主女科》。《中国药典》（2015 年版）。

【功能与主治】　清热燥湿，收敛止带。用于慢性子宫炎、子宫内膜炎、阴道黏膜炎等引起的湿热型赤白带症的治疗。

【药效】　主要药效如下：

1. 抗菌　本品有抗菌作用，对阴道炎及宫颈炎常见的细菌生长有抑制作用。

2. 抗炎　本品有抗炎作用，可减轻局部炎症，消除局部水肿。

【临床应用】　主要用于宫颈糜烂、阴道炎。

1. 宫颈糜烂[1-2]　妇科止带片能有效地减轻宫颈局部因微波治疗后所引起的充血、水肿和渗出，使阴道排液量减少，排液时间缩短，脱痂期宫颈出血量减少或无出血，加速创面愈合，减轻患者的不适症状。

2. 阴道炎[3]　妇科止带片治疗复发性念珠菌阴道炎临床效果理想，不良反应较轻。

【不良反应】　尚未见报道。

【使用注意】　①过敏体质者慎用；肝肾阴虚证者慎用。②忌辛辣、生冷、油腻食物。

【用法与用量】　口服。片：一次 4～6 片，一日 2～3 次。胶囊：一次 4～6 粒，一日 2～3 次。

参 考 文 献

[1] 孔双燕. 妇科止带片配合微波治疗宫颈糜烂 180 例[J]. 中国中医药科技, 2010, 17（3）: 265.

[2] 任孝德, 屠万倩, 翟乙娟, 等. HPLC 法测定妇科止带片中盐酸小檗碱的含量[J]. 中草药, 2004, 35（7）: 771-772.

[3] 柳淑艳. 止带片治疗复发性念珠菌阴道炎的临床分析[J]. 中国农村卫生, 2015, 18: 1.

（中国医学科学院药用植物研究所　孙桂波）

二、健脾温肾类

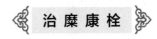

治 糜 康 栓

【药物组成】　黄柏、苦参、儿茶、枯矾、冰片。

【处方来源】　研制方。《中国药典》（2015 年版）。

【功能与主治】　清热解毒，燥湿收敛。用于湿热下注所致的带下病，症见带下量多，色黄质稠，有臭味，或有大便干燥，以及细菌性阴道病、滴虫性阴道炎、宫颈糜烂见上述证候者。

【药效】　主要药效如下[1]：

1. 调节免疫　治糜康栓联合阿奇霉素分散片可以减轻炎症反应，提高免疫功能，降低炎症因子 IL-4、TNF-α 和 PGE_2 水平，显著提高血清 IgA、IgG、IgM 水平，增强免疫功能。

2. 抗菌　治糜康栓有抗菌作用，对阴道炎及宫颈炎常见的细菌生长有抑制作用。

3. 抗炎　治糜康栓有抗炎作用，可减轻局部炎症，消除局部水肿。

【临床应用】　主要用于慢性宫颈炎、宫颈炎合并 HPV 感染、宫颈糜烂。

1. 慢性宫颈炎[1]　治糜康栓联合阿奇霉素分散片治疗慢性宫颈炎后宫颈修复时间、阴道排液时间、血清炎性因子水平、免疫球蛋白水平均有明显改善。

2. 宫颈炎合并 HPV 感染[2]　采用微波、抗病毒疗法治疗同时给予治糜康栓治疗，患者的阴道异常分泌物持续时间、创面愈合时间、血清超敏 CRP、IL-6、TNF-α 水平均有良好改善。

3. 宫颈糜烂[3]　以治糜康栓和左氧氟沙星联合治疗宫颈糜烂疗效较好，副作用小，经济、方便，适合广大妇女患者。

【不良反应】　尚未见报道。

【使用注意】　月经期停用。

【用法与用量】　口服。一次 1 粒，隔日 1 次，睡前清洗外阴部，将栓剂塞入阴道深部，10 天为一疗程。

参 考 文 献

[1] 李美茹, 段红艳, 贾楠. 治糜康栓联合阿奇霉素治疗慢性宫颈炎的临床研究[J]. 现代药物与临床, 2018, 33(11): 2998-3002.

[2] 张喜培, 周薇. 治糜康栓治疗宫颈炎合并 HPV 感染的临床疗效及对炎性因子水平的影响[J]. 中国妇幼保健, 2018, 33（5）: 1025-1027.

[3] 王秀云、张菊海. 治糜康栓和左氧氟沙星联合治疗宫颈糜烂 517 例的临床体会[J]. 甘肃医药, 2013, 32（10）: 767-768.

（中国医学科学院药用植物研究所　孙桂波）

第十章

盆腔炎中成药名方

第一节 概 述

一、概 念[1-5]

盆腔炎（pelvic inflammatory disease，PID）指女性上生殖道及周围组织的感染性疾病，主要包括子宫内膜炎、输卵管炎、盆腔腹膜炎、盆腔结缔组织炎、输卵管-卵巢脓肿等。

盆腔炎是常见的妇科疾病，根据发病急慢和病程长短分为急性与慢性两类。急性盆腔炎是指女性内生殖道及周围结缔组织、盆腔腹膜发生的急性炎症，炎症可局限于一个部位，也可同时累及几个部位，以输卵管炎及输卵管卵巢炎最为常见。盆腔炎性疾病后遗症（即往称之为慢性盆腔炎）是指女性内生殖器及其周围结缔组织、盆腔腹膜的慢性炎症，常因急性盆腔炎延误治疗或治疗不彻底或患者平素体质虚弱，病程迁延日久所致。

中医学将盆腔炎归于"妇人腹痛""月经不调""癥瘕""不孕症""带下"等范畴。

二、病因及发病机制

（一）病因

盆腔炎主要由病菌上行感染所致。①流产、分娩、性交或月经行经期，机体的自然防御功能遭到破坏，免疫功能失调、内分泌发生变化或外源性致病菌侵入，易使阴道菌群上行，导致盆腔炎发生。②月经期性交，月经期宫颈口开放，子宫内膜剥脱面有扩张的血窦及凝血块，为细菌上行感染提供生存环境。③人工流产、放置宫内节育器等手术操作导致盆腔感染。④下生殖道感染、邻近器官炎症的蔓延、盆腔炎性疾病造成盆腔继发性感染。

（二）发病机制

1. 病原体微生物侵袭 是造成盆腔炎的重要因素。盆腔炎的致病微生物有外源性及内源性两类。其中外源性病原体主要为性传播疾病的病原体，如淋病奈瑟球菌、沙眼衣原体，此外还包括巨细胞病毒、人型支原体、解脲支原体及生殖支原体等。内源性病原体指寄居于阴道的菌群，包括厌氧菌、阴道加德纳菌、流感嗜血杆菌、肠道革兰氏阴性杆菌、无乳链球菌等。一种或多种致病菌混合感染均可引发盆腔炎，以后者较为常见。

2. **免疫失调**　病原菌进入机体激活自身免疫系统，进而释放大量细胞因子及趋化因子，杀伤病原菌。月经期、产褥期等时期机体免疫能力下降，抗病原菌能力降低。微生物可以自由进入宫颈，再由宫颈向上逆行至宫腔、输卵管或卵巢，而机体又无法将病原菌杀死，引起盆腔感染。

3. **激素影响**　月经周期中激素的变化增加了盆腔感染的扩散，特别是在月经周期中期（排卵期）。当雌激素水平增高，孕激素水平相对较低时，宫颈黏液变得稀薄、透明，可允许微生物穿过而寄居于子宫内膜上；排卵后，黄体产生的孕激素使黏液质量和特性发生改变，黏液的分泌量逐渐减少，质地变得黏稠而混浊，这时变得黏稠的黏液可作为黏液塞封闭子宫腔而使病原微生物滞留于宫腔之内或逆行向上感染输卵管、卵巢等部位，造成盆腔炎。

三、临 床 表 现

盆腔炎包括子宫内膜炎、输卵管炎、盆腔腹膜炎、盆腔结缔组织炎、输卵管-卵巢脓肿等，可分为无并发症盆腔炎及有并发症盆腔炎（即合并附件炎性包块者）。常见的临床表现包括单侧或双侧下腹部疼痛、腰腹疼痛，阴道分泌物增多、分泌物臭秽或呈脓性、血性分泌物，月经不调、异常子宫出血、月经量增多、经期延长、性交出血，恶心、呕吐、腹胀、腹泻，伴有泌尿系统感染，可有尿急、尿频、尿痛，病情严重者可出现发热甚至高热、寒战、头痛、食欲缺失等。

四、诊 　 断

盆腔炎可按照最低诊断标准、附加诊断标准和特异诊断标准"三标准"联合进行诊断。盆腔炎一般可通过病史、症状、妇科检查及辅助检查进行初步诊断。但由于盆腔炎的临床表现差异很大，或一些盆腔炎较轻，难以判断，故诊断主要依靠临床最低标准，即宫颈举痛或子宫压痛或附件区压痛。此外，为增加诊断的特异度，可对照 2015 年美国疾病控制和预防中心（CDC）诊断标准，进行更加精细的诊断。

五、治 　 疗

（一）常用化学药物及现代技术

治疗以抗菌药治疗为主，必要时进行手术。

1. **药物治疗**　主要采用抗菌药控制感染。盆腔炎的致病微生物种类较广，故选用广谱抗菌药进行治疗，如青霉素类、喹诺酮类、氨基糖苷类、硝基咪唑类、头孢菌素类、大环内酯类、四环素类等。根据患者的具体病情，将上述药物进行合理的联合应用，能够有效改善患者症状，但长期反复使用易产生耐药性。

2. 手术治疗　经药物治疗无效、腹部包块持续未消或脓肿破裂者（如输卵管积水、输卵管-卵巢囊肿），宜进行手术治疗，包括经腹手术及腹腔镜手术。单一疗法效果较差，可采用综合治疗。

（二）中成药治疗

中药通过多靶点、多环节调控，改善患者症状。对于症状较轻的患者，能够起到缓解疼痛、减轻炎症的作用，而对于症状严重或采用手术治疗的患者，联合中成药治疗，可改善症状和体征。

第二节　中成药名方的辨证分类与药效

盆腔炎患者的共同病理基础是免疫失调及激素水平异常导致外源性病原体侵入，诱发上生殖系统炎症。中药治疗盆腔炎的基本药效是抗炎、抗菌并提高机体的免疫力。中药治疗盆腔炎主要采用清热利湿、清热解毒、行气活血、补肾活血等，为辨证用药，发挥治疗盆腔炎的不同药效特点。中成药名方的常见辨证分类及主要药效如下[6-7]：

一、清热利湿类

湿热蕴结型盆腔炎主要症状是腹胀痛或刺痛，痛处固定，腰骶胀痛，带下量多、色黄质稠或气臭，或伴有经期腹痛加重，经期延长或月经量多，口腻或纳呆，小便黄，大便溏而不爽或大便干结。

盆腔炎湿热蕴结证的主要病理变化是经期、产后而感受湿热之邪，引起阴道、子宫等感染；经期、产后免疫功能低下，机体对抗外界病原体侵袭能力减弱，导致病原体滞留宫腔；细胞免疫异常，引起炎症因子过度分泌，导致局部免疫病理学损伤。

清热利湿类中成药可改善局部免疫，调节细胞因子和凋亡因子释放，减少自由基氧化损伤，进而抑制宫腔粘连，改善局部免疫损伤。

常用中成药：妇科千金片（胶囊）、妇乐颗粒（胶囊、冲剂、糖浆、片）、妇炎康片（胶囊、软胶囊、颗粒、丸）、妇炎康复胶囊（颗粒、片、咀嚼片）、妇炎净胶囊（片）、盆炎净颗粒（胶囊、片、咀嚼片）、宫炎平片（胶囊、分散片、滴丸）、金鸡胶囊（片、颗粒、丸）、抗宫炎片（胶囊、软胶囊、颗粒、分散片，见第九章）等。

二、清热解毒类

盆腔炎热毒壅盛证的主要症状是下腹部胀痛或灼热疼痛剧烈，拒按，甚至全腹剧痛，发热恶寒，或高热不退，带下量多，色黄呈脓样，质稠黏，气秽，口干，恶心，纳差，大便燥结或溏泄，小便色赤而频，舌质红，苔黄厚或黄燥，脉滑数。

盆腔炎的热毒壅盛证者主要病理变化是月经行经期感受湿热，病菌侵袭机体，邪伏冲任，热毒入血室，引起发热；病原体上行至宫颈，定植于子宫内膜，诱发过度炎症反应，引起炎症因子和免疫因子失衡，从而导致子宫、输卵管等炎性浸润、水肿，宫腔粘连，反复发作。

清热解毒类中成药可产生抗菌作用，改善病原体引起的盆腔炎，缓解发热疼痛；增强体液免疫和细胞免疫能力，加速病原体清除；改善炎症因子的过度释放，改善子宫、输卵管等的水肿及粘连，减轻局部炎症。

常用中成药：康妇炎胶囊、康妇消炎栓、金刚藤糖浆（胶囊、软胶囊、颗粒、丸、口服液、分散片、咀嚼片）、花红颗粒（片、胶囊）、妇平胶囊、妇炎消胶囊（口服液、泡腾片）、宫血宁胶囊（见第一章）等。

三、行气活血类

气滞血瘀证盆腔炎的症状主要是下腹胀痛或刺痛，情志不畅则腹痛加剧，腰骶酸胀疼痛，白带多，色黄质稠。月经先期，量多，色紫暗，伴血块，瘀块排出则痛缓。胸胁乳房胀痛，舌质紫暗或有瘀点，白腻苔或薄黄苔。脉弦或弦涩。

盆腔炎气滞血瘀证的主要病理变化是气滞血瘀所引起的血液流变学异常、子宫微循环障碍，组织营养状态和新陈代谢减慢，导致雌、孕激素失调，生理周期紊乱，利于病菌侵入。细胞免疫功能失调，炎症趋化因子分泌增多，引起子宫、输卵管内膜等处炎性细胞浸润。

行气活血类中成药可调节血液流变性及微血管收缩，改善子宫微循环，促进包块和积液消退，缓解疼痛，调节雌、孕激素水平，稳定生理周期，减少病原侵袭机会；提高阴道壁和宫颈细胞免疫功能，进而清除侵袭的病原体。

常用中成药：坤复康胶囊（片）、止痛化癥胶囊（颗粒、片）（见第十二章）、桂枝茯苓片（丸、胶囊）（见第十二章）、保妇康栓（凝胶、泡沫剂）（见第八章）、散结镇痛胶囊（片）（见第十一章）等。

四、补肾活血类

肾虚血瘀证盆腔炎的主要症状为下腹绵绵作痛或刺痛，腰骶酸痛，遇劳累加重，喜温喜按，带下量多，色白质清稀。头晕耳鸣，经量多或少，经血暗淡或夹块，夜尿频多，或婚久不孕；舌质暗淡或有瘀点瘀斑，苔白或腻，脉沉涩。

肾虚血瘀证盆腔炎的主要病理变化是肾虚血瘀引起免疫器官功能低下，抵抗力低导致吞噬和清除体外病原体能力低下，导致血液循环障碍；机体炎症反应增强，促炎因子和抑炎因子之间平衡失调，导致组织炎性浸润。

补肾活血类中成药可改善机体固有免疫和 T、B 淋巴细胞的细胞免疫，促进外源性病原体清除，改善血液循环，抑制机体过度的炎症反应，调节炎症因子之间的平衡，从而抗菌、抗炎，改善组织炎症。

常用中成药：妇宝颗粒等。

五、其 他 类

妇炎舒胶囊（片）等。

参 考 文 献

[1] 谢幸，苟文丽. 妇产科学[M]. 8 版. 北京：人民卫生出版社，2013：258-264.
[2] 谢幸，孔北华，段涛. 妇产科学[M]. 4 版. 北京：人民卫生出版社，2018：259-265.
[3] 陈奇，张伯礼. 中药药效研究方法学[M]. 北京：人民卫生出版社，2016：686-688.
[4] 刘晓娟，范爱萍，薛凤霞.《2015 年美国疾病控制和预防中心关于盆腔炎性疾病的诊治规范》解读[J]. 国际妇产科学杂志，2015，42（6）：674-675，684.
[5] 陈玮. 盆腔炎性疾病所致慢性盆腔疼痛的治疗研究进展[D]. 北京：北京中医药大学，2010.
[6] 张玉珍. 中医妇科学[M]. 2 版. 北京：中国中医药出版社，2007：315-318.
[7] 国家中医药管理局医政司. 22 个专业 95 个病种中医诊疗方案[M]. 北京：中国中医药出版社，2010：535-536.

（浙江工业大学　陈素红、雷珊珊，温州医科大学附属第二医院　郑　虹，浙江中医药大学　吕圭源）

第三节　中成药名方

一、清热利湿类

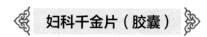

妇科千金片（胶囊）

【药物组成】　千斤拔、金樱根、穿心莲、功劳木、单面针、当归、鸡血藤、党参。

【处方来源】　唐·孙思邈《千金方》。《中国药典》（2015 年版）。

【功能与主治】　清热除湿，益气化瘀。用于湿热瘀阻所致的带下病、腹痛，症见带下量多、色黄质稠、臭秽，小腹疼痛，腰骶酸痛，神疲乏力，以及盆腔炎性疾病后遗症、子宫内膜炎、慢性宫颈炎见上述证候者。

【药效】　主要药效如下[1-7]：

1. 抗炎　妇科千金片可有效抑制二甲苯所致小鼠耳郭肿胀度，降低塑料环所致大鼠子宫炎症肿胀率，抑制滤纸片诱导的小鼠肉芽肿增生，具有抗炎作用。妇科千金片能显著降低急性盆腔炎感染模型大鼠外周血白细胞总数，降低中性粒细胞比例，升高淋巴细胞比例，改善模型大鼠子宫、输卵管、卵巢组织炎症病变。

妇科千金片可抑制盆腔炎性疾病后遗症大鼠血清促炎症细胞因子（IL-1β、IL-8、TNF-α）表达，增加抗炎症细胞因子（IL-10）的释放；还抑制盆腔炎模型大鼠子宫、卵巢炎症因子 TNF-α、IL-2、IL-6 mRNA 和 NF-κB 蛋白的表达，促进 Iκβ 蛋白的表达，调控 NF-κB/Iκβ 信号通路发挥抗炎作用。妇科千金片能通过提高盆腔炎性疾病后遗症模型大鼠卵巢、输卵管组织 caspase-3 和 caspase-8 表达，引发 FasL-caspase 级联反应，促进炎性细胞凋亡，从而减轻卵巢、输卵管组织炎症损害。

2. 抑制粘连　妇科千金片能减少盆腔炎性疾病后遗症模型大鼠子宫内膜炎症细胞浸润，减轻子宫肿胀、充血，减少宫腔积液，减轻与盆腔周围组织粘连，促进其病变上皮细胞增生修复，促进子宫形态恢复。

3. 调节免疫　Th1/Th2 细胞因子失衡在炎症的发病过程中起重要作用。妇科千金片促使盆腔炎性疾病后遗症模型大鼠子宫组织 Th1/Th2 细胞平衡恢复，增强机体免疫功能。

妇科千金片还能促进血清 3 种免疫球蛋白（IgG、IgM、IgA）产生，提高机体免疫能力。妇科千金胶囊能促进环磷酰胺所致免疫功能低下模型小鼠血清溶血素抗体的形成，提高巨噬细胞吞噬百分率和吞噬指数。

4. 抗菌　体外试验表明妇科千金片具有良好的抗菌作用。妇科千金片对大肠埃希菌、金黄色葡萄球菌、白念珠菌和铜绿假单胞菌均有抑制作用，对白念珠菌作用最强。体内抑菌试验结果证实，妇科千金片可降低金黄色葡萄球菌感染小鼠死亡率。

5. 镇痛　妇科千金片可提高热板法致疼痛模型小鼠的痛阈，减少冰醋酸所导致的小鼠扭体次数，具有镇痛作用。

妇科千金片（胶囊）抗盆腔炎的药效及机制见图 10-1。

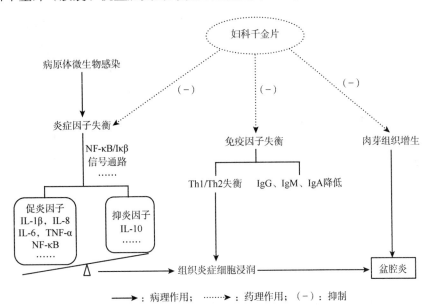

图 10-1　妇科千金片（胶囊）抗盆腔炎的药效及机制图

【临床应用】　主要用于盆腔炎、细菌性阴道病、老年性阴道炎、宫颈炎等。

1. 盆腔炎[8-16]　妇科千金片用于治疗少腹痛、胞脉气血亏虚、运气不畅、湿热与瘀血互结及损伤冲任二脉之盆腔炎。妇科千金片可缓解盆腔炎性疾病后遗症患者下腹疼痛、月经不调、经期腹痛加重的症状。妇科千金片能改善急性盆腔炎的发热、下腹痛、附件包块、盆腔积液等症状，抑制炎症因子的产生，增强患者的免疫功能。

妇科千金片能有效缓解子宫内膜炎所致的腹部疼痛、白带异常，促进患者的子宫内膜修复，提高治愈率，改善患者的生活质量。

2. 细菌性阴道病[17]　妇科千金片治疗细菌性阴道病，可有效改善细菌性阴道病患者阴道分泌物增多、外阴瘙痒及阴道黏膜充血症状，改善阴道清洁度，临床效果显著，且无毒副作用。

3. 老年性阴道炎[18]　妇科千金片联合乳酸杆菌活菌胶囊与雌三醇治疗老年性阴道炎，可显著改善阴道分泌物增多及外阴瘙痒、灼热感等症状，降低阴道黏膜充血，改善阴道清洁度，安全有效。

4. 慢性宫颈炎[19]　妇科千金片可改善慢性宫颈炎患者白带增多症状，生肌止痛，清热解毒；有效改善慢性宫颈炎患者的不良症状，提高患者的日常生活质量。

【不良反应】　尚未见报道。

【使用注意】　①孕妇禁用。②忌食辛辣。

【用法与用量】　口服。片：一次 6 片，一日 3 次。胶囊：一次 2 粒，一日 3 次，14 天为一疗程，温开水送下。

参 考 文 献

[1] 鲁耀邦，屈金艳，郭建生，等. 妇科千金片对急性盆腔炎大鼠子宫、卵巢 TNF-α、IL-2 mRNA 转录水平的影响[J]. 中成药，2012, 34（1）：29-33.

[2] 李鑫，郭建生，师振予，等. 妇科千金片对慢性盆腔炎大鼠血清炎性细胞因子表达的影响[J]. 中国实验方剂学杂志，2013, 19（10）：225-228.

[3] 李鑫，郭建生，师振予. 妇科千金片对慢性盆腔炎模型大鼠子宫组织辅助性 T 细胞 1/2 型细胞因子表达的影响[J]. 转化医学杂志，2013, 2（6）：344-347.

[4] 聂晶，李鑫，师振予，等. 妇科千金片对慢性盆腔炎模型大鼠卵巢组织 caspase-3 和 caspase-8 表达的影响[J]. 西北药学杂志，2014, 29（4）：385-387.

[5] 管仲莹，向绍杰，孟莉. 妇科千金片抑菌作用的实验研究[J]. 实用中医内科杂志，2010, 24（6）：29-30.

[6] 田洪，左之文. 妇科千金胶囊抗炎免疫作用的实验研究[J]. 湖南中医杂志，2000, 16（5）：58-60.

[7] 袁建菱，郭建生，伍参荣，等. 妇科千金片对急性盆腔炎模型大鼠血清 IgA、IgG、IgM 的影响[J]. 湖南中医药大学学报，2010, 30（9）：87-89.

[8] 付健. 花红片、妇科千金片治疗慢性盆腔炎 180 例三中心临床观察[J]. 中国继续医学教育，2015, 7（25）：207-208.

[9] 姚奏英，陆华，尹巧芝. 花红片、妇科千金片治疗盆腔炎性疾病后遗症湿热瘀结证 180 例临床观察[J]. 中成药，2014, 36（1）：208-210.

[10] 林维茸，王玮. 中成药妇科千金片佐治 86 例急性盆腔炎的临床研究[J]. 辽宁中医杂志，2013, 40（10）：2065-2067.

[11] 沈明霞，方萍. 中西医结合治疗急性盆腔炎并输卵管脓肿 28 例[J]. 中国中医急症，2011, 20（12）：2046-2047.

[12] 李丹志，王新. 合理用药治疗急性盆腔炎（附 98 例临床用药分析）[J]. 实用妇产科杂志，2000, 16（5）：260-261.

[13] 王秋梅，王灿东. 妇科千金片治疗盆腔炎 186 例临床观察[J]. 华北煤炭医学院学报，2001, 3（5）：602.

[14] 娄淑清，杨培红，吴大海. 妇科千金片对子宫内膜炎的临床疗效分析[J]. 北方药学，2017, 14（4）：178-179.

[15] 路臻. 中西医结合治疗子宫内膜炎的临床观察[J]. 中国医药导刊，2016, 18（5）：486-487.

[16] 郭瑛. 抗生素联合妇科千金片治疗子宫内膜炎的临床效果分析[J]. 黑龙江医学，2015, 13（3）：291-292.

[17] 刘巧香. 论千金片治疗细菌性阴道炎的疗效研究[J]. 中医临床研究，2015, 7（32）：87-88.

[18] 庞立芳. 妇科千金片联合乳酸杆菌活菌胶囊与雌三醇治疗老年性阴道炎的疗效观察[J]. 临床合理用药，2012,5（13）：96-97.

[19] 马爱莲. 妇科千金片联合西药治疗慢性宫颈炎随机平行对照研究[J]. 实用中医内科杂志，2016, 30（9）：69-71.

（浙江工业大学　陈素红、雷珊珊，安徽中医药大学　龙子江，中国中医科学院药用植物研究所　孙桂波，江西中医药大学　胡慧明）

妇乐颗粒（胶囊、冲剂、糖浆、片）

【药物组成】　忍冬藤、大血藤、甘草、大青叶、蒲公英、牡丹皮、赤芍、川楝子、醋延胡索、熟大黄。

【处方来源】　研制方。《中国药典》（2015 年版）。

【功能与主治】　清热凉血，化瘀止痛。用于瘀热蕴结所致的带下病，症见带下量多、色黄、少腹疼痛，以及盆腔炎性疾病后遗症见上述证候者。

【药效】　主要药效如下[1-4]：

1. 抗炎　盆腔炎是女性生殖器及其周围结缔组织炎症的总称，其病理实质改变包括炎性渗出、生殖器官粘连，局部组织增厚或发生瘢痕增生。妇乐颗粒可降低盆腔炎模型家兔血清 TNF-α、IL-8 等致炎细胞因子水平，提高血清 IL-10、IL-2 等抗炎因子水平；同时妇乐颗粒可以降低盆腔炎家兔的子宫、输卵管细胞黏附分子的水平，发挥抗炎作用，促进盆腔愈合。

2. 抗氧化　妇乐颗粒可升高"苯酚胶浆法"致盆腔炎性疾病后遗症模型大鼠降低的 SOD 水平，降低 MDA 水平，起到抗氧化作用，有利于局部炎性分泌物的消散和吸收。

3. 改善子宫组织形态　TGF-β1 是由多种细胞分泌的具有多重生物学效应的细胞因子，参与炎症的发生。妇乐颗粒可明显增加盆腔炎性疾病后遗症模型大鼠子宫质量，增加阴道上皮细胞角化程度，明显降低子宫组织 TGF-β1 mRNA 的表达，减轻大鼠子宫内膜炎症细胞浸润、充血及肿胀。

4. 调节性激素水平　围绝经期时生殖内分泌系统性激素分泌紊乱，雌激素水平大幅度降低，靶组织和靶器官也产生功能和组织形态学变化。妇乐颗粒可明显降低去卵巢拟阴虚内热模型大鼠血清 LH、FSH 和催乳素水平，升高血清 E$_2$ 水平，增加模型大鼠子宫质量，明显增加阴道上皮细胞角化程度。

5. 调节神经系统　卵巢功能衰退，性激素分泌失调，引起内分泌功能紊乱，并伴随下丘脑单胺类神经递质含量异常，使得下丘脑-垂体-卵巢轴平衡发生变化，引发神经内分泌系统失调。妇乐颗粒使去卵巢拟阴虚内热模型大鼠下丘脑中升高的 5-HT、5-HIAA、去甲肾上腺素（NE）等下丘脑单胺类神经递质水平明显降低，明显降低 5-HT/NE 值，纠正拟围绝经期阴虚内热大鼠中枢单胺类神经递质紊乱，进而改善自主神经系统紊乱症状。

【临床应用】　主要用于盆腔炎、阴道炎、绝经期综合征等。

1. 盆腔炎[5-8]　妇乐颗粒用于治疗湿热蕴结、冲任受损、气血失调之盆腔炎。妇乐颗粒联合腹部 BPM-Ⅷ型红外光疗治疗后明显缩小患者盆腔炎性包块，明显改善患者下腹痛、月经失调、压痛等症状；并减少盆腔内积液或输卵管积水，缩小卵巢囊肿或炎性肿块，恢复感染部位微生态环境。妇乐颗粒联合左氧氟沙星和甲硝唑可有效降低急性盆腔炎患者血清超敏 CRP、IL-6 和 TNF-α 水平，明显抑制患者机体炎性反应，改善临床症状。

2. 阴道炎[9]　妇乐颗粒具有显著广谱抑菌作用。妇乐颗粒冲剂结合健康教育治疗阴道炎，具有较好的临床疗效。

3. 绝经期综合征[10]　妇乐颗粒可有效改善绝经期综合征患者潮热、多汗、烦躁不安、失眠等多种自主神经紊乱症状，并显著提升外周血中 CD4$^+$T 细胞比例，明显恢复患者细胞免疫功能，升高 IL-2 水平，能显著改善绝经期综合征患者的免疫功能。

【不良反应】　尚未见报道。

【使用注意】　孕妇慎用。

【用法与用量】　颗粒：开水冲服，一次 12g，一日 2 次。胶囊：口服，一次 6 粒，一日 2 次。冲剂：口服，一次 2 袋，一日 2 次。糖浆：口服，一次 20ml，一日 2 次。片：口服，一次 5 片，一日 2 次。

参 考 文 献

[1] 刘凤萍，张民英. 妇乐颗粒对家兔盆腔炎模型炎症细胞因子及 ICAM-1 的影响[J]. 陕西中医，2015，36（8）：1090-1091.

[2] 徐亚香，师海波. 妇乐颗粒对去卵巢拟阴虚内热大鼠的影响[J]. 中草药，2004，35（10）：1161-1163.

[3] 谷凤，陶红星，苗久旺，等. 泽丹冲剂对盆腔炎性大鼠子宫 TGF-β1mRNA、CTGFmRNA 的干预研究[J]. 陕西中医，2014，35（5）：623-625.

[4] 阳松威，郭建生，王晓倩. 补肾疗更浸膏对去势更年期模型大鼠神经内分泌功能失调的作用[J]. 中成药，2012，38（3）：651-654.

[5] 茅小颖. 妇乐颗粒联合抗生素治疗慢性盆腔炎疗效观察[J]. 新中医，2014，46（9）：117-118.

[6] 彭淑英，张英. 妇乐颗粒联合腹部红外光疗治疗慢性盆腔炎疗效观察[J]. 中国医药导报，2009，6（33）：165-166.

[7] 罗立敏，张继玲，管敏昌. 妇乐颗粒治疗急性盆腔炎疗效观察[J]. 海峡药学，2012，24（2）：158-159.

[8] 方海兰，符琴，王咸菊，等. 妇乐颗粒联合左氧氟沙星和甲硝唑治疗急性盆腔炎的临床研究[J]. 现代药物与临床，2016，31（12）：2025-2028.

[9] 田丽丽. 健康教育结合妇乐颗粒冲剂治疗妇科阴道炎护理中的应用研究[J]. 内蒙古中医药，2017，36（Z1）：235-236.

[10] 王彩霞. 妇乐颗粒对更年期综合征疗效及内分泌与免疫功能的影响[J]. 中国药业，2015，24（12）：101-102.

（安徽中医药大学　龙子江、高华武，浙江工业大学　陈素红、李　波）

妇炎康片（胶囊、软胶囊、颗粒、丸）

【药物组成】　赤芍、土茯苓、醋三棱、炒川楝子、醋莪术、醋延胡索、炒芡实、当归、苦参、醋香附、黄柏、丹参、山药。

【处方来源】　研制方。《中国药典》（2015 年版）。

【功能与主治】　清热利湿，理气活血，散结消肿。用于湿热下注、毒瘀互阻所致带下病，症见带下量多、色黄、气臭，少腹痛，腰骶痛，口苦咽干，以及阴道炎、盆腔炎性疾病后遗症见上述证候者。

【药效】　主要药效如下[1-10]：

1. 抗炎镇痛　盆腔炎性疾病后遗症基本病理变化为充血、肿胀、渗出、增生、粘连、包块，病理结局为纤维结缔组织增生，形成粘连、包块为主。妇炎康抑制大鼠棉球肉芽肿的形成，抑制卡拉胶致大鼠的足跖肿胀和二甲苯致小鼠的耳肿胀，还可降低甲醛所致小鼠腹腔毛细血管通透性增加，具有较好的抗炎、消肿作用。妇炎康可降低盆腔炎性疾病后遗症机体血清 TNF-α、IL-1β、IL-8 等炎症因子的表达水平。妇炎康还能提高热板刺激小鼠痛阈，使乙酸所致的小鼠扭体潜伏期延长和次数减少，具有镇痛作用。

2. 抗菌　盆腔炎性疾病后遗症与细菌感染有关，链球菌、葡萄球菌和大肠埃希菌为常见的主要致病菌。25%的妇炎康片溶液体外抗菌试验证实其对金黄色葡萄球菌、乙型溶血性链球菌、痢疾杆菌有一定抑制作用。

3. 改善血液流变性　盆腔炎性疾病后遗症是目前严重影响女性身体健康的疾病，由于盆腔血流缓慢，慢性炎症渗出使盆腔器官粘连，炎症导致盆腔充血、血流缓慢。妇炎康片能降低盆腔炎性疾病后遗症模型大鼠全血及血浆的黏度，降低全血高切、低切黏度和血细胞比容,具有一定改善血液流变性的作用。

4. 改善子宫内膜病理形态　盆腔炎模型大鼠子宫内膜上皮细胞大部分变性坏死、脱落,肌纤维纹理紊乱,慢性炎性细胞浸润,以淋巴细胞、中性粒细胞、浆细胞浸润为主;部分腺体坏死并被纤维结缔组织填充。妇炎康片能显著抑制盆腔炎性疾病后遗症模型大鼠子宫壁内膜表面上皮细胞变性,降低间质充血及炎细胞浸润,使内膜表面上皮细胞形态基本正常,黏膜及肌层层次清晰,减少宫腔粘连,改善病变组织形态,使病变组织恢复正常状态。

5. 调节免疫　外阴阴道假丝酵母菌病的发病与多种因素有关,其病因涉及宿主与致病菌两方面,其中天然免疫被认为是黏膜念珠菌感染的主要宿主防御机制,念珠菌菌丝形成、黏附等毒力因子的表达是导致感染的重要原因。妇炎康片能显著增加小鼠免疫器官(胸腺、脾脏)质量,提高小鼠单核巨噬细胞吞噬指数,增强小鼠单核吞噬细胞系统吞噬功能,从而提高机体的免疫功能。

【临床应用】　主要用于盆腔炎性疾病后遗症、外阴及阴道炎、节育术后后遗症等。

1. 盆腔炎性疾病后遗症[11-14]　妇炎康片用于治疗瘀久不消,积聚癥瘕,腰腹痛、白带增多之盆腔炎性疾病后遗症,对湿热瘀结和寒凝气滞两型患者均有良好的治疗作用。妇炎康片联合阿奇霉素能够有效改善盆腔炎患者腹部疼痛、白带异常等体征,且不良反应较少。

妇康炎胶囊对慢性子宫内膜炎有活血化瘀、清热利湿之功效,可有效治疗湿热瘀阻所致的腰腹疼痛、带下黄稠、外阴瘙痒等症状。采用西药抗炎加口服妇炎康胶囊治疗慢性子宫内膜炎患者,有效率和痊愈率均显著升高。

2. 外阴及阴道炎[15]　妇炎康片可治疗外阴及阴道炎,症见白带多、气味臭,阴道口及外阴瘙痒,尿频、尿急、尿痛等。妇炎康片具有显著的抗菌、抗炎作用,明显降低毛细血管通透性,抑制结缔组织增生等,从而对外阴及阴道炎产生治疗作用。

3. 节育术后后遗症[16]　妇炎康片可治疗放置节育器避孕后妇女出现小腹疼痛、腰酸、白带增多或带血丝等术后后遗症。

【不良反应】　偶见轻度腹泻、头晕、恶心、皮疹、胃脘不适等症状,一般不影响继续治疗。

【使用注意】　①本品含破血消癥药,孕妇禁用。②本品用于湿热下注,毒瘀互阻证,气血虚弱,脾肾阳虚者慎用。③服药期间,忌食辛辣、生冷食物。

【用法与用量】　口服。片:一次6片,一日3次。胶囊:一次3粒,一日3次。软胶囊:一次6粒,一日3次。颗粒:一次3~12g,一日3次。丸:水蜜丸一次5g,大蜜丸一次1丸,一日2次。

参　考　文　献

[1] 何昆云, 陈植和. 妇炎康片药效学试验研究[J]. 云南大学学报(自然科学版), 1998, 2(S4): 621-623.

[2] 费改顺, 贾正平, 张强, 等. 妇炎康片抗炎镇痛作用的实验研究[J]. 中国医药导报, 2012, 9(15): 32-33.

[3] 李丽芳, 杨建宏, 代波, 等. 盆腔消癥灌肠液对小鼠抗炎镇痛作用的实验研究[J]. 宁夏医学杂志, 2011, 33(7): 588-590.

[4] 岳文燕, 单江静. 复发性阴道炎的病原学研究[J]. 检验医学, 2013, 28(4): 287-289.

[5] 冯峰, 何百寅, 李远彬, 等. 妇炎康药液灌肠法药效学研究[J]. 中国实验方剂学杂志, 2012, 18(16): 232-235.

[6] 叶冰, 黄国钧, 董青青, 等. 妇炎康栓治疗阴道炎宫颈炎的主要药效学研究[J]. 辽宁中医杂志, 2010, 37(S1): 227-230.

[7] 魏云, 吴爱萍, 杨世平. 妇炎康治疗盆腔炎性疾病后遗症的实验研究[J]. 中国医药科学, 2012, 2（2）: 9-11.

[8] 宗惠, 刘瑞芬, 于源源. 盆腔炎颗粒对盆腔炎性疾病后遗症大鼠局部组织病理学及子宫 TNF-α、ICAM-1 表达的影响[J]. 中华中医药学刊, 2011, 29（8）: 1781-1784.

[9] 刘英奎, 武庆华, 耿志国. 康新妇宝颗粒剂药效学试验研究[J]. 黑龙江医药, 2000, 13（5）: 282-283.

[10] 刘明, 张永萍, 梁建东, 等. 盆炎清灌肠剂抗炎及对慢性盆腔炎大鼠血液流变性的影响[J]. 中药药理与临床, 2014, 30（6）: 148-151.

[11] 李华, 董克勤, 曲秀华, 等. 妇炎康治疗慢性盆腔炎临床观察与实验研究[J]. 中西医结合杂志, 1986, 6（4）: 222-224, 196.

[12] 吉宗德, 李海峰, 张秀凤. 妇炎康联合阿奇霉素治疗盆腔炎性疾病的临床观察[J]. 中国卫生标准管理, 2018, 9（18）: 111-113.

[13] 王茜. 妇炎康对慢性盆腔炎患者血清 TNF-α、IL-1β、TGF-β1、IL-8 表达水平的影响[J]. 中国当代医药, 2014, 21（24）: 83-84, 87.

[14] 李珍. 中西医结合治疗慢性子宫内膜炎 56 例临床观察[J]. 亚太传统医药, 2014, 10（3）: 63-64.

[15] 李文婷. 中药妇炎康治疗阴道炎的临床疗效探析[J]. 大家健康, 2014, 8（6）: 380.

[16] 许巧廉. 放环后不良反应的血竭配合妇炎康片治疗观察[J]. 中国现代药物应用, 2011, 5（12）: 68-69.

（安徽中医药大学　龙子江, 浙江工业大学　陈素红、李波, 嘉兴学院　黄越燕）

妇炎康复胶囊（颗粒、片、咀嚼片）

【药物组成】　败酱草、薏苡仁、川楝子、柴胡、黄芩、赤芍、陈皮。

【处方来源】　研制方。国药准字 Z20033208。

【功能与主治】　清热利湿, 化瘀止痛。用于湿热瘀阻所致妇女带下, 色黄质黏稠, 或如豆渣状、气臭, 少腹、腰骶疼痛。

【药效】　主要药效如下[1-3]:

1. 抗菌　妇炎康复片对金黄色葡萄球菌、粪链球菌、大肠杆菌、表皮葡萄球菌、溶血性链球菌和白念珠菌均具有抑制作用。体内实验表明, 妇炎康复片对大肠埃希菌引起的全身感染具有一定的保护作用, 并呈现剂量依赖性。

2. 抗炎镇痛　妇炎康复片能明显抑制二甲苯所致小鼠耳郭肿胀及蛋清所致大鼠足跖炎性肿胀, 降低毛细血管通透性, 发挥抗炎作用。妇炎康复片还能减少乙酸致小鼠扭体反应的次数, 产生镇痛作用。

3. 改善血液流变性　妇炎康复片能降低血瘀模型大鼠全血黏度、血浆黏度、全血还原黏度、血细胞比容, 并呈量效依赖关系。

【临床应用】　主要用于盆腔炎性疾病后遗症、急性盆腔炎积阴道炎、宫颈炎。

1. 盆腔炎性疾病后遗症[4-7]　妇炎康复胶囊能增强白细胞的吞噬能力, 提高机体抗感染力, 促进抗体形成及提高血清中溶菌酶水平, 从而达到抗菌消炎的目的。

妇炎康复胶囊治疗盆腔炎性疾病, 能使患者下腹及腰骶部疼痛基本消失或明显减轻, 使月经正常, 白带正常或明显减少, 精神状况良好, 妇科检查盆腔无压痛及抵抗。

2. 急性盆腔炎[8-10]　妇炎康复胶囊改善患者湿热瘀阻所致的妇女带下、气乏、少腹腰骶部疼痛等症, 缩小盆腔包块。

3. 阴道炎、宫颈炎[11]　妇炎康复胶囊能提高纤溶酶活性, 促进黏膜愈合, 有效防止炎症复发, 并有明显的抗渗出和抑制结缔组织增生的作用; 对阴痒、阴痛、宫颈炎性充血和肿胀及宫颈糜烂有显著的改善作用, 能够有效杀灭念珠菌、滴虫、细菌, 具有消炎抑菌、杀虫止痒等作用。

【不良反应】　尚未见报道。

【使用注意】　①虚证带下不宜选用，其表现为带下清稀，无臭，伴有神疲乏力，头昏目眩，面色白或萎黄，四肢不温等症。②带下明显异常，或伴有其他疾病者，应去医院诊治。

【用法与用量】　胶囊：口服，一次 4 粒，一日 3 次。颗粒：吞服或用开水冲服，一次 1 袋，一日 3 次。片：口服，一次 5 片，一日 3 次。咀嚼片：口嚼服，一次 4 片，一日 3 次。

参 考 文 献

[1] 张诗平，周世文，汤建林，等. 妇炎康复片的抗炎抗菌活血化瘀止痛作用实验研究[J]. 儿科药学杂志，2002，8（2）：13-16.

[2] 湛晓明，潘宏林. 妇炎康复片的药理作用及质量控制研究[J]. 长春中医药大学学报，2010，26（3）：441-442.

[3] 张诗平，周世文，汤建林，等. 妇炎康复片药效学实验研究[J]. 中成药，2002，24（8）：611-614.

[4] 吴苏. 妇炎康复胶囊治疗盆腔炎性疾病 84 例[J]. 河南中医，2015，35（11）：2816-2818.

[5] 葛金玉. 妇炎康复片治疗慢性盆腔炎 100 例[J]. 新疆中医药，2005，23（2）：24.

[6] 吴棣. 妇炎康复胶囊联合甲硝唑治疗慢性盆腔炎的临床疗效观察[J]. 中外医疗，2014，33（36）：13-14.

[7] 邱淑梅，韩根发. 妇炎康复胶囊治疗湿热瘀阻型盆腔炎性疾病后遗症 35 例临床观察[J]. 实用中西医结合临床，2011，11（6）：70-71.

[8] 杜少霞，田祖芳，林素云. 妇炎康复胶囊联合抗生素治疗急性盆腔炎临床观察[J]. 中国中医急症，2013，22（10）：1760-1761.

[9] 赵慧明. 妇炎康复胶囊联合抗生素治疗盆腔炎性疾病临床观察[J]. 实用中西医结合临床，2011，11（5）：45-46.

[10] 孙海霞. 妇炎康复胶囊在盆腔炎性疾病中的应用效果[J]. 光明中医，2016，31（23）：3451-3452.

[11] 田园，柯希振. 妇炎康复片临床疗效观察[J]. 医学信息（中旬刊），2011，24（6）：2683.

（浙江工业大学　陈素红、郑　祥，浙江中医药大学　吕圭源、苏　洁）

妇炎净胶囊（片）

【药物组成】　苦玄参、地胆草、当归、鸡血藤、两面针、横经席、柿叶、薜荔、五指毛桃。

【处方来源】　研制方。《中国药典》（2015 年版）。

【功能与主治】　清热祛湿，调经止带。用于湿热蕴结所致的带下病、月经不调、痛经，以及盆腔炎性疾病后遗症等见上述证候者。

【药效】　主要药效如下[1-2]：

1. 抗炎镇痛　妇炎净颗粒能够减轻棉球腋下埋藏诱发肉芽组织增生模型小鼠的肉芽组织重量，抑制肉芽组织增生，并能抑制冰醋酸所引起小鼠腹腔毛细血管通透性的增高，发挥抗炎作用。妇炎净颗粒可提高热板法致疼痛模型小鼠的痛阈，减少乙酸所致小鼠扭体次数，具有明显的镇痛作用。

2. 抑制粘连　妇炎净胶囊可抑制盆腔炎模型大鼠子宫炎症和宫腔粘连，改善大鼠子宫黏膜上皮细胞坏死、宫腔积脓、腔壁排列紊乱及炎性细胞浸润等病理现象，促进子宫内膜修复，保持宫腔通畅。

【临床应用】　主要用于盆腔炎、慢性宫颈炎。

1. 盆腔炎[3-4]　妇炎净胶囊用于治疗湿热蕴结所致的腰痛、腹痛、白带异常、月经不调之盆腔炎。妇炎净胶囊联合左氧氟沙星可改善患者腰痛、腹痛、白带异常、月经不调等症状，同时该联合用药组合对盆腔炎性疾病的后遗症具有良好的预防作用。妇炎净胶囊配合康妇消炎栓可同样改善上述症状，且提高原有治疗效果。

2. 慢性宫颈炎[5-6]　妇炎净胶囊联合微波治疗可显著改善慢性宫颈炎患者盆腔瘀血，促进炎性病灶的消退，软化增生性病变组织；且治疗后阴道清洁度显著改善。

【不良反应】　尚未见报道。

【使用注意】　孕妇慎用。

【用法与用量】　口服。胶囊：一次3粒或4粒，一日3次。片：一次3片，一日3次。

参 考 文 献

[1] 黄敏，王林，金英胶囊对盆腔炎大鼠模型子宫内膜炎症和炎性粘连的作用[J]. 亚太传统医药，2016，12（14）：20-23.

[2] 陈军霞，卞凌. 妇炎净颗粒对慢性盆腔炎的药效学研究[J]. 中华中医药学刊，2008，26（11）：2474-2475.

[3] 李娜，赵婷婷，王兵. 妇炎净胶囊联合左氧氟沙星治疗盆腔炎性疾病临床观察[J]. 大家健康（学术版），2016，10（7）：163-164.

[4] 庄翡翠. 妇炎净胶囊配合康妇消炎栓治疗慢性盆腔炎的临床观察[J]. 北方药学，2015，12（3）：53.

[5] 李丽. 妇炎净胶囊联合微波治疗慢性宫颈炎60例疗效分析[J]. 内蒙古中医药，2013，32（29）：38.

[6] 吴玉萍. 微波配合妇炎净胶囊治疗慢性宫颈炎的临床观察[J]. 湖北中医杂志，2010，32（2）：33-34.

（浙江工业大学　陈素红、郑　祥，浙江中医药大学　吕圭源、苏　洁）

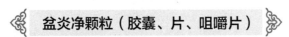

盆炎净颗粒（胶囊、片、咀嚼片）

【药物组成】　忍冬藤、鸡血藤、狗脊、蒲公英、益母草、车前草、赤芍、川芎。

【处方来源】　研制方。国药准字Z20013124。

【功能与主治】　清热利湿，活血通络。用于湿热瘀阻所致的带下病、少腹痛，症见带下量多、色黄，小腹隐隐作痛，以及盆腔炎性疾病后遗症见上述证候者。

【药效】　主要药效如下[1-3]：

1. 抗炎　盆腔炎性疾病后遗症大多数是由细菌感染所致。盆炎净颗粒能改善大肠杆菌所致盆腔炎性疾病后遗症模型大鼠的子宫内膜病变程度，抑制子宫炎症肿胀。

2. 抗菌　盆炎净颗粒对金黄色葡萄球菌、表皮葡萄球菌、溶血性链球菌、大肠埃希菌、铜绿假单胞菌、奇异变形杆菌、白念珠菌有较好的体外抑制作用。盆炎净颗粒能降低金黄色葡萄球菌引起小鼠感染而致死亡的数量，具有体内抑菌作用。

3. 镇痛　盆炎净颗粒能减少冰醋酸致小鼠扭体反应次数；升高热板法致疼痛模型小鼠的痛阈。

4. 调节免疫　盆炎净颗粒能提高机体非特异性免疫和细胞免疫功能。盆炎净颗粒可以提高环磷酰胺所致免疫功能低下小鼠腹腔巨噬细胞的吞噬能力；还能抑制2,4-二硝基氯苯导致的小鼠迟发性超敏反应。

【临床应用】　主要用于盆腔炎。

盆腔炎[4]　盆炎净颗粒用于治疗湿热瘀阻，带下量多、色黄，小腹隐隐作痛之盆腔炎性疾病后遗症。盆炎净颗粒具有清热利湿、活血通络、调经止带的功效。其与抗生素合用治疗28天后，可显著改善盆腔炎患者下腹痛、宫颈举痛、宫体及附件区压痛等盆腔炎症状。

【不良反应】　偶有腹泻现象，一般不影响继续治疗。

【使用注意】　①脾虚便溏者慎用。②带下清稀者不宜选用。伴有赤带者，应去医院就诊。

【用法与用量】　颗粒：开水冲服，一次1袋，一日3次。胶囊：口服，一次4粒，一日3次。片：口服，一次4片，一日3次。咀嚼片：口腔中咀嚼或吮服溶化后吞服，一次5片，一日3次。

参 考 文 献

[1] 孟莉，向绍杰，乔敏，等. 盆炎净颗粒的免疫调节作用研究[J]. 实验动物科学，2009，26（5）：7-9.

[2] 向绍杰，孟莉，乔敏，等. 盆炎净颗粒对大肠杆菌所致大鼠慢性盆腔炎模型的影响[J]. 实验动物科学，2009，26（5）：17-20.

[3] 乔敏，孟莉，向绍杰，等. 盆炎净颗粒的药效学实验研究[J]. 辽宁中医药大学学报，2009，11（7）：207-209.

[4] 蔡香君，冯艳红，闫秋燕，等. 盆炎净颗粒在盆腔炎性疾病治疗中的应用[J]. 山东医药，2011，51（35）：76.

（浙江工业大学　陈素红、李　波，安徽中医药大学　龙子江、高华武）

宫炎平片（胶囊、分散片、滴丸）

【药物组成】　地稔、两面针、当归、五指毛桃、柘木（穿破石）。

【处方来源】　研制方。《中国药典》（2015年版）。

【功能与主治】　清热利湿，祛瘀止痛，收敛止带。用于湿热瘀阻所致小腹隐痛、带下病，症见小腹隐痛、经色紫暗、有块、带下色黄质稠；盆腔炎性疾病后遗症见上述证候者。

【药效】　主要药效如下[1]：

1. 抗菌　宫炎平片对常引起泌尿生殖道感染的病原菌和条件致病菌，有不同程度的抑制作用。体外实验表明宫炎平片对金黄色葡萄球菌、乙型溶血性链球菌、大肠埃希菌、福氏志贺菌和绿脓假单胞菌均表现出较强的抑制作用。体内实验表明宫炎平片对乙型溶血性链球菌、大肠埃希菌感染模型小鼠均有预防和治疗作用，对乙型溶血性链球菌感染小鼠效果明显。

2. 抗炎止痛　本品有抗炎止痛作用。

【临床应用】　主要用于盆腔炎、阴道炎、放置节育环致子宫出血和宫颈糜烂。

1. 盆腔炎[2-3]　宫炎平片用于治疗湿热瘀阻，小腹隐痛、带下病，经色紫暗、有块、带下色黄质稠之盆腔炎性疾病后遗症。宫炎平片能减少盆腔炎患者盆腔积液，防止和减轻组织水肿、粘连瘢痕及肉芽肿的形成，进而促进纤维组织软化和修复吸收，促使患者子宫附件、白带恢复正常。

2. 阴道炎[4-7]　宫炎平片可用于细菌性阴道病、滴虫性阴道炎等。宫炎平片治疗细菌性阴道病疗效显著，可明显改善临床症状，减少阴道分泌物，逐渐恢复阴道生态平衡。宫炎平片联合复方甲硝唑阴道栓可改善外阴瘙痒、外阴红肿、白带异味等阴道炎症状。复方沙棘籽油栓联合宫炎平片治疗滴虫性阴道炎效果较好。宫炎平片联合盐酸特比萘芬泡腾片治疗复发性念珠菌阴道炎，疗效明显。

3. 放置节育器致子宫出血[8]　宫炎平片能够减少放置节育环致子宫出血的出血量及

持续时间。宫炎平片可直接兴奋子宫平滑肌，促进子宫产生节律性收缩，缩短出血及凝血时间，对放置节育器引起的阴道点滴出血、不规则出血具有止血的疗效。

4. 宫颈糜烂[9]　宫炎平片结合宫颈冷冻治疗宫颈糜烂，能显著改善患者阴道排液异味、阴道血性分泌物症状，降低阴道大量排液天数，提高冷冻治疗的治愈率。

【不良反应】　尚未见报道。

【使用注意】　尚未见报道。

【用法与用量】　口服。片：一次 3～4 片，一日 3 次。胶囊：一次 3～4 粒，一日 3 次。分散片：一次 3～4 片，一日 3 次。滴丸：一次 15～20 丸，一日 3 次。

参 考 文 献

[1] 潘立行，谭永恒，肖细姬，等. 宫炎平片体内、外抑菌作用研究[J]. 今日药学，2012，22（2）：85-87.

[2] 邢霞. 宫炎平片治疗盆腔炎、不孕症临床疗效观察[J]. 中国现代药物应用，2010，4（19）：157-158.

[3] 胡琳. 宫炎平片治疗急盆腔炎性疾病后遗症 100 例[J]. 陕西中医，2001，22（6）：334.

[4] 郝静. 宫炎平片治疗细菌性阴道炎 200 例[J]. 中国民间疗法，2010，18（10）：47.

[5] 薛丽霞. 宫炎平片联合复方甲硝唑阴道栓治疗阴道炎的临床研究[J]. 现代药物与临床，2016，31（12）：2037-2040.

[6] 陈瑶. 复方沙棘籽油栓联合宫炎平片治疗滴虫性阴道炎 100 例分析[J]. 陕西中医学院学报，2008，31（4）：44-45.

[7] 王丹妮，游意晓，刘宪鸣. 宫炎平片联合盐酸特比萘芬泡腾片治疗复发性外阴阴道假丝酵母菌病 68 例[J]. 中国中医药科技，2013，20（6）：670-671.

[8] 孙冬梅. 宫炎平对放置节育环后致子宫出血的临床疗效研究[J]. 中国医学创新，2011，8（11）：65-66.

[9] 易丹妮. 宫颈冷冻结合药物治疗宫颈糜烂 90 例疗效观察[J]. 广州医药，2009，40（5）：23-24.

（浙江工业大学　陈素红、李　波，安徽中医药大学　龙子江、高华武）

❧ 金鸡胶囊（片、颗粒、丸）❧

【药物组成】　金樱根、鸡血藤、千斤拔、功劳木、穿心莲、两面针。

【处方来源】　研制方。国药准字 Z45020293。

【功能与主治】　清热化湿，活血通络。用于湿热瘀阻所致的带下病，症见带下量多色黄、少腹疼痛拒按，以及盆腔炎性疾病后遗症见上述证候者。

【药效】　主要药效如下[1-3]：

1. 抗炎　金鸡胶囊能降低苯酚胶浆剂致子宫内膜炎模型大鼠子宫和卵巢脏器指数，抑制子宫肿胀，改善子宫内膜上皮细胞增生、炎细胞浸润等病理改变。金鸡胶囊能明显抑制巴豆油所致小鼠耳肿胀、卡拉胶所致大鼠足跖肿胀和大鼠棉球肉芽肿。

2. 改善微循环　金鸡胶囊对正常大鼠子宫韧带、PGF_2 致子宫韧带微循环障碍模型大鼠的微血管口径、毛细血管网点数均有明显改善作用，可扩大微动脉、微静脉管径，增加血流量，改善微循环。

3. 调节免疫　金鸡胶囊能促进环磷酰胺所致免疫功能低下小鼠血清溶血素抗体的形成，并能提高巨噬细胞数量，具有较好的免疫调节作用。

【临床应用】　主要用于盆腔炎性疾病后遗症。

盆腔炎性疾病后遗症[4-6]　金鸡胶囊用于治疗湿热瘀阻所致的带下量多色黄、少腹疼痛拒按之盆腔炎性疾病后遗症。经金鸡胶囊治疗后，盆腔炎性疾病后遗症患者炎性包块、盆腔积液消失，体征显著好转。金鸡胶囊联合甲硝唑呋喃唑酮栓治疗盆腔炎性疾病后遗症，可明显降低患者血清 CRP 和单核细胞趋化蛋白水平，降低 VAS 评分，即明显缓解腹腔疼痛，改善腰骶疼痛、白带异常等症状。

【不良反应】 尚未见报道。

【使用注意】 孕妇禁用。

【用法与用量】 胶囊：口服，一次 4 粒，一日 3 次。片：口服，一次 6 片，一日 3 次。颗粒：开水冲服，一次 8g，一日 2 次。10 天为一疗程，必要时可连服 2～3 个疗程。丸：口服，一次 1 袋，一日 3 次。

参 考 文 献

[1] 黄谱，周筠，崔刚，等. 妇炎舒胶囊对慢性子宫内膜炎大鼠的治疗作用及其机制[J]. 西安交通大学学报（医学版），2015，36（3）：404-407，413.

[2] 王福美，王粉安. 坤复康胶囊对子宫微循环影响的实验研究[J]. 西北药学杂志，2007，22（2）：68-69.

[3] 田洪，左之文. 妇科千金胶囊抗炎免疫作用的实验研究[J]. 湖南中医杂志，2000，16（5）：58-60.

[4] 刘芳，李慧，冯少涓，等. 金鸡胶囊联合甲硝唑呋喃唑酮栓治疗慢性盆腔炎的临床研究[J]. 现代药物与临床，2019，34（2）：460-463.

[5] 许慧健. 金鸡颗粒的制备及临床应用[J]. 黑龙江医学，2008，21（5）：58-59.

[6] 杨雅兰，阳志军，陆建林. 金鸡胶囊改进方治疗慢性盆腔炎 108 例疗效观察[J]. 中国药师，2007，10（10）：1009-1010.

（浙江工业大学　陈素红、李　波，浙江中医药大学　吕圭源、苏　洁）

二、清热解毒类

康妇炎胶囊

【药物组成】 蒲公英、败酱草、薏苡仁、赤芍、苍术、当归、川芎、香附、延胡索（制）、泽泻、白花蛇舌草。

【处方来源】 研制方。国药准字 Z20055634。

【功能与主治】 清热解毒，化瘀行滞，除湿止带。用于湿热瘀结所致带下病，症见带下量多，腹痛；盆腔炎性疾病后遗症见上述证候者。

【药效】 主要药效如下[1-4]：

1. 抗炎镇痛 康妇炎胶囊通过抑制盆腔炎模型兔血清炎症细胞因子 IL-8 的产生，促进抗炎症细胞因子 IL-4、IL-10 的产生，调节致炎/抗炎因子的动态平衡，降低腹腔粘连相关因子 TGF-β 的表达，控制盆腔炎性疾病的发展。

康妇炎胶囊能够显著抑制二甲苯所致小鼠耳郭肿胀，降低小鼠腹腔毛细血管通透性，抑制小鼠皮下肉芽肿的形成；并明显降低热刺激所致的小鼠痛阈，减少小鼠的扭体次数。说明康妇炎胶囊对炎症有明显的抑制作用，有一定的镇痛效果。

2. 抗感染 康妇炎胶囊通过抑制衣原体感染的中性粒细胞产生和分泌活性氧簇和髓过氧化物酶，促进中性粒细胞吞噬衣原体；康妇炎胶囊可抑制衣原体性生殖道感染模型小鼠外周血中性粒细胞（PMN）CD11b 的表达，减少 PMN 对组织细胞的黏附和浸润，减弱病原体感染后 PMN 免疫炎症反应，缓解子宫等生殖器官的损伤。

3. 调节免疫 康妇炎胶囊能显著升高盆腔炎大鼠血清中总补体含量，并升高淋巴细胞

CD4$^+$细胞含量，降低 CD8$^+$细胞含量，升高 CD4$^+$/CD8$^+$值，产生免疫调节作用。康妇炎胶囊还能减轻盆腔炎模型大鼠的子宫炎症，增加模型大鼠的脏器指数及腹腔巨噬细胞的吞噬功能，调整大鼠机体的免疫功能。

4. 抑制宫腔粘连　子宫继细菌感染后会出现明显肿胀、充血、积液充盈及粘连，进而形成包块。康妇炎胶囊能减少盆腔炎性疾病大鼠子宫充血及炎性浸润，抑制宫腔粘连，减少包块产生。

【临床应用】　主要用于盆腔炎、阴道炎、不孕症。

1. 盆腔炎[5-8]　康妇炎胶囊用于治疗湿热瘀结所致带下病，带下量多，腹痛之盆腔炎性疾病。本品能缓解盆腔炎性疾病患者腹部不同部位的疼痛现象，恢复白细胞计数、CRP至正常水平，使腹部包块消失。康妇炎胶囊对人工流产术后盆腔炎也具有较好的防治作用。康妇炎胶囊联合左氧氟沙星、甲硝唑可显著改善患者症状，提高治疗有效率。采用康妇炎胶囊口服配合保留灌肠的给药途径，治疗盆腔炎疗效肯定，无不良反应。

2. 阴道炎[9-11]　康妇炎胶囊能使患者白带减少、外阴瘙痒消失、外阴阴道疼痛和黏膜充血消失，患者阴道灌洗液中 IL-2、IL-8 和 IL-13 水平显著降低，治疗阴道炎效果显著。

3. 不孕症[12]　康妇炎胶囊能改善盆腔局部的微环境和组织营养，软化输卵管周围的粘连，并能促进输卵管管腔黏膜的修复与通畅，从而提高输卵管运送卵子和受精卵的功能。

【不良反应】　尚未见报道。

【使用注意】　①忌食辛辣、生冷、油腻食物。②患有其他疾病者，应在医师指导下服用。③便溏或月经量多者不宜服用。④带下清稀者不宜选用。带下伴阴痒或有赤带者应去医院就诊。⑤伴有尿频、尿急、尿痛者，应去医院就诊。⑥服药 2 周症状无缓解应去医院就诊。

【用法与用量】　口服，一次 3~4 粒，一日 3 次。

参 考 文 献

[1] 李冀红, 姚凤, 肖云芳. 康妇炎胶囊抗炎镇痛的药效学研究[J]. 中国妇幼保健, 2017, 32（10）: 2204-2207.

[2] 蔡竞, 贺丰杰, 朱虹丽, 等. 康妇炎胶囊对兔盆腔炎性疾病后遗症炎症因子影响的实验研究[J]. 中国妇产科临床杂志, 2015, 16（4）: 347-350.

[3] 周媛萍, 李珊珊, 谢臻蔚, 等. 康妇炎胶囊改善小鼠衣原体性生殖道感染炎症及生育力[J]. 中国妇产科临床杂志, 2018, 19（1）: 51-53.

[4] 何延浩, 李冀红, 肖云芳, 等. 康妇炎胶囊治疗大鼠盆腔炎性疾病后遗症的实验研究[J]. 中国临床药理学杂志, 2017, 33（12）: 1139-1142.

[5] 梁旭东, 张静, 王建六, 等. 康妇炎胶囊治疗盆腔炎性疾病的临床观察[J]. 实用妇产科杂志, 2013, 29（4）: 274-277.

[6] 刘世会. 康妇炎胶囊预防人工流产术后盆腔炎 130 例[J]. 中国药业, 2015, 24（12）: 95-97.

[7] 杨慧君. 康妇炎胶囊佐治慢性盆腔炎 196 例观察[J]. 光明中医, 2015, 30（2）: 307-308.

[8] 车云. 康妇炎胶囊不同给药途径对盆腔炎性疾病的疗效观察[J]. 包头医学院学报, 2015, 31（2）: 40-41.

[9] 李晓红, 王玉红. 康妇炎胶囊联合苦参碱栓治疗阴道炎的临床研究[J]. 现代药物与临床, 2016, 31（8）: 1220-1223.

[10] 李珍. 达克宁栓联合康妇炎胶囊治疗霉菌性阴道炎临床分析[J]. 中国现代药物应用, 2014, 8（15）: 107-108.

[11] 于灵. 康妇炎胶囊联合甲硝唑阴道泡腾片治疗细菌性阴道病 180 例疗效观察[J]. 中国实用医药, 2014, 9（8）: 57-58.

[12] 张钰, 徐国萍, 孙丽, 等. 康妇炎胶囊在治疗输卵管通而不畅性不孕中的临床应用[J]. 中国实用妇科与产科杂志, 2015, 31（7）: 672-675.

（浙江工业大学　陈素红、李　波，安徽中医药大学　龙子江、高华武）

❧ 康妇消炎栓 ❧

【**药物组成**】　苦参、败酱草、紫花地丁、穿心莲、蒲公英、猪胆粉、紫草（新疆紫草）、芦荟。

【**处方来源**】　研制方。《中国药典》（2015 年版）。

【**功能与主治**】　清热解毒，利湿散结，杀虫止痒。用于湿热、湿毒所致的带下病、阴痒，症见下腹胀痛或腰骶胀痛，带下量多，色黄，阴部瘙痒，或有低热，神疲乏力，便干或溏而不爽，小便黄，以及盆腔炎、阴道炎见上述证候者。

【**药效**】　主要药效如下[1-2]：

1. 抗炎　康妇消炎栓可降低盆腔炎性疾病后遗症模型大鼠的子宫局部 IL-1 水平，促进子宫组织 IL-6 的表达，抑制细胞黏附分子表达及中性粒细胞聚集，从而抑制子宫炎症反应，发挥抗炎作用。

2. 调节免疫　机体对抗感染主要依靠免疫系统，早期为先天性免疫，后期为获得性免疫。免疫反应主要是细胞免疫，T 淋巴细胞亚群起主导作用。T 淋巴细胞亚群中主要为 $CD4^+$ 辅助亚群和 $CD8^+$ 抑制亚群，$CD4^+/CD8^+$ 可直接反映机体细胞免疫功能状态。康妇消炎栓能升高盆腔炎机体 $CD4^+$ 水平，降低 $CD8^+$ 水平，使 $CD4^+/CD8^+$ 的值恢复正常，改善机体的免疫功能，减少了盆腔炎的反复发作。

3. 其他　康妇消炎栓改善大鼠子宫肿胀、充血、积液，促进子宫形态恢复。

【**临床应用**】　主要用于盆腔炎性疾病后遗症、阴道炎。

1. 盆腔炎性疾病后遗症[3-7]　康妇消炎栓用于治疗湿热、湿毒所致的带下病、阴痒，下腹胀痛或腰骶胀痛，带下量多，色黄，阴部瘙痒，或有低热，神疲乏力，便干或溏而不爽，小便黄之盆腔炎。康妇消炎栓治疗盆腔炎性疾病后遗症患者，可有效抑制炎症因子 IL-1β 和 TNF-α 的分泌，促进抗炎因子 IL-4 和 IL-10 的表达，抑制炎症损伤。

康妇消炎栓治疗盆腔炎性疾病后遗症患者，改善患者腰骶酸痛等自觉症状，缓解盆腔积液。康妇消炎栓联合盆腔炎治疗仪可改善患者盆腔积液、白带异常、附件包块等症状，效果显著；丹黄祛瘀胶囊联合康妇消炎栓能升高患者宫颈黏液中分泌型 IgA 含量，提高宫颈黏膜对病原微生物反复上行感染的防御能力，还能降低血清 TNF-α 水平，减轻免疫损伤。

2. 阴道炎[8]　康妇消炎栓可增强阴道炎患者的白细胞对细菌的吞噬能力，促进阴道细胞修复，恢复阴道防御功能，可有效防止阴道炎复发。

【**不良反应**】　尚未见报道。

【**使用注意**】　①本品为直肠外用给药，禁止内服。②过敏体质者慎用。肛肠疾病者慎用，请咨询医师。③高血压、心脏病、肾脏病等严重患者慎用，应在医师指导下使用。④青春期少女、哺乳期妇女、围绝经期妇女、年老体弱者应在医师指导下使用。⑤用药期间，要舒畅情志，忌忧思恼怒，防忧郁，以免加重病情。⑥偶因贮存不当，栓粒遇高温易变形，可在使用前将塑料板放入水中冷却片刻使用；或药物表面出现白色积粉，均不影响药效。

【**用法与用量**】　直肠给药。一次 1 粒，一日 1～2 次。

参 考 文 献

[1] 谢紫烨，黄政海，俞婵娟，等. 康妇消炎栓治疗慢性盆腔炎模型大鼠药效学研究[J]. 中成药，2018，40（12）：2747-2750.

[2] 钱月芳，徐燕. 康妇消炎栓对盆腔炎性疾病的疗效及机体免疫功能的影响[J]. 世界中医药，2015，10（11）：1701-1703，1707.

[3] 刘文英. 康妇消炎栓治疗慢性盆腔炎临床观察[J]. 中国基层医药，2003，10（8）：828.

[4] 曾银英. 康妇消炎栓与盆腔炎治疗仪联合治疗盆腔炎所致慢性疼痛疗效观察[J]. 现代中西医结合杂志，2015，24（20）：2228-2230.

[5] 田畦，肖松舒，邓新粮，等. 腹腔镜联合康妇消炎栓治疗盆腔粘连合并慢性盆腔痛疗效观察[J]. 中国实用妇科与产科杂志，2016，32（1）：105-107.

[6] 吴蕴春，张媛. 丹黄祛瘀胶囊联合康妇消炎栓对盆腔炎所致的慢性疼痛的疗效及部分机制探讨[J]. 世界中医药，2015，10（10）：1522-1524，1528.

[7] 王红. 康妇消炎栓治疗慢性盆腔炎 160 例疗效观察[J]. 中国实用医药，2009，4（34）：125-126.

[8] 胡玉兰. 康妇消炎栓直肠给药治疗阴道炎疗效观察[J]. 内蒙古中医药，2013，32（20）：36.

（浙江工业大学　陈素红、李　波，浙江中医药大学　吕圭源）

 金刚藤糖浆（胶囊、软胶囊、颗粒、丸、口服液、分散片、咀嚼片）

【药物组成】　金刚藤。

【处方来源】　研制方。国药准字 Z42020396。

【功能与主治】　清热解毒，消肿散结。用于湿热瘀阻所致的癥瘕、腹痛，症见腹痛包块、带下黄稠，以及附件炎或炎性包块见上述证候者。

【药效】　主要药效如下[1-6]：

1. **抗炎镇痛**　金刚藤有效部位对采用苯酚胶浆注入大鼠子宫造成的盆腔炎性疾病后遗症模型具有明显的抗炎作用，其能明显减轻盆腔炎性疾病后遗症模型大鼠子宫的炎症反应，对抗炎症早期毛细血管通透性增加。金刚藤可减轻小鼠耳肿胀反应，减少小鼠的扭体次数；抑制短效致炎剂鸡蛋清所致大鼠足跖肿胀，减轻局部毛细血管渗出和水肿，改善大鼠足跖红、肿、热、痛等早期急性炎症表现。金刚藤还可降低大鼠子宫组织中 PGE_2 的含量，诱导炎细胞凋亡，减轻炎症反应及炎症损害。金刚藤水提物、乙醇提取物对卡拉胶致小鼠足趾肿胀动物炎症模型有良好的抗炎作用，明显减轻小鼠足趾炎症肿胀。

2. **抗菌**　各种病原菌，如滴虫、念珠菌、病毒、细菌等均为盆腔炎的发病诱因。金刚藤糖浆体外试验对金黄色葡萄球菌、淋病奈瑟球菌、双球菌和大肠埃希菌具有明显的抑制作用；金刚藤糖浆与沙棘糠油合用，可有效抑制多数革兰氏阴性菌和部分革兰氏阳性菌及沙眼衣原体等微生物活性。

【临床应用】　主要用于盆腔炎性疾病后遗症、卵巢囊肿、不孕症等。

1. **盆腔炎性疾病后遗症**[7-11]　金刚藤糖浆用于治疗湿热血瘀，白带异常，下腹部坠胀、疼痛及腰骶部酸痛，月经不调，痛经甚至不孕之盆腔炎性疾病后遗症。金刚藤胶囊改善盆腔炎性疾病后遗症症状、体征效果较显著。其单独使用时，可明显改善盆腔炎症状，当其配合超短波治疗盆腔炎时具有协同作用，超短波使盆腔炎块的血管扩张、通透性增强，有利于提高金刚藤糖浆中的有效药物成分的蓄积量，加快盆腔炎性疾病后遗症的修复。

2. **卵巢囊肿**[12]　人体的卵巢组织复杂，各种肿瘤均可在此发生，是全身各脏器肿瘤发生最多的部位，卵巢囊肿为女性常见的生殖器官疾病。金刚藤糖浆用于治疗卵巢囊肿，经

B超检测，可逐步缩小囊肿。

3. 不孕症[13]　金刚藤可用于治疗继发性不孕症,可改善妇科慢性炎症继发性不孕症患者带下异常、下腹痛、胀痛、附件压痛等症状，配合输卵管通水治疗，可提高不孕患者受孕率。

【不良反应】　偶见恶心、呕吐，停药后可自行消失。

【使用注意】　尚未见报道。

【用法与用量】　糖浆：口服，一次20ml，一日3次。胶囊：口服，一次4粒，一日3次，2周为一疗程或遵医嘱。软胶囊：口服，一次4粒，一日3次，2周为一疗程或遵医嘱。颗粒：冲服，一次1袋，一日3次。丸：口服，一次1袋，一日3次。口服液：口服，一次20ml，一日3次。分散片：口服，一次4片，一日3次。咀嚼片：嚼服，一次4片，一日3次。

参 考 文 献

[1] 张蓉，黎祥胜，胡建华，等. 金刚藤糖浆治疗细菌性阴道炎的实验研究[J]. 湖北中医学院学报，2006，8（3）：14-15.
[2] 向海燕，侯连兵，黄嗣航，等. 金刚藤分散片抗炎镇痛作用的药效学研究[J]. 中国药房，2007，18（36）：2817-2819.
[3] 付聪. 金刚藤胶囊药效学实验研究[J]. 中国社区医师（医学专业），2011，13（33）：6.
[4] 冯艺文，李云. 金刚藤无糖颗粒的药理作用[J]. 广州医药，2004，35（5）：78-79.
[5] 黄显章，邹鹏程，高秋芳. 金刚藤有效部位群治疗慢性盆腔炎的抗炎镇痛作用[J]. 中国实验方剂学杂志，2010，16（17）114-117.
[6] 黎维勇，周良宏. 金刚藤提取物抗炎作用的初步研究[J]. 时珍国药研究，1996，7（5）：21-22.
[7] 沈慧敏，杨越波，方莉，等. 金刚藤胶囊治疗慢性盆腔炎临床疗效观察[J]. 中药材，2007，30（10）：1340-1343.
[8] 赵永新，史志华. 金刚藤不同剂型治疗慢性盆腔炎78例[J]. 中国老年学杂志，2013，33（7）：1666-1667.
[9] 赵旭，张建平. 金刚藤糖浆配合超短波治疗慢性盆腔炎45例报告[J]. 中国医师杂志，2003，5（10）：1431.
[10] 张淑杰，王春芳. 金刚藤糖浆治疗慢性盆腔炎56例[J]. 中国医药学报，2002，17（8）：509.
[11] 崔梅芳. 金刚藤糖浆治疗盆腔炎120例疗效观察[J]. 现代中西医结合杂志，2001，10（6）：515.
[12] 潘石引. 金刚藤糖浆治疗女性卵巢囊肿150例临床观察[J]. 中国乡村医药，2008，15（6）：29.
[13] 易桂英，陈玲，李凝. 金刚藤胶囊治疗继发性不孕症疗效分析[J]. 中国社区医师，2009，19（13）：40.

（浙江工业大学　陈素红、李　波，安徽中医药大学　龙子江、高华武，
安徽中医药大学第一附属医院　熊程俏）

花红颗粒（片、胶囊）

【药物组成】　一点红、白花蛇舌草、鸡血藤、桃金娘根、白背叶根、地桃花、菥蓂。

【处方来源】　研制方。《中国药典》（2015年版）。

【功能与主治】　清热解毒，燥湿止带，祛瘀止痛。用于湿热瘀滞所致带下病、月经不调，症见带下量多、色黄质稠、小腹隐痛、腰骶酸痛、经行腹痛，以及盆腔炎性疾病后遗症等，见上述证候者。

【药效】　主要药效如下[1-2]：

1. 抗炎镇痛　花红颗粒可缓解大鼠子宫炎症，缓解蛋清所致大鼠足跖肿胀及小鼠疼痛。花红颗粒有利于改善和促进局部的血液循环，促进炎性渗出物的吸收，从而消除炎性包块及慢性粘连，较快改善子宫位置及输卵管病变，以使功能恢复正常。

2. 改善血液流变性　花红颗粒能降低盆腔炎后遗症大鼠血液流变学的各项指标（全血

高切、中切、低切黏度，血浆黏度和血细胞比容），改善血液流变性。

3. 抑制宫腔粘连　花红颗粒促进炎性渗出物的吸收，从而消除炎性包块及慢性粘连，较快地改善子宫及输卵管病变，使功能恢复正常。

【临床应用】　主要用于盆腔炎。

盆腔炎[3-4]　花红颗粒用于治疗湿热瘀结型盆腔炎性疾病后遗症。花红颗粒治疗14天明显改善盆腔炎患者证候积分及腰腹痛、坠胀及腰骶部疼痛等症状，且起效时间快，对湿热瘀结型盆腔炎性疾病后遗症表现出较大优势。花红颗粒在抗炎药治疗基础上，可以改善湿热瘀结型盆腔炎性疾病后遗症患者下腹疼痛、腰骶胀痛、带下异常、神疲乏力、经期腹痛加重、月经不调等中医证候指标。

【不良反应】　尚未见报道。

【使用注意】　①忌食辛辣、生冷、油腻食物。②妇女经期、哺乳期慎用。月经过多者慎用。③患有其他疾病者，应在医师指导下服用。④带下清稀者不宜选用。伴有赤带者，应去医院就诊。⑤服药7天症状无缓解，应去医院就诊。⑥对本品过敏者禁用，过敏体质者慎用。

【用法与用量】　颗粒：开水冲服，一次10g，一日3次。片：口服，一次4～5片，一日3次。胶囊：口服，一次3粒，一日3次。均7天为一疗程，必要时可连服2～3个疗程，每疗程之间休息3天。

参　考　文　献

[1] 刘元，宋志钊，李星宇，等. 花红颗粒治疗盆腔炎药效学研究[J]. 中成药，2008，30（11）：1597-1599.

[2] 梁草，王志萍，黎芳，等. 白金颗粒对盆腔炎性疾病后遗症模型大鼠的药效学[J]. 中成药，2017，39（7）：1329-1335.

[3] 黄叶芳，袁野，陆华. 花红胶囊及花红颗粒治疗慢性盆腔炎（湿热瘀结证）的临床观察[J]. 西部中医药，2013，26（2）：4-7.

[4] 乔宏惠. 花红颗粒联合西药治疗湿热瘀结型慢性盆腔炎临床研究[J]. 亚太传统医药，2017，13（22）：140-142.

（浙江工业大学　陈素红、李　波，浙江中医药大学　吕圭源）

妇 平 胶 囊

【药物组成】　金荞麦、紫花地丁、莪术、败酱草、杠板归、大血藤、一枝黄花。

【处方来源】　研制方。国药准字 Z20025003。

【功能与主治】　清热解毒，化瘀消肿。用于下焦湿热、瘀毒所致之白带量多，色黄质黏，或赤白相兼，或如脓样，有异臭，少腹坠胀疼痛，腰部酸痛，尿黄便干，舌红苔黄腻，脉数，以及盆腔炎、附件炎等见上述证候者。

【药效】　主要药效如下[1]：

1. 抗炎　妇平胶囊能明显降低盆腔炎模型小鼠（大肠埃希菌、金黄色葡萄球菌和乙型溶血性链球菌的混合菌液造模）血清中 TNF-α 和 IL-6 含量，增大脾脏指数，减小子宫系数，且可减轻子宫肿胀、充血现象，起到明显的缓解炎症效果。

2. 抗菌　本品对多种细菌有抑制生长的作用。

【临床应用】　主要用于急性盆腔炎。

急性盆腔炎[2]　妇平胶囊用于治疗下焦湿热，白带量多，色黄质黏，或赤白相兼，或如脓样，有异臭，少腹坠胀疼痛，腰部酸痛，尿黄便干，舌红苔黄腻，脉数之盆腔炎。妇平胶囊具有清热解毒、化瘀消肿之功效。经治疗 14 天，患者盆腔包块明显消失，相关体征、症状有所好转。

【不良反应】　尚未见报道。

【使用注意】　孕妇忌服。

【用法与用量】　口服。一次 2 粒，一日 3 次。

参 考 文 献

[1] 徐阳美，宋洋洋，任弋，等. 妇平胶囊对小鼠慢性盆腔炎模型的治疗作用研究[J]. 临床合理用药杂志，2017，10（5）：15-18.

[2] 莫遗盛，黄颖，王冬梅. 妇平胶囊联合抗生素治疗急性盆腔炎疗效观察[J]. 实用医技杂志，2008，15（20）：2675-2676.

（浙江工业大学　陈素红、李　波，浙江中医药大学　吕圭源、苏　洁）

妇炎消胶囊（口服液、泡腾片）

【药物组成】　酢浆草、败酱草、天花粉、大黄、牡丹皮、苍术、乌药。

【处方来源】　研制方。国药准字 Z20025333。

【功能与主治】　清热解毒，行气化瘀，除湿止带。用于湿热所致的带下、痛经。

【药效】　主要药效如下[1]：

1. 抗炎　妇炎消胶囊可缓解苯酚胶浆致盆腔炎性疾病后遗症模型大鼠子宫肿胀，改善盆腔积液、盆腔内纤维组织粘连、输卵管狭窄等病理改变，减少炎症细胞浸润。

2. 改善血液流变性　盆腔炎机体存在着不同程度的血液流变学的异常。妇炎消胶囊可改善苯酚胶浆致盆腔炎性疾病后遗症模型大鼠血液状态，减轻凝血状态，改善全血黏度，起到活血作用。

【临床应用】　主要用于盆腔炎、阴道炎。

1. 盆腔炎[2-5]　妇炎消胶囊用于治疗寒湿凝滞，湿热瘀阻，痛经，白带增多之盆腔炎。妇炎消胶囊能改善盆腔炎患者的体征及临床症状，如减少阴道分泌物、缓解宫颈充血、水肿等。妇炎消胶囊可明显降低患者 TNF-α 水平，减少盆腔渗出、腹膜增厚，缩小炎性包块，且复发率低，患者预后较好。

2. 阴道炎[6]　常规治疗基础上，使用妇炎消胶囊联合替硝唑可治疗围绝经期细菌性阴道病，可明显改善白带异常、外阴瘙痒等症状，阴道分泌物性状趋于正常，且复发率低，效果优于常规治疗联合替硝唑。

【不良反应】　尚未见报道。

【使用注意】　孕妇禁用。

【用法与用量】　胶囊：口服，一次 3 粒，一日 3 次。口服液：口服，一次 10ml，一日 3 次。泡腾片：阴道用药，一次 1 片，一日 1 次。7 天为一疗程，或遵医嘱。

参 考 文 献

[1] 华洁，吴燕平，徐欣，等. 加减二藤汤对慢性盆腔炎大鼠模型的影响[J]. 黑龙江中医药，2015，44（6）：60-62.

[2] 施月英，俞燕燕. 妇炎消胶囊联合西药治疗急性盆腔炎临床观察[J]. 新中医，2016，48（11）：113-114.

[3] 伏晓燕. 联用妇炎消胶囊与抗生素治疗慢性盆腔炎的临床效果分析[J]. 当代医药论丛，2015，13（24）：239-240.

[4] 刘文亚. 妇炎消胶囊治疗慢性盆腔炎的临床效果分析[J]. 中国医药导刊，2013，15（4）：666-668.

[5] 俞菊红. 妇炎消胶囊治疗慢性盆腔炎疗效观察[J]. 现代中西医结合杂志，2006，15（11）：1513.

[6] 胡小春. 妇炎消胶囊联合替硝唑对更年期细菌性阴道炎的临床疗效观察[J]. 现代实用医学，2016，28（3）：366-367.

（浙江工业大学　陈素红、雷珊珊，浙江中医药大学　吕圭源）

三、行气活血类

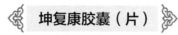

坤复康胶囊（片）

【**药物组成**】　赤芍、苦参、香附、猪苓、女贞子、南刘寄奴、乌药、粉萆薢、萹蓄。

【**处方来源**】　研制方。国药准字 Z20025834。

【**功能与主治**】　活血化瘀，清利湿热。用于气滞血瘀，湿热蕴结之盆腔炎，症见带下量多，下腹隐痛等。

【**药效**】　主要药效如下[1-3]：

1. 改善子宫微循环　盆腔炎性疾病后遗症的发生是气血运行不畅所致，因此活血化瘀、疏通经血是关键。坤复康胶囊可通过增大微动脉、微静脉管径，增加毛细血管网点数，明显改善子宫微循环；同时还能明显对抗 $PGF_{2\alpha}$ 引起的微循环障碍。

2. 改善血液流变性　坤复康胶囊能降低血液的黏滞性和血中大分子物质的聚集性，提高红细胞变形能力。

3. 抗炎　坤复康胶囊能抑制成纤维细胞的增生和炎性细胞的浸润，明显减轻子宫内膜慢性炎症的损伤，缓解局部炎症反应，具有明显的抗炎作用。

4. 镇痛　坤复康胶囊可以减少冰醋酸致小鼠扭体反应次数，说明坤复康胶囊具有抗炎镇痛的作用。

5. 调节免疫　$CD4^+/CD8^+$ 值是估计体内免疫调节平衡最有意义的参数，$CD4^+/CD8^+$ 值可以判断机体是否处于稳定的免疫状态；$CD4^+$ 与 $CD8^+$ 的数量比例失衡时，机体免疫功能便发生紊乱。坤复康胶囊能增加盆腔炎模型大鼠外周血 T 淋巴细胞 $CD4^+$ 亚群数量，抑制 $CD8^+$ 亚群数量，调整 $CD4^+/CD8^+$ 值，从而达到改善免疫功能的作用。

【**临床应用**】　主要用于盆腔炎性疾病后遗症、腹痛。

1. 盆腔炎性疾病后遗症[4-5]　临床表现主要为小腹痛、腰骶痛、白带及盆腔积液增多。坤复康胶囊能使盆腔炎性疾病后遗症患者的腹痛消失或减轻，白带正常或接近正常，妇科检查及 B 超检查包块明显缩小，积液减少；还可降低患者血清 ET-1、TXB_2 表达水平。

2. 腹痛[6]　坤复康胶囊用于气滞血瘀、温热蕴结之腹痛，临床上除用于盆腔炎所致腹痛等症外，还可用于病机契合的宫颈炎、慢性输卵管炎、输卵管积水等所致的腹痛。

【**不良反应**】　尚未见报道。

【**使用注意**】　孕妇禁用。

【**用法与用量**】　口服。胶囊：一次 3～4 粒，一日 3 次。片：一次 3～4 片，一日 3 次。

参 考 文 献

[1] 王福美，王粉安. 坤复康胶囊对子宫微循环影响的实验研究[J]. 西北药学杂志，2007，22（2）：68-69.

[2] 卫昊. 坤复康胶囊对盆腔炎模型动物抗炎和镇痛作用的实验研究[D]. 咸阳：陕西中医学院，2006.

[3] 杨义娣，王少蕾. 坤复康胶囊对盆腔炎大鼠 T 细胞亚群的影响[J]. 吉林医学，2008，29（11）：921-922.

[4] 竺旭辉. 坤复康联合康妇消炎栓治疗慢性盆腔炎临床观察[J]. 新中医，2016，48（7）：160-161.

[5] 张慧. 坤复康胶囊治疗慢性盆腔炎的疗效观察[J]. 医学信息（上旬刊），2011，24（5）：3187.

[6] 王素平. 坤复康胶囊治疗腹痛 77 例临床观察[J]. 临床医药实践，2009，18（29）：711-712.

（浙江工业大学 陈素红、雷珊珊，浙江中医药大学 吕圭源、苏 洁）

四、补肾活血类

妇 宝 颗 粒

【药物组成】 地黄、忍冬藤、盐续断、杜仲叶（盐炙）、麦冬、炒川楝子、酒白芍、醋延胡索、甘草、侧柏叶（炒）、莲房炭、大血藤。

【处方来源】 研制方。《中国药典》（2015 年版）。

【功能与主治】 益肾和血，理气止痛。用于肾虚夹瘀所致的腰酸腿软、小腹胀痛、白带、经漏，以及盆腔炎性疾病后遗症、附件炎见上述证候者。

【药效】 主要药效如下[1-2]：

1. 抗炎镇痛 妇宝颗粒口服能显著抑制蛋清所致大鼠足跖肿胀，还可抑制乙酸所致小鼠腹腔毛细血管通透性增加，减轻二甲苯所致的小鼠耳郭肿胀；减少乙酸所致小鼠的扭体次数，有一定的抗炎镇痛作用。

2. 调节免疫 妇宝颗粒能明显增加小鼠免疫器官脾脏质量，并能明显增加小鼠腹腔巨噬细胞吞噬系数，明显提高机体免疫功能。

3. 促进凝血 妇宝颗粒能明显减少小鼠断尾出血量，缩短出血时间，有促进凝血的作用。

4. 改善血液流变性 妇宝颗粒能显著降低血瘀模型大鼠全血高切、低切血液黏度及纤维蛋白原含量，并能降低血小板黏附率及体外血栓指数，可改善高黏血症大鼠的血液流变性，具有良好的活血化瘀作用。

【临床应用】 主要用于盆腔炎、放置节育器术后异常子宫出血等。

1. 盆腔炎[3-4] 妇宝颗粒可用于治疗盆腔炎性疾病后遗症、附件炎、子宫内膜炎等妇科炎症。妇宝颗粒具有益肾和血，理气止痛之功效。妇宝颗粒能显著改善盆腔炎、附件炎、子宫内膜炎患者下腹酸痛、下坠、白带增多、经期腹痛等症状。

妇宝颗粒能升高盆腔炎性疾病后遗症患者尿中分泌型 IgA、IgG、T 淋巴细胞、B 淋巴细胞水平，同时能降低 NK 细胞含量，调节机体免疫功能。妇宝颗粒明显降低血浆 TXB_2 水平，升高 6-keto-PGF_{1a} 含量，显著改善患者的血液循环状态。

2. 放置节育器术后异常子宫出血[5] 妇宝颗粒可显著降低宫内放置节育器术后患者月经过多、经期延长、经间点滴出血等症状，对放置宫内节育器引起的异常子宫出血有较好的防治效果，且副作用少、安全性好。

【不良反应】 尚未见报道。

【使用注意】 ①忌辛辣、生冷、油腻食物。②少女、孕妇、绝经后患者，以及高血压、心脏病、肝病、糖尿病、肾病等慢性病严重者均应在医师指导下服用。③伴有赤带者，服药 2 周症状无缓解，应去医院就诊。

【用法与用量】　开水冲服。一次 10g，一日 2 次。

参 考 文 献

[1] 朱社敏，匡荣，薛冬，等. 妇宝颗粒的主要药效学研究[J]. 中国现代应用药学，2004，21（3）：176-179.

[2] 张玮，袁秉祥，董维. 妇宝颗粒对大鼠血液流变学及体外血栓的影响[J]. 西北药学杂志，2004，19（2）：69-70.

[3] 周德平，刘长荣，李永碧，等. 妇宝颗粒临床疗效观察[J]. 中国药业，2002，11（11）：59-60.

[4] 田德禄. 妇宝颗粒冲剂治疗慢性盆腔炎的临床及实验研究[D]. 北京：北京中医药大学，2003.

[5] 杨雪萍. 妇宝颗粒防治宫内节育器致异常子宫出血疗效观察[J]. 中国当代医药，2010，17（21）：55-56.

（安徽中医药大学　龙子江、高华武，浙江工业大学　陈素红、雷珊珊）

五、其 他 类

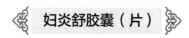

妇炎舒胶囊（片）

【药物组成】　延胡索（制）、大黄（制）、丹参、甘草、虎杖、川楝子（制）、忍冬藤、大血藤、大青叶、蒲公英、赤芍。

【处方来源】　研制方。国药准字 Z20025727。

【功能与主治】　清热凉血，活血止痛。用于妇女盆腔炎等引起的带下量多、腹痛。

【药效】　主要药效如下[1-2]：

1. 抗菌　妇炎舒对大鼠棉球肉芽肿有明显抑制作用，对大肠埃希菌、金黄色葡萄球菌、乙型溶血性链球菌、阴道加德纳菌、淋病奈瑟球菌等引起盆腔炎的病原菌有抑制和杀灭作用。

2. 抗炎镇痛　妇炎舒胶囊复方制剂能明显抑制卡拉胶所致的大鼠足肿胀和二甲苯所致的小鼠耳郭肿胀；并能降低乙酸所致小鼠腹腔毛细血管通透性增加。妇炎舒还能明显升高热刺激引起小鼠疼痛的痛阈，并能显著性减少乙酸引起的小鼠扭体次数。

3. 解热　妇炎舒胶囊对三联菌苗所致的大鼠发热有显著的降低作用。

【临床应用】　主要用于盆腔炎性疾病后遗症、阴道流血、原发性痛经。

1. 盆腔炎性疾病后遗症[3-4]　妇炎舒胶囊具有益气利湿散结、活血化瘀的功效，可增强盆腔炎性疾病后遗症患者机体免疫力，同时又祛邪，使其扶正不恋邪，祛邪不伤正。盆腔炎性疾病后遗症患者服用妇炎舒胶囊后在症状（如下腹疼痛及腰骶胀痛等）、体征和盆腔结缔组织增厚方面均有明显改善。

2. 阴道流血　具体表现包括血性白带、出血量增多、经期延长等。妇炎舒胶囊有止血、调经、补血之功效，治疗阴道流血效果显著。

3. 原发性痛经　妇炎舒胶囊治疗原发性痛经疗效较好。

【不良反应】　尚未见报道。

【使用注意】　孕妇及妇女月经期间忌服。

【用法与用量】　口服。胶囊：一次 5 粒，一日 3 次。片：一次 4～5 片，一日 3 次。

参 考 文 献

[1] 申旭霁，郑蕾，徐浩，等. 妇炎舒抗炎镇痛作用研究[J]. 现代中药研究与实践，2016，30（6）：34-37.

[2] 汤佩莲，谭毓治，张文军. 妇炎舒胶囊药理作用的实验研究[J]. 广东药学院学报，2005，21（5）：557-559.

[3] 王艳萍. 妇炎舒胶囊治疗慢性盆腔炎 30 例临床观察[J]. 中国实用医药，2010，5（1）：144-145.

[4] 张晋峰，王军霞，李小栓，等. 妇炎舒胶囊治疗湿热瘀结型慢性盆腔炎的有效性和安全性评价[J]. 西部中医药，2015，28（12）：8-11.

（浙江工业大学　陈素红、雷珊珊，浙江中医药大学　吕圭源、苏　洁）

第十一章

子宫内膜异位症中成药名方

第一节 概　述

一、概　念[1-5]

子宫内膜异位症（endometriosis，EMT）简称内异症，是指具有生长功能的子宫内膜组织在子宫腔以外部位生长引起的疾患。异位内膜组织结构与正常位置的子宫相同，均受卵巢激素的影响，本病是一种雌激素依赖性及免疫性疾病。其虽为良性疾病，但异位内膜具有增生、种植浸润和转移复发的特点，与恶性肿瘤类似，属于妇科难治性疾病。

按子宫内膜出现的部位分两类：一类是外在性子宫内膜异位症（又称盆腔子宫内膜异位症），指内膜异位于子宫以外的器官，其中约 80%以上异位于盆腔内组织，如卵巢、子宫韧带、输卵管等处。临床上以外在性子宫内膜异位症最多见，通常所指的子宫内膜异位症为此类。另一类是内在性子宫内膜异位症，又称子宫腺肌症或子宫腺肌病（adenomyosis），指内膜异位于子宫肌层，可伴随平滑肌增生。二者可合并存在，故难截然分开。

子宫内膜异位症属中医学"痛经""月经过多""经期延长""癥瘕""不孕"等范畴。

二、病因及发病机制

（一）病因

子宫内膜异位症病因主要为有活力的子宫内膜组织随经血逆流，或经淋巴、血流播散而进入腹腔或其他部位（肺、胸膜、大腿、直肠、膀胱等），进入腹腔可种植于邻近的盆腔腹膜和卵巢表面，继续生长、蔓延，形成内膜异位囊肿；或胚胎发育时的体腔上皮化生而来的子宫内膜样组织，在反复受到卵巢激素刺激后，发生周期性增生、脱落、出血、慢性炎症等发展形成病灶。临床上剖宫取胎、子宫整形、肌瘤剔除术后内膜移植于伤口而发生的子宫内膜异位症，与医源性子宫内膜播散有关。

（二）发病机制

"在位内膜决定论"是子宫内膜异位症发病的重要学说。在位内膜异常者（包括形态结构、细胞增殖与凋亡、黏附与侵袭、免疫状态、基因表达及功能状态异常）较正常者易于发生种植。在位内膜的异位种植，又有许多因素参与，如下：

1. 性激素作用　子宫内膜异位症是雌激素依赖性疾病，异位内膜的生长和维持依赖于周期性卵巢激素的刺激，需通过雌激素受体和孕激素受体发挥作用。由于雌激素可在转录水平促进雌激素受体、孕激素受体的合成，孕激素在转录和转录后水平抑制二者的合成。异位内膜上雌激素受体的升高可能导致雌激素为主的环境在子宫内膜异位症的发病中起作用。雌激素受体与一系列信号分子和辅助因子结合，促进细胞分裂。子宫内膜异位症的形成与局部高 E_2 有关。因卵巢内众多进入发育卵泡池的各级卵泡，有些开始在促性腺激素作用下，呈浓度周期性变化分泌 E_2，成为"种子"在异位种植的理想"土壤"，所以高 E_2 环境易形成异位病灶。

2. 免疫功能的改变　子宫内膜异位症患者多有免疫球蛋白与补体的变化及细胞免疫反应异常，使盆腔内环境免疫监护机制被破坏，不能清除异位内膜，在黏附分子的诱导下，子宫内膜碎片定居于腹腔，或者直接与肌层接触，易于侵入肌层（子宫腺肌病）。又由于免疫系统调节失控，激活的免疫细胞分泌一系列细胞因子、炎症介质等促使异位内膜细胞进一步生长与繁殖。由于"种子"种植成功后是以侵袭的方式生存，加之周期性的激素变化，也具有在位内膜周期性变化的特征，周而复始，并伴随着纤维渗出、粘连，以滚雪球的方式形成病灶、盆腔粘连。

3. 子宫内膜干细胞　干细胞属未分化细胞，具有自我更新与扩增潜能。雌激素可使子宫内膜上皮细胞和间质细胞快速增殖，细胞在增殖过程中将增生信号传至子宫内膜中的干/祖细胞使子宫内膜再生。内膜碎片中的干细胞，骨髓中的干细胞，胚胎期残留下来的干细胞是"种子"，干细胞随子宫内膜脱落并经经血逆流进入盆腔就是最具生命力且经久不衰的"种子"。逆流经血和雌激素的作用及局部微循环是"土壤"，只要在某局部组织中"种子"和"土壤"同时具备了，子宫内膜异位症就可能发生。如果异位病灶本身即存留有干细胞，则无需新的种子就可周而复始地发展下去，自然造就了子宫内膜异位症成为难治之症。

三、临床表现

子宫内膜异位症临床表现为周期性腹痛（痛经、性交痛、肛门坠胀痛等）、月经不调（子宫腺肌病者经期延长、经量增多）、不孕、盆腔包块等。

四、诊　　断

根据病史及临床表现，结合辅助检查进行诊断。彩超及阴道探头探查能分辨子宫附近囊性肿块，囊肿体积及囊内回声可随月经周期变化。该特征可作为本病诊断及鉴别诊断的依据，也可作为本病活动性指标。磁共振是诊断异位囊肿及腺肌症更为可靠的依据：囊肿为高信号或以高中信号为主的混杂信号；大囊外有"卫星样"小囊；边界不清与邻近器官有粘连；子宫肌壁间或盆腔内有多个散在、形态不规则的异位小结节。

CA125 和抗子宫内膜抗体（EMAb）检查的重要价值在于判断疗效，即早期发现复发病例。子宫内膜异位症时 CA125 和 EMAb 为阳性。联合测定 EMAb 和 CA125 能提高诊断的正确性。内分泌检测可作为辅助手段：如部分患者 E_2 升高；部分患者腹腔液巨噬细胞释放 TNF-α 和 IL-6 的能力增强；有的患者腹腔液中 IL-13 的明显下降，减弱了对巨噬细胞活化的抑制，有助于该病的发生发展。

腹腔镜加病理活检是诊断子宫内膜异位症的"金标准"。腹腔镜见淡红透明或暗红色囊性结节状病灶，经病理学活检见病灶有子宫内膜腺体及间质生长即可确诊。腹腔镜已发展到诊断与治疗并行。对于不明原因慢性盆腔痛及不孕症患者进行腹腔镜检查是首选的也是必要的。

五、治　疗

（一）常用化学药物及现代技术

1. 药物治疗　目前药物治疗主要包括以抑制雌激素合成使异位内膜萎缩、阻断下丘脑-垂体-卵巢轴的刺激和出血周期为目的的性激素抑制治疗，以及抑制疼痛的对症治疗。药物治疗适用于慢性盆腔痛、经期疼痛明显、有生育要求及无卵巢囊肿形成者。常用化学药物如下：

（1）性激素：①孕激素类（孕酮、左炔诺酮），即假孕疗法。应用孕激素模拟孕期生理变化以抑制排卵，使异位内膜产生分泌变化，蜕膜样变、局限性坏死和内膜腺体萎缩退化。②丹那唑及内美通，即假绝经疗法。应用丹那唑及内美通抑制垂体促性腺激素，使 LH、FSH 峰值下降，不能排卵而闭经。持续的卵巢功能低落和闭经，促使异位内膜萎缩。③三烯高诺酮。其能明显降低血清 FSH、LH、E_2 水平，且有剂量依赖性；一方面可抑制 FSH、LH 的生成与释放，降低雌激素水平；另一方面与雄激素蛋白结合，使血清中游离雄激素水平升高，二者作用的结果，是使子宫内膜和异位内膜生长受到抑制。

（2）GnRH 激动剂：应用大剂量 GnRH 激动剂可耗尽卵巢 GnRH 受体，使卵巢失去合成与分泌雌、孕激素的能力，致子宫内膜萎缩，达到相当于卵巢切除的效果。停药后卵巢功能可较快恢复，是较理想的药物。

（3）三苯氧胺：是非甾体类抗雌激素药，其与细胞中雌激素受体竞争性结合，阻断雌激素效应。三苯氧胺不抑制排卵，血清 LH 和 FSH 无变化，副作用少。

（4）芳香酶抑制剂（阿纳托唑）：芳香酶是异位病灶局部雌激素的合成路径中最重要的酶，位于细胞质的网状体上，有调节雌激素生成的作用。芳香酶抑制剂可有效治疗盆腔炎，缩小异位病灶。有报道阿纳托唑联合孕酮、钙三醇、罗非考昔治疗，可快速消除症状，无明显不良反应，患者可很好耐受。

2. 手术治疗　手术分为保留生育功能的病灶切除术和根治性手术两类。①病灶切除术，适用于年轻、有生育要求者，可保留子宫和卵巢，在腹腔镜直视下对病灶分离粘连，尽量去除肉眼可见的病灶，剔除卵巢异位囊肿、切除深部浸润结节，创口小，术后恢复快，腹部切口瘢痕小等，病灶切除术已成为子宫内膜异位症诊断的"金标准"及首选的手术方式。②根治性手术，即子宫/子宫双附件切除术，子宫内膜异位症病情严重，保守手术失败且已无生育要求者，可在切除异位病灶的同时行子宫和（或）附件切除术。

高强度聚集超声（high intensity focused ultrasound，HIFU）作为一项新技术，通过高温使病灶凝固性坏死，达到治疗目的，目前广泛应用于子宫腺肌病、子宫肌瘤等妇科常见病的治疗。对于年轻女性，尤其是未婚未育患者不适合子宫切除术者，HIFU 作为一种无创、保留子宫完整性的治疗方法已逐步得到患者认可。临床上用 HIFU 治疗子宫腺肌病的过程中，需影像学监控（超声与磁共振）与指导，在影像学监控下调节聚焦点，实现焦点由点到线、由线到面，再由线到体的立体病灶治疗。

（二）中成药治疗

西医使用化学药物（激素类药）是单一靶点的单一调节内分泌的治疗，近期疗效尚好，但副作用大，长期服用会使内分泌失调，且停药后常易复发。中医药防治子宫内膜异位症则不同，根据患者个体差异辨证论治，可充分发挥其多靶点、多环节、整体调节的优势。不仅在一定程度上抑制异位病灶的生长，缓解疼痛，改善临床症状，避免激素类药物的副作用，还可提高患者的远期疗效及生活质量，可谓"标本兼治"。

第二节 中成药名方的辨证分类与药效

子宫内膜异位症的基本病理基础是在位子宫内膜异位种植，并依赖激素的作用而在异位发生周期性增生、脱落出血、瘀血积聚，继发慢性炎症等，导致患者出现相应的临床症状及盆腔包块或囊肿。该病以瘀为主，表现为寒瘀、热瘀、肾虚等，常见有气滞血瘀、寒凝血瘀、热灼血瘀等证型。中成药名方的辨证分类及其主要药效如下[6-7]：

一、活血化瘀类

子宫内膜异位症气滞血瘀患者，主要症状是经行下腹坠胀痛，或刺痛拒按，经量时多时少，色暗夹有血块，经前乳房胀痛，舌质暗红或有瘀点，苔薄，脉弦涩。多因七情内伤，肝气郁结，瘀血凝滞，阻碍气机，不通则痛；瘀积日久，或与湿结，或与痰滞，渐成癥瘕。

子宫内膜异位症气滞血瘀证的主要病理变化是子宫供血不足，经行不畅，微循环障碍，血液流变学异常等。

活血化瘀类中药可疏通脉络，扩张局部血管，增加供血，改善微循环，部分中药具有免疫调节、抑制细胞增殖及诱导异常增殖细胞凋亡等作用。

常用中成药：丹莪妇康煎膏（颗粒、胶囊）、丹鳖胶囊、独一味胶囊（丸、滴丸、软胶囊、片、分散片）、龙血竭胶囊（片、含片、散）、红金消结胶囊（浓缩丸、片）（见第十六章）、大黄䗪虫丸（胶囊、片）（见第十二章）等。

二、清热化瘀类

子宫内膜异位症热灼血瘀患者，主要症状为经前或经行发热，小腹灼热疼痛，盆腔结节包块触痛明显，舌红有瘀点，苔黄，脉弦数。多因素体阳盛，或外感邪热，或因饮食生热，或肝郁化热，热灼营血，质稠致瘀，瘀阻胞宫、冲任；湿热蕴结于下焦。

子宫内膜异位症热灼血瘀证的主要病理变化是急、慢性盆腔炎。异位病灶内可见新鲜或陈旧性出血（含铁血黄素沉积），组织充血、水肿，炎细胞浸润等。

清热化瘀类中药可抗菌、消炎，降低毛细血管通透性及盆腔组织炎症反应；可抑制血小板聚集，防止血栓形成，增加组织血流量。同时还能改善体液免疫和细胞免疫，调节 PG 含量及血液流变学等，并缩小异位囊肿结节。

常用中成药：散结镇痛胶囊（片）、妇炎康片（胶囊、软胶囊、颗粒、丸）（见第十章）等。

三、温经化瘀类

子宫内膜异位症寒凝血瘀患者，主要症状是经前或经期小腹绞痛、冷痛、坠胀痛，得温痛减，经量少色暗红有块，或月经推迟，下腹宿有癥块，不孕，畏寒肢冷，舌质暗淡或有瘀斑，苔薄白或薄腻，脉沉弦或紧。多因经期、产后胞脉空虚，复感寒邪，寒凝血瘀，阻滞冲任胞宫导致。

子宫内膜异位症寒凝血瘀证的主要病理变化是子宫血管及平滑肌痉挛，血液黏度增高，血流缓慢，局部供血减少，病灶存在分泌物滞留刺激所致慢性炎症。

温经化瘀类中药可改变血液流变性，改善子宫平滑肌痉挛而调经止痛，缓解病情。

常用中成药：少腹逐瘀丸（胶囊、颗粒）、桂枝茯苓片（丸、胶囊）（见第十二章）等。

参 考 文 献

[1] 潘凌亚，吴葆桢，韩美玲. 子宫内膜异位症流行病学研究现状[J]. 中华妇产科杂志，1992，27（5）：305-307.

[2] 魏绍斌，曹亚芳，王毅，等. 内异康复栓对子宫内膜异位症大鼠异位和在位内膜雌、孕激素受体的影响[J]. 中国中医药信息杂志，2007，14（11）：25-27.

[3] 乔玉丹，张晓春，肖纯，等. 复宫宁对子宫内膜异位症大鼠异位内膜雌、孕激素受体表达和动情周期的影响[J]. 时珍国医国药，2010，21（11）：2743-2744.

[4] 张利萍. 子宫内膜异位症的病理生理分析[J]. 现代中西医结合杂志，2013，22（8）：909-912.

[5] 郎景和. 子宫内膜异位症研究任务与展望（之一）[J]. 中华妇产科杂志，2006，41（5）：289-290.

[6] 徐莉，谢波，张玉蓉. 补肾活血法对子宫内膜异位症不孕患者的临床研究[J]. 福建中医药，2004，35（2）：13-14.

[7] 徐莉，谢波，张玉蓉. 补肾活血法对子宫内膜异位症不孕排卵功能的影响[J]. 实用中医药杂志，2004，20（6）：287-288.

（嘉兴学院　黄越燕，江西中医药大学　肖　纯）

第三节 中成药名方

一、活血化瘀类

丹莪妇康煎膏（颗粒、胶囊）

【药物组成】 紫丹参、莪术、三棱、竹叶柴胡、三七、赤芍、当归、香附、延胡索、甘草、蜂蜜（炼）。

【处方来源】 彝药。国药准字 Z20025253。

【功能与主治】 活血化瘀，疏肝理气，调经止痛，软坚化积。用于妇女瘀血阻滞所致月经不调、痛经、经期不适、癥瘕积聚，以及盆腔子宫内膜异位症、子宫腺肌病见上述症状者。

【药效】 主要药效如下[1-7]：

1. 调节雌、孕激素水平 脱落的子宫内膜碎片由输卵管流入腹腔，种植在盆腔脏器表层并继续增长，在卵巢分泌的雌、孕激素的直接作用下，发生周期性的变化。丹莪妇康煎膏能显著降低子宫内膜异位症模型大鼠的血清 E_2、孕激素水平，从而抑制异位子宫内膜组织的生长。

2. 调节免疫 脱落的子宫内膜组织进入腹腔后，会引起机体的免疫炎症反应，并进一步造成免疫系统调节功能的失控，免疫监视、免疫清除功能降低，众多被激活的免疫细胞分泌一系列的细胞因子，进一步促进了异位子宫内膜组织的增殖、生长。丹莪妇康煎膏可显著降低子宫内膜异位症大鼠 IL-8 含量，从而促进异位内膜细胞凋亡。丹莪妇康煎膏还可降低子宫内膜异位症模型大鼠的血清 IL-17 和 IL-23 水平，通过调节机体的免疫功能，抑制内膜的异常增生。

3. 抑制异位组织血管新生 新生血管的形成促进了子宫内膜异位症的发生。血管生成与促血管生成因子有密切的关系，其中 bFGF、TGF-β 和 VEGF 等与血管生成密切相关。丹莪妇康煎膏可明显降低子宫内膜异位症模型大鼠 VEGF、bFGF 和 TGF-β 的表达水平，抑制异位组织的血管生成而达到抑制异位子宫内膜发展的目的。

4. 抗氧化 SOD 是生命体内重要的抗氧化酶，能清除超氧阴离子自由基，平衡机体的氧化和抗氧化平衡，保护细胞免受损伤。MDA 则是氧自由基与生物膜多聚不饱和脂肪酸发生脂质过氧化的分解产物，其含量可反映机体内氧自由基的水平，间接反映出组织的氧化损伤程度。丹莪妇康煎膏可升高子宫内膜异位症模型大鼠的血清 SOD 含量，显著降低 MDA 含量，清除氧自由基，对组织和细胞产生保护作用。

5. 调节子宫平滑肌 子宫内膜异位症腹痛、痛经和月经不调的症状与子宫肌壁异位内膜周期性的变化，瘀血不能排出而刺激子宫平滑肌的收缩或痉挛密切相关。丹莪妇康胶囊能抑制大鼠移植子宫内膜的异位生长，减轻瘀血，显著降低垂体后叶素引起的大鼠离体子宫和在体子宫最大收缩幅度和频率。

6. 改善血液流变性 瘀血是子宫内膜异位症的病证特征。丹莪妇康胶囊体外对腺苷二磷酸（ADP），血小板活化因子（PAF）和花生四烯酸诱导的兔血小板聚集有明显的抑制作用，抑制微血管内凝血，使纤维蛋白降解产物增加，抗血栓形成；降低毛细血管通透性，减少炎细胞和蛋白渗出。

7. 抗炎镇痛　子宫内膜异位症机体可因异位病灶或盆腔内的组织器官（子宫、输卵管、卵巢）感染了细菌或病毒以后，发生了炎性病变，如组织充血、水肿，分泌物增加，过多的纤维蛋白沉积，引起粘连，产生盆腔胀痛或下腹疼痛症状。丹莪妇康煎膏能抑制二甲苯所致小鼠耳郭肿胀和乙酸所致的扭体反应；对己烯雌酚和缩宫素引起的小鼠的痛经也有明显的对抗作用。丹莪妇康煎膏能够显著降低子宫内膜异位症模型大鼠的血浆 TXB_2 含量，明显升高 6-keto-$PGF_{1\alpha}$ 含量，降低 TXB_2 与 6-keto-$PGF_{1\alpha}$ 比值，从而缓解子宫平滑肌血管痉挛，减少盆腔疼痛，同时减少腹腔内粘连和缩小移植物体积。

【临床应用】　主要用于子宫内膜异位症、痛经。

1. 子宫内膜异位症[8-10]　丹莪妇康煎膏可治疗和预防子宫内膜异位症及改善其所带来的一系列症状。丹莪妇康煎膏治疗子宫内膜异位囊肿，可明显缩小患者囊肿的体积，改善伴随的痛经症状。丹莪妇康煎膏不仅可用于治疗子宫内膜异位症，还可用于预防子宫内膜异位症。

2. 痛经[11-12]　丹莪妇康煎膏治疗气滞血瘀型痛经，能缓解痛经症状，改善血液流变学异常。丹莪妇康煎膏治疗子宫内膜异位症伴痛经病例，总有效率高于孕三烯酮，且对女性无明显内分泌影响，不会造成闭经。

【不良反应】　尚未见报道。

【使用注意】　①孕妇慎用。②皮肤过敏者停服。③合并胃炎者，宜饭后服用。④糖尿病患者禁服。

【用法与用量】　口服。膏：一次 10～15g，一日 2 次；自月经前 10～15 天开始，连服 10～15 天为一疗程。经期可不停药。单纯痛经、月经不调者，用量和服药时间可酌减；或遵医嘱。颗粒：一次 10g（1 袋），一日 2 次；自月经前 10 天开始，连服 10 天为一疗程。胶囊：每次 4～6 粒，一日 2 次，连服 10 天为一疗程。

参 考 文 献

[1] 刘姣，贺克，李清. 丹莪妇康煎膏治疗大鼠子宫内膜异位症的研究[J]. 中国药理与临床，2012，28（1）：146-148.

[2] 郑琛琛，童晓文. 丹莪妇康煎膏对腹膜子宫包裹所致大鼠子宫内膜异位症模型病灶的影响[J]. 中国现代药物应用，2009，3（24）：167-169.

[3] 沈龙德. 丹莪妇康煎膏对子宫内膜异位症模型大鼠炎性因子表达的影响[J]. 北方药学，2015，12（6）：98-99.

[4] 吴培雅，卢艳峰. 丹莪妇康煎膏对子宫内膜异位症大鼠 TGF-β 表达的影响[J]. 中外医学研究，2012，10（19）：151-152.

[5] 吴培雅，许秀秀，卢艳峰. 丹莪妇康煎膏治疗对大鼠子宫内膜异位症 VEGF 和 bFGF 表达的研究[J]. 中国民康医学，2017，29（23）：64-66.

[6] 牛艳芬，高丽辉，孙玲，等. 丹莪妇康胶囊抗炎镇痛作用及对血小板聚集的影响[J]. 中药药理与临床，2008，24（3）：101-103.

[7] 贺克，刘姣，李彩霞，等. 丹莪妇康煎膏对子宫内膜异位症模型大鼠血浆 TXB_2 和 6-Keto-$PGF_{1\alpha}$ 的影响[J]. 药品评价，2012，9（17）：30-33.

[8] 吴琳琳，王俊玲，唐芳. 中成药丹莪妇康煎膏治疗子宫内膜异位症[J]. 广东医学，2004，25（6）：728-729.

[9] 肖武秀，刘丽娟，魏健，等. 丹莪妇康煎膏对盆腔粘连所致慢性盆腔疼痛的疗效评价[J]. 湖南中医药大学学报，2011，31（2）：55-56，67.

[10] 董倩. 丹莪妇康煎膏对子宫内膜异位囊肿的影响[J]. 中国美容医学，2011，20（1）：343-344.

[11] 唐英. 丹莪妇康煎膏治疗气滞血瘀型痛经的临床观察[J]. 医学信息，2011，24（9）：4241-4242.

[12] 沈捷雯，郑德三，支毅德. 丹莪妇康煎膏治疗子宫内膜异位症痛经的疗效分析[J]. 国际中医中药杂志，2014，36（11）：994-996.

（嘉兴学院　黄越燕，江西中医药大学　肖　纯）

丹鳖胶囊

【药物组成】　当归、丹参、三七、三棱、莪术、鳖甲、海藻、桃仁（去皮）、桂枝、白术（炒）、杜仲、半枝莲。

【处方来源】　研制方。国药准字 Z20040037。

【功能与主治】　活血化瘀，软坚散结。用于气滞血瘀所致子宫肌瘤、子宫内膜异位症，盆腔炎性包块，症见小腹胀痛、腰骶酸痛、带下量多、肛门坠胀、舌暗有斑。

【药效】　主要药效如下[1-4]：

1. 调节性激素水平　子宫内膜异位症的发生发展与雌激素密切相关，是一种雌激素依赖性疾病。局部异位病灶由于多种原因导致雌激素水平相对增高。丹鳖胶囊可降低子宫内膜异位症模型大鼠血清 E_2 水平，改善模型大鼠移植物的形态结构，如减轻移植物腺体腺腔扩张、囊肿形成、腺上皮增生程度等，还能减轻模型大鼠移植物的体积及质量，抑制异位子宫内膜的形成和发展。

2. 抗炎镇痛　TNF-α 是新生血管生成的潜在诱导剂，可介导炎症和免疫反应，导致腹腔局部纤维化和免疫功能异常，并通过刺激异位内膜的增生及局部新生毛细血管的发生，促进子宫内膜异位症的发展。PGE_2 可以诱导 VEGF 的表达和细胞侵袭性的增加，有利于子宫内膜细胞如肿瘤细胞一样发生黏附、血管形成和种植。此外，PGE_2 过度升高可引起子宫、附件痉挛性收缩及收缩极性紊乱。丹鳖胶囊可减少子宫内膜异位症模型大鼠血清及腹腔液中 PGE_2 及 TNF-α 含量，全面抑制子宫内膜异位症发生发展中的黏附、侵袭、血管形成三个过程，对子宫内膜异位症有一定治疗作用。

3. 其他　丹鳖胶囊可明显改善微循环、抑制 VEGF，改善肾上腺素引起的大肠系膜循环障碍及高分子葡聚糖所致的血液黏稠性增加，有一定程度抗凝作用。丹鳖胶囊还可抑制肌内注射苯甲酸雌二醇和孕酮诱发的豚鼠子宫平滑肌瘤增生。

【临床应用】　主要用于卵巢子宫内膜异位囊肿、子宫肌瘤、异位妊娠的辅助治疗。

1. 卵巢子宫内膜异位囊肿　丹鳖胶囊对卵巢子宫内膜异位囊肿，单纯性卵巢囊肿，特别是对直径小于 5cm 的囊肿具有较好的临床疗效。

2. 子宫肌瘤[5]　丹鳖胶囊治疗子宫肌瘤，不仅有确切缩小子宫肌瘤的作用，而且在控制瘤体生长改善临床症状等方面也有显著效果；还可联合米非司酮治疗子宫肌瘤，疗效较好。

3. 异位妊娠的辅助治疗[6]　用丹鳖胶囊辅助甲氨蝶呤用于治疗异位妊娠，对异位妊娠包块未破、附件包块直径≤4cm、血清 β-HCG＜2000U/L，无明显内出血者，能有效提高治愈率、加快妊娠包块的吸收及 β-HCG 下降速度，缩短疗程，同时能有效治疗盆腔炎症。

【不良反应】　尚未见报道。

【使用注意】　孕妇忌用。

【用法与用量】　口服。胶囊：每粒 0.38g，一次 5 粒，一日 3 次，3 个月为一疗程。

参 考 文 献

[1] 刘振民，熊天琴，胡燕，等. 丹鳖胶囊抗子宫内膜异位症作用机理研究[J]. 内蒙古中医药，2009，28（8）：34-35.

[2] 刘彦，张爱萍. 丹鳖胶囊治疗盆腔包块 260 例[J]. 中医研究，2012，25（7）：53-56.

[3] 刘振民，熊天琴，胡燕，等. 丹鳖胶囊的抗炎效果[J]. 今日药学，2010，20（7）：9-12.

[4] 吴义忠，刘振民，卢其福，等. 丹鳖胶囊活血化瘀作用的观察[J]. 今日药学，2011，21（1）：27-29.

[5] 崔毅. 丹鳖胶囊联合米非司酮治疗子宫肌瘤[J]. 中国实验方剂学杂志，2013，19（7）：336-338.

[6] 陈志清. 丹鳖胶囊辅治异位妊娠的临床观察[J]. 临床合理用药，2012，5（4）：36-37.

（嘉兴学院　黄越燕，江西中医药大学　肖　纯）

独一味胶囊（丸、滴丸、软胶囊、片、分散片）

【**药物组成**】　独一味。

【**处方来源**】　研制方。《中国药典》（2015 年版）。

【**功能与主治**】　活血止痛，化瘀止血。用于多种外科术后的刀口疼痛、出血，外伤骨折，筋骨扭伤，风湿痹痛及崩漏，痛经，牙龈肿痛、出血等。

【**药效**】　主要药效如下[1-2]：

1. 止血　独一味水提取物可增加大鼠纤维蛋白原含量，缩短凝血酶时间而实现止血作用，而且这种作用具有良好的剂量依赖性和时间依赖性。独一味提取物还能促进正常小鼠骨髓与白消安诱导的衰竭小鼠骨髓巨核系祖细胞的增殖，并能缓解白消安引起的小鼠外周血血小板数下降。独一味浸膏可缩短断尾小鼠的出血时间。

2. 镇痛　独一味正丁醇萃取部分对由乙酸引起的小鼠扭体反应有明显的抑制作用，并可明显延长扭体反应出现时间，具有镇痛作用。

3. 其他　独一味能抑制关节炎模型大鼠炎性组织 PGE_2 的释放，减轻肿胀，抑制关节炎原发病变和继发病变的形成，对继发病变有较显著的治疗效果。独一味提取物能够明显抑制肾上腺素所致微静脉管径的收缩，对微动脉管径的收缩也有一定的抑制作用。独一味还可减少急性胃溃疡模型动物的胃液和胃酸的分泌，增加胃黏膜的保护作用，对胃溃疡有明显的抑制作用。

【**临床应用**】　临床应用于子宫内膜异位症、子宫内膜炎、各种阴道出血、痛经、乳腺囊性增生。

1. 子宫内膜异位症[3]　采用中药灌肠和口服独一味胶囊治疗子宫内膜异位症有效，对不孕症亦有效。

2. 子宫内膜炎、各种阴道出血[4]　应用独一味胶囊对 300 例妇科疾病患者进行了临床疗效观察，对子宫内膜炎病例、各种阴道出血病例、经期腹痛病例均有效，且效果明显优于其他药物。

3. 痛经[5-6]　独一味胶囊治疗气滞血瘀证的痛经，镇痛效果快，疗效肯定。独一味胶囊明显提高人体痛阈，改善组织淋巴回流和消除末梢神经变态反应，从而能够有效地改善痛经症状。

4. 乳腺囊性增生[7]　独一味具有活血、止血、祛瘀的功效，根据异病同治的原则，口服独一味胶囊用于治疗乳腺囊性增生 101 例，取得较好的疗效，且观察 6 个月无毒副作用。

【不良反应】 尚未见报道。

【使用注意】 孕妇慎用，本品不可长期服用。

【用法与用量】 口服。胶囊：每粒装 0.3g，一次 3 粒，一日 3 次。丸：一次 3 粒，一日 3 次。滴丸：一次 1 袋，一日 3 次。软胶囊：一次 3 粒，一日 3 次。片：一次 3 片，一日 3 次。分散片：一次 3 片，一日 3 次。以上均 7 天为一疗程，或必要时服。

参 考 文 献

[1] 李茂星，贾正平，沈涛，等. 口服独一味水提取物对大鼠血液凝集参数的影响[J]. 中药材，2006，29（2）：160-163.

[2] 林天慕，顾宜，方坤泉，等. 藏药独一味两种方法提取组分对小鼠镇痛作用的影响[J]. 第四军医大学学报，2003，24（5）：444-446.

[3] 范美霞，张佃翠，董莉. 中药灌肠配合独一味治疗子宫内膜异位症 93 例[J]. 中国民间疗法，2005，13（1）：23-24.

[4] 程柳云. 独一味胶囊治疗妇科疾病 300 例的临床观察[J]. 实用中医内科杂志，2005，19（2）：171.

[5] 金畅，刘晓红，陈向阳. 独一味胶囊治疗痛经 36 例[J]. 陕西中医，2007，28（6）：710.

[6] 徐瑞丛. 独一味胶囊为主治疗原发性痛经 45 例临床观察[J]. 浙江中医杂志，2013，48（10）：740.

[7] 张英杰. 独一味胶囊治疗乳腺囊性增生 101 例[J]. 中成药，2004，26（6）：15.

（嘉兴学院　黄越燕，江西中医药大学　肖　纯）

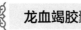 **龙血竭胶囊（片、含片、散）**

【药物组成】 龙血竭。

【处方来源】 研制方。国药准字 Z10983108。

【功能与主治】 活血散瘀，定痛止血，敛疮生肌。用于跌打损伤，瘀血作痛。妇女气血凝滞，外伤出血，脓疮久不收口。

【药效】 主要药效如下[1-9]：

1. 抑制异位子宫内膜生长　血竭贴膏可抑制异位子宫内膜生长，能够降低大鼠血浆中 $PGF_{2\alpha}$ 水平，但对 IL-1β 水平的影响不明显。复方血竭巴布剂穴位敷贴对子宫内膜异位症有明显疗效，可有效抑制子宫内膜异位生长，促进腺体萎缩，其机制是通过降低大鼠血浆中的 TXB_2、6-keto-$PGF_{1\alpha}$ 水平，来改善血小板功能而治疗子宫内膜异位症。龙血竭胶囊可降低子宫内膜异位症大鼠血液黏度，对于大鼠内分泌影响不明显。龙血竭抑制 MMP-2 mRNA 表达，是其减少异位组织的黏附和生长的分子机制之一。

2. 改善血液流变性　龙血竭可降低葡聚糖造成的家兔"急性血瘀"模型的全血黏度、血浆黏度，使红细胞电泳时间缩短，对大鼠实验血栓形成有抑制作用。血竭具有不同程度的抗血栓形成能力，体外、体内实验均显示其显著抑制花生四烯酸、ADP 及 PAF 诱导的血小板聚集。血竭总黄酮提取物对大鼠实验性静脉血栓有明显抑制作用，对 ADP、PAF 诱导的血小板聚集也有明显抑制作用，呈剂量依赖关系；还可明显抑制大鼠实验性深静脉血栓形成及减小结扎冠状动脉所致急性心肌缺血的缺血面积。

3. 抗炎镇痛　龙血竭可抑制二甲苯所致的小鼠耳郭肿胀和冰醋酸所致的小鼠扭体反应；能提高小鼠热刺激痛阈。龙血竭还具有降低牛蛙坐骨神经动作电位幅值，延长其不应期和减慢其传导速度的药理效应，阻滞神经传导，干预痛觉信息传递，产生镇痛作用。

4. 其他　龙血竭能缩短小鼠凝血时间和家兔血浆复钙时间，对家兔凝血酶原时间无明显的影响。纳米血竭对肿瘤细胞株 HL-60 有明显的杀伤作用，其效率高于非纳米血竭。

【临床应用】　临床应用于子宫内膜异位症痛经、宫颈糜烂等。

1. 子宫内膜异位症痛经[10]　龙血竭活血化瘀的作用与对前列腺素合成酶的作用有关。采用丹那唑与龙血竭联合用于治疗子宫内膜异位症痛经，明显提高治疗的痊愈率和总有效率，且无明显不良反应。

2. 宫颈糜烂[11]　临床采用龙血竭干粉与酒精调和，直接外用治疗宫颈糜烂创面，其止血镇痛、敛创生肌效果明显，临床有效率及治疗效果显著高于应用聚甲酚磺醛局部上药。

3. 其他　临床血竭多用于治疗压疮。治疗晚期恶性肿瘤患者压疮，见效快、安全。敷贴配合龙血竭治疗老年性压疮，Ⅰ期可保护皮肤完整性，减少感染发生率，Ⅱ期治愈较高。应用龙血竭粉治疗Ⅱ、Ⅲ期压疮不仅能加速疮面愈合，提高治愈率，且经过临床观察无副反应。使用龙血竭胶囊治疗糖尿病足溃疡取得较好疗效。此外，龙血竭胶囊对带状疱疹后遗神经痛，放射性皮肤损伤均有较好疗效。

【不良反应】　尚未见报道。

【使用注意】　①忌烟酒及辛辣、生冷、油腻食物。②小儿、年老体虚者或正接受其他治疗的患者，均应在医师的指导下服用。③孕妇忌服。④酒精过敏者慎用。⑤血虚无瘀者禁用。⑥孕妇禁用。

【用法与用量】　口服。胶囊：一次 4～6 粒，一日 3 次。外用，取内容物敷患处或用酒调敷患处。片：一次 3 片，一日 4～5 次。含片：一次 1～2 粒，一日 3～4 次；或遵医嘱。散：用酒或温开水送服，一次 1.2g，一日 4～5 次；水煎服，一次 4.8～6.0g，一日 1 次；外用适量，敷患处或用酒调敷患处。

参 考 文 献

[1] 汪慧敏,吕洪清. 复方血竭贴膏对子宫内膜异位症大鼠血浆 PGF$_{2\alpha}$ 及血清 IL-1β 的干预作用[J]. 浙江中医药大学学报,2007, 31（3）：301-302.

[2] 汪慧敏, 王倩. 复方血竭巴布剂穴位敷贴治疗子宫内膜异位症的实验研究[J]. 中国中医药科技, 2008, 15（2）：83.

[3] 李宜航, 宋美芳, 吕亚娜, 等. 龙血竭对子宫内膜异位症模型大鼠的影响[J]. 医药导报, 2016, 35（6）：608-611.

[4] 陈素, 吴水才, 曾毅, 等. 龙血竭总黄酮抗炎镇痛作用及其镇痛机制探讨[J]. 时珍国医国药, 2013, 24（5）：1030-1032.

[5] 杨丽川, 胡建林, 张荣平, 等. 血竭、包合血竭与复方活化血竭抗血小板聚集实验研究[J]. 中药药理与临床, 2008, 24（3）：74-76.

[6] 付梅红, 方倩, 王祝举, 等. 血竭药理研究与临床应用概述[J]. 时珍国医国药, 2010, 21（6）：1498-1500.

[7] 朱慧芬, 杨道, 王敏, 等. 不同粒径纳米血竭和普通血竭对肿瘤细胞的体外效应[J]. 医药导报, 2007, 26（7）：744-747.

[8] 谢文, 马克昌, 谢艳, 等. 不同品种血竭外用时的镇痛抗炎作用[J]. 中医正骨, 1999, 11（2）：5-6.

[9] 曾雪瑜, 何飞, 李友娣, 等. 广西血竭的消炎止痛作用及毒性研究[J]. 中国中药杂志, 1999, 24（3）：171.

[10] 沈双双, 傅文君. 达那唑联合龙血竭治疗子宫内膜异位症痛经的疗效观察[J]. 中国中医药科技, 2016, 23（1）：115-116.

[11] 李镇华, 罗泳仪, 伍瑞云. 龙血竭治疗宫颈糜烂的药理分析及疗效观察[J]. 海峡药学, 2015, 27（2）：181-182.

（嘉兴学院　黄越燕，江西中医药大学　肖　纯）

二、清热化瘀类

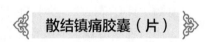

散结镇痛胶囊（片）

【药物组成】　龙血竭、三七、浙贝母、薏苡仁。

【处方来源】　研制方。《中国药典》(2015 年版)。

【功能与主治】　软坚散结，化瘀定痛。用于痰瘀互结兼气滞所致的继发性痛经、月经不调、盆腔包块、不孕，以及子宫内膜异位症见上述证候者。

【药效】　主要药效如下[1-2]：

1. **抗炎**　子宫内膜异位症是一种炎症性疾病。散结镇痛胶囊可缩小子宫内膜异位症模型大鼠病灶体积，降低病灶 VEGF 及 TNF-α 表达水平。散结镇痛胶囊还可降低子宫内膜异位症模型大鼠 PCNA，升高细胞凋亡率(TUNEL)，并降低血清中 PGE_2 浓度，产生抗炎、促凋亡和抑制增生的作用。

2. **调节性激素水平**[3]　散结镇痛片能增强子宫内膜异位症模型大鼠的妊娠功能，表现为增加模型大鼠活胎数、排卵数，提高着床率，降低死胎率，并可降低催乳素水平，升高孕激素水平。

3. **镇痛**[4]　散结镇痛片可降低雌激素与缩宫素联用引起痛经模型小鼠的扭体反应次数，并抑制离体正常和缩宫素引起的子宫收缩，降低收缩频率、收缩强度和子宫活动力，提示抑制子宫收缩可能是其抗痛经的重要机制。

4. **抑制子宫平滑肌收缩**[5]　散结镇痛胶囊可抑制 $PGF_{2\alpha}$ 诱发小鼠子宫平滑肌收缩，其作用机制与抑制平滑肌细胞内 Ca^{2+} 内流，缓解细胞的收缩，降低细胞钙调蛋白、磷酸化的肌球蛋白轻链 2 的表达水平有关，这可能也是散结镇痛胶囊抗痛经的机制之一。

【临床应用】　主要用于治疗子宫内膜异位症合并不孕、子宫肌瘤、盆腔炎性包块等。

1. **子宫内膜异位症合并不孕**[6-7]　散结镇痛胶囊与孕三烯酮合用治疗子宫内膜异位症合并不孕的患者，有缓解子宫内膜异位症症状，降低血清抗子宫内膜抗体效价，提高妊娠率的作用。散结镇痛胶囊治疗子宫腺肌症合并不孕，能有效缓解疼痛，显著降低血清 CA125 和生殖激素的水平；既不影响女性内分泌生理，不引起闭经，又可使不孕者在治疗中受孕，方法简单易行，且无明显不良反应。

2. **子宫肌瘤**[8]　散结镇痛胶囊用于治疗瘀血内停、水湿内盛、痰凝血瘀之子宫肌瘤。散结镇痛胶囊软坚散结、化瘀定痛，配合中药穴位贴敷，可明显缩小肌瘤。

3. **盆腔炎性包块**[9]　散结镇痛胶囊显著降低患者血清 IL-6、TNF-α 及 PGF_{2a} 水平，并能明显缓解盆腔炎患者的下腹疼痛、腰骶胀痛、经行腹痛加重、子宫活动受限压痛、附件区呈条索状增粗和压痛、附件区包块、宫骶韧带增粗等症状，从而有利于改善慢性盆腔炎性包块。

【不良反应】　①偶见皮肤瘙痒、烦热、口渴、便秘、胃脘不适、头晕、恶心、腹泻、皮疹、心悸、皮肤多油、多汗，一般不影响继续治疗。②偶见转氨酶、尿素氮轻度升高，心电图改变，尿中出现红细胞，目前尚不能肯定是本品所致。

【使用注意】　①孕妇禁用。②肝肾功能不全者慎用。③服药期间禁食辛辣、烟酒等刺激之物。

【用法与用量】　口服。胶囊：一次 4 粒，一日 3 次。片：一次 3 片，一日 2 次。于月经来潮第 1 天开始服药，连服 3 个月经周期为一疗程，或遵医嘱。

参 考 文 献

[1] 邹杰，关铮，张唯一，等. 散结镇痛胶囊和达那唑对大鼠子宫内膜异位症治疗效果的比较[J]. 中国中西医结合杂志，2012，32（8）：1112-1116.

[2] ZOU J，GUAN ZHENG　ZHANG W Y，et al．　Beneficial effects of the Chinese herbal medicine Sanjie Zhentong Capsule on experimental endometriosis in rats[J]．　Chinese Journal of Natural Medicines，2013，11（6）：666-672.

[3] 潘媛，曹亮，邓奕，等. 散结镇痛片对子宫内膜异位症模型大鼠妊娠功能和激素水平的影响[J]. 现代药物与临床，2011，26（6）：477-480.

[4] 曹亮，潘媛，邓奕，等. 散结镇痛片对小鼠实验性痛经模型的影响[J]. 世界科学技术：中医药现代化，2012，14（2）：1493-1497.

[5] 刘莉娜. 散结镇痛胶囊对PGF$_{2\alpha}$诱发小鼠子宫平滑肌细胞收缩的抑制作用探讨[J]. 中国药理学通报，2016，32（5）：732-736.

[6] 李丰，周小娜，何小丹. 腹腔镜手术对子宫内膜异位症患者炎症因子、免疫球蛋白的影响[J]. 海南医学院学报，2016，22（9）：931-933.

[7] 王莉云，党小红. 散结镇痛胶囊治疗子宫内膜异位症合并不孕[J]. 现代中西医结合杂志，2009，18（35）：4347-4348.

[8] 李孔益. 散结镇痛胶囊内服配合中药穴位贴敷治疗子宫肌瘤30例[J]. 实用中医药杂志，2010，26（6）：383.

[9] 张慧，徐辉，张国桃. 散结镇痛胶囊治疗盆腔炎性包块48例[J]. 中国实验方剂学杂志，2013，19（23）：270-273.

（嘉兴学院　黄越燕，江西中医药大学　肖　纯，浙江工业大学　陈素红、杨　科）

三、温经化瘀类

少腹逐瘀丸（胶囊、颗粒）

【药物组成】　当归、蒲黄、五灵脂（醋炒）、赤芍、小茴香（盐炒）、延胡索（醋制）、没药（炒）、川芎、肉桂、炮姜。

【处方来源】　清·王清任《医林改错》。《中国药典》（2015年版）。

【功能与主治】　温经活血，散寒止痛。用于寒凝血瘀所致的月经后期、痛经、产后腹痛，症见行经错后，行经小腹冷痛，经血紫暗、有血块，产后小腹疼痛喜热、拒按。

【药效】　主要药效如下[1-4]：

1. 改善子宫内膜病理变化　新生血管的形成可促进异位内膜的增殖和浸润入腹膜组织内。少腹逐瘀丸能降低子宫内膜异位症大鼠血清VEGF的水平和子宫内膜组织中MMP-9 mRNA的表达，升高基质金属蛋白酶抑制剂-1（TIMP-1）mRNA的表达，调节MMP-9/TIMP-1的平衡，抑制异位内膜的增殖和浸润，从而治疗子宫内膜异位症。

2. 抗炎　炎症因子TNF-α释放过多会引起机体病理损伤，参与子宫内膜异位症的发病过程；同时炎症因子IL-8对炎症嗜中性粒细胞及单核细胞具有趋化性，有助于炎细胞在子宫内膜异位症病灶中的聚集，促使病灶炎性反应和粘连形成。少腹逐瘀颗粒能明显减少子宫内膜异位症机体血清中TNF-α、IL-8的含量，达到治疗子宫内膜异位症的目的。少腹逐瘀颗粒对非特异性炎症有一定抑制作用，其对小鼠耳肿胀和大鼠脚趾肿胀有明显抑制作用，且能明显促进炎性渗出物的吸收；对慢性增生性炎症也有显著的抑制作用。

3. 镇痛　痛经的发生与TXB$_2$/6-keto-PGF$_{1\alpha}$比例失调，引起子宫平滑肌痉挛性收缩，子宫平滑肌血流减少有关。少腹逐瘀丸能降低痛经模型大鼠血浆TXB$_2$含量，升高6-keto-PGF$_{1\alpha}$含量。少腹逐瘀丸、颗粒均能延长乙酸及缩宫素所致小鼠、大鼠扭体反应的潜伏期，提高小鼠热刺激致痛的痛阈。提示其具有较好的镇痛、抗痛经作用。

4. 抑制子宫平滑肌收缩 少腹逐瘀丸能抑制大鼠在体子宫、小鼠离体子宫正常收缩及缩宫素所致的子宫痉挛性收缩。

5. 改善血液流变性 少腹逐瘀丸能降低小鼠全血低切黏度。少腹逐瘀颗粒能降低痛经模型大鼠血中全血黏度、血浆黏度、血细胞比容、红细胞聚集指数、红细胞电泳指数。

6. 改善微循环 少腹逐瘀丸能改善大鼠子宫外膜微循环。

【临床应用】 主要用于子宫内膜异位症、原发性痛经、月经不调、盆腔炎、子宫腺肌病、人工流产术后阴道出血、青春期多囊卵巢综合征、闭经不孕、异常子宫出血等。

1. 子宫内膜异位症[5] 应用丹参酮ⅡA联合少腹逐瘀颗粒治疗子宫内膜异位症，可改善患者炎症因子水平，减少病灶，疗效优于丹参酮ⅡA单独用药。

2. 原发性痛经[6] 少腹逐瘀丸治疗寒凝血瘀型痛经效果良好，能减轻患者小腹冷痛，经行后期、量少、色暗有块，经行不畅等症状。少腹逐瘀颗粒能减少痛经患者的疼痛评分，其作用与降低患者经血中 $PGF_{2\alpha}$ 含量，升高 PGE_2 含量，有效改善子宫动脉血流参数有关。

3. 月经不调[7-8] 少腹逐瘀胶囊可用于寒凝血滞型月经后期、月经量少的治疗，能缩短月经周期，使月经周期趋于正常，调节月经血量、血色、血质。

4. 盆腔炎[9-10] 少腹逐瘀胶囊可用于盆腔炎性疾病后遗症的治疗，治疗后患者的下腹痛、白带异常、带下气味、腰骶痛等症状明显减轻，其机制与降低患者静脉血内 RBC-ICR 水平，升高 RBC-C3bRR 水平，上调机体免疫细胞应答反应，改善免疫功能有关。少腹逐瘀颗粒配伍妇科千金片还可用于急性盆腔炎的治疗，能缓解患者腹痛、发热、阴道分泌物增多等症状。

5. 子宫腺肌病[11] 子宫内膜基底层腺体及间质浸润时，会破坏组织结构，造成血清中 CA125 水平升高，血清 CA125 水平越高提示子宫组织结构破坏越严重。少腹逐瘀胶囊可用于寒凝血瘀型子宫腺肌病的治疗，能明显减轻患者的疼痛、月经量多、肛门坠胀、腰部酸痛等症状，缩小子宫体积，降低患者血清中 CA125 含量。

6. 人工流产术后阴道出血[12] 少腹逐瘀胶囊能缩短人工流产术后阴道出血时间，减少出血量，降低患者子宫动脉血流阻力指数（RI）和收缩期峰值流速（PSV）值，增加子宫内膜厚度。

7. 青春期多囊卵巢综合征[13] 少腹逐瘀丸联合逍遥丸，可使青春期多囊卵巢综合征患者恢复规律月经，出现排卵，卵巢体积减小，卵泡数目减少，血清中 LH、FSH 和睾酮含量降低，E_2 含量升高。

8. 闭经不孕[14-16] 少腹逐瘀汤主治寒凝血脉所致的闭经、不孕，症见少腹冷痛，瘀血积块，腰部酸痛，舌暗有瘀斑。治疗后可使患者月经来潮，少腹逐瘀汤加减治疗原发性不孕和继发性不孕效果显著。

9. 异常子宫出血[17] 少腹逐瘀汤治疗功能失调性子宫出血效果显著，能使月经持续3个月以上患者和3个月以内患者月经周期恢复正常。

【不良反应】 尚未见报道。

【使用注意】 ①忌生冷食物，不宜洗凉水澡。②服药期间不宜同时服用人参或其制剂。③感冒发热患者不宜服用。④青春期少女及围绝经期妇女应在医师指导下服用。⑤月经过多者，应及时去医院就诊。⑥平素月经正常，突然出现月经过少，或经期错后，或阴道不规则出血者应去医院就诊。⑦治疗痛经，宜在经前 3～5 天开始服药，连服 1 周。如有生育要求应在医师指导下服用。

【用法与用量】 口服。丸：温黄酒或温开水送服，一次 1 丸，一日 2～3 次。胶囊：温开水送服，一次 3 粒，一日 3 次。颗粒：用温黄酒或温水送服，一次 3 粒，一日 3 次。

参 考 文 献

[1] 吴丽丽. 少腹逐瘀丸治疗痛经和月经不调的药效学研究[J]. 时珍国医国药, 2003, 14（10）: 595-596.

[2] 贺克, 刘姣, 李清. 少腹逐瘀丸抗痛经作用机制研究[J]. 河北中医药学报, 2012, 27（2）: 3-5.

[3] 刘东霞. 山香胶囊治疗寒凝血瘀型原发性痛经的动物实验研究[D]. 哈尔滨: 黑龙江省中医研究院, 2008.

[4] 刘姣, 贺克, 李清. 少腹逐瘀丸对子宫内膜异位症大鼠 MMP-9 和 TIMP-1mRNA 表达的影响[J]. 中成药, 2012, 34（4）: 610-613.

[5] 陈绍英, 于鹤. 丹参酮ⅡA 联合少腹逐瘀颗粒对子宫内膜异位症的疗效观察[J]. 中国实用医刊, 2016, 43（21）: 122-124.

[6] 沈雪华, 蔡艳悦. 少腹逐瘀颗粒辅助治疗寒凝血瘀型原发性痛经疗效观察[J]. 辽宁中医杂志, 2015, 42（9）: 1703-1704.

[7] 贾存义, 陈建民, 罗滕月. 少腹逐瘀胶囊治疗月经后期 60 例临床观察[J]. 时珍国医国药, 2001, 12（5）: 432-433.

[8] 姚爱荣, 贾存义, 罗滕月. 少腹逐瘀胶囊治疗寒凝血滞型月经量少 60 例临床观察[J]. 中国中医药科技, 2001, 8（4）: 261-262.

[9] 李桂梅, 刘冬梅, 平伟, 等. 少腹逐瘀胶囊对盆腔炎性疾病后遗症红细胞免疫功能的影响[J]. 医学综述, 2016, 22（19）: 3893-3895.

[10] 雷桂兰, 汪有新. 妇科千金片联合少腹逐瘀颗粒治疗急性盆腔炎临床研究[J]. 河南中医, 2015, 35（11）: 2811-2813.

[11] 肖菊梅, 张翰儒. 少腹逐瘀胶囊治疗寒凝血瘀型子宫腺肌病临床研究[J]. 新中医, 2017, 49（11）: 75-77.

[12] 李莹莹. 少腹逐瘀胶囊治疗人工流产术后阴道出血疗效分析[J]. 实用中医药杂志, 2017, 33（5）: 509-510.

[13] 冯光荣, 周艳艳, 胡晓华. 少腹逐瘀胶囊联合逍遥丸治疗青春期多囊卵巢综合征 40 例[J]. 中国中西医结合杂志, 2010, 30（3）: 320-322.

[14] 韩亚光, 朱小琳, 韩延华, 等. 韩延华教授少腹逐瘀汤之古方今用[J]. 中医药学报, 2016, 44（2）: 117-119.

[15] 唐久远. 少腹逐瘀汤在妇科疾病中的临床运用[J]. 中医药临床杂志, 2010, 22（3）: 206-207.

[16] 王晓红. 少腹逐瘀汤加减治疗不孕症 15 例[J]. 内蒙古中医药, 2010, 29（8）: 14.

[17] 范喜军. 少腹逐瘀汤治疗功能性子宫出血 60 例[J]. 中国中医急症, 2005, 14（6）: 498.

（嘉兴学院　黄越燕，江西中医大学附属医院　欧阳瑜，河北中医学院　刘　姣）

第十二章

子宫肌瘤中成药名方

第一节 概　述

一、概　念

子宫肌瘤（hysteromyoma）是女性生殖系统最常见的良性肿瘤。其主要是由子宫平滑肌组织增生而形成的良性肿瘤，含有少量纤维结缔组织，故亦称子宫平滑肌瘤，或子宫纤维瘤[1-2]。

子宫肌瘤常见分类有两种方式：一种是按肌瘤的生长部位分类，分为宫体肌瘤和宫颈肌瘤；另一种是按肌瘤与子宫肌壁的关系分类，分为肌壁间肌瘤、浆膜下肌瘤及黏膜下肌瘤。

子宫肌瘤属于中医学"癥瘕""癥积"等范畴。

二、病因及发病机制

（一）病因

中医学认为子宫肌瘤病因多与感受外邪、情志内伤、正虚、痰阻、多产、房劳、手术损伤等有关。现代医学认为子宫肌瘤属于性激素依赖性肿瘤，与雌孕激素、细胞遗传学、生长因子等有关。

（二）发病机制

子宫肌瘤由于体内卵巢激素水平过早处于高水平状态、过食生冷辛辣、过度劳累、长期的情志异常或重大的精神打击，卵巢功能失调，雌、孕激素水平过高，子宫平滑肌异常增生，从而引起月经量增多、经期延长，腹痛明显，肌瘤迅速增长，肌瘤数目增多。

1. 性激素及其受体[3-5]　子宫肌瘤为性激素依赖性肿瘤，主要与雌、孕激素及其受体有关。雌激素在增生期对子宫肌瘤发挥主要作用，孕激素则在分泌期发挥主要作用。当外源性给予雌激素或妊娠时，子宫肌瘤会迅速增大，而当使用 GnRH 激动剂治疗或绝经后雌激素水平的降低都可以引起肌瘤缩小，甚至消失，因而大多数学者认为雌激素是子宫肌瘤生长的主要促进因素。孕激素及其受体也在子宫肌瘤发生中起着重要的作用，子宫肌瘤患者孕激素受体表达远高于雌激素受体表达。一般认为雌、孕激素协同作用是子宫肌瘤生长的促进因素，雌激素使肌细胞分裂、增殖，在此基础上，孕激素使细胞肥大、成熟。如雌激素水平过高，则孕激素相对不足，即可能使未成熟平滑肌细胞发展为子宫肌瘤。同时，雌、孕激素大量结合于子宫肌瘤局部的雌激素受体和孕激素受体使肌瘤局部呈现高激素状态，进而刺激肌瘤细胞不断分裂增生，使瘤体不断增大，导致子宫肌瘤。

2. 血液流变学[6]　子宫肌瘤的病机关键是瘀血内停。瘀血的堆积使肌瘤形成，进而对其周围进行压迫，使得患者产生严重的不适感。子宫肌瘤患者血液处于黏聚状态，流动性降低，血液流变学异常。其共同特征主要表现为血流呈"浓""黏""凝""聚"状态。"浓"，血细胞比容增加；"黏"，全血黏度、血浆黏度增加；"凝"，血液凝固性增加，纤维蛋白原含量增加；"聚"，红细胞及血小板的聚集性增加。

3. 生长因子[7-8]　雌、孕激素在子宫肌瘤生长中的作用是通过调节生长因子及其信号通路而实现的。多数生长因子如表皮生长因子（EGF）、IGF-1、VEGF 等与子宫肌瘤发病密切相关。EGF 能加速肌瘤细胞分裂与增殖；IGF-1 对正常子宫肌组织和肌瘤组织产生促增殖、分化的作用；VEGF 促进体内新生血管的生成，从而加剧子宫肌瘤的发生、发展。

4. 炎症[9-10]　子宫附近的脏器疾病或子宫本身的炎症，由于症状较轻未引起足够的重视，而使病原体得以潜伏于子宫内膜皱襞，长期刺激子宫内膜使其增生生长，使局部 EGF 分泌增多，甚而使肌细胞分裂异常、生长过快而发生子宫肌瘤。此外，被活化的吞噬细胞还可释放大量的炎症因子，从而使子宫肌瘤组织中的细胞发生损伤，进而加剧子宫肌瘤的发生。

三、临床表现

子宫肌瘤的常见临床表现主要包括经量增多、月经周期缩短及经期延长、异常子宫出血、下腹包块、白带增多、压迫症状、不孕、下腹坠胀、腰酸背痛。肌瘤红色样变时有急性下腹痛，伴呕吐、发热及肿瘤局部压痛；浆膜下肌瘤蒂扭转可有急性腹痛；子宫黏膜下肌瘤由宫腔向外排出时也可引起腹痛。黏膜下肌瘤和引起宫腔变形的肌壁间肌瘤可引起不孕或流产。

四、诊　　断

根据病史、体征和超声检查，诊断多无困难。超声检查能区分子宫肌瘤与其他盆腔肿块。磁共振检查可准确判断肌瘤大小、数目和位置。若有需要，还可选择宫腔镜和腹腔镜、子宫输卵管造影等协助诊断。

五、治　　疗

子宫肌瘤的治疗方法可分为手术治疗和非手术治疗。应根据患者的症状轻重，肌瘤的生长部位、大小和数目，患者的年龄、生育要求和全身状况而定，即应结合患者的具体情况全面考虑，制定个体化治疗方案。

（一）常用化学药物及现代技术

①促性腺激素类：如亮丙瑞林、戈舍瑞林、曲普瑞林等。②雄激素类：如甲睾酮、丙酸睾酮等。③抗孕激素类：米非司酮等。④抗雌激素类：三苯氧胺等。

常用的非药物治疗手段有子宫肌瘤切除术、子宫切除术、子宫动脉栓塞术、子宫内膜切除术、高能聚焦超声等。

（二）中成药治疗

中医药防治子宫肌瘤是通过多途径、多靶点、多环节实现的。中成药治疗可明显改善临床症状，特别是对由子宫肌瘤引起的月经过多、月经周期缩短、经期延长、下腹疼痛或痛经有较好的疗效。

第二节　中成药名方的辨证分类与药效

子宫肌瘤患者共同病理基础是雌、孕激素水平异常导致的子宫平滑肌细胞增殖或子宫异常出血。中药治疗子宫肌瘤的基本药效是抑制子宫平滑肌增殖，改善微循环及止血。中药治疗子宫肌瘤是辨证用药，发挥治疗子宫肌瘤的不同药效特点。中医认为子宫肌瘤的核心病机为瘀热互结、气虚血瘀，临床根据"经期不消癥"的原则，采取非经期活血化瘀，消癥散结的治疗方法，经期必要时止血，常予益气养阴，凉血化瘀止血。中成药名方的常见辨证分类及其主要药效如下[11-13]：

一、化瘀散结类

子宫肌瘤瘀热互结证的主要症状是下腹肿块，热痛起伏，痛连腰骶，崩漏，经行量多，经期延长，兼见烦热口渴，大便秘结，小便黄赤，舌暗红，有瘀斑，苔黄，脉滑数。

子宫肌瘤瘀热互结证主要的病理变化是瘀热互结所引起的雌、孕激素水平异常，雌、孕激素受体及 IGF-1 和 VEGF 表达增强，子宫壁肌层炎细胞浸润，从而促进子宫肌瘤细胞生长，导致子宫平滑肌异常增生；血液微循环障碍，内皮细胞增生和新血管的形成，血管通透性升高，子宫肌瘤血供丰富，进而刺激肌瘤细胞不断分裂增生。

化瘀散结类药能调节雌、孕激素水平，抑制雌、孕激素受体及 IGF-1、VEGF 表达，减少子宫壁肌层炎细胞浸润，抑制子宫平滑肌的增生，减轻子宫充血、水肿等症状，使子宫肌层瘤样改变消失；并能改善微循环，减少内皮细胞的增生和新血管的形成，降低血管通透性，阻断子宫肌瘤血供，使肌瘤细胞萎缩或消亡。

常用中成药：桂枝茯苓片（丸、胶囊）、宫瘤清胶囊（颗粒、片）、宫瘤消胶囊、宫瘤宁胶囊（片、颗粒）、止痛化癥胶囊（颗粒、片）、平消胶囊（片）、消癥丸、大黄䗪虫丸（胶囊、片）、小金丸（胶囊、片）（见第十六章）、消结安胶囊（口服液）（见第十六章）、散结镇痛胶囊（片）（见第十一章）、红金消结胶囊（浓缩丸、片）（见第十六章）等。

二、益气止血类

子宫肌瘤气虚血瘀证的主要症状有下腹部结块，小腹刺痛拒按，月经过多，经水淋漓不净，或崩中漏下，产后恶露不净，体倦乏力，面色少华，脉细或细涩。

子宫肌瘤气虚血瘀证主要的病理变化是气虚血瘀所引起的雌激素水平异常升高，导致子宫内膜增生或不典型增生引起出血，并使肌瘤突向宫腔生长，极易并发感染而致出血，以黏膜下肌瘤及肌壁间肌瘤子宫出血较多见。

益气止血类药能收缩血管，兴奋血管平滑肌，改善血管壁功能，降低毛细血管的通透性，缩短凝血时间，促进血小板聚集与黏附，发挥止血作用。

常用中成药：止血灵胶囊、参茜固经颗粒、断血流片（胶囊、颗粒）（见第一章）等。

参 考 文 献

[1] 谢幸，孔北华，段涛. 妇产科学[M]. 9版. 北京：人民卫生出版社，2018：303-306.

[2] 杨欣. 子宫肌瘤药物治疗[J]. 中国实用妇科与产科杂志，2012，28（12）：905-908.

[3] WANG L Q，HUANG H，LIU D，et al. Evaluation of 14-3-3 protein family levels and associated receptor expression of estrogen and progesterone in Human Uterine Leiomyomas[J]. Gynecological Endocrinology，2012，28（8）：665-668.

[4] 王运端，陈利社，张静，等. 雌激素受体、孕激素受体与子宫肌瘤生长的关系[J]. 河北医药，2011，33（7）：1051.

[5] 陈庆云，张小燕. 子宫肌瘤发病机制研究进展[J]. 中国实用妇科与产科杂志，2012（12）：950-952.

[6] 王莉琳，时燕萍. 子宫肌瘤的血液流变学应用探讨[J]. 中华中医药学刊，2010，28（11）：2409-2411.

[7] MARUO T，MATSUO H，SHIMOMURA Y，et al. Effects of progesterone on growth factor expression in human uterine leiomyoma[J]. Steroids，2003，68（10-13）：817-824.

[8] 陈红菊，尹伶. 子宫肌瘤病因学的研究进展[J]. 实用预防医学，2012，19（6）：959-961.

[9] LIU F，GONG J，HUANG W，et al. MicroRNA-106b-5p boosts glioma tumorigensis by targeting multiple tumor suppressor genes[J]. Oncogene，2014，33（40）：4813-4822.

[10] 王玮，许伟，丁淑玉，等. 以人群为基础子宫肌瘤危险因素病例对照研究[J]. 中华肿瘤防治杂志，2007，14（11）：821-823.

[11] 赵纯. 子宫肌瘤的中医辨证论治[J]. 南阳理工学院学报，2009，1（1）：79-81.

[12] 冯婷婷，魏绍斌. 治疗子宫肌瘤中成药的辨证应用[J]. 中国计划生育和妇产科，2015，7（3）：6-7.

[13] 徐文婷，何贵翔. 子宫肌瘤中医药研究概况[J]. 辽宁中医药大学学报，2010，12（10）：205-207.

（浙江工业大学　陈素红，杭州市中医院　姜　萍，江西中医药大学　胡慧明）

第三节　中成药名方

一、化瘀散结类

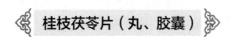

桂枝茯苓片（丸、胶囊）

【药物组成】　桂枝、茯苓、牡丹皮、桃仁、芍药。

【处方来源】　东汉·张仲景《金匮要略》。《中国药典》（2015年版）。

【功能与主治】　活血，化瘀，消癥。用于妇人瘀血阻络所致癥块、经闭、痛经、产后恶露不尽，以及子宫肌瘤、盆腔炎性疾病后遗症包块、痛经、子宫内膜异位症、卵巢囊肿见上述证候者。

【药效】　主要药效如下[1-21]：

1. 调节雌、孕激素水平　机体内雌、孕激素的水平升高对子宫肌瘤的形成有决定性的作用。桂枝茯苓丸能降低子宫肌瘤模型大鼠的子宫质量，抑制子宫平滑肌过度增殖，降低血清中 E_2 和孕酮的水平，缩小子宫肌瘤；还可抑制雌、孕激素负荷大鼠子宫肌瘤模型中子宫肌瘤平滑肌细胞雌激素受体 α、β 的表达，发挥抑制子宫肌瘤细胞增殖的作用。

2. 抑制子宫平滑肌异常增生　子宫肌瘤病理表现为子宫壁平滑肌弥漫性增生致肌层增厚，部分表现为局限性增生，肌层排列紊乱，严重者增生的平滑肌伸入子宫系膜区，增生的平滑肌细胞体积较正常平滑肌大，排列紊乱。桂枝茯苓胶囊能降低子宫肌瘤模型大鼠子宫系数，减少大鼠子宫壁固有层或肌层炎细胞浸润，明显抑制子宫平滑肌的增生，有效减轻大鼠子宫充血、水肿等症状，使子宫肌层瘤样改变消失。

3. 调控子宫相关生长因子　子宫肌瘤的发生发展与多种生长因子有关，如 IGF-1 有促进体外子宫平滑肌瘤细胞生长的作用。桂枝茯苓丸降低子宫肌瘤模型大鼠中的子宫肌瘤组织孕激素受体表达、IGF-1 水平，从而抑制子宫肌瘤的发展。

4. 抑制血管新生　雌、孕激素可通过介导局部血管生长因子调控血管通透性及血管生成来促进肌瘤的生长。桂枝茯苓丸可抑制雌激素负荷自然衰老型子宫肌瘤模型小鼠中子宫组织 VEGF 的表达，改善子宫肌瘤细胞超微结构，抑制内皮细胞增生、新血管形成，降低血管通透性，减少甚至阻断子宫肌瘤血供，进而使瘤细胞萎缩或消亡。桂枝茯苓胶囊能降低子宫肌瘤模型大鼠中子宫平滑肌孕激素受体的表达，改善平滑肌细胞蛋白激酶 C 的活性，改善子宫平滑肌细胞的缺氧状态，抑制肿瘤血管生成，切断子宫平滑肌细胞增殖分化信号传递通道，从而达到抑制子宫肌瘤的目的。

5. 镇痛　桂枝茯苓胶囊有镇痛作用，特别对痛经效果明显，能减少痛经模型小鼠的扭体次数，延长扭体发生潜伏期。桂枝茯苓胶囊还可降低痛经子宫 $PGF_{2\alpha}$、Ca^{2+} 水平以及环氧化酶-2（COX-2）和缩宫素受体的表达，升高子宫 NO 水平，松弛子宫平滑肌，缓解子宫痉挛。桂枝茯苓丸能升高子宫内膜异位症模型大鼠的 6-keto-$PGF_{1\alpha}$ 水平，降低 TXB_2 水平，从而调节其平衡，缓解子宫平滑肌痉挛；同时升高模型大鼠 β-内啡肽水平，具有内源性中枢镇痛作用，从而达到缓解疼痛的目的。

6. 抗炎　桂枝茯苓丸对小鼠棉球肉芽肿具有明显抑制作用。桂枝茯苓胶囊可增加盆腔炎性疾病后遗症模型大鼠血清 IL-2 含量，抑制 TNF-α 的过度分泌及细胞间黏附分子-1 的表达，减轻大鼠子宫充血肿胀，改善子宫内膜炎症细胞浸润。桂枝茯苓丸可降低子宫内膜异位症模型大鼠腹腔液中的 IL-2 水平，干预单核巨噬细胞和炎症细胞进入腹腔，调节免疫和炎症反应，阻断子宫内膜异位症发展进程；并通过抑制子宫内膜异位症模型大鼠的 TNF-α 水平，减轻子宫内膜细胞对细胞外基质的黏附作用及减少纤维合成，使得盆腔局部对异位内膜细胞的接受性下降，不利于子宫内膜细胞与腹膜接触、黏附。

在盆腔炎性疾病后遗症的慢性迁延过程中，活化 $CD4^+CD25^+$ 调节性 T 细胞（Tr）造成的细胞免疫抑制，导致慢性病理长期存在、炎症不容易消散及反复发作难愈。桂枝茯苓胶囊可降低盆腔炎性疾病后遗症模型大鼠的 CD4$^+$CD25$^+$Tr，通过降低 CD4$^+$CD25$^+$Tr 而抑制对其他细胞的作用，从而使机体免疫应答反应得以上调，改善免疫功能。

7. 其他　桂枝茯苓丸可降低多囊卵巢综合征大鼠的雄激素、空腹血糖、空腹胰岛素水平及胰岛素抵抗指数，纠正低脂联素血症的途径，改善胰岛素抵抗及脂代谢的异常，从而调节模型大鼠的内分泌系统。

桂枝茯苓片抗子宫肌瘤的药效及机制见图 12-1。

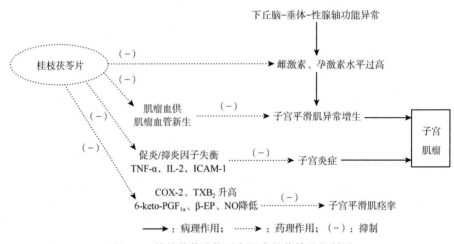

图 12-1　桂枝茯苓片抗子宫肌瘤的药效及机制图

【临床应用】　主要用于子宫肌瘤、卵巢囊肿、闭经、盆腔炎性疾病后遗症、子宫内膜异位症等。

1. 子宫肌瘤[22]　桂枝茯苓胶囊用于治疗妇人瘀血阻络所致癥块、经闭、痛经、产后恶露不尽，小便黄赤，舌暗红之子宫肌瘤。桂枝茯苓胶囊可抑制子宫肌瘤，缩小瘤体体积，能显著降低患者血清 FSH 水平，调节雌激素水平。桂枝茯苓胶囊联合米非司酮治疗子宫肌瘤，明显缩小瘤体体积，缓解症状。

2. 卵巢囊肿[23]　卵巢囊肿是妇科的常见病，初期无明显症状，但随着囊肿增大，患者会出现腹胀、小腹及腰骶疼痛、月经淋漓不净等，对患者的生育功能产生较大影响。桂枝茯苓胶囊能够显著缩小患者的囊肿体积、改善中医证候、调节激素水平等，疗效较好。

3. 闭经[24]　桂枝茯苓胶囊主治瘀血阻络所致闭经。治疗血瘀性继发性闭经，症见停经不行，小腹疼痛拒按，皮肤干燥，口干不欲饮。桂枝茯苓胶囊能使闭经患者月经来潮的量、色、质基本正常，症状好转。

4. 盆腔炎性疾病后遗症[25]　桂枝茯苓丸在辅助抗生素治疗盆腔炎性疾病后遗症中，能显著降低患者的炎性状态、改善患者血液流变学，改善患者的临床症状及体征。

5. 子宫内膜异位症[26-29]　桂枝茯苓胶囊治疗子宫内膜异位症疗效与西药米非司酮片相当。此外，也有加味桂枝茯苓丸治疗子宫内膜异位症的临床报道，效果显著。

【不良反应】　偶见药后胃脘不适、隐痛，停药后可自行消失。

【使用注意】　①孕妇忌用，或遵医嘱。②经期停服。③偶见药后胃脘不适、隐痛，停药后可自行消失。

【用法与用量】　口服。片：一次 3 片，一日 3 次，饭后服用，3 个月为一疗程；或遵医嘱。丸：一次 1 丸，一日 1～2 次。胶囊：一次 3 粒，一日 3 次，饭后服用，3 个月为一疗程；或遵医嘱。

参 考 文 献

[1] 李莉，陈光亮，谷仿丽，等. 桂枝茯苓丸防治大鼠子宫肌瘤的实验研究[J]. 中国临床药理学与治疗学, 2005, 10（7）: 832-835.

[2] 朱丽红，袁欢欢. 大黄蟅虫对药对雌孕激素负荷大鼠子宫肌瘤模型 ERα、ERβ 的影响[J]. 辽宁中医杂志, 2011, 38（11）: 2156-2158.

[3] 范华农，龚义凤. 桂枝茯苓胶囊对模型大鼠子宫肌瘤中孕激素受体及子宫平滑肌细胞的影响[J]. 安徽医药, 2019, 23（5）: 849-852.

[4] 胡舒勤，郑红兵. 桂枝茯苓胶囊对实验性子宫肌瘤中孕激素受体和胰岛素样生长因子 I 的影响[J]. 湖北中医杂志, 2005, 27（4）: 6-9.

[5] 孙兰，宗绍波，吕耀中，等. 桂枝茯苓胶囊治疗大鼠子宫肌瘤及其机制研究[J]. 现代药物与临床, 2015, 30（4）: 362-365.

[6] 傅萍，姜萍，马娴，等. 血竭加味颗粒对雌激素负荷自然衰老小鼠子宫肌瘤的影响[J]. 中医杂志, 2009, 50（2）: 169-172.

[7] 谢小磊，白霞，耿建国，等. 桂枝茯苓胶囊对子宫肌瘤大鼠模型作用的实验研究[J]. 中国医药导刊, 2010, 12（1）: 90-91.

[8] 朱萱萱，张忠华，邱召娟，等. 桂枝茯苓胶囊治疗乳腺增生大鼠的实验研究[J]. 现代中西医结合杂志, 2006, 15（5）: 571-572, 576.

[9] 赵秋生，谭秀芬，王南苏. 桂枝茯苓丸对多囊卵巢综合征大鼠胰岛素抵抗及脂联素的影响[J]. 新中医, 2012, 44（1）: 116-117.

[10] 李洁，林杰，李征，等. 桂枝茯苓胶囊对实验大鼠血浆内雌二醇、黄体酮、催乳素的影响[J]. 中国新药与临床杂志, 2003, 22（3）: 146-148.

[11] 常秀娟，周军，张帅，等. 桂枝茯苓胶囊对乳腺增生大鼠性激素水平和乳腺组织的影响[J]. 中国中药杂志, 2014, 39（21）: 4139-4142.

[12] 丁淑珍，马斐飞. 桂枝茯苓丸对多囊卵巢综合征模型大鼠激素水平的影响[J]. 浙江中医杂志, 2013, 48（6）: 408-409.

[13] 令红艳. 桂枝茯苓丸治疗大鼠子宫内膜异位症的机制研究[J]. 中国实验方剂学杂志, 2012, 18（23）: 270-273.

[14] HU C，WANG Z．PANG Z, et al．Guizhi fuling capsule, an ancient Chinese formula, attenuates endometriosis in rats via induction of apoptosis[J]．Climacteric, 2014, 17（4）: 410-416.

[15] 席明名，管静，汤倩，等. 桂枝茯苓胶囊对实验性痛经模型小鼠的镇痛作用研究[J]. 新中医, 2013, 45（7）: 174-175.

[16] SUN L，LIU L，ZONG S, et al．Traditional Chinese medicine Guizhi Fuling capsule used for therapy of dysmenorrhea via attenuating uterus contraction[J]．J Ethnopharmacol，2016, 191: 273-279.

[17] 孙兰，林楠，吕耀中，等. 桂枝茯苓胶囊对大鼠盆腔炎性疾病后遗症的影响[J]. 中药药理与临床, 2013, 29（4）: 21-24.

[18] 张海琴，刘瑞芬. 桂枝茯苓胶囊对盆腔炎性疾病后遗症大鼠 T 细胞亚群和红细胞免疫功能的影响[J]. 中药药理与临床, 2013, 29（2）: 6-8.

[19] 谢知慧，包红桃，董娟娟，等. 桂枝茯苓丸对盆腔炎性疾病模型大鼠子宫、卵巢组织中 VEGF 表达的影响[J]. 中国妇幼保健, 2018, 33（11）: 2565-2568.

[20] 林立鹏，刘泽滨，吴晓宾. 桂枝茯苓丸对大鼠子宫内膜异位症血管生成的抑制作用及机制研究[J]. 现代医院, 2018, 18（5）: 725-727.

[21] 吴修红，马艳春，何录文，等. 桂枝茯苓丸对子宫内膜异位大鼠腹腔液中 IL-6 和 TNF-α 水平的影响[J]. 中医药学报, 2014, 42（4）: 69-71.

[22] 韩兆忠，刘茜，郑伟然，等. 桂枝茯苓胶囊联合米非司酮治疗子宫肌瘤临床疗效和安全性的系统性评价[J]. 世界科学技术：中医药现代化, 2016, 18（3）: 543-551.

[23] 张建华，加秋萍，郑雪绒，等. 桂枝茯苓胶囊对卵巢囊肿患者囊肿核摘除术后血清雌激素、AMH 及 LSA 水平的影响[J]. 现代生物医学进展, 2017, 17（13）: 2474-2476, 2545.

[24] 夏承芳. 脉血康胶囊治疗继发性闭经（血瘀型）的临床观察[D]. 武汉：湖北中医药大学, 2012.

[25] 李春香，王春燕，武淑霞. 桂枝茯苓丸辅助抗生素治疗盆腔炎性疾病后遗症的临床疗效观察[J]. 世界中医药, 2016, 11（7）: 1257-1260, 1264.

[26] 黄浔芳. 桂枝茯苓丸治疗子宫内膜异位症的疗效观察[J]. 当代医学, 2013, 10（31）96.

[27] 任晓明. 桂枝茯苓胶囊治疗子宫内膜异位症 57 例疗效观察[J]. 中国医药导报，2008，5（27）：61-62.

[28] 刘昱磊，王俊玲，滕辉，等. 桂枝茯苓胶囊治疗子宫内膜异位症 48 例疗效观察[J]. 山东医药，2010，50（39）：78-79.

[29] 金秀玲. 加味桂枝茯苓丸治疗子宫内膜异位症 95 例[J]. 辽宁中医杂志，1994，21（6）：271-272.

（浙江工业大学　陈素红、郑　祥，嘉兴学院　黄越燕，上海中医药大学　郑建普）

宫瘤清胶囊（颗粒、片）

【药物组成】　熟大黄、土鳖虫、水蛭、桃仁、蒲黄、黄芩、枳实、牡蛎、地黄、白芍、甘草。

【处方来源】　研制方。《中国药典》（2015 年版）。

【功能与主治】　活血逐瘀，消癥破积。用于瘀血内停所致的妇女癥瘕，症见小腹胀痛、经色紫暗有块、经行不爽，以及子宫肌瘤见上述证候者。

【药效】　主要药效如下[1]：

1. 调节雌、孕激素水平　体内雌、孕激素水平的升高对子宫肌瘤的生成具有促进作用。宫瘤清胶囊可降低子宫肌瘤模型大鼠的雌、孕激素水平，抑制子宫肌瘤的形成。

2. 调节血流供应　足够的血流供应及血管生成是肿瘤生长的必要条件，子宫肌瘤的生长同样需要丰富的血供及血管形成。宫瘤清胶囊可降低子宫肌瘤模型大鼠中子宫匀浆一氧化氮合酶的活力，抑制血管扩张，减少子宫肌瘤血液供应，抑制肿瘤生长。

3. 抗炎　盆腔组织慢性充血容易引发盆腔炎，盆腔炎能诱发子宫肌瘤的增生。宫瘤清胶囊可抑制二甲苯所致小鼠皮肤毛细血管通透性的增高，抑制大鼠棉球性肉芽组织增生，具有一定的抗炎作用。

【临床应用】　主要用于子宫肌瘤。

子宫肌瘤[2-7]　宫瘤清胶囊用于瘀血内停，小腹胀痛，经色紫暗有块及舌质异常之子宫肌瘤。宫瘤清胶囊有确切的缩小子宫肌瘤的作用，且瘤体较小者疗效更好，对子宫肌瘤患者子宫厚径及宫腔深度的缩小较为明显；并能明显改善患者的经期延长、月经量多、小腹隐痛及舌质异常。宫瘤清胶囊和米非司酮治疗子宫肌瘤，二者均能明显缩小肌瘤体积，降低雌激素和孕酮水平。米非司酮有拮抗糖皮质激素的副作用，不宜长期使用；宫瘤清胶囊有较好的效果，且未发现明显不良反应。

【不良反应】　尚未见报道。

【使用注意】　①体弱、阴道出血量多者慎用。②经期及经后 3 天禁用。③忌食生冷、肥腻、辛辣食物。④孕妇忌服。

【用法与用量】　口服。胶囊：一次 3 粒，一日 3 次；或遵医嘱。颗粒：一次 1 袋，一日 3 次；或遵医嘱。片：一次 3 片，一日 3 次；或遵医嘱。

参 考 文 献

[1] 于英男，周晓旭，闫薇，等. 逍遥丸治疗性激素造模大鼠子宫肌瘤实验研究[J]. 黑龙江医学，2004，28（8）：590-591.

[2] 杨家林，严晓萍. 宫瘤清胶囊治疗子宫肌瘤 300 例临床观察[J]. 成都中医药大学学报，2001，24（1）：10-13.

[3] 刘玲瑛. 宫瘤清胶囊联合米非司酮治疗子宫肌瘤的临床研究[J]. 中国高等医学教育，2010，12：140-141.

[4] ISLAM M S, SEGARS J H, CASTELLUCCI M, et al.　Dietary phytochemicals for possible preventive and therapeutic option of uterine fibroids：Signaling pathways as target[J].　Pharmacological Reports，2017，69（1）：57-70.

[5] ZUPI E，CENTINI G，SABBIONI L，et al. Nonsurgical alternatives for uterine fibroids[J]. Best Practice & Research Clinical Obstetrics & Gynaecology，2016，34：122-131.

[6] 赖筱琍，郑灵芝，马学娟. 宫瘤清胶囊治疗子宫肌瘤 94 例[J]. 江西中医药，2010，41（4）：46-47.

[7] 高玮玮，杨晓春. 探讨宫瘤清治疗子宫肌瘤的临床疗效及相关指标的变化[J]. 中医药导报，2014，20（15）：76-78.

（浙江工业大学　陈素红、郑　祥，江西中医药大学　胡慧明）

宫瘤消胶囊

【药物组成】　牡蛎、香附（制）、土鳖虫、三棱、莪术、白花蛇舌草、仙鹤草、牡丹皮、党参、白术、吴茱萸。

【处方来源】　研制方。国药准字 Z20055635。

【功能与主治】　活血化瘀，软坚散结。用于子宫肌瘤属气滞血瘀证，症见月经量多、夹有血块，经期延长，或有腹痛，舌暗红，或边有瘀点、瘀斑，脉细弦或细涩。

【药效】　主要药效如下[1-4]：

1. 调节雌、孕激素水平　子宫肌瘤是性激素依赖性肿瘤，雌、孕激素与其受体之间的相互作用在子宫肌瘤生长、发展过程中发挥着重要的作用。宫瘤消胶囊可降低子宫肌瘤模型大鼠的雌、孕激素水平及子宫平滑肌中雌激素受体、孕激素受体的表达，提示宫瘤消胶囊通过调节雌、孕激素的水平，抑制靶细胞对性激素的反应性，抑制子宫肌瘤的有丝分裂，减慢子宫肌瘤细胞的增殖速度，使肌瘤缩小。宫瘤消胶囊可降低子宫内膜异位症模型大鼠血清雌激素水平，抑制模型大鼠异位内膜的生长，缩小异位病灶体积。

2. 抑制血管新生　VEGF 在子宫肌瘤组织的血管生成中起着核心作用。宫瘤消胶囊可改善子宫肌瘤模型大鼠中子宫组织的细胞超微结构，抑制子宫平滑肌 VEGF 及其受体的表达，减少内皮细胞的增生和新血管的形成，降低血管通透性，阻断子宫肌瘤血供，使肌瘤细胞萎缩或消亡。

3. 止血　子宫肌瘤易引起阴道出血。宫瘤消胶囊可缩短断尾小鼠和肝素致出血模型小鼠的出凝血时间，具有促进凝血、止血作用。

4. 镇痛抗炎　子宫肌瘤通常不引起疼痛，当肌瘤发生变性时即可产生重度甚至剧烈的腹痛、发热等症状。宫瘤消胶囊能抑制乙酸引起小鼠的扭体疼痛反应，也抑制卡拉胶所致的小鼠足跖肿胀和大鼠肉芽组织增生，发挥抗炎镇痛消肿作用。

【临床应用】　主要用于子宫肌瘤、子宫腺肌病。

1. 子宫肌瘤[5-7]　宫瘤消胶囊用于治疗气滞血瘀，月经量多，贫血，月经经期延长，周期缩短，白带多，下腹痛，贫血，舌暗红，或边有瘀点、瘀斑，脉细弦或细涩之子宫肌瘤。宫瘤消胶囊可明显改善子宫肌瘤症状。特别适用于小于 3cm 的多发性子宫肌瘤。

2. 子宫腺肌病[8]　宫瘤消胶囊用于治疗子宫腺肌病，患者月经增多、痛经等症状得到明显改善，子宫体积明显缩小，血清 CA125 显著下降，妊娠率显著升高，说明宫瘤消胶囊治疗子宫腺肌病效果较好，且治疗后随访，未见复发。

【不良反应】　尚未见报道。

【使用注意】　①经期停服。②孕妇忌服。

【用法与用量】　口服。一次 3～4 粒，一日 3 次，1 个月经周期为一疗程，连续服用

3 个疗程。

参 考 文 献

[1] 李楠，贺丰杰，李小宁，等. 宫瘤消胶囊对子宫肌瘤模型大鼠雌孕激素水平及其受体表达的影响[J]. 中国妇产科临床杂志，2015，16（6）：534-537.

[2] 李楠，贺丰杰，李小宁，等. 宫瘤消胶囊对子宫肌瘤大鼠子宫平滑肌血管内皮生长因子及其受体表达的影响[J]. 广西医学，2015，37（9）：1215-1218.

[3] 肖新春，彭光霞. 宫瘤消胶囊对子宫内膜异位症模型大鼠异位病灶体积及血清 E₂、P 含量的影响[J]. 中医药导报，2017，23（14）：27-30.

[4] 杨帆，陆益，蒙子卿，等. 宫瘤消胶囊药效学研究[J]. 中药药理与临床，2000，16（2）：27-28.

[5] 王卫疆. 宫瘤消治疗子宫肌瘤和子宫腺肌症的临床观察[J]. 中国妇产科临床杂志，2005，6（3）：217-218.

[6] 张治宁，熊英. 宫瘤消胶囊应用于子宫肌瘤剔除术后预防复发的疗效观察[J]. 中国妇幼保健，2012，27（33）：5439-5441.

[7] 卢石韦. 子宫肌瘤单用米非司酮与米非司酮联合宫瘤消胶囊的临床治疗效果对比[J]. 实用中西医结合临床，2015，15（11）：25-26.

[8] 滕淑玲，凌素平，刘金莲. 宫瘤消胶囊治疗子宫腺肌病 60 例疗效观察[J]. 中国妇产科临床杂志，2008，9（6）：465-466.

（浙江工业大学　陈素红、郑　祥，浙江中医药大学　吕圭源）

🙖 宫瘤宁胶囊（片、颗粒）🙔

【药物组成】　海藻、三棱、蛇莓、石见穿、半枝莲、拳参、党参、山药、谷芽、甘草。

【处方来源】　研制方。国药准字 Z20010003。

【功能与主治】　软坚散结，活血化瘀，扶正固本。用于子宫肌瘤（肌壁间、浆膜下）气滞血瘀证，症见经期延长，经量过多，经色紫暗有块，小腹或乳房胀痛等。

【药效】　主要药效如下[1-3]：

1. 调节雌、孕激素水平　雌、孕激素可单独或通过协同作用对子宫肌瘤和肌壁平滑肌细胞的生长起调节作用，成为促进子宫肌瘤生长的主要因素。宫瘤宁胶囊可降低子宫肌瘤模型大鼠的雌、孕激素水平，抑制肌瘤的生长。

2. 抑制子宫平滑肌增生　宫瘤宁胶囊减轻子宫肌瘤模型大鼠子宫平滑肌层的增生，同时使蛋白酪氨酸磷酸酶基因的表达上调，发挥抑制肌瘤细胞异常增殖的作用，从而抑制肌细胞的分化生长，达到控制甚至缩小肌瘤的目的。

3. 改善血液流变性　宫瘤宁胶囊能降低血瘀大鼠全血黏度与血浆黏度，调节血液高黏状态，改善血液流变性。

4. 抗炎　宫瘤宁胶囊对二甲苯所致小鼠耳肿胀、小鼠棉球肉芽肿具有抑制作用，发挥抗炎作用。

5. 调节免疫　宫瘤宁胶囊可增加环磷酰胺致免疫低下模型小鼠的胸腺、脾脏质量，具有增强免疫的功能。

【临床应用】　主要用于子宫肌瘤。

子宫肌瘤[4-5]　宫瘤宁片可用于气滞血瘀，经期延长，经量过多，经色紫暗有块，小腹或乳房胀痛之子宫肌瘤。宫瘤宁可缩小瘤体体积，降低血液黏度，调节激素水平。米非司酮联合宫瘤宁胶囊可使患者肌瘤体积和子宫体积减小。

【不良反应】　偶见服药初期胃脘不适。

【使用注意】　①月经期暂停服用。②孕妇忌服。

【用法与用量】　口服。胶囊：一次 3 粒或 4 粒，一日 3 次。片：一次 6 片，一日 3 次。颗粒：一次 1 袋，一日 3 次。均 3 个月经周期为一疗程。

参 考 文 献

[1] 郭秀静，董莉. 紫蛇消瘤汤对子宫肌瘤模型大鼠血清 E_2、P 及 TNF-α 的影响[J]. 四川中医，2014，32（9）：43-46.

[2] 郭秀静，谭蕾，谈媛，等. 紫蛇消瘤汤对子宫肌瘤模型大鼠子宫形态及 PTEN 蛋白表达的影响[J]. 上海中医药大学学报，2015，29（1）：57-61.

[3] 李鹏. 宫瘤宁胶囊药效学研究[J]. 江西中医学院学报，2009，21（3）：63-64.

[4] 杜亚青，贾林燚，赵爱民，等. 宫瘤宁胶囊对气滞血瘀证子宫肌瘤瘤体的抑制作用[J]. 中国实验方剂学杂志，2016，22（24）：177-181.

[5] 邓亚丽，任亮，袁晶，等. 米非司酮与宫瘤宁联合治疗围绝经期子宫肌瘤的临床观察[J]. 湖北中医杂志，2012，34（6）：13-14.

（浙江工业大学　陈素红、杨　科，浙江中医药大学　吕圭源、苏　洁）

止痛化癥胶囊（颗粒、片）

【药物组成】　党参、炒白术、炙黄芪、丹参、当归、三棱、莪术、鸡血藤、芡实、山药、延胡索、川楝子、鱼腥草、北败酱、蜈蚣、土鳖虫、全蝎、炮姜、肉桂。

【处方来源】　研制方。《中国药典》（2015 年版）。

【功能与主治】　益气活血，散结止痛。用于气虚血瘀所致的月经不调、痛经、癥瘕，症见行经错后、经量少、有血块、经行小腹疼痛、腹有癥块，以及盆腔炎性疾病后遗症见上述证候者。

【药效】　主要药效如下[1-2]：

1. 抗炎、调节免疫　子宫肌瘤机体子宫局部组织常伴有慢性炎性反应及全身、局部的免疫调节异常。止痛化癥胶囊能明显对抗卡拉胶所致大鼠足肿胀，并能减轻大鼠棉球肉芽肿的肉芽质量；同时还能明显抑制由二甲苯引起的小鼠耳郭肿胀，具有确切的抗炎作用。止痛化癥胶囊还能增加小鼠巨噬细胞的吞噬指数及吞噬活性，提高免疫功能。

2. 抗菌　止痛化癥胶囊在体外对金黄色葡萄球菌、大肠埃希菌、化脓性链球菌、淋病奈瑟球菌、肺炎克雷伯菌、铜绿假单胞菌、变形杆菌等均具有较好的抑制作用；并对妇科感染中常见的条件致病性单细胞真菌白念珠菌具有一定的抑制作用；对金黄色葡萄球菌感染的小鼠均有保护作用。

3. 镇痛　止痛化癥胶囊能减少乙酸所致小鼠扭体次数，提高小鼠热板法致痛的痛阈，具有镇痛作用。

【临床应用】　主要用于子宫肌瘤、痛经、盆腔炎、子宫内膜异位症等。

1. 子宫肌瘤[3]　止痛化癥胶囊适用于气虚血瘀所致的子宫肌瘤，症见腹部包块，积块不坚，推之可移，或胀痛，月经错后或淋漓不净，胸闷不舒，肌肤少泽，神疲肢倦，头晕心悸，舌淡红或有瘀斑，苔薄白，脉沉涩。止痛化癥胶囊能调节患者的孕激素水平，抑制子宫肌瘤，产生抗子宫肌瘤作用。止痛化癥胶囊配伍米非司酮可改善子宫肌瘤相关症状，缩小瘤体。

2. 痛经[4-5] 止痛化癥胶囊治疗原发性痛经效果良好，能使患者下腹疼痛明显减轻，且不易复发。其作用与其抗炎、镇痛、促进生殖系统微循环、化解体内肿块、增强免疫力等药效有关。

3. 盆腔炎[6] 止痛化癥胶囊用于治疗气虚血瘀，月经不调，痛经，行经错后、经量少、有血块，经行小腹疼痛，腹有癥块之盆腔炎。止痛化癥胶囊可改善盆腔炎患者的血液流变性，发挥活血化瘀作用，并可促进局部粘连及结缔组织的松解，加快瘀血的吸收，具有理想的治疗效果。

4. 子宫内膜异位症[7-9] 止痛化癥胶囊联合亮丙瑞林治疗子宫内膜异位症，降低患者血清 FSH、LH、E_2 的水平，改善患者出汗潮热、头痛失眠等状态，具有较好的临床疗效。止痛化癥胶囊对子宫内膜异位症术后患者的巩固治疗作用总有效率高，不良反应发生率小，且止痛化癥胶囊疗效优于米非司酮。止痛化癥胶囊与孕三烯酮胶囊合用治疗子宫腺肌症，改善患者血液高凝状态，减小子宫体积，减轻痛经状况，疗效优于孕三烯酮单独用药。

【不良反应】 尚未见报道。

【使用注意】 孕妇忌用。

【用法与用量】 胶囊：口服，一次 4～6 粒，一日 2～3 次。颗粒：开水冲服，一次 2～3 袋，一日 2～3 次。片：口服，一次 4～6 片，一日 2～3 次。

参 考 文 献

[1] 刘兰，刘积威.止痛化癥胶囊的药效学研究[J].中国社区医师（医学专业），2011，13（35）：10.

[2] 史红艳，李菁华，李凡，等.妇康片体内外抑菌作用的实验研究[J].广西中医药，2005，28（6）：51-52.

[3] 李霞.止痛化症胶囊配伍米非司酮治疗子宫肌瘤的临床研究[J].中国药物与临床，2005，5（6）：463.

[4] 王敏.止痛化癥胶囊治疗原发性痛经 22 例临床疗效观察[J].中国民族民间医药.2014，23（9）：34.

[5] 方巧兰，黄逸玲.止痛化癥胶囊治疗痛经 123 例[J].实用中医药杂志，2008，24（5）：308.

[6] 李天琳.止痛化癥胶囊治疗盆腔炎症及盆腔包块的临床观察[J].中国社区医师（医学专业），2011，13（20）：180.

[7] 李开慧.止痛化癥胶囊联合亮丙瑞林治疗子宫膜异位症的疗效观察[J].现代药物与临床，2015，30（10）：1263-1267.

[8] 王锋，肖震.保守性手术联合止痛化癥胶囊治疗子宫内膜异位症的观察[J].河北中医，2010，32（8）：1195-1196.

[9] 王楠，章根琴.止痛化癥胶囊联合孕三烯酮胶囊治疗子宫肌腺病临床观察[J].新中医，2017，49（6）：77-79.

（浙江工业大学 陈素红、杨 科，河北中医学院 刘 姣，江西中医药大学 肖 纯）

平消胶囊（片）

【药物组成】 郁金、五灵脂、硝石、麸炒枳壳、仙鹤草、白矾、干漆（制）、马钱子粉。

【处方来源】 研制方。《中国药典》（2015 年版）。

【功能与主治】 活血化瘀，散结消肿，解毒止痛。对毒瘀内结所致的肿瘤患者具有缓解症状，缩小瘤体，提高机体免疫力，延长患者生存时间的作用。

【药效】 主要药效如下[1-2]：

1. 改善血液流变性 子宫肌瘤机体血液已呈高凝状态，存在高黏血症。平消胶囊可降低高黏高凝大鼠的血液黏度、血浆黏度和血栓指数，使大鼠血管扩张、血流加速，毛细血管开放数增加，进而促进子宫局部的血液循环，减轻盆腔瘀血，减少子宫局部的血液灌流量，抑制子宫肌瘤的生长。

2. 抑制血管新生 平消胶囊可在甲基亚硝脲诱导的大鼠乳腺癌中通过抑制乳腺浸润性导管癌组织中 VEGF 的表达而抑制肿瘤的发生。平消胶囊还能降低移植瘤 VEGF 的表达，抑制新生血管的形成，进而促进肿瘤细胞凋亡。

【临床应用】 主要用于乳腺增生及子宫肌瘤、恶性肿瘤等。

1. 乳腺增生及子宫肌瘤[3-4] 平消胶囊对情志内伤，肝郁气滞，肝肾不足，冲任失调，痰瘀凝结，乳络受阻和阳明胃热，热伤血络所致乳腺增生有一定作用。平消胶囊可以减轻乳腺增生性疾病中的乳房疼痛、乳腺增生结节，对子宫肌瘤亦有治疗作用，且对小于 4cm 的子宫肌瘤效果更好，可使肌瘤缩小或其伴随症状减轻，不良反应小，易于耐受，对乳腺增生及子宫肌瘤均有预防及治疗作用。

2. 恶性肿瘤[5] 平消胶囊可用于治疗各种晚期恶性肿瘤，可改善患者的微循环，增加免疫力，可使肿瘤缩小，临床症状减轻，特别是可使疼痛减轻；使患者食欲增加和精神好转，疼痛减轻后睡眠改善，生活质量改善，使 KPS 评分提高，临床观察平消胶囊抗癌谱广，疗效较好，能改善生活质量，副作用轻微，患者容易接受，服用方便。

【不良反应】 尚未见报道。

【使用注意】 孕妇禁用，不宜久服。

【用法与用量】 口服。胶囊：一次 4～8 粒，一日 3 次。片：一次 4～8 片，一日 3 次。

参 考 文 献

[1] 屈清慧，康军，吴捷，等. 平消胶囊的活血化瘀作用[J]. 西安交通大学学报（医学版），2002，23（3）：308-310.

[2] 朱庆贵. 平消胶囊抗肺癌的分子生物学机制[J]. 南方医科大学学报，2008，28（11）：2069-2071.

[3] 杨辉. 平消胶囊治疗乳腺增生并子宫肌瘤的临床观察[J]. 现代肿瘤医学，2014，22（7）：1656-1658.

[4] 张平，羊正炎. 平消胶囊治疗子宫肌瘤的临床观察[J]. 现代肿瘤医学，1996，4（3）：161，163.

[5] 方建龙，赵安兰，朱智斌，等. 平消胶囊治疗晚期恶性肿瘤 278 例临床观察[J]. 现代肿瘤医学，2003，11（4）：309-310.

（浙江工业大学 陈素红、杨 科，浙江中医药大学 吕圭源）

消 癥 丸

【药物组成】 柴胡、香附、大黄（酒炙）、青皮、川芎、莪术、土鳖虫、浙贝母、当归、白芍、王不留行。

【处方来源】 研制方。国药准字 Z20100057。

【功能与主治】 舒肝行气，活血化痰，软坚散结。消癥丸主治气滞血瘀痰凝所致的乳腺增生病，症见乳房肿块，乳房胀痛或刺痛，可伴胸胁疼痛，善郁易怒，胸闷，脘痞纳呆，月经量少色暗，经行腹痛，舌暗红或有瘀点、瘀斑，苔薄白或白腻，脉弦或涩。

【药效】 主要药效如下[1-4]：

1. 调节雌、孕激素水平 雌激素是子宫肌瘤的重要启动因子，过量的雌激素可以促进肌瘤组织生长，甚至出现肌瘤组织不典型增生现象。消癥丸能降低子宫肌瘤模型大鼠的血清 E_2 水平，降低子宫质量及脏器系数、子宫壁厚度，改善子宫的病理组织形态学，使平滑肌细胞增生减少，抑制内膜腺体的囊性肿胀，具有抗大鼠激素负荷致子宫肌瘤作用。

子宫肌瘤和乳腺增生发病机制相似，大多是由于内分泌系统失调所致。雌激素与孕激素分泌失调是导致乳腺增生的主要原因之一。雌激素能刺激乳腺导管的生成，孕激素能拮抗雌激素过度分泌引起的乳腺异常增生，而雌激素与孕激素之间相对平衡直接影响乳腺腺泡的生长。若雌激素分泌过量，会引起下丘脑-垂体-卵巢轴的功能紊乱，导致催乳素分泌增多，而其增多又会抑制黄体期孕激素的分泌，促进雌激素的生成，正反馈调节最终引起乳腺病理性增生。消癥丸可降低乳腺增生模型大鼠血清雌激素、催乳素水平，升高孕酮水平，同时下调乳腺组织中雌激素受体、催乳素受体的表达，改善内分泌紊乱状态，从而减轻病理性乳腺增生。

2. 抗肿瘤　消癥丸能降低荷瘤鼠皮下肿瘤 VEGF 蛋白的表达及瘤内微血管密度，破坏与减少肿瘤血管的生成，从而抑制肿瘤的增殖和生长。

3. 其他　消癥丸能降低肌内注射孕酮复合紫外照射致黄褐斑模型小鼠皮肤 MDA 含量，升高肝脏和皮肤酪氨酸酶含量，具有抗氧化与抗黄褐斑形成作用。

【临床应用】　主要用于子宫肌瘤、乳腺增生、卵巢囊肿等。

1. 子宫肌瘤[5-6]　消癥丸可治疗经期、产后正气亏虚，由气血、痰湿、风寒壅阻经脉、瘀滞胞宫而导致的癥瘕，即子宫肌瘤，可调节激素水平，缩小瘤体。消癥丸可通过改善微循环，调节全身功能，增加人体免疫力，促进病变组织吸收、消散，以及调节体内雌激素水平来达到治疗子宫肌瘤的目的。消癥丸还能降低子宫肌瘤患者的全血低切黏度、高切黏度、红细胞聚集指数、血浆黏度及血细胞比容。

2. 乳腺增生[7]　消癥丸可用于治疗气滞血瘀痰凝所致的乳腺增生，具有舒肝行气、活血化痰、软坚散结的作用。消癥丸治疗乳腺增生，能改善患者主要症状和体征，减小乳房最大肿块量和长径，疗效显著。

3. 卵巢囊肿[8]　消癥丸口服加外敷治疗良性、单纯性卵巢囊肿，疗效较好。

【不良反应】　少数病例出现腹痛、腹泻及胃部不适。出现上述症状可减量服用或停用。

【使用注意】　①月经期间停服。②孕妇忌服。

【用法与用量】　口服，饭后服用。开水冲服，一次 10 粒，一日 2～3 次，8 周为一疗程。

参 考 文 献

[1] 陈素红，吕圭源，宗红心，等. 消癥丸对激素负荷大鼠子宫肌瘤的影响[J]. 中药药理与临床，2007，23（6）：58-60.

[2] 刘凯，许惠琴，陆春红，等. 精制消癥丸调控乳腺增生大鼠性激素及其受体表达[J]. 中国医院药学杂志，2015，35（1）：15-19.

[3] 李淑芳. 消癥丸含药血清对胶质瘤 C6 细胞增殖与凋亡的影响[J]. 实用中医内科杂志，2008，22（3）：8-9.

[4] 吕高虹，许惠琴，沈培亮，等. 消癥丸对小鼠黄褐斑模型的作用及机制[J]. 中国实验方剂学杂志，2014，20（22）：157-160.

[5] 李文英. 消癥丸治疗子宫肌瘤 400 例临床观察[J]. 河北中医，2011，33（3）：342-343.

[6] 牛青凤，费彩平. 消癥丸治疗气滞血瘀型子宫肌瘤的临床研究[J]. 基层医学论坛，2016，20（17）：2393-2394.

[7] 宗红心，赵长杰，赵长振，等. 消癥丸（青青丸）治疗乳腺增生病的临床研究[J]. 中国中药杂志，2006，31（18）：1545-1547.

[8] 陈冬梅. 消癥丸治疗卵巢囊肿 38 例临床观察[J]. 医药论坛杂志，2011，32（17）：180，182.

（浙江工业大学　陈素红、李　波，浙江中医药大学　吕圭源）

❖ 大黄䗪虫丸（胶囊、片）❖

【药物组成】 熟大黄、土鳖虫（炒）、水蛭（制）、虻虫（去翅足，炒）、蛴螬（炒）、干漆（煅）、桃仁、苦杏仁（炒）、黄芩、地黄、白芍、甘草。

【处方来源】 东汉·张仲景《金匮要略》。《中国药典》（2015 年版）。

【功能与主治】 活血破瘀，通经消癥。用于瘀血内停所致的癥瘕、闭经，症见腹部肿块、肌肤甲错、面色暗黑、潮热羸瘦、经闭不行。

【药效】 主要药效如下[1-6]：

1. 调节雌、孕激素水平 子宫肌瘤的病因及发病机制复杂，涉及机体局部或整体雌、孕激素及其受体的变化。大黄䗪虫丸可降低子宫肌瘤模型大鼠中雌激素、孕激素水平，抑制子宫平滑肌细胞雌、孕激素受体的表达，发挥抑制子宫肌细胞增生的作用。大黄䗪虫丸能明显降低子宫内膜异位症模型大鼠血清 E_2、垂体催乳素水平，明显升高血清孕激素，双向调节内分泌。

2. 抗炎 大黄䗪虫丸能降低气虚血瘀大鼠血液黏度及炎性因子 TNF-α 的表达，并可通过提高抑制性卡巴蛋白的活性，阻止 NF-κB 的活化，抑制炎症的发生和发展。

3. 抑制异位细胞黏附 大黄䗪虫丸可显著降低子宫内膜异位症机体的血清 MMP-3、VEGF、TGF-β1、IL-8 水平，从而抑制异位组织新生血管形成，发挥作用。

4. 改善血液流变性和微循环 经行不畅，瘀久多有粘连，导致微循环障碍，血液流变学异常等。大黄䗪虫丸可改善微循环，降低血黏度、血浆比黏度、红细胞聚集指数、纤维蛋白原水平，加速纤维蛋白溶解，促进血块溶解吸收；抑制由 ADP 诱导的大鼠血小板凝集和血栓形成，对已形成的血栓有溶解作用；能使血瘀症大鼠血液流态以线流或线粒流为主，毛细血管开放数增加，口径增大，改善血行障碍。

5. 调节免疫 大黄䗪虫丸能提高子宫内膜异位症模型大鼠的胸腺、脾脏质量指数，降低血清 TNF-α 水平，增加胸腺皮质厚度、脾小结大小及淋巴细胞数，并降低异位内膜腺体密度、提高腺腔值、降低淋巴结生发中心体密度，对异位子宫内膜有明显抑制作用，可缩小异位内膜体积。

【临床应用】 主要用于子宫肌瘤、闭经、子宫内膜异位症、药物流产、继发性不孕、多囊卵巢综合征等。

1. 子宫肌瘤[7-9] 大黄䗪虫丸用于治疗月经量多，经色紫暗，经血有块，行而不畅，微循环障碍，血液流变学异常之子宫肌瘤，可缩小子宫肌瘤体积。大黄䗪虫丸联合亮丙瑞林治疗子宫肌瘤可有效缩小子宫肌瘤体积，改善性激素水平，降低血清 VEGF、CA125、IGF-1 水平，具有良好的临床应用价值。

2. 闭经[10] 大黄䗪虫丸可用于瘀血内停所致的闭经，症见腹部肿块、肌肤甲错、面色暗黑、潮热羸瘦、经闭不行。大黄䗪虫丸治疗 3 个月经周期后，明显有效。

3. 子宫内膜异位症[11-14] 大黄䗪虫丸对异位子宫内膜有明显抑制作用，使异位内膜体积明显缩小。大黄䗪虫丸治疗子宫内膜异位症与西药丹那唑疗效相当。此外，大黄䗪虫丸联合孕三烯酮或雷公藤片治疗子宫内膜异位症，均取得较好疗效。子宫内膜异位症患者口服大黄䗪虫胶囊 12 周后，临床症状、体征得到改善，痛经缓解。

4. 药物流产、继发性不孕[15-16]　大黄䗪虫丸用于继发性不孕中促进排卵见效较快，大部分在 2～4 周内见效。临床采用大黄䗪虫丸联合米非司酮配伍米索前列醇终止早孕，能缩短药物流产后阴道流血时间，减少流血量。

5. 多囊卵巢综合征[17]　大黄䗪虫丸联合益真Ⅱ号胶囊可治疗多囊卵巢综合征。

【不良反应】　临床偶有过敏反应，患者皮肤出现潮红、发痒，停药即消。初服时有的病例有轻泻作用，1 周后能消失。有出血倾向可加重齿龈出血或鼻出血。

【使用注意】　①孕妇禁用。②血虚经闭不可用。③皮肤过敏者停服。

【用法与用量】　口服。丸：水蜜丸一次 3g，小蜜丸一次 3～6 丸，大蜜丸一次 1～2 丸，一日 1～2 次。胶囊：一次 4 粒，一日 2 次。片：一次 5 片，一日 2 次。

参 考 文 献

[1] 朱丽红，严维娜，胡婷婷. 大黄䗪虫对药对雌孕激素负荷大鼠子宫肌瘤模型雌激素及其受体的影响[J]. 辽宁中医杂志，2008，35（11）：1765-1766.

[2] 赵芳，李岩，丁虹丽，等. 大黄虫丸对实验性子宫内膜异位症大鼠性激素的影响[J]. 中医研究，2008，21（9）：14-16.

[3] 赵芳，褚玉霞，封银最. 大黄䗪虫对实验性子宫内膜异位症大鼠免疫功能的影响[J]. 河南中医，2008，28（10）：27-29.

[4] 王东生，陈方，贺石林. 大黄䗪虫抗血小板活化的机制研究[J]. 中华中医药杂志 2008，23（9）：818-821.

[5] LIU N，LIU J T，JI Y Y，et al. Effects and mechanisms of the functional parts of Dahuang Zhechong Pill containing serum on platelet-derived growth factor-stimulated proliferation of vascular smooth muscle cells [J]. Chin J Integr Med，2013，19（6）：432-438.

[6] 王国贤. 大黄䗪虫丸对血瘀大鼠血小板活化及相关因子影响研究[D]. 石家庄：河北医科大学，2015.

[7] 郭琳茹，代维，池景瑜. 大黄蛰虫丸联合亮丙瑞林治疗子宫肌瘤的临床研究[J]. 现代药物与临床，2018，33（5）：1150-1153.

[8] 王淑世，崔英，张华. 大黄（庶虫）虫丸治疗子宫肌瘤 46 例临床观察[J]. 国际中医中药杂志，2011，33（7）：640-641.

[9] 郑筱玲，王玉萍. 大黄蛰虫丸和多种维生素联合治疗子宫肌瘤的疗效观察[J]. 中国校医，2010，24（12）：943.

[10] 高鹏翔，徐丹，高鹏武. 大黄䗪虫丸治疗闭经 118 例的临床观察[J]. 贵阳中医学院学报，2006，28（1）：22-23.

[11] 丁婷. 大黄䗪虫胶囊联合曲普瑞林治疗子宫内膜异位症的临床研究[J]. 现代药物与临床，2018，33（9）：2339-2343.

[12] 程兰，黎小斌. 大黄䗪虫丸治疗子宫内膜异位症的临床观察[J]. 广东医学，1999，20（7）：565.

[13] 李明州，王彩霞. 大黄䗪虫丸联合孕三烯酮治疗盆腔子宫内膜异位症 60 例观察[J]. 实用中医药杂志，2007，23（10）：641.

[14] 范栋贤，王利敏. 雷公藤片合大黄䗪虫丸治疗子宫内膜异位症 88 例[J]. 中国民间疗法，2004，12（4）：45-46.

[15] 程梅英，李红，魏毅利. 大黄䗪虫丸辅助药物流产的临床观察[J]. 右江医学，2006，34（3）：255-256.

[16] 李艳华，刘进满. 大黄䗪虫丸配合米非司酮及甲氨蝶呤治疗陈旧性宫外孕 36 例[J]. 求医问药（学术版），2012，10（8）：444-445.

[17] 袁丽萍，陈丽丽，程兰. 益真Ⅱ号胶囊合大黄䗪虫丸治疗多囊卵巢综合征 20 例疗效观察[J]. 新中医，2006，38（3）：51-52.

（嘉兴学院　黄越燕，浙江工业大学　陈素红、李　波，上海中医药大学　郑建普）

二、益气止血类

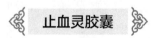

止血灵胶囊

【药物组成】　扶芳藤、地榆、黄芪、蒲公英。

【处方来源】　研制方。国药准字 Z45021931。

【功能与主治】　清热解毒，益气止血。用于气虚血热所致的出血症，症见月经过多、崩中漏下、痔疮出血、子宫肌瘤、功能失调性子宫出血、产后恶露不净、产后子宫复旧不全、置环出血、鼻衄、痔疮出血等。

【药效】　主要药效如下[1-2]：

1. 止血　止血灵胶囊有促凝血作用，能激活内源性凝血系统，促进血小板聚集，提高血液纤维蛋白原含量，抑制组织型纤溶酶原激活物，并能提高其抑制剂的活性。止血灵胶囊还能增加毛细血管收缩力或血液中 Ca^{2+} 浓度；缩短动物出血及凝血时间，延长纤维蛋白溶解时间，发挥止血作用。

2. 收缩子宫平滑肌　止血灵胶囊对大鼠子宫平滑肌有兴奋作用，可增加大鼠子宫平滑肌收缩幅度和活动力，减少子宫出血。

3. 抗炎　炎症导致子宫凝血功能障碍是异常子宫出血的病理之一，止血灵胶囊对二甲苯致小鼠耳郭肿胀有抑制作用，还可抑制小鼠腹腔毛细血管通透性增加和大鼠棉球肉芽肿的形成，具有抗炎作用。

【临床应用】　主要用于子宫肌瘤出血、异常子宫出血等。

1. 子宫肌瘤出血[3]　止血灵胶囊具有固涩收敛止血之功，用于治疗气虚血热之子宫肌瘤出血。止血灵胶囊可减少患者阴道出血。

2. 异常子宫出血[4]　止血灵胶囊可用于治疗青春期功能失调性子宫出血，症见初潮后月经稀发，停经后月经过多，经期延长，淋漓不止。止血灵胶囊可改善患者的临床症状，提高雌、孕激素水平，减少出血，具有较好的治疗作用。

【不良反应】　尚未见报道。

【使用注意】　在医生指导下使用。

【用法与用量】　口服。一次 2～3 粒，一日 3 次。大出血时用量可加倍。

参 考 文 献

[1] 潘兰，王诗用，叶志文，等. 止血灵胶囊止血缩宫抗炎的药效学研究[J]. 药物评价研究，2014，37（1）：40-46.

[2] 谢幸，孔北华，段涛. 妇产科学[M]. 9 版. 北京：人民卫生出版社，2018：333-340.

[3] 陈二民. 中药止血灵治疗子宫出血 100 例[J]. 中级医刊，1985（4）：54-56.

[4] 李有田，李洋，荆莉华，等. 中药止血灵治疗青春期功能失调性子宫出血的疗效观察[J]. 辽宁中医杂志，2007，34（10）：1427-1428.

（浙江工业大学　陈素红、杨　科，杭州市中医院　姜　萍，西安交通大学　于瑞红）

参茜固经颗粒（冲剂）

【药物组成】　党参、茜草、白芍（麸炒）、山楂、蒲黄、白术（麸炒）、大蓟、地黄、升麻（蜜炙）、小蓟、槐米、墨旱莲、女贞子。

【处方来源】　研制方。国药准字 Z10910060。

【功能与主治】　益气养阴，清热，活血止血。用于气阴两虚，热迫血行所致的月经不调，症见经行提前，经血量多有血块、经水淋漓不尽、口干喜饮、体倦乏力、面色少华、脉细或弦细；功能失调性子宫出血、子宫肌瘤、放置宫内节育器后出血见上述证候者。

【药效】　主要药效如下[1-3]：

1. 收缩平滑肌　参茜固经冲剂具有缩宫素样的作用，能促进子宫平滑肌产生节律性收缩；也可以收缩血管平滑肌，产生止血作用。

2. 抑制纤维蛋白裂解　月经过多者子宫腔内纤维蛋白溶解活性增强,抑制子宫内膜血管的闭合及凝血过程,使失血量增多。参茜固经冲剂能参与纤溶系统,减少纤维蛋白裂解,降低血清纤维蛋白裂解物含量,增加纤维蛋白沉积,促使血管内膜闭合,增强凝血过程,达到固经摄血的目的。

3. 调节 PGE_2 水平　月经过多患者经血量多,血瘀型患者局部血管及子宫肌肉收缩不协调,PGE_2 水平下降;气虚型患者局部血管及子宫肌肉张力减退,PGE_2 水平升高。参茜固经冲剂可升高血瘀型月经过多患者的 PGE_2 水平,降低气虚型月经过多患者的 PGE_2 水平。

【临床应用】　主要用于月经先期或月经过多、异常子宫出血。

1. 月经先期或月经过多[3-4]　参茜固经冲剂用于气阴两虚、热迫血行所致的月经不调,症见月经提前或月经量多,色红,或夹有血块,伴神乏力疲,腰膝酸软,气短懒言,手足心热,咽干口燥,小腹隐痛,纳少便溏。参茜固经冲剂可用于人工流产后、放置宫内节育器后、产后所致的月经过多,以及子宫肌瘤、子宫内膜异位症所致的月经过多见上述证候者。参茜固经冲剂可调节患者的 PGE_2 水平,使月经量减少,改善阴道出血、小腹疼痛、腰酸、疲乏等症状。

2. 异常子宫出血[5]　参茜固经冲剂用于气阴两虚、热迫血行所致的异常子宫出血,症见经水非时而下,月经量多,或淋漓不尽,色红,或夹有血块,伴神乏力疲,气短懒言,手足心热,咽干口燥,小腹隐痛,纳少便溏。

【不良反应】　偶见胃部不适。

【使用注意】　寒凝血瘀、血虚所致的月经不调、崩漏者忌用。

【用法与用量】　开水冲服。颗粒:一次 16g,一日 2 次。冲剂:一次 50g,一日 2 次。经前 1 周开始服用,至经净为止。

参 考 文 献

[1] 刘玮. 参茜固经冲剂对子宫和血管平滑肌作用的实验研究[J]. 时珍国医国药, 2002, 13(2): 70-72.

[2] 陈菡芬, 唐黎明, 陈钢, 等. 参茜固经冲剂的药效学研究[J]. 中成药, 1992, 14(5): 47.

[3] 夏惠琴, 李超荆, 俞瑾. 参茜固经冲剂治疗月经过多机理探讨——子宫内膜及月经血前列腺素含量测定[J]. 中国中西医结合杂志, 1992, 12(12): 730-733.

[4] 曹玲仙, 俞瑾, 夏惠琴. 参茜固经冲剂治疗月经过多及其对血清、经血纤维蛋白裂解产物的影响[J]. 中国中西医结合杂志, 1991, 85(7): 409-410.

[5] 薛静燕. 固本祛瘀汤治疗更年期功能性子宫出血 40 例—附参茜固经冲剂治疗 20 例对照[J]. 浙江中医杂志, 2001, 36(10): 422-423.

（浙江工业大学　陈素红、杨　科,西安交通大学第二附属医院　陈敬国）

第十三章

子宫脱垂中成药名方

第一节 概 述

一、概 念

子宫脱垂（uterine prolapse）又名子宫脱出，是指子宫从正常位置沿阴道下降，宫颈外口达坐骨棘水平以下，甚至子宫全部脱出阴道口以外[1]。

子宫脱垂属于中医学"阴挺"，根据突出形态的不同而有"阴菌""阴痔""葫芦颓"等名称，因多由分娩损伤所致，故又有"产肠不收"之称。

二、病因及发病机制

（一）病因

子宫脱垂的发生与妊娠分娩、慢性咳嗽、腹水、频繁地举重物、便秘或医源性因素（如没有充分纠正手术所造成的盆腔支持结构的缺损）有关，多由产伤、盆底组织及支持子宫韧带过度松弛、腹内压力增加等原因所致。

（二）发病机制

各种因素导致盆腔筋膜、子宫（主、骶）韧带和盆底肌肉受到过度牵拉而削弱其支撑力量，导致盆底松弛，从而子宫脱垂。

三、临 床 表 现

根据子宫脱垂程度，可分为 3 度。Ⅰ度：子宫颈下垂到坐骨棘水平以下，但不超过阴道口。Ⅱ度：子宫颈及部分子宫体脱出于阴道口外。Ⅲ度：整个子宫体脱出于阴道口外。

轻度子宫脱垂可无症状或仅伴有腰骶部酸痛、下坠感、走路负重感，休息后可减轻。严重的子宫脱垂患者在站立或从事劳动时，有块状物脱出于阴道口外。由于宫颈及阴道壁常受到摩擦，易发生溃疡和感染。子宫脱垂患者常伴发阴道前壁膨出，因此可出现张力性尿失禁，甚至排尿困难。当合并严重阴道后壁膨出时，少数患者可出现排便困难。子宫脱垂不管程度多重一般不影响月经，轻症子宫脱垂也不影响受孕、妊娠和分娩。

四、诊　　断

根据病史及检查所见容易确诊。妇科检查前，应嘱咐患者向下屏气或加腹压（咳嗽），判断子宫脱垂的最重程度，并予以分度。同时注意有无溃疡及其部位、大小、深浅、有无感染等。

五、治　　疗

（一）常用化学药物及现代技术

目前仍无有效的化学药物可治疗子宫脱垂。其治疗方式主要分为非手术治疗和手术治疗。非手术治疗方法有盆底肌肉锻炼和物理疗法，以增加盆底肌肉群的压力，适用于Ⅰ度和Ⅱ度的子宫脱垂者，重度脱垂者可手术辅助以盆底肌肉锻炼治疗。放置子宫托适用于Ⅱ～Ⅲ度的脱垂患者。对于子宫脱垂超过处女膜且有症状的患者，可考虑手术治疗，手术方案有曼氏手术、经阴道子宫全切除及阴道前后壁修补术、阴道封闭术、盆底重建手术。根据患者年龄、生育要求及全身健康状况，个体化选择手术方案。

（二）中成药治疗

中医治疗有促进盆底肌张力恢复、缓解局部症状的作用。中医治疗子宫脱垂有中药内服及外用法、针灸结合、针药结合、穴位注射、穴位埋线、中药熏洗、耳穴加电针、头皮针等诸多疗法，具有安全、有效、无创、价廉的特点。

第二节　中成药名方的辨证分类与药效

子宫脱垂患者的共同病理基础是多由分娩损伤所致，子宫下移或脱出阴道口外。中药治疗子宫脱垂是辨证用药。中成药名方的常见辨证分类及其主要药效如下[2]：

一、补中益气类

子宫脱垂气虚证者，主要症状是子宫下移或脱出阴道口外，阴道壁松弛膨出，劳则加重，下腹下坠；身倦懒言，面色不华，四肢乏力，小便频数，带下量多，质稀色淡；舌淡苔薄，脉缓弱。由于素体虚弱，中气不足，分娩损伤，冲任不固，带脉失约，或经行产后负重操劳，耗气伤中，或久居湿秽之地，寒湿袭于胞络，损伤冲任带脉而失于固摄，久则子宫坠落下脱。

子宫脱垂气虚证的主要病理变化是子宫坠落下脱。

补中益气类药可增强盆底肌力，调节机体免疫功能。

常用中成药：补中益气丸（合剂、颗粒）。

二、补肾固脱类

子宫脱垂肾虚证者，症状是子宫下脱，日久不愈，头晕耳鸣，腰膝酸软冷痛，小腹下坠，小便频数，入夜尤甚，带下清稀，舌淡红，脉沉弱。由于先天不足，或房劳多产，伤精损肾，或年老体弱，肾气亏虚，冲任不固，带脉弛纵，无力系胞，而致子宫脱出。

子宫脱垂肾虚证的主要病理变化是肾气亏虚，腰膝酸软，子宫下脱。

补肾固脱类药可调节激素水平，提高卵巢功能，并增强机体免疫力。

常用中成药：全鹿丸。

参 考 文 献

[1] 谢幸，苟文丽. 妇产科学[M]. 8 版. 北京：人民卫生出版社，2013.

[2] 张玉珍. 中医妇科学[M]. 2 版. 北京：中国中医药出版社，2007：334-336.

（天津中医药大学第二附属医院　程倩倩、宋殿荣，天津中医药大学第一附属医院　樊官伟）

第三节　中成药名方

一、补中益气类

补中益气丸（合剂、颗粒）

【**药物组成**】　炙黄芪、党参、炙甘草、炒白术、当归、升麻、柴胡、陈皮。

【**处方来源**】　金·李东垣《脾胃论》。《中国药典》（2015 年版）。

【**功能与主治**】　补中益气，升阳举陷。用于脾胃虚弱、中气下陷所致的泄泻、脱肛、阴挺，症见体倦乏力、食少腹胀、便溏久泻、肛门下坠或脱肛、子宫脱垂。

【**药效**】　主要药效如下[1-2]：

1. 增强盆底肌力　弹性蛋白是盆底细胞外基质结缔组织中弹性纤维的重要成分，其弹性下降或可逆性塑形能力减弱会导致盆底功能障碍的发生。其中 TGF-β1 与弹性蛋白的表达调控关系密切。TGF-β1 的缺失或表达低下，可导致弹性蛋白的合成和重塑障碍，盆底结缔组织的弹性和抗拉力减弱，导致子宫脱垂。补中益气颗粒可通过影响机体血清 TGF-β1 的合成与释放，增加盆底支持组织胶原含量，增强其弹性，从而增强盆底肌力，预防子宫脱垂；补中益气丸还能提高类胰岛素生长因子水平，有效调节和刺激肌肉组织的生长，使肌力增加，有利于产后盆底肌肉的恢复。

此外，腹肌无力、韧带松弛也会导致子宫下垂，引起子宫脱垂等疾病。补中益气汤能改善实验性自身免疫性重症肌无力大鼠肌无力症状；还可升高脾气虚证大鼠的体重和耐寒冷存活率及游泳时间，减轻"脾气虚"的证象，使磷酸化肌球蛋白调节性轻链表达升高，促进肌丝运动，增强肌肉收缩能力，防治子宫脱垂。

2. 调节免疫功能　免疫功能的缺陷诱发炎症反应，导致组织修复能力差，宫骶韧带成纤维细胞纤维化发展，引起子宫脱垂的发生，补中益气汤能明显恢复由可的松引起的小鼠胸腺萎缩，增强脾虚小鼠的淋巴细胞增殖能力，升高 IL-2 水平；可增加活化 T 细胞上清液中细胞因子 IFN-γ 和 IL-4 的含量；还可提高 IL-18 诱导外周血单个核细胞表达细胞间黏附分子-1、CD86 的水平，提高外周血单个核细胞产生的 INF-α、IFN-γ 水平，增强免疫功能。

3. 其他　补中益气汤可升高脾虚大鼠胃泌素受体的结合位点数，升高胃黏膜组织中 NO 的含量，升高脾虚大鼠胃泌素含量；提高脾气虚大鼠胃黏膜血流量、血清 D-木糖浓度、淀粉酶活性及血清肌酸激酶活性，从而达到保护胃黏膜的目的。补中益气汤可提高微重力环境下大鼠 E_2 水平，降低碱性磷酸酶，降低血钙/磷值及减少尿钙排除，改善骨代谢。

【临床应用】　主要用于盆腔脏器脱垂和压力性尿失禁。

1. 盆腔脏器脱垂[3-5]　补中益气汤用于治疗体力虚弱，中气下陷，冲任不能固摄，或子宫韧带、盆底肌肉和筋膜松弛之子宫脱垂。补中益气汤单用或联合盆底肌肉锻炼、生物反馈、电刺激等综合治疗，可使产妇盆底肌力、尿失禁、盆腔脱垂及性生活质量等均显著改善。补中益气丸联合产后早期盆底康复训练对产后女性盆底功能障碍有较好的防治效果，能够提高盆底肌力，降低盆腔器官脱垂和压力性尿失禁的发生率。

2. 压力性尿失禁[6]　补中益气丸治疗女性压力性尿失禁，临床疗效显著，能够降低尿失禁频次，提高膀胱的储尿能力及控尿能力，使患者的生存质量大幅提高。

3. 脱肛及胃下垂　本品还用于久泻脱肛及胃下垂。

【不良反应】　尚未见报道。

【使用注意】　①阴虚发热者，感冒发热者，暴饮暴食、脘腹胀满实证者及命门火衰、虚寒或湿热泻痢者均不宜服用。②忌与感冒类药、藜芦或其制剂同时服用。③服药期间忌食辛辣、生冷、油腻等不易消化的食物。

【用法与用量】　口服。丸：蜜丸，小蜜丸一次 9g，大蜜丸一次 1 丸，一日 2～3 次；水丸，一次 6g，一日 2～3 次。合剂：一次 10～15ml，一日 3 次。颗粒：一次 3g，一日 2～3 次。

参 考 文 献

[1] 周昕欣，王彩霞. 补中益气汤治疗脾气虚证大鼠肌无力的机制研究[J]. 中国实验方剂学杂志，2015，21（3）：92-95.

[2] 罗晶，顾红缨，徐国宪. 补中益气汤对脾虚小鼠免疫功能的调节[J]. 中国现代医学杂志，2006，16（17）：2613-2615.

[3] 曾晓娟，张仙，凌秀兰，等. 盆底电刺激加生物反馈结合补中益气汤治疗气血虚弱型子宫脱垂的临床观察[J]. 河北医学，2016，22（7）：1125-1127.

[4] 黄群，张伶俐，刘玲，等. 生物反馈联合中药治疗盆腔脏器脱垂的临床研究[J]. 光明中医，2018，33（7）：907-909.

[5] 孙社敏. 补中益气汤加减治疗子宫脱垂 150 例疗效观察[J]. 国医论坛，2010，25（1）：26.

[6] 姚嵩梅，薛君来，高永梅. 补中益气丸治疗女性压力性尿失禁临床疗效观察[J]. 中国妇幼保健，2016，31（15）：3037-3039.

（天津中医药大学第二附属医院　宋殿荣、程倩倩，天津中医药大学第一附属医院　樊官伟）

二、补肾固脱类

全 鹿 丸

【药物组成】　全鹿干、锁阳（酒炒）、党参、地黄、牛膝、熟地黄、楮实子、菟丝子、山药、盐补骨脂、枸杞子（盐水炒）、川芎（酒炒）、肉苁蓉、酒当归、巴戟天、炙甘草、天冬、五味子（蒸）、麦冬、炒白术、覆盆子、盐杜仲、芡实、花椒、茯苓、陈皮、炙黄芪、小茴香（酒炒）、盐续断、青盐、胡芦巴（酒炒）、沉香。

【处方来源】　明·徐春甫《古今医统大全》。《中国药典》（2015年版）。

【功能与主治】　补肾填精，健脾益气。用于脾肾两亏所致的老年腰膝酸软、神疲乏力、畏寒肢冷、尿频数、崩漏带下。

【药效】　主要药效如下[1-2]：

1. 调节性激素水平　卵巢功能减退，雌激素分泌减少或缺乏，使盆底肌肉失去张力，韧带及结缔组织也失去弹性，导致盆底组织松弛而引起子宫脱垂。全鹿丸可升高脾肾阳虚模型大鼠的雌激素水平，降低雄激素水平，防治盆底肌肉、筋膜松弛，阻止肌肉组织发生退行性改变，改善纤维结缔组织增生，从而治疗子宫脱垂。

2. 其他　全鹿丸能明显提高老年小鼠巨噬细胞的吞噬能力，增加离体兔冠状动脉流量，延长家兔的凝血时间，延长戊巴比妥钠对小鼠的睡眠时间。

【临床应用】　主要用于子宫脱垂。

子宫脱垂[3-4]　全鹿丸可改善子宫脱垂患者症状，其配合按摩、提肛运动（体疗）、食疗治疗子宫脱垂，治疗效果较好，并且观察治愈1年后的患者均未复发，具有远期疗效；口服全鹿丸治疗子宫脱垂优于按摩、体疗、食疗等综合疗法。

【不良反应】　尚未见报道。

【使用注意】　①孕妇禁用，阴虚火旺者忌服。②外感或实热内盛者不宜服用。③本品宜饭前服用。

【用法与用量】　口服。一次6～9g，一日2次。

参 考 文 献

[1] 关立华，罗雪莹. 子宫脱垂的防治[J]. 中国实用乡村医生杂志，2006，13（2）：49-50.

[2] 史辑，景海漪，黄玉秋，等. 巴戟天及其不同炮制品对脾肾阳虚模型大鼠的改善作用比较[J]. 中国药房，2016，27（13）：1756-1758.

[3] 李继阳. 全鹿丸治疗中老年女教师子宫脱垂110例[J]. 中国校医，1994，8（1）：52-53.

[4] 龚庆苏. 全鹿丸治疗中老年女教师子宫脱垂的序贯试验[J]. 中国校医，1997，11（1）：28-30.

（天津中医药大学第二附属医院　宋殿荣、程倩倩）

第十四章

不孕症中成药名方

第一节　概　　述

一、概　　念

不孕症（infertility）是一组由多种病因导致的生育障碍状态，是育龄夫妇的生殖健康不良事件[1]。不孕症是指女性无避孕正常性生活至少 12 个月而未孕者。在男性称为不育症。

女性不孕症可分原发性与继发性两种。原发性不孕是指既往从未有过妊娠史，无避孕而从未妊娠者；继发性不孕指既往有过妊娠史，而后无避孕连续 12 个月未孕者。

中医学将不孕症归于"全不产""断绪"等范畴。

二、病因及发病机制[2-5]

（一）病因

不孕症的病因复杂，包括女方因素、男方因素或不明原因。本章主要讲述女方因素。女性不孕的因素包括盆腔因素和排卵障碍。

1. 盆腔因素包括　①盆腔炎症，盆腔粘连，包括结核性盆腔炎导致输卵管炎、输卵管积水或梗阻；②子宫内膜异位症；③子宫肌瘤（尤其是黏膜下子宫肌瘤）、子宫内膜息肉；④生殖器肿瘤；⑤生殖道发育畸形。

2. 排卵障碍主要原因有　①持续性无排卵；②多囊卵巢综合征，卵巢早衰和卵巢功能减退；③先天性性腺发育不良，低促性腺激素性性腺功能不良；④高催乳素血症；⑤卵泡未破裂黄素化综合征。

（二）发病机制

1. 盆腔因素　①输卵管异常是造成女性不孕的重要因素，包括输卵管阻塞与功能障碍。输卵管具有拾卵，输送精、卵，提供受精场所，滋养受精卵和输送受精卵到达宫腔的功能。输卵管功能正常与否与输卵管平滑肌的蠕动、上皮细胞纤毛的活动、输卵管的通畅及输卵管液的分泌密切相关，任何一方面异常均会引起不孕。②盆腔粘连、盆腔炎、子宫内膜异位症、结核性盆腔炎。引起局部或广泛盆腔粘连，使输卵管拾卵、输送精卵功能障碍。③子宫内膜病变，子宫内膜炎症、粘连、息肉等多见。④子宫肌瘤（包括黏膜下子宫肌瘤、后肌壁间子宫肌瘤），对妊娠影响大。⑤生殖器肿瘤。⑥生殖道发育畸形，包括阴道、子宫、卵巢等。子宫畸形（纵隔子宫和双角子宫较为常见）、先天性输卵管发育异常亦较常见。

2. 排卵障碍　主要表现为卵泡不发育或者卵泡虽发育但不成熟，直径常常小于18mm，或者卵泡生长过大、老化，常大于 25mm，卵泡不破裂卵子不能排出，或卵泡发育形态不良，呈椭圆形，甚至为枣核形，无受精能力，卵子不能排出。

3. 中枢性影响　下丘脑-垂体-卵巢轴功能紊乱，导致月经失调，如无排卵性月经、闭经等；垂体肿瘤引起卵巢功能失调而致不孕；精神因素如过度紧张、焦虑对下丘脑-垂体-卵巢轴可产生影响，抑制排卵。

4. 卵巢局部因素　先天性卵巢发育不全，多囊卵巢综合征、卵巢功能早衰、功能性卵巢肿瘤如颗粒-卵泡膜细胞瘤、睾丸母细胞瘤等影响卵巢排卵；卵巢子宫内膜异位症不但破坏卵巢组织，且可造成严重盆腔组织粘连而致不孕。

5. 全身性疾病　重度营养不良、过度肥胖或饮食中缺乏某些维生素特别是维生素 E、维生素 A 和维生素 B，可影响卵巢功能；内分泌代谢方面的疾病如甲状腺功能亢进或低下、肾上腺皮质功能亢进或低下、重症糖尿病等也能影响卵巢功能导致不孕。

三、临 床 表 现

不孕症患者的临床表现有：闭经、痛经、稀发月经或少经，阴道不规则出血；或由于子宫颈、阴道、盆腔炎性疾病导致腹痛，分泌物增多、脓性或血性、有臭秽味，附件肿物、增厚及压痛；毛发分布异常；乳房及其分泌异常；子宫内膜发育迟缓、子宫发育不良和畸形；重度营养不良；体型和体重指数异常等。

四、检查与诊断

不孕症可以通过病史、妇科检查、超声影像学、排卵及内分泌功能测定、染色体检查、输卵管造影、输卵管通液、宫颈与子宫因素检查（如宫腔镜检查）、盆腔因素检查（如腹腔镜检查）、生殖免疫学检查等进行判断。

五、治　　疗

（一）常用化学药物及现代技术

针对明确病因的不孕症，可采取如下治疗方法。

1. 输卵管性不孕　可以采用经宫腔输卵管通液术、输卵管重建术，包括输卵管造口、输卵管粘连松解、输卵管吻合术等。

2. 排卵障碍性不孕　可以用促排卵药物枸橼酸氯米芬、来曲唑、HMG、FSH、GnRH、HCG、溴隐亭等。

3. 子宫、宫颈及阴道、外阴性不孕　针对不同的病变，采用相应的治疗方法，包括药物治疗和手术治疗。

4. 免疫性不孕　可避免抗原刺激，采用避孕套局部隔绝法和免疫抑制剂（如泼尼松、氢化可的松等）及人工授精治疗。

5. 男方因素不孕　少弱精子症可给予药物或者手术治疗。若无效，可应用辅助生育技术，如双侧输精管阻塞无精子症，可经过睾丸穿刺活检发现成熟精子，必要时可以采用辅助生殖技术。

（二）中成药治疗

中医药治疗不孕症不同于化学药物是单靶点的单一调节治疗，中医药作用于多靶点、多环节。中药治疗不孕症不仅促进患者尽早受孕，还可以改善临床症状和生活质量。对于由器质性原因导致的不孕症如输卵管结扎术后，或子宫外阴畸形等，中成药为辅助治疗，可在手术后配合不同中成药根据月经周期治疗。

第二节　中成药名方的辨证分类与药效

不孕症女性患者共同的病理基础是输卵管阻塞、排卵障碍或盆腔、子宫内膜异常。中药治疗不孕症的基本药效是调节内分泌、促进卵泡发育和排卵、改善卵巢功能，改善盆腔子宫内膜环境。中药治疗不孕症是辨证用药。中成药名方的常见辨证分类及其主要药效如下。

一、活血调经类

不孕症瘀血内阻证者，主要症状是婚久不孕，月经后期、量或多或少、色紫黑、有血块，痛经，甚或漏下不止，平时少腹作痛，或腹内癥块，疼痛拒按，舌质紫暗或舌边有瘀点，脉弦涩等。

不孕症瘀血内阻证主要的病理变化是瘀血内阻所引起的生殖内分泌功能紊乱，卵巢分泌和储备功能降低，从而排卵障碍；卵巢、子宫微循环障碍，子宫血氧供给量下降，子宫内膜容受性降低，胚胎难以着床。

活血调经类中成药可改善下丘脑-垂体-卵巢轴及下丘脑-垂体-肾上腺轴功能失调引起的生殖内分泌功能紊乱，促进排卵；改善血液流变性，改善卵巢、子宫微循环，增强子宫血氧供给量，改善子宫内膜厚度，增加子宫内膜容受性，促进胚胎着床等。

常用中成药：调经促孕丸、温经汤、八珍益母丸（胶囊、颗粒、片）（见第二章）等。

二、益气养血类

不孕症气血虚弱证者，主要症状是婚后多年不孕，月经量少、色淡、周期延长，舌质淡，苔薄白，脉细弱。

不孕症气血虚弱证的主要病理变化是气血不足所引起的生殖内分泌功能紊乱，卵巢和（或）子宫血液供应不足，卵巢功能下降，排卵障碍和免疫力低下等。

益气养血类中成药可改善下丘脑-垂体-卵巢轴功能失调引起的生殖内分泌功能紊乱，促进卵泡发育和排卵，提高骨髓造血功能，促进血管生成，增强机体免疫功能等，从而促进受孕。

常用中成药：暖宫孕子胶囊（丸、片）、天紫红女金胶囊、妇科养荣丸（胶囊）、麒麟丸、培坤丸（胶囊）（见第四章）等。

三、健脾固肾类

不孕症脾肾亏虚证者，主要症状是腰酸腿软，纳差，月经先期或后期，甚至闭经，舌质红，苔白腻，脉滑数。

不孕症脾肾亏虚证主要的病理变化是脾肾两虚引起的外周血及子宫蜕膜组织免疫功能失调，雌、孕激素水平紊乱，子宫内膜容受性降低，胚胎着床障碍等。

健脾益肾类中成药可调节免疫功能，改善外周血及母胎界面 Th1/Th2 因子失衡，改善子宫蜕膜组织免疫炎症指标，减少子宫组织巨噬细胞浸润，改善子宫内膜容受性，调节雌、孕激素水平，促进妊娠。

常用中成药：孕康口服液（颗粒、糖浆）、滋肾育胎丸（见第四章）等。

参 考 文 献

[1] 谢幸，孔北华，段涛. 妇产科学[M]. 9 版. 北京：人民卫生出版社，2018：361.

[2] 付泽明. 女性不孕症病因的研究进展[J]. 中国计划生育学杂志，2014，22（6）：430-432.

[3] 陈奇，张伯礼. 中药药效研究方法学[M]. 北京：人民卫生出版社，2016：658-659.

[4] 占葆娥，王霞灵，李伟雄，等. 中药治疗排卵障碍不孕症的机理研究[J]. 实验与检验医学，2010，28（4）：349-350.

[5] 芮燕文，郑彤彤，戴婵娟，等. 女性不孕症患者血清性激素水平的变化及临床意义[J]. 中国性科学，2015，24（3）：84-86.

（杭州市中医院　姜　萍，浙江工业大学　陈素红，江西中医药大学　胡慧明）

第三节　中成药名方

一、活血调经类

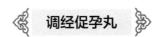

调经促孕丸

【药物组成】　鹿茸（去毛）、炙淫羊藿、仙茅、续断、桑寄生、菟丝子、枸杞子、覆盆子、山药、莲子（去心）、茯苓、黄芪、白芍、炒酸枣仁、钩藤、丹参、赤芍、鸡血藤。

【处方来源】 研制方。《中国药典》（2015 年版）。

【功能与主治】 温肾健脾，活血调经。用于脾肾阳虚、瘀血阻滞所致的月经不调、闭经、痛经、不孕，症见月经错后，经水量少、有血块，行经小腹冷痛，久不受孕，腰膝冷痛。

【药效】 主要药效如下[1-4]：

1. 调节下丘脑-垂体-卵巢轴功能　不孕是卵巢功能紊乱导致的最严重的并发症之一。调经促孕丸可通过参与调节下丘脑-垂体-卵巢轴的内分泌功能，促进卵巢早衰大鼠 E_2 的分泌，负反馈地抑制下丘脑、垂体调节 FSH 和 LH 的分泌，同时增加抗米勒管激素、抑制素 B 的含量，从而抑制自身免疫反应，保护受损的卵巢细胞，改善卵巢分泌和储备功能，促进排卵，增加受孕机会。

2. 调节下丘脑-垂体-肾上腺轴功能　心理应激引起下丘脑-垂体-肾上腺轴激素分泌紊乱，导致女性生殖内分泌功能紊乱，抑制或损害女性卵巢功能，引发卵巢早衰、不孕。调经促孕丸可通过调节下丘脑-垂体-肾上腺轴降低肝郁型卵巢功能减退模型大鼠下丘脑中的 NE、5-HT 含量，改善内分泌功能的紊乱，恢复受损卵巢的内分泌功能，提高生育能力。

3. 增加子宫内膜容受性　子宫内膜发育与卵泡发育不同步，导致子宫内膜容受性降低，使得胚胎无法顺利植入而发生不孕。调经促孕丸可改善子宫内膜的厚度，增加子宫内膜的容受性，而使胚胎着床成功，利于妊娠。

4. 其他　调经促孕丸能使输卵管粘连松解，并保持通畅，增强子宫的实际血氧供给量，使受精卵的着床率显著提高；还能改善机体的免疫力，有效抑制生殖系统病原微生物感染。

调经促孕丸抗不孕症的药效及机制见图 14-1。

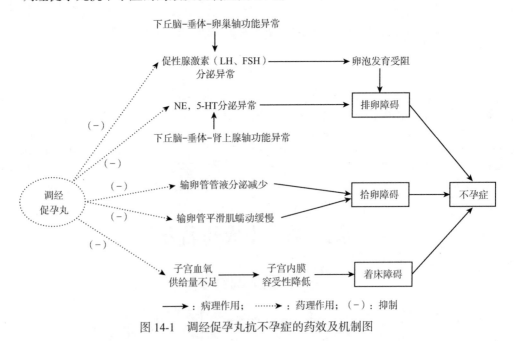

图 14-1　调经促孕丸抗不孕症的药效及机制图

【临床应用】 主要用于不孕症、多囊卵巢综合征、排卵障碍和闭经等。

1. 不孕症[3] 调经促孕丸用于治疗瘀血阻滞，月经不调，闭经，痛经，腰膝冷痛之不孕症。调经促孕丸可改善月经异常，促进妊娠，在治疗不孕症中取得临床满意的效果。调经促孕丸治疗无排卵性不孕症，可促进排卵，相较于枸橼酸氯米芬治疗排卵率高、妊娠率低的特点，其排卵率高，妊娠率亦高，副作用少，临床效果好。

2. 多囊卵巢综合征[4] 调经促孕丸能改善宫颈黏液及子宫内膜厚度，还具有兴奋卵巢、调节内分泌、提高子宫内膜容受性等作用，与氯米芬联用可弥补单用氯米芬导致的子宫颈黏液变稠、精子穿透力不足等问题，明显增高排卵率及妊娠率，治疗多囊卵巢综合征不孕症效果良好。

3. 排卵障碍[5-7] 调经促孕丸联合枸橼酸氯米芬治疗排卵障碍性不孕症既保留了枸橼酸氯米芬的高效促排卵作用，又能改善子宫内膜厚度及类型，提高子宫内膜容受性，从而提高妊娠率。调经促孕丸还能明显提高排卵失调患者的排卵率，是治疗排卵失调的一种安全有效、不良反应少的药物。

4. 闭经[8] 调经促孕丸用于脾肾阳虚、瘀血阻滞所致的闭经。调经促孕丸治疗继发性闭经的治愈率较高，优于雌、孕激素人工周期疗法。

【不良反应】 尚未见报道。

【使用注意】 阴虚火旺、月经量过多者不宜服用。

【用法与用量】 口服。一次 5g（50 丸），一日 2 次。自月经周期第 5 天起连服 20 天；无周期者每月连服 20 天，连服 3 个月或遵医嘱。

参 考 文 献

[1] 黄琳，陈玉兴，黄雪君，等. 加减益经颗粒对自身免疫性卵巢早衰大鼠的影响[J]. 广东药学院学报，2015，31（4）：504-507，511.

[2] 黄雪君，孙冬梅，陈玉兴，等. 护坤颗粒对重复制动应激致卵巢功能减退模型大鼠的影响[J]. 世界中医药，2016，11（3）：502-506.

[3] 王芳芳，张小娥. 调经促孕丸对克罗米芬周期子宫内膜容受性及妊娠率的影响[J]. 中医临床研究，2016，8（20）：56-58.

[4] 徐志彦，周燕华，逄建议. 调经促孕丸治疗多囊卵巢综合征疗效观察[J]. 山西中医，2011，27（9）：18-19.

[5] 黄青兰. 调经促孕丸治疗不孕症 278 例疗效观察[J]. 中国医药指南，2011，9（16）：325.

[6] 邱奋莲，王娟. 调经促孕丸治疗无排卵型不孕的临床观察[J]. 国际医药卫生导报，2004，10（22）：66-67.

[7] 张凤真，张素霞. 调经促孕丸人工周期治疗排卵功能失调 67 例临床观察[J]. 中国社区医师：医学专业，2006，8（5）：48.

[8] 乔菊琴，李春燕. 调经促孕丸与传统方法比较治疗继发闭经 60 例[J]. 中国处方药，2012，10（3）：56-57.

（浙江工业大学 陈素红、李 波，西安交通大学 曹永孝，上海中医药大学 郑建普）

温 经 汤

【药物组成】 吴茱萸、当归、芍药、川芎、人参、桂枝、阿胶、牡丹皮、甘草、半夏、麦冬、生姜。

【处方来源】 东汉·张仲景《金匮要略》。

【功能与主治】 温经散寒，养血祛瘀。主治冲任虚寒，瘀血阻滞证，以及痛经、闭经、月经不调、漏下、不孕。

【药效】 主要药效如下[1-4]：

1. 调节下丘脑-垂体-卵巢轴功能 温经汤具有保护卵巢、调节内分泌等功能。采用妇科虚寒证模型大鼠，给予温经汤干预后，模型大鼠血清 E_2、孕酮及卵巢 ATP 酶、琥珀酸脱氢酶均升高，卵巢乳酸脱氢酶及解偶联蛋白 2 表达降低，提示温经汤可调节性激素水平，保护卵巢。

2. 改善血液流变性　血液流动性和黏性异常引起血脉不通，导致卵巢、子宫等血液循环障碍，引起不孕。温经汤可改善寒凝血瘀证模型大鼠血液流变学指标，有效降低因寒冷刺激、血液凝滞导致的血黏度增高，减低红细胞聚集力，并提升其变形性，从而有效改善血瘀证，改善子宫血液灌注及盆腔血液微循环状态。

3. 改善子宫内膜病变　子宫内膜病变是导致不孕的主要原因。采用手术结合灌服己烯雌酚制备的子宫内膜异位模型大鼠，给予温经汤干预后，模型大鼠妊娠囊增大，妊娠囊个数和妊娠率显著增加。温经汤还可通过改善盆腔粘连、调节免疫功能、改善内分泌紊乱等治疗子宫内膜异位症不孕。

【临床应用】　主要用于不孕症、闭经、子宫异常出血等。

1. 不孕症[5-6]　温经汤改善冲任亏虚、瘀血阻络患者的中医症状，促进妊娠。温经汤服用 4～8 周，恢复患者血清 LH、FSH 和 E_2 浓度。温经汤治疗月经周期异常患者 10 周，能增加患者血清中 FSH 含量，促进 LH 恢复，调节排卵。

2. 闭经[7-8]　温经汤治疗冲任虚寒，瘀血阻滞闭经效果显著，症见经停不至，少腹里急，腹满，傍晚发热，手心烦热，唇口干燥，舌质暗红，脉细而涩。其治疗原发性高催乳素血症引起的闭经和月经周期异常效果显著；能使多囊卵巢综合征患者月经周期恢复正常；联合西药治疗寒凝血瘀型闭经疗效显著。本品治疗继发性闭经效果显著。

3. 子宫异常出血[9-10]　温经汤治疗无排卵性子宫出血（崩漏）症见漏下不止，血色暗而有块，淋漓不畅；在止血、改善生活质量及恢复正常月经方面有显著疗效。加减温经汤治疗血瘀肾虚型崩漏有效。

4. 其他[11-12]　温经汤还可用于治疗痛经、月经失调等症。

【不良反应】　有恶心、腹泻和皮疹报道。

【使用注意】　①腹满有块，实证瘀血者不宜服用。②同名异方《妇人良方》的温经汤又名"良方温经汤"，方中均有当归、丹皮、川芎、人参、甘草等，皆有温经散寒、祛瘀养血之功，均可用于治血海虚寒、瘀血阻滞之月经不调之证。然《金匮要略》之温经汤以温经散寒养血见长，而《妇人良方》温经汤则配以莪术、牛膝，故以活血祛瘀止痛之力强。③市售中成药"温经丸"《天津市固有成方统一配本》国药准字 Z12020732 可根据其功能主治使用。

【用法与用量】　以水 1 升，煮取 300ml，去滓，分二次温服。

参 考 文 献

[1] 徐丁洁，成秀梅，徐洪，等. 温经汤对妇科虚寒证模型大鼠卵巢能量代谢的影响[J]. 中成药，2013，35（7）：1542-1545.

[2] 马小娜，黄小楼，郝秀芳，等. 温经汤对子宫内膜异位症大鼠妊娠功能影响的实验研究[J]. 中医药学报，2015，43（3）：53-55.

[3] 马小娜，睢丛璐，闫军堂，等. 温经汤治疗子宫内膜异位症大鼠不孕的作用机制研究[J]. 中华中医药学刊，2015，33（11）：2755-2757.

[4] 陆一竹，王学岭，姜智浩，等. 温经汤对寒凝血瘀证大鼠模型血液流变学指标的影响[J]. 北京中医药，2011，30（1）：58-59.

[5] 张婷婷. 温经汤治疗不孕症在日本的研究及应用[J]. 实用中医药杂志，1998，14（2）：28-29.

[6] 后山尚久. 温经汤对排卵障碍和月经周期异常者 LH 的调节作用[J]. 国外医学（中医中药分册），2001，23（4）：215.

[7] 唐卓，刘宇新. 温经汤联合西药治疗继发性寒凝血瘀型闭经 90 例疗效观察[J]. 中国医药指南，2016，14（7）：224.

[8] 浦应. 应用《金匮要略》温经汤治疗继发性闭经 36 例临床小结[J]. 云南中医中药杂志，2000，21（6）：13.

[9] 刘广涛. 温经汤治疗功血（崩漏）的临床应用探析[D]. 沈阳：辽宁中医药大学，2016.

[10] 张志兰. 加减温经汤治疗血瘀肾虚型崩漏 42 例[J]. 上海中医药杂志，1997，2：36-37.

[11] 杨淑雯. 金匮温经汤现代临床运用文献研究[D]. 广州：广州中医药大学，2014.

[12] GAO L，JIA C，ZHANG H，et al.　Wenjing decoction（herbal medicine）for the treatment of primary dysmenorrhea：a systematic review and meta-analysis[J]. Arch Gynecol Obstet，2017，296（4）：679-689.

（浙江工业大学　陈素红、李　波，西安交通大学　曹　蕾、曹永孝）

二、益气养血类

暖宫孕子胶囊（丸、片）

【药物组成】　熟地黄、香附（醋炙）、当归、川芎、白芍（酒炒）、阿胶、艾叶（炒）、杜仲（炒）、续断、黄芩。

【处方来源】　明·李梴《医学入门》芎归四物汤之加减化裁方。国药准字 Z20063488。

【功能与主治】　滋阴养血，温经散寒，行气止痛。用于血虚气滞，腰酸疼痛，经水不调，赤白带下，子宫寒冷，久不受孕等症。

【药效】　主要药效如下[1-4]：

1. 促进血管生成　妊娠从胚胎着床到胎盘形成需要丰富的血液供应，也离不开血管新生、通透性改变。哺乳动物胚胎植入的过程都伴有丰富的血管生成。暖宫孕子胶囊对鸡胚绒毛尿囊膜血管生成有促进作用，可通过促进血管生成而改善促排卵过程中的子宫内膜厚度，有利于胎胚着床。

2. 改善雌激素抵抗　枸橼酸氯米芬因服用方便、价格低廉已成为促排卵治疗的首选药物之一，但其存在雌激素抵抗。暖宫孕子丸有效改善枸橼酸氯米芬促排卵过程中需要加用雌激素的问题，具有改善雌激素抵抗的作用。

【临床应用】　主要用于排卵障碍性不孕症、子宫内膜发育不全、多囊卵巢综合征。

1. 排卵障碍性不孕症[5]　暖宫孕子胶囊联合枸橼酸氯米芬治疗排卵障碍性不孕症效果较好，其可改善子宫内膜厚度及形态，提高临床妊娠率。

2. 子宫内膜发育不全[6]　暖宫孕子胶囊能改善枸橼酸氯米芬诱导排卵增殖期时的子宫内膜发育不良的高排卵率、低妊娠率，改善子宫内膜厚度、宫颈黏液评分，有利于受精卵着床。

3. 多囊卵巢综合征[7]　暖宫孕子胶囊能明显降低多囊卵巢综合征患者雄激素、LH水平。

【不良反应】　尚未见报道。

【使用注意】　未见本品对子代安全性的研究资料，请在医师指导下用药。

【用法与用量】　口服。胶囊：一次 4 粒，一日 3 次。丸：一次 8 丸，一日 3 次。片：一次 4 片，一日 3 次。

参 考 文 献

[1] 孟慧玲，梁真，于迎新，等. 暖宫孕子胶囊对鸡胚绒毛尿囊膜血管生成的影响[J]. 中国药业，2012，21（21）：16-17.

[2] 孟慧玲，米美玲，韩凤梅. 暖宫孕子胶囊对诱导排卵增殖期子宫内膜的影响[J]. 现代中西医结合杂志，2012，21（29）：3223-3224.

[3] 张小燕，陈文祯. 子宫内膜对各种促排卵方案的反应类型[J]. 福建医药杂志，1999，21（1）：4-5.

[4] 王哲，张建春. 阿司匹林对抗克罗米芬致子宫内膜异常[J]. 实用医药杂志，2006，23（12）：1458.

[5] 孟慧玲，于迎新，梁真，等. 暖宫孕子胶囊联合克罗米芬治疗排卵障碍性不孕80例[J]. 中医药导报，2011，17（8）：35-37.

[6] 孟慧玲，米美玲，韩凤梅. 暖宫孕子胶囊对诱导排卵增殖期子宫内膜的影响[J]. 中国药业，2012，21（20）：32-33.

[7] 伍玉萍，杨秉秀，朱付凡. 暖宫孕子胶囊治疗多囊卵巢综合征的疗效及对血清孕激素水平的影响[J]. 中医药导报，2013，19（1）：45-46.

（浙江工业大学　陈素红、李　波，浙江中医药大学　吕圭源、苏　洁）

天紫红女金胶囊

【药物组成】　炙黄芪、党参、山药（酒炒）、炙甘草、熟地黄、当归、阿胶（蛤粉制）、白术、茯苓、盐杜仲、川芎、陈皮、香附（盐醋炙）、肉桂、三七（熟）、砂仁（去壳盐炙）、桑寄生、益母草、盐小茴香、牛膝、木香、酒白芍、丁香、艾叶（醋炙）、盐益智仁、醋延胡索、肉苁蓉、酒续断、地榆（醋炙）、荆芥（醋炙）、酸枣仁（盐炙）、海螵蛸、麦冬、椿皮、酒黄芩、白薇。

【处方来源】　明·张景岳《景岳全书》女金丸的加减化裁方。《中国药典》（2015 年版）。

【功能与主治】　益气养血，补肾暖宫。用于气血两亏，肾虚宫冷，月经不调，崩漏带下，腰膝冷痛，宫冷不孕。

【药效】　主要药效如下[1]：

1. 改善卵巢功能　天紫红女金胶囊可改善盆腔血液循环，促进输卵管、卵巢功能的恢复，有利于卵巢、输卵管及子宫间激素的传递，提高排卵前期血清雌激素的水平，促使卵泡、黄体发育和子宫内膜增生。

2. 调节免疫功能　天紫红女金胶囊可调节机体免疫功能，抑制体液免疫反应，消除自身抗体和（或）同种抗体，如抗精子抗体、抗透明带抗体等，有利于精子卵子结合和受精卵着床。

【临床应用】　主要用于不孕症。

不孕症[1-2]　天紫红女金胶囊用于治疗气血两虚之不孕症。对预防盆腔炎复发和盆腔炎性疾病后不孕症有较好的效果。

【不良反应】　尚未见报道。

【使用注意】　感冒发热者禁用。

【用法与用量】　口服。一次 3 粒，一日 2～3 次。

参 考 文 献

[1] 侯玉华. 中西医结合治疗盆腔炎性疾病后不孕疗效观察[J]. 慢性病学杂志，2010，12（1）：22-23.

[2] 侯雁. 天紫红女金胶囊治疗慢性盆腔炎30例临床观察[J]. 北京中医，2003，22（2）：62-63.

（浙江工业大学　陈素红、李　波，浙江中医药大学　吕圭源）

妇科养荣丸（胶囊）

【药物组成】　当归、白术、熟地黄、川芎、白芍（酒炒）、香附（醋制）、益母草、黄芪、杜仲、艾叶（炒）、麦冬、阿胶、甘草、陈皮、茯苓、砂仁。

【处方来源】　明·张景岳《景岳全书》女金丸的加减化裁方。国药准字 Z62020817。

【功能与主治】　补养气血，疏肝解郁，祛瘀调经。用于气血不足，肝郁不舒，头晕目眩，血漏血崩，贫血身弱及不孕症。

【药效】　主要药效如下[1-5]：

1. 改善卵巢功能　下丘脑-垂体-卵巢轴功能异常可导致激素水平紊乱，卵巢、子宫功能衰退，进而导致不孕症。妇科养荣丸可调节下丘脑-垂体-卵巢轴功能，调整生殖内分泌，改善卵巢病理形态，提高血清 E_2 和抗米勒管激素水平。妇科养荣丸具有雌激素样作用，可松弛子宫平滑肌，使上皮细胞角质化，并能下调卵巢组织细胞色素 P450 芳香化酶基因的表达，从而促进卵泡生长成熟和排卵；并能提高卵巢血液循环和卵巢储备能力，恢复卵巢功能。

2. 调节免疫　妇科养荣丸能提高围绝经期雌性大鼠血清 IgA 和 IgM 的水平；对抗环磷酰胺引起的小鼠白细胞降低，提高 T、B 淋巴细胞的免疫能力，增强机体的细胞免疫、体液免疫和非特异性免疫功能。

3. 提高骨髓造血功能　网织红细胞是晚幼红细胞至成熟红细胞间的过渡细胞，其变化与骨髓中幼红细胞合成血红蛋白有关。妇科养荣丸可提高围绝经期雌性大鼠肝指数，增加血中网织红细胞数，增加血红蛋白合成量，使骨髓造血因子、促红细胞生成素、集落刺激因子表达上调，增强大鼠骨髓造血能力。

【临床应用】　主要用于不孕症、异常子宫出血、月经量少、绝经期综合征等。

1. 不孕症[6]　妇科养荣丸可治疗气血不足、肝郁不舒导致的不孕症。妇科养荣胶囊联合枸橼酸氯米芬治疗排卵障碍性不孕症，能增加患者排卵日子宫内膜厚度、血清性激素水平、优势卵泡直径，提高妊娠率。

2. 异常子宫出血[7-8]　妇科养荣丸用于气血不足、肝郁不舒导致的异常子宫出血，症见经来无期，经量多、有血块，头晕目眩，畏寒肢冷，贫血身弱。妇科养荣胶囊治疗无排卵性功能失调性子宫出血，可使患者出现 LH 高峰、双相基础体温、妊娠；可使闭经者月经恢复，功能失调性子宫出血者月经周期规律。妇科养荣胶囊用于治疗围绝经期功能失调性子宫出血，联合炔诺酮治疗可获得较好临床疗效。

3. 月经量少[9]　妇科养荣丸用于气血不足引起的月经量少，症见经行量少、色紫黑或有血块，头晕眼花，心悸，舌紫暗，脉弦。妇科养荣胶囊治疗无痛人工流产术后月经过少患者，有效增加子宫内膜厚度及月经量，延长经期时间，治疗效果显著。

4. 绝经期综合征[10-12]　妇科养荣胶囊用于治疗气血不足、肝郁不舒之绝经期综合征，可以明显改善绝经期综合征患者汗出、倦怠乏力、失眠等症状。妇科养荣胶囊治疗 21 天，改善患者失眠、烘热和烦躁症状。治疗 1～2 个疗程，升高患者 E_2 水平，降低 FSH、LH 水平。

【不良反应】　尚未见报道。

【使用注意】　①禁用于血栓性静脉炎、血栓栓塞疾病、脑卒中、肝肾功能不全、乳房或生殖器恶性肿瘤、过期流产和妊娠者。②精神抑郁者慎用。

【用法与用量】 口服。丸：一次 8 丸，一日 3 次。胶囊：一次 4 粒，一日 3 次。

参 考 文 献

[1] 张晗，徐梓辉. 妇科养荣胶囊对排卵障碍型不孕症治疗的机制探讨[J]. 中国医药导刊，2015，17（12）：1270-1271.

[2] 周婷. 基于 CYP450 酶系对比研究香附与来曲唑对大鼠卵泡发育的影响及其机制[J]. 实用中西医结合临床，2013，13（7）：87-88.

[3] 谢人明，范引科，张红，等. 妇科养荣胶囊对更年期雌性大鼠生殖内分泌的影响[J]. 现代中西医结合杂志，2012，21（14）：1497-1498，1502.

[4] 谢人明，范引科，张红，等. 妇科养荣胶囊对更年期雌性大鼠造血功能的影响[J]. 西北药学杂志，2012，27（4）：338-340.

[5] 谢人明，范引科，赵丽娜，等. 妇科养荣胶囊对更年期雌性大鼠免疫功能的影响[J]. 陕西中医，2011，32（12）：1668-1669.

[6] 王仲国. 妇科养荣胶囊联合克罗米芬片治疗排卵障碍性不孕症的临床观察[J]. 中国当代医药，2016，23（25）：141-143，149.

[7] 安媛，刘彬. 妇科养荣胶囊联合克龄蒙治疗无排卵型功能失调性子宫出血 60 例临床分析[J]. 现代中西医结合杂志，2011，20（5）：578-579.

[8] 周海根，何志媛，李黎. 炔诺酮联合妇科养荣胶囊治疗更年期功能性子宫出血的临床效果[J]. 中国当代医药，2018，25（28）：126-128.

[9] 林琳，贾小文. 妇科养荣胶囊治疗人流术后月经量少 70 例[J]. 现代中医药，2015，35（6）：50-51.

[10] 胡静，孙涛. 妇科养荣胶囊防治绝经综合征的临床观察[J]. 内蒙古中医药，2010，29（16）：3.

[11] 朱香春，闫秋燕，郭冬梅，等. 妇科养荣胶囊治疗女性围绝经期综合征疗效观察[J]. 临床合理用药杂志，2015，8（5）：78-79.

[12] 王岩. 妇科养荣胶囊治疗围绝经综合征 48 例[J]. 陕西中医学院学报，2010，33（2）：36-37.

（西安交通大学　曹永孝、闫萍萍，天津中医药大学第一附属医院　夏　天、樊官伟，

浙江工业大学　陈素红、李　波）

麒 麟 丸

【药物组成】 制何首乌、墨旱莲、淫羊藿、菟丝子、锁阳、党参、郁金、枸杞子、覆盆子、山药、丹参、黄芪、白芍、青皮、桑椹。

【处方来源】 明·张时彻《摄生众妙方》五子衍宗丸的衍生方。国药准字 Z10930034。

【功能与主治】 补肾填精，益气养血。用于肾虚精亏，血气不足所致的腰膝酸软、倦怠乏力、面色不华、阳痿早泄。

【药效】 主要药效如下[1]：

1. 改善子宫内膜容受性　育龄期女性可因子宫内膜损伤及宫腔结构异常影响胚胎着床而导致不孕、流产。麒麟丸可促进宫腔粘连模型大鼠子宫内膜整合素 $\alpha V \beta_3$ 和白血病抑制因子蛋白的表达，改善种植窗期的内分泌环境，利于子宫内膜容受性的建立，提高妊娠率。

2. 其他　麒麟丸可以降低多囊卵巢综合征机体的 MMP-9 活性，促进卵泡正常发育；降低 VEGF 表达水平，抑制其对卵巢多囊与新生血管的促进作用。

【临床应用】 主要用于不孕症。

1. 黄体功能不全所致不孕症[2]　麒麟丸可用于治疗黄体功能不全所致不孕之肾虚精亏证。麒麟丸可改善患者的基础体温、血孕激素值及肾阳虚症状；麒麟丸联合烯丙雌醇片治疗能有效减轻症状，改善血孕激素值和雌激素水平，提高临床妊娠率，临床疗效优于单纯使用麒麟丸。

2. 多囊卵巢综合征合并不孕[3-7]　麒麟丸用于治疗血气不足，腰膝酸软，倦怠乏力之不孕症。麒麟丸能够显著降低多囊卵巢综合征致不孕患者血清 LH 和雄激素水平，提高排卵率和妊娠率。麒麟丸能使患者血清孕酮值和雌激素水平升高，增加子宫内膜厚度，受孕率明显提升。

3. 排卵功能障碍[8-9]　麒麟丸联合枸橼酸氯米芬治疗不孕症不仅可增加枸橼酸氯米芬的药效，而且可抑制其不良反应，弥补了其高排卵率、低妊娠率的不足。麒麟丸能使卵巢储备功能下降患者促性腺激素水平降低，雌激素、抑制素 B 水平升高，疗效优于雌、孕激素序贯疗法。

【不良反应】　尚未见报道。

【使用注意】　①感冒发热慎服。②服药后如觉口干多梦，可用淡盐水或蜜糖水送服，空腹服后如觉胃脘不适，可改为饭后服。

【用法与用量】　口服。一次 6g，一日 2～3 次，或遵医嘱。

参 考 文 献

[1] 邹会莲. 宫腔粘连子宫内膜中整合素 αVβ3、LIF 的表达及麒麟丸改善宫腔粘连子宫内膜容受性的动物研究[D]. 武汉：湖北中医药大学，2016.

[2] 戴清. 麒麟丸联合烯丙雌醇片治疗黄体功能不全所致不孕临床观察[J]. 新中医，2017，49（4）：75-77.

[3] 黄永俐，沈洁. 麒麟丸联合二甲双胍对多囊卵巢致不孕患者相关指标的影响[J]. 中国中西医结合杂志，2016，36（9）：1042-1045.

[4] 丁爱娟，邓华. 麒麟丸治疗黄体功能不全性不孕症临床研究[J]. 亚太传统医药，2016，12（20）：128-129.

[5] 杨银. 麒麟丸联合二甲双胍对多囊致不孕女性 MMP-9、VEGF 和 HGF 影响及临床疗效研究[J]. 辽宁中医杂志，2016，43（4）：765-767.

[6] 戴清. 麒麟丸联合烯丙雌醇片治疗黄体功能不全所致不孕临床观察[J]. 新中医，2017，49（4）：75-77.

[7] 杨学舟，权效珍，孙晓松. 麒麟丸治疗肾虚肝郁型黄体功能不全不孕症的疗效[J]. 中国妇幼保健，2016，31（22）：4811-4813.

[8] 周立军，霍素芬，聂艳丽，等. 麒麟丸联合枸橼酸氯米芬治疗排卵功能障碍 30 例疗效观察[J]. 河北中医，2012，34（8）：1183-1184.

[9] 黄艳辉，肖静. 麒麟丸治疗卵巢储备功能下降 30 例临床研究[J]. 新中医，2015，47（7）：182-184.

（浙江工业大学　陈素红、李　波，浙江中医药大学　吕圭源、苏　洁）

三、健脾固肾类

孕康口服液（颗粒、糖浆）

【药物组成】　山药、续断、黄芪、当归、狗脊、菟丝子、桑寄生、杜仲、补骨脂、党参、茯苓、白术、阿胶、地黄、山茱萸、枸杞子、乌梅、白芍、砂仁、益智、苎麻根、黄芩、艾叶。

【处方来源】　清·叶桂《叶氏女科证治》保胎无忧丸的加减化裁方。《中国药典》（2015年版）。

【功能与主治】　健脾固肾，养血安胎。用于肾虚型和气血虚弱型先兆流产和习惯性流产。

【药效】　主要药效如下[1-5]：

1. 改善子宫内膜容受性　良好的子宫内膜容受性是胚胎顺利着床的关键。机体性激素异常分泌，会导致子宫内膜发育受到抑制而干扰胚胎着床，发生不孕。孕康口服液可能通过升高胚胎着床障碍模型大鼠血清 FSH 和免疫细胞因子 IL-4 水平，刺激卵巢内卵泡发育成熟，促使黄体形成，改善子宫内膜容受性，利于胚胎着床，提高胚胎着床数目。

2. 调节雌、孕激素分泌　孕康口服液能升高复发性流产模型小鼠血清雌激素、孕激素、催乳素、LH、FSH 水平，促进小鼠子宫蜕膜中雌、孕激素受体和 VEGF 基因、蛋白的表达，促进蜕膜发育，改善子宫内膜容受性，促进胚胎着床，降低胚胎丢失率。孕康口服液可升高肾虚-黄体抑制致先兆流产模型大鼠血清 E_2、孕激素水平，改善卵巢黄体功能及提高胚胎质量，促进妊娠。

3. 调节免疫　母体免疫失调在不孕症过程中发挥至关重要的作用。孕康口服液可升高脂多糖诱导的流产模型小鼠子宫组织中的 IL-10、IL-4 水平，降低 TNF-α 和 IFN-γ 水平，减少小鼠子宫脱膜组织中 Toll-样受体 4（TLR4）、髓样分化因子 88（MyD88）和 NF-κβ 蛋白的表达，减少子宫组织 F4/80[+]、CD14[+]巨噬细胞数量和阳性面积，减少巨噬细胞浸润。孕康口服液能调节肾虚流产大鼠外周血及母胎界面 Th1/Th2 因子的平衡，调节免疫平衡。

【临床应用】　主要用于不孕症、流产。

1. 不孕症[6]　孕康口服液可用于治疗黄体功能不全之不孕症，可改善患者基础体温曲线、子宫内膜细胞学异常、黄体期孕酮水平及妊娠率，具有促黄体生成、增强体质的作用。

2. 流产[7-9]　孕康口服液可用于治疗肾虚型先兆流产和习惯性流产患者，能有效改善临床治疗的安全性及治疗效率，且服药期间无不良反应，并能减轻早孕反应，具备安胎作用。此外，烯丙雌醇片联合孕康口服液能改善早期先兆流产症状及孕酮水平，疗效显著，且不增加不良反应，安全性高。

【不良反应】　尚未见报道。

【使用注意】　①服药期间，忌食辛辣、刺激食物，避免剧烈运动及重体力劳动。②凡难免流产、异位妊娠、葡萄胎等非本品适用范围。

【用法与用量】　口服液：一次 20ml，早、中、晚空腹口服，一日 3 次。颗粒：一次 1 袋，一日 3 次。糖浆：一次 20ml，一日 3 次。

参 考 文 献

[1] 戴明珠，吕圭源，徐俞悦，等. 孕康口服液对肾虚-黄体抑制型先兆流产大鼠的安胎作用[J]. 中国应用生理学杂志，2019，35（1）：9-12，18.

[2] 郑祥，郭林峰，戴明珠，等. 孕康口服液对胚胎着床障碍大鼠的安胎作用[J]. 中国应用生理学杂志，2018，34（6）：543-547.

[3] 陈波，施秋秋，梁凯伦，等. 孕康口服液调节复发性流产小鼠内分泌系统及 VEGF 信号通路降低流产率的作用和机制[J]. 中国中药杂志，2018，43（9）：1894-1900.

[4] 施秋秋，颜美秋，余欢欢. 孕康口服液对 LPS 诱导小鼠流产的保胎及免疫耐受调节作用研究[J]. 中国中药杂志，2019，44（6）：1227-1232.

[5] 鲁文杰，吕圭源，徐俞悦，等. 孕康口服液及其不同药效部位对肾虚流产大鼠外周血及 Th1/Th2 细胞因子的影响[J]. 中药药理与临床，2017，33（5）：136-139.

[6] 金庆跃，黄之光. 孕康口服液治疗黄体功能不全疗效分析[J]. 中国药业，2000，9（8）：31-32.

[7] 李周源，曹毅. 孕康口服液治疗先兆性流产和习惯性流产临床观察[J]. 中国性科学，2016，25（2）：122-124.

[8] 王继青，崔玉霞. 孕康口服液治疗先兆流产疗效分析[J]. 青岛医药卫生，2000，32（2）：132.

[9] 卢伟波. 烯丙雌醇片联合孕康口服液治疗早期先兆流产临床研究[J]. 实用中西医结合临床，2019，19（2）：83-85.

（浙江中医药大学　吕圭源，浙江工业大学　陈素红、郑　祥）

第十五章

乳腺炎中成药名方

第一节 概　述

一、概　念

乳腺炎（mastitis）是女性常见的疾病，根据病因的不同可以分为急性化脓性乳腺炎、乳晕旁瘘管、浆细胞性乳腺炎等，其中以急性化脓性乳腺炎最为常见[1-2]。急性乳腺炎是在乳汁淤积的基础上，细菌通过乳头进入乳房引起的急性化脓性感染。常发生于产后哺乳未满月的哺乳期妇女，尤以初产妇为多见，也可见于产后 2～4 个月，甚至 1 年以上。此外，妊娠期、非妊娠期和非哺乳期亦可发生本病。

急性乳腺炎属中医学"乳痈"范畴。

二、病因及发病机制

（一）病因

主要病因包括乳汁淤积、细菌侵入等，具体如下：

1. 乳汁淤积　淤积的乳汁是细菌生长的良好培养基，有利于病原菌生长繁殖，也为发病提供了条件。

2. 细菌侵入　造成病原菌侵入的原因较多，常见的有 3 种。①细菌经伤口侵入：初产妇在妊娠晚期未能经常用热毛巾擦拭乳头，乳头角质层不能增厚，致使娇嫩的乳头因婴儿吸吮损伤，病原菌由此侵入，沿淋巴管蔓延至乳腺腺叶间或腺小叶间的脂肪、纤维等组织内引起急性炎症。②病原菌逆行感染：婴儿口含乳头而睡或婴儿患有口腔炎，也会使细菌经乳头的输乳管侵入，逆行至乳腺小叶内，或停留在乳汁中，继而扩散到乳腺。葡萄球菌感染一般侵入较深，趋向于化脓，脓肿形成后可穿破纤维隔，形成多房性脓肿，而链球菌感染常引起弥漫性炎症，导致严重的全身中毒症状。③产后其他部位感染细菌：如上呼吸道感染、急性扁桃体炎等经血液循环至乳房，引起急性乳腺炎的发生。

（二）发病机制

初产妇易发急性乳腺炎与其乳汁中含有较多的脱落上皮细胞和组织碎屑引起乳管的阻塞有关。乳管阻塞可使乳房组织的活力降低，加之乳汁淤积分解的产物，使之更有利于细菌的生长繁殖，成为细菌很好的培养基。

急性乳腺炎的发病过程大体经历乳管炎、乳腺炎和乳房炎 3 个阶段。细菌侵入乳管，上行至腺小叶，停留在滞积的乳汁中生长繁殖，导致乳管的急性炎症。继而扩散至乳腺实质，引起实质性乳腺炎。细菌亦可从乳头皲裂的上皮破损处沿着淋巴管到乳腺间质内，引致间质性乳腺炎。此阶段未能及时治疗，或治疗不当，炎症即向乳腺实质以外的脂肪和纤维组织扩散，导致急性乳房炎。炎症局限，组织坏死、液化，大小不等的感染灶相互融合形成乳房脓肿；若脓肿穿破到乳房后间隙的疏松结缔组织内时，则形成乳房后脓肿。

三、临 床 表 现

急性单纯性乳腺炎初期，乳房胀痛，皮温高，压痛，因乳汁的淤滞，静脉和淋巴的回流不畅，乳房局部出现边界不清的硬结。此阶段如能正确处理，则炎症可消散。

急性化脓性乳腺炎局部皮肤红、肿、热、痛，硬结明显，触痛加重。患者出现寒战、高热、头痛、无力、脉快等全身中毒症状。同侧腋窝淋巴结肿大、疼痛。

脓肿形成期急性乳腺炎局限化，即形成急性乳房脓肿。此时肿块有波动感，表浅的脓肿波动相对明显。脓肿可以向外破溃，也可以向内破溃穿入乳管，自乳头排出脓液。当脓肿破入乳房后至胸大肌前疏松组织中则形成乳房后脓肿。

四、诊　　断

急性乳腺炎根据病史和查体均能做出正确的诊断，凡在哺乳的年轻妇女出现乳房局部胀痛、结块，伴发热，推荐血常规检查，血常规示白细胞计数增多时，本病诊断应是较容易的。对乳房疼痛明显、肿块呈波动感、患处拒按，推荐局部诊断性穿刺检查或 B 超检查。对乳房深部脓肿则推荐 B 超检查。

五、治　　疗

（一）常用化学药物及现代技术

急性乳腺炎的治疗原则是早期应用抗菌药，脓成后切开引流。因本病多由金黄色葡萄球菌感染引起，采用抗菌药时可首选青霉素类。但近年来经过对许多患者细菌培养和药敏试验观察，发现一些患者对青霉素并不敏感，可能与滥用抗菌药有一定关系，因此有条件时应尽量做药敏试验，以选择有效抗菌药。

急性乳腺炎外治方面，初期可用 25% 硫酸镁冷敷以减轻水肿，有炎性肿块时改为热敷，每次 20～30 分钟，每日 3～4 次，以促进炎症吸收。

急性乳腺炎脓肿形成时，需施行手术切开引流。手术时应注意：①切开创口呈放射状，引流必须通畅，由于脓腔多被乳房悬韧带所分隔，往往形成多个小脓腔，故术中宜用手指钝性分离间隔，将坏死组织清除，以利引流。②若脓疡位于乳晕范围内，可沿乳晕与皮肤的交界线做弧形切口，避免伤及乳头下的大导管。③对乳腺深部脓肿，宜先穿刺证实有脓液存在。若脓腔位于乳房下部深面接近胸壁时，宜于乳房下反折部行弧形切开后进入脓腔。此切口的优点为避免过多切开乳腺组织，低位引流通畅，不影响美观。④切开引流后应停止哺乳，否则乳汁自创口流出而影响愈合。

（二）中成药治疗

中成药治疗乳腺炎早期治疗以"通"为大法，疏表邪以通卫气，通乳络以去积乳，和营血以散瘀滞，疏肝气以消郁结，通腑实以泻胃热，清肺热以通大肠，均是通法的具体运用。具体用药时可选择理气、通乳、活血、散结、通便之品，切不可滥投苦寒之药。中成药在各个乳痈分期治疗中，与外治法配合，以通乳消肿为目的。

第二节　中成药名方的辨证分类与药效

急性乳腺炎的病理基础是乳汁淤积，容易细菌感染。从单纯炎症到乳房脓肿形成。治疗原则为消除感染、排空乳汁。中药治疗乳腺炎是分期辨证用药，早期通畅乳汁，再清热排脓，最后脓肿溃破予以扶正托毒。中成药名方的常见辨证分类及其主要药效如下[1-4]：

一、通乳催乳类

郁滞期为气滞热壅者，乳汁淤积结块，皮色不变或微红，肿胀疼痛。伴有恶寒发热，头痛，周身酸楚，口渴，便秘。苔黄，脉数。

郁滞期的主要病理变化为哺乳不畅，乳汁淤积。

通乳催乳类药能促进乳汁分泌，防治产后乳汁不通。

常用中成药：阿胶生化膏、乳泉颗粒、下乳涌泉散、生乳灵、通乳颗粒等。

二、解毒消肿类

炎症期为热毒炽盛者，壮热，乳房肿痛，皮肤焮红灼热，肿块变软，有应指感，或切开排脓后引流不畅，红肿热痛不消，有"传囊"现象，舌质红，苔黄腻，脉洪数。

化脓期形成脓肿，病理变化过程中常可出现大量的组织分解和变性坏死，发生炎症改变。脓肿病灶可单一，亦可多发，浅者可在皮下，深者可在乳房后壁胸大肌筋膜前面。

消炎止痛类药具有镇痛抗炎的作用。

常用中成药：新癀片、活血解毒丸、生肌玉红膏、乳癖消片（胶囊、颗粒）（见第十六章）、内消瘰疬片（丸）（见第十六章）等。

三、扶正托毒类

溃后期为正虚毒恋者，溃脓后乳房肿痛虽轻，但疮口脓水不断，脓汁清稀，愈合缓慢或形成乳漏。全身乏力，面色少华，或低热不退，饮食减少，舌质淡，苔薄，脉弱无力。

溃后期病理变化为脓肿破溃，导致坏死组织和脓液引流不畅，病变有演变成慢性乳腺脓瘘的可能。

扶正托毒类药具有抗炎、提高免疫力的作用。

常用中成药：阳和丸等。

四、清热祛湿类

湿性重浊黏滞，湿邪致病往往难以愈合。急性乳腺炎溃后疮口脓水不断，色偏黄质较稀，愈合缓慢或形成乳漏。形体肥胖或全身浮肿，喜甜食冷饮，大便稀溏，次数较多，舌质淡，苔腻，脉滑。

清热祛湿类药具有抗炎、抑菌作用。

常用中成药：连蒲双清片（胶囊）等。

参 考 文 献

[1] 林毅，唐汉钧. 现代中医乳房病学[M]. 北京：人民卫生出版社，2003：136-167.

[2] 唐汉钧. 中医外科常见病证辨证思路与方法[M]. 北京：人民卫生出版社，2007：141-149.

[3] 陈明岭. 中医临床处方手册：外科分册[M]. 北京：中国医药科技出版社，2011（6）：41-45.

[4] 何威华.《外科正宗》中乳痈乳岩的学术特点分析[J]. 环球中医药，2017，10（12）：1492-1493.

（浙江中医药大学附属第一医院　高秀飞、谢小红）

第三节　中成药名方

一、通乳催乳类

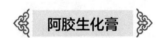

阿胶生化膏

【**药物组成**】　阿胶、熟地黄、黄芪、川芎、路路通、赤芍、当归、益母草、桃仁。

【**处方来源**】　清·傅山《傅青主女科》生化汤之加减化裁方。国药准字 Z14021398。

【**功能与主治**】　滋阴补血，逐瘀生新，通乳。治疗妇女产后血虚体弱、瘀血不清、下腹疼痛、乳汁不通等症。

【**药效**】　主要药效如下：

1. 促进乳汁分泌　阿胶生化膏能改善血液循环，恢复乳腺腺体血供，促使乳腺导管上皮细胞增生，腺体体积增大，分泌增多。

2. 增强造血功能　阿胶生化膏能增强造血功能。

【临床应用】　主要用于产后缺乳、乳汁不通等。

产后缺乳、乳汁不通[1-2]　阿胶生化膏主要用于产后乳汁少而不通畅者，通过调节体内激素水平，改善血液循环，以促进乳腺腺体分泌乳汁，防治产后乳汁不通。

【不良反应】　尚未见报道。

【使用注意】　孕妇忌服。

【用法与用量】　温开水冲服或直接口服，一次 20ml，一日 2～3 次。

参 考 文 献

[1] 张建成. 产妇良药-阿胶生化膏[J]. 中成药研究，1984，6：47.

[2] 胡献国. 产后催乳有蜜膏[J]. 蜜蜂杂志，2019，39（4）：33.

（浙江中医药大学附属第一医院　高秀飞、谢小红）

下乳涌泉散

【药物组成】　当归、川芎、白芍、生地黄、柴胡、青皮、桔梗、甘草、漏芦、王不留行、通草、川木通、天花粉、白芷、穿山甲①。

【处方来源】　河北省中医研究院编校《清太医院配方》。国药准字 Z37020383。

【功能与主治】　养血催乳。用于产后少乳、产后乳汁不行。

【药效】　主要药效如下：

1. 促进乳汁分泌　下乳涌泉散能够促使乳腺导管上皮细胞增生，腺体体积增大，分泌增多。

2. 改善血液循环　下乳涌泉散具有改善局部血液循环的作用，促进乳腺腺体分泌乳汁。

【临床应用】　主要用于产后缺乳和乳腺增生。

1. 产后缺乳[1]　下乳涌泉散主要用于治疗肝郁气滞型产后乳汁不通及乳汁量少，症见产后乳汁分泌少，甚至全无，胸胁胀闷，情志抑郁，食欲减退。下乳涌泉散可改善患者临床症状，有效促进乳汁的分泌。

2. 乳腺增生[2]　下乳涌泉散可用于治疗情志内伤、肝郁痰凝所致的乳腺增生，能减轻乳房疼痛，缩小乳房肿块。

【不良反应】　尚未见报道。

【使用注意】　①产后恶露多者不宜服用。②忌食辛辣食物，勿过食咸味、酸味食物，宜食富有营养的食物。

【用法与用量】　水煎服。一次 1 袋，水煎 2 次，煎液混合后分 2 次服。

参 考 文 献

[1] 石国令. 下乳涌泉散治疗产后缺乳 60 例[J]. 中医临床研究，2016，24（26）：52-53.

---

① 穿山甲在《中国药典》2020 年版中未收载。

[2] 董菊萍，任永和. 下乳涌泉散治疗乳腺增生病之机理浅析[J]. 光明中医，1999，5：36.

（浙江中医药大学附属第一医院　高秀飞、谢小红）

生 乳 灵

【**药物组成**】　当归、地黄、玄参、穿山甲、党参、炙黄芪、知母、麦冬。

【**处方来源**】　研制方。国药准字 Z52020014。

【**功能与主治**】　滋补气血，通络下乳。用于气血不足，乳络阻滞引起的乳汁短少稀薄灰黄。

【**药效**】　主要药效如下：

1. 促进乳汁分泌　生乳灵能够改善乳腺腺体结构，使腺体组织扩张、增大，泌乳量增多。

2. 改善微循环　生乳灵具有改善局部微循环的作用。

【**临床应用**】　主要用于产后缺乳。

产后缺乳[1-2]　生乳灵主要用于因气血不足，乳络阻滞导致的产后缺乳，产后口服生乳灵能明显提前泌乳时间，乳汁量显著增加，使母乳喂养成功率明显提高。

【**不良反应**】　尚未见报道。

【**使用注意**】　孕妇慎服。

【**用法与用量**】　口服。一次 100ml，一日 2 次。

参 考 文 献

[1] 郑星梅，牟善兰，孙茜. 生乳灵口服液对产后泌乳的疗效观察[J]. 齐鲁护理杂志，2001，7（7）：496-497.

[2] 丁春英，王谨，张力，等. 生乳灵促进乳汁分泌疗效观察（附87例报告）[J]. 福建医药杂志，2000，22（5）：93-94.

（浙江中医药大学附属第一医院　高秀飞、谢小红）

通 乳 颗 粒

【**药物组成**】　黄芪、熟地黄、通草、瞿麦、天花粉、路路通、漏芦、党参、当归、川芎、白芍、王不留行、柴胡、穿山甲、鹿角霜。

【**处方来源**】　清·傅山《傅青主女科》通乳丹之减化裁方。国药准字 Z20063368。

【**功能与主治**】　益气养血，通络下乳。用于产后气血亏虚，乳少、无乳、乳汁不通等症。

【**药效**】　主要药效如下[1]：

1. 促进乳汁分泌　通乳颗粒能够促进腺垂体分泌催乳素，显著提前产后通乳时间，改善乳腺腺体结构，使腺体组织扩张，泌乳量增多。

2. 改善血液循环　通乳颗粒有改善血液循环作用，由于局部血液循环改善，肿胀可以消退，局部症状得以改善。

【**临床应用**】　主要用于产后乳汁不通，乳汁量少。

产后乳汁不通，乳汁量少[2]　通乳颗粒主要用于由产后气血亏虚引起的缺乳。通乳颗粒能够改善乳房情况，使乳房结块发生率明显降低，对保证乳汁通畅，防止乳汁积聚有很好的作用。

【不良反应】 偶见恶心、呕吐等胃肠道反应。

【使用注意】 ①产后恶露多者不宜服用。②忌食辛辣食物，勿过食咸味、酸味食物，宜食富有营养的食物。③服药 7 天，乳汁未见增多，应去医院就诊。④过敏体质者慎用，过敏者立即停用。

【用法与用量】 开水冲服。一次 2 袋，一日 3 次。

<h2 style="text-align:center">参 考 文 献</h2>

[1] 赵彩凤. 应用通乳颗粒对产后乳汁分泌的影响[J]. 中国中西医结合杂志, 2007, 27（4）: 338.

[2] 殷黎忠, 王文丽. 通乳颗粒治疗产后缺乳 70 例疗效观察[J]. 辽宁中医杂志, 2011, 38（7）: 1404-1405.

（浙江中医药大学附属第一医院 高秀飞、谢小红）

二、解毒消肿类

新 癀 片

【药物组成】 肿节风、三七、人工牛黄、猪胆粉、肖梵天花、珍珠层粉、水牛角浓缩粉、红曲、吲哚美辛。

【处方来源】 研制方。《中国药典》（2015 年版）。

【功能与主治】 清热解毒，活血化瘀，消肿止痛。用于热毒瘀血所致的乳痈、咽喉肿痛、牙痛、痹痛、胁痛、黄疸、无名肿毒等症。

【药效】 主要药效如下[1-4]:

1. 抗炎镇痛 新癀片能显著抑制大鼠卡拉胶性足肿，有显著的抗炎作用，其抗炎作用与抑制 COX-2 活性，减少血清 IL-1α、IL-1β、组胺含量，增加血清 IL-6 含量相关。新癀片可通过抑制 NF-κB 通路的激活发挥抗炎镇痛作用，下调 MyD88 和 NF-κB 抑制因子 ζ（Iκβζ）的基因表达，抑制泛素 D（UBD）的基因表达；下调热激蛋白 14（HSP14）的基因表达等。这些因素均会使 NF-κB 的激活受到抑制。新癀片还能够明显拮抗谷氨酰胺酶和激肽原 1，进一步发挥镇痛抗炎作用。

2. 改善血液流变性 新癀片可降低瘀血模型大鼠全血黏度及血浆黏度，其机制与改善红细胞变形能力，抑制红细胞聚集相关。新癀片还可通过减少内皮素转化酶 1 蛋白、A 型内皮素受体基因表达，从而抑制内皮素发挥缩血管作用，改善血流灌注。

3. 抑制血小板聚集 新癀片可通过降低血小板活化受体因子、凝固因子Ⅲ的表达，从而抑制血小板聚集。

4. 抗菌作用 本品有一定的抗菌作用。

【临床应用】 主要用于急性乳腺炎、急性痛风性关节炎、带状疱疹。

1. 急性乳腺炎[5-6] 新癀片主要用于哺乳期妇女因体内热毒炽盛而导致的发热，乳房肿胀，乳房表面皮肤红、肿、热、痛。新癀片能够抗炎镇痛，减轻乳腺炎症反应。

2. 急性痛风性关节炎[7] 外敷新癀片作为痛风性关节炎的辅助治疗可提高临床治疗的有效率。

3. 带状疱疹[8]　外敷新癀片辅助治疗带状疱疹可有效缩短患者疼痛消失时间、皮疹停发时间、水疱开始干涸时间、水疱完全干涸时间。

【不良反应】　个别患者空腹服药会有眩晕、咽干、倦怠、胃部嘈乱不适、轻度腹泻症状，停药后自行消失。

【使用注意】　本品含有化学药吲哚美辛。①有消化道出血史者忌用。②胃及十二指肠溃疡者、肾功能不全者及孕妇慎用。

【用法与用量】　口服。一次 2～4 片，一日 3 次，小儿酌减。外用，用冷开水调化，敷患处。

参 考 文 献

[1] 吕晓静，刘静，陆洁，等. 新癀片抗炎作用机制研究[J]. 天津中医药，2013，30（4）：239-241.
[2] 邸志权，李昊丰，冯玥，等. 新癀片抗炎镇痛作用机制的蛋白组学研究[J]. 现代药物与临床，2016，31（1）：5-10.
[3] 邸志权，胡金芳，冯玥，等. 新癀片调节抗炎镇痛相关基因的初步研究[J]. 中南药学，2015，13（8）：797-802.
[4] 吕晓静，刘静，田兴美，等. 新癀片活血化瘀作用机制研究[J]. 中国医药导报，2013，10（3）：18-20.
[5] 柴惠霞. 新癀片结合抗生素治疗乳腺炎 30 例[J]. 现代中西医结合杂志，2002，11（2）：150.
[6] 卢菊兰，胡平杰. 新癀片合六神丸治疗急性乳腺炎 200 例[J]. 中国中西医结合杂志，2001，21（8）：568.
[7] 肖伟，毛辉辉，张先进，等. 新癀片外敷联合西药治疗痛风性关节炎的临床疗效观察[J]. 时珍国医国药，2017，28（5）：1155-1156.
[8] 池凤好，孟威威. 新癀片外敷治疗带状疱疹的疗效观察[J]. 中国中医药现代远程教育，2016，14（21）：81-82.

（浙江中医药大学附属第一医院　高秀飞、谢小红）

活血解毒丸

【药物组成】　乳香、没药、蜈蚣、黄米、石菖蒲、雄黄。

【处方来源】　研制方。国药准字 Z11020066。

【功能与主治】　解毒消肿，活血止痛。用于肺腑毒热，气血凝结引起的痈毒初起，乳痈乳炎，红肿高大，坚硬疼痛，结核，疔毒恶疮，无名肿毒。

【药效】　主要药效如下[1]：

1. 抗炎　活血解毒丸能够降低急性乳腺炎机体中血清和乳汁的 IL-6、CRP 水平及白细胞、中性粒细胞、淋巴细胞和单核细胞计数，抑制炎症反应信号通路，发挥抗炎作用。

2. 抗菌、抗病毒　活血解毒丸有抗菌和抗病毒作用，抑制致病菌与病毒在局部繁殖。

【临床应用】　主要用于炎症类疾病。

1. 急性乳腺炎[1]　活血解毒丸适用于热毒炽盛者，活血解毒丸联合阿莫西林分散片治疗急性乳腺炎可快速改善患者症状，降低患者淋巴细胞、CRP、IL-6 水平并减少复发。

2. 皮肤化脓性感染[2]　活血解毒丸可有效降低血清炎症因子水平，改善炎症反应。

【不良反应】　尚未见报道。

【使用注意】　①孕妇忌用。②服药期间，饮食宜清淡，忌食生冷、油腻、辛辣难消化的食品及海鲜，戒烟酒。③本品不可久服。

【用法与用量】　温黄酒或开水送服。一次半袋（3g），一日 2 次。

参 考 文 献

[1] 赵慧朵，程旭锋，郭迎树. 活血解毒丸对急性乳腺炎患者炎症细胞因子的影响[J]. 中国实验方剂学杂志，2016，22（6）：

163-166.

[2] 王伟. 活血解毒丸联合阿莫西林分散片对急性乳腺炎的疗效及对淋巴细胞、炎症因子水平的影响[J]. 药物评价研究，2018，41（6）：152-155.

（浙江中医药大学附属第一医院　高秀飞、谢小红）

生肌玉红膏

【**药物组成**】　甘草、白芷、当归、紫草、虫白蜡、血竭、轻粉。

【**处方来源**】　明·陈实功《外科正宗》。国药准字 Z11021000。

【**功能与主治**】　解毒消肿，生肌止痛。用于疮疡肿痛，乳痈发背，溃烂流脓，浸淫黄水。

【**药效**】　主要药效如下[1-2]：

1. **抗炎**　生肌玉红膏降低烧伤大鼠血清中促炎细胞因子 IL-1β、IL-6、TNF-α 的含量，减轻炎症反应，同时提高小鼠单核吞噬细胞系统的吞噬功能，激活淋巴细胞产生抗体，促进溶菌酶的产生，从而提高了小鼠的免疫功能。

2. **促进成纤维细胞增殖和改善血液循环**　生肌玉红膏能使深 Ⅱ 度烧伤模型大鼠的纤维细胞增殖指数升高，增加成纤维细胞数量和新生血管数量，对创面成纤维细胞的增殖及血液循环重建有明显的促进作用。

【**临床应用**】　主要用于急性乳腺炎、溃疡、烧烫伤、管理外科术后创面。

1. **急性乳腺炎**　生肌玉红膏主要用于创面溃烂，经久不愈合的乳腺炎症性疾病。生肌玉红膏可促进创面坏死脓腐组织脱落，改善创面渗出状况，减轻局部炎症反应。

2. **治疗各种溃疡**[3]　生肌玉红膏通过改善创面微循环，增加创面肉芽营养和血供，促进创面肉芽生长，提高创面胶原合成，从而加速慢性创面愈合，减轻患者痛苦。

3. **烧烫伤**[1, 3]　生肌玉红膏可在创面上保持一定湿度，可有效减少创面继续产生的物理热损伤，加速坏死组织液化，诱导组织的生理性修复，其镇痛效果优于富林蜜凝胶和传统烧伤膏，且价格低廉。

4. **管理外科术后创面**[4]　生肌玉红膏在控制创面出血量，缩短出血时间方面疗效显著，且无不良反应。

【**不良反应**】　尚未见报道。

【**使用注意**】　外用药，切勿入口。

【**用法与用量**】　疮面洗清后外涂本膏，一日 1 次。

参 考 文 献

[1] 盖丽，盖静，李加恒. 生肌玉红膏对深 Ⅱ 度烧伤大鼠血清中炎症介质含量的影响[J]. 中兽医医药杂志，2016，35（5）：59-61.

[2] 于博，董小鹏. 生肌玉红膏对深 Ⅱ 度烧伤模型大鼠创面成纤维细胞及血液循环影响的实验研究[J]. 中国继续医学教育，2016，8（35）：155-156.

[3] 许岩磊，姚昶. 生肌玉红膏作用机制与临床运用研究进展[J]. 西部中医药，2016，29（9）：134-139.

[4] 刘建平，白梅花. 生肌玉红膏治疗难愈性创面 36 例[J]. 西部中医药，2018，31（8）：118-119.

（浙江中医药大学附属第一医院　高秀飞、谢小红）

三、扶正托毒类

阳 和 丸

【药物组成】 熟地黄、白芥子、鹿角胶、麻黄、肉桂、姜炭、甘草。

【处方来源】 清·王维德《外科全生集》。

【功能与主治】 温阳补血，散寒通滞。用于阴疽属于阳虚寒凝证者，如附骨疽、脱疽、流注、痰核、鹤膝风等，症见患处漫肿无头，酸痛无热，皮色不变。

【药效】 主要药效如下[1-6]：

1. 抗炎 阳和汤能有效降低急性乳腺炎机体血浆 CRP、血沉、白细胞计数、中性粒细胞计数，具有抗炎作用。阳和汤可能通过降低机体过高的 TNF-α，从而缓解乳腺的进一步炎症病理变化，缓解和治疗乳痈。

2. 调节免疫 阳和汤可能降低乳腺炎机体过高的 IL-1α、IL-6 含量，调节免疫功能，从而治疗乳腺炎。

【临床应用】 主要用于急性乳腺炎肿块期、乳房脓肿、糖尿病周围神经病变。

1. 急性乳腺炎肿块期[4, 6] 乳腺炎治疗以通为用，以消为贵，尤贵早治。抗菌药属寒凉之品，寒性收引冰遏，必致气血凝滞，形成慢性炎性僵块，肿块硬韧难消。阳和汤通过温阳而起到解凝散结、荡涤瘀乳之功。

2. 乳房脓肿[4-5] 溃后脓水清稀，疮口不敛。阳和汤可有效降低机体局部炎症反应，缓解乳腺的炎性改变。

3. 糖尿病周围神经病变[7] 阳和汤适用于阳虚寒凝证糖尿病周围神经病变，可提高患者神经传导速度，减轻临床症状，降低炎性因子水平，减轻患者神经炎症反应。

【不良反应】 偶有肝、胃肠不适。

【使用注意】 孕妇慎用。

【用法与用量】 温开水或温黄酒送下。每次 1～2 丸，一日 2 次。

参 考 文 献

[1] 罗艳，楼丽华，沃兴德，等. 阳和汤对急性乳腺炎患者血浆 C 反应蛋白及血沉、血常规的影响[J]. 中国中医急症，2012，21（8）：1211-1212.

[2] 罗艳，楼丽华，沃兴德. 阳和汤加减治疗对乳痈患者血清 TNF-α 的影响[J]. 健康研究，2015，15（5）：511-512，515.

[3] 楼丽华，罗艳，沃立科，等. 阳和汤对急性乳腺炎患者血清 IL-1α、IL-6 的影响[J]. 辽宁中医杂志，2015，42（4）：741-742.

[4] 宋旭丹. 阳和汤配合外治治疗急性乳腺炎 50 例[J]. 浙江中医杂志，2008，43（9）：525.

[5] 孙妮旎. 阳和汤加减治疗外吹乳痈的疗效分析[J]. 中医药学报，2013，41（2）：88-89.

[6] 刘卫卫，娄海波. 加味阳和汤配合外治法治疗早期乳痈 37 例疗效观察[J]. 浙江中医杂志，2016，51（1）：66.

[7] 田曼，祁正亮，陈延. 阳和汤联合血栓通治疗阳虚寒凝证糖尿病周围神经病变的临床研究[J]. 现代中西医结合杂志，2019，28（5）：465-468.

（浙江中医药大学附属第一医院　高秀飞、谢小红）

四、清热祛湿类

连蒲双清片（胶囊）

【药物组成】　盐酸小檗碱、蒲公英浸膏。

【处方来源】　研制方。《中国药典》（2015 年版）。

【功能与主治】　清热解毒，燥湿止痢。用于湿热蕴结所致的肠炎、痢疾，亦用于乳腺炎、疖肿、外伤发炎、胆囊炎。

【药效】　主要药效如下[1]：

1. 抗炎　连蒲双清片可较长时间抑制小鼠二甲苯致耳肿胀和大鼠卡拉胶致足肿胀。

2. 抑菌　连蒲双清片体外对临床分离的常见革兰氏阳性菌、阴性菌具有一定的抑制活性，对多种菌致小鼠全身感染均具有一定的疗效。

【临床应用】　主要用于炎症性疾病。

1. 乳腺炎积乳肿块期　急性乳腺炎初期乳房红、肿、热、痛，连蒲双清片通过调节细胞免疫应答，抑制体内的炎症反应与细菌繁殖，有效控制乳腺炎的发展。

2. 其他[2]　连蒲双清片具有清热解毒的作用，味苦性寒，可以对抗多种病原微生物，同时还能够抗癌，并且具有利胆保肝的功效，又可通便、燥湿，抗感染。连蒲双清片能够有效抑制革兰氏阴性菌和革兰氏阳性菌的生长，具有提升机体免疫功能的作用。

【不良反应】　大剂量服用，偶有胃部灼热、口干及过敏性荨麻疹。

【使用注意】　孕妇慎用。

【用法与用量】　口服。片：一次 2 片，一日 3 次，儿童酌减。胶囊：一次 2 粒，一日 3 次，儿童酌减。

参 考 文 献

[1] 张淑华，王日，方形，等. 连蒲双清片药效学实验研究[C]//中国药理学会. 第六届全国药理学教学学术会议论文摘要汇编. 北京：中国药理学会，2003：2.

[2] 崔征. 蒙脱石散联合连蒲双清片治疗急性肠炎的临床疗效观察[J]. 现代诊断与治疗，2017，28（14）：2612-2613.

（浙江中医药大学附属第一医院　高秀飞、谢小红）

第十六章

乳腺增生中成药名方

第一节 概 述

一、概 念

乳腺增生又称乳腺结构不良（mammary dysplasia），是乳腺主质和间质不同程度增生与复旧不全所致的乳腺结构在数量和形态上的异常[1-2]。既非炎症，也非肿瘤。

乳腺增生发病率占育龄妇女的40%左右，而占全部乳房病的75%，是最常见的乳房疾病。发病年龄为青春期到绝经期的任何年龄，但以25～50岁多见，以35～45岁为发病高峰。社会经济地位高、受教育程度高、早初潮、低胎产状况、大龄初孕和绝经迟的妇女为本病的高发人群。

乳腺增生属中医学"乳癖"范畴。

二、病因及发病机制

（一）病因

西医学认为乳房为性激素作用的靶器官，其在下丘脑-垂体-卵巢轴及其他内分泌激素的综合作用下，发生从胚胎逐步发育，增殖与复旧交替，最终退化的一系列复杂的变化。周期性的激素分泌失调和（或）乳腺组织对激素的敏感性增高是本病发病的主要原因。

（二）发病机制

排卵前期 LH 和 E_2 分泌不足，以及黄体期 E_2 绝对或相对增高，孕酮分泌相对或绝对不足，失去制约 E_2 与保护乳腺组织的作用，使乳腺组织不断处于雌激素的刺激之中，乳腺组织不能由增殖转入复旧或复旧不全，久而久之引起乳腺组织增生，为导致本病的关键。此外，催乳素的升高亦直接刺激乳腺组织，并进一步抑制黄体期孕酮（P）的分泌，同时

能刺激 E_2 的合成，有助于雌激素水平升高，导致 E_2/P 比例失调，致使雌激素持续对乳腺组织不良刺激，从而引起乳腺增生。

人类乳腺靶器官对内分泌环境改变所引起的生理性反应具有敏感的差异性，故而导致乳腺增生病理变化及临床表现上的复杂性、多样性。一般来说，激素水平的波动及乳腺组织对激素敏感性的差异，决定着结节的状态及疼痛的程度。生理性反应和病理性增生之间的分界取决于临床上结节的范围、严重性和体征的相对固定，有关乳腺增生发病的遗传因素和饮食营养因素，尚未见到此类研究报道。

三、临 床 表 现

（一）症状

1. 乳房疼痛　由于个体的差异和病变所处的阶段不同，以及病变的轻重程度不一样，所以乳房疼痛的性质和程度也不尽相同。一般以胀痛为主，亦有刺痛、牵拉痛或隐痛，可累及一侧或双侧乳房。疼痛常呈周期性，即月经前加重，月经后减轻或消失，或疼痛随情绪波动而变化。乳房疼痛主要以肿块局部为甚，可向患侧腋窝及肩背放射，甚者在行走或活动时加剧。部分患者伴乳头疼痛及瘙痒。有的患者乳痛发作无规律性，与月经周期不相关。尚有约 10% 的患者没有疼痛症状。

2. 乳头溢液　约 5%～15% 的囊性增生病患者可出现乳头溢液，单侧或双侧均可发生，多呈被动性，一般为黄色、棕色、乳白色、浆液性或清水样，偶见血性。

3. 其他伴随症状　患者常感胸闷不舒、精神抑郁或心烦易怒。每遇恼怒或劳累后症状加重。有的患者月经不规则，经量减少、经量过多或淋漓不尽，经色淡或紫暗，常伴痛经，亦有闭经。舌淡红或暗红有瘀点，苔白或苔黄，脉弦细。

（二）体征

一侧或双侧乳房内，可触及单个或多个肿块，好发于乳房外上象限，也可分散于整个乳房内。触诊肿块形态不一，呈片块型、结节型、混合型、弥漫型等。①片块型：肿块呈厚薄不等的片状、盘状或椭圆形，边界清楚，质韧。②结节型：肿块呈扁平或串珠状小结节，形态不规则，边界欠清楚，部分融合，质韧稍硬。③混合型：肿块呈片块状、结节状、索条状或砂粒样混合存在，边界欠清楚，质韧。④弥漫型：肿块呈颗粒状分布超过乳房 3 个象限以上。肿块大小不等，直径多数在 1～2cm 之间，大者可超过 4cm。肿块边界不甚清楚，质地中等或韧硬不坚，与皮肤和深部组织无粘连，推之可移，常有触痛。除合并大囊肿或腺瘤外，肿块的立体感差，此为本病肿块的主要特点。肿块可于经前期增大变硬，经潮后缩小变软。部分患者腋下淋巴结可肿大，但较软而光滑，偶有触痛。

（三）常见并发症

主要有乳房单纯囊肿、乳腺纤维腺瘤、积乳囊肿。

四、诊　　断

根据临床表现诊断，多数在乳房外上象限有一扁平肿块，扪之有豆粒大小韧硬结节，可有触痛。肿块边界欠清，与周围组织不粘连。乳房可有胀痛，每随喜怒而消长，常在月经前加重，月经后缓解。本病多见于20～40岁妇女。乳腺B超、钼靶X线乳房摄片、冷光源强光照射、液晶热图像等检查有助诊断。必要时行组织病理学检查。

五、治　　疗

（一）常用化学药物及现代技术

乳腺增生的发病主要由于内分泌激素失调的观点已被大多数学者认可，治疗关键是调节卵巢内分泌趋向正常或阻断激素作用靶点，即可阻断发病环节，缓解其临床症状。因此，现代医学多采用内分泌治疗方法，如三苯氧胺、丹那唑、溴隐亭、己烯雌酚、孕酮、甲睾酮、甲状腺素，此外还有维生素、碘制剂等辅助治疗，因诸多副作用及疗效不好，在临床上很少使用。

手术治疗：乳腺增生是内分泌系统疾病，本身无手术治疗指征。虽然部分学者主张对病变组织进行局部手术切除，甚至行乳房单纯切除，但复发率高，不能从根本上解决问题，亦不易为患者所接受。目前外科手术治疗的目的在于避免误诊、漏诊乳腺癌，防止癌变。

（二）中成药治疗

中医中药治疗乳腺增生有着独特的优势和潜力，从整体出发，辨证与辨病相结合，能从多方面、多角度起到调节内分泌、增强机体免疫力的作用。目前乳腺增生的辨证治疗主要根据不同阶段和证候，分为肝郁气滞、痰瘀互结和冲任失调型，分别采用疏肝理气止痛、活血化痰散结、调摄冲任等治法。一般单纯中医药治疗即可，效果确切，无毒副作用。若病程较长、病情严重或疑有癌变倾向者，可予手术治疗，术后再用中药调理善后。

第二节　中成药名方的辨证分类与药效

乳腺增生的发病主要由于内分泌激素失调的观点已被大多数学者认可。本病的发生发展与卵巢内分泌状态密切相关，乳腺组织与子宫内膜一样，受卵巢内分泌周期性调节，并产生相应的周期性变化，因此，乳房也存在相应的增殖和复旧的周期性改变。中医药治疗为一线治疗方法，其中以辨证论治为首选。临床根据不同病情，辨证审因而论治。肝郁气滞者以疏肝理气止痛为治；痰瘀互结者以活血化痰散结为治；冲任失调者以调摄冲任为治。中成药名方的常见辨证分类及其主要药效如下[1-5]：

一、疏肝理气止痛类

乳腺增生肝郁气滞证多见于青壮年妇女。症见乳房胀痛，肿块随喜怒消长，伴有胸闷胁胀，善郁易怒，失眠多梦，心烦口苦，舌苔薄黄，脉弦滑。

乳腺增生肝郁气滞证的主要病理变化为疾病初期，乳腺组织不断处于雌激素的刺激之中，乳腺组织不能由增殖转入复旧或复旧不全成片块，可自行消失。

疏肝理气止痛类药能有效改善乳腺增生的乳房胀痛，消除肿块，降低雌激素水平。

常用中成药：逍遥丸（散、片、胶囊、颗粒）、加味逍遥丸（颗粒、胶囊、片、口服液）、乳宁颗粒、舒肝颗粒、乳结康丸、越鞠丸（见第六章）等。

二、活血化痰散结类

乳腺增生痰瘀互结证为多见于青年女性。症见乳房刺痛，肿块呈多样性，边界不清，质韧，与月经、情绪不甚相关，伴有月经愆期，行经不畅或伴有瘀块。舌暗红或青紫或舌边尖有瘀斑，或舌下脉络粗胀、青紫，脉涩、弦或滑。

乳腺增生痰瘀互结证的病理变化是内分泌失调，使乳腺组织增殖，久而不消。

活血化痰散结类药改善患者增生期激素分泌，调节患者孕酮及 E_2 比值，使乳腺组织萎缩。此外，还具有镇痛作用。

常用中成药：乳康片（胶囊、丸）、乳块消片（丸、胶囊、软胶囊、颗粒、口服液）、乳癖消片（胶囊、颗粒）、消结安胶囊（口服液）、乳癖散结颗粒（胶囊、片）、小金丸（胶囊、片）、内消瘰疬片（丸）、红金消结胶囊（浓缩丸、片）、消核片、夏枯草口服液（颗粒、胶囊、片、膏）、消乳散结胶囊、红花逍遥胶囊（颗粒、片）、散结乳癖膏等。

三、调摄冲任类

乳腺增生冲任失调证多见于中年妇女。症见乳房肿块月经前加重，经后缓减。伴有腰酸乏力，神疲倦怠，月经先后失调，量少色淡，或经闭，舌淡，苔白，脉沉细。

溃后期病理变化为内分泌激素失调既致乳房增殖和复旧的周期性改变失调，又致月经失调。

调摄冲任类药能降低血清中 E_2 的含量，提高孕酮的含量。

常用中成药：乳核散结片、乳增宁片（胶囊）、乳疾灵颗粒（胶囊）、岩鹿乳康片（胶囊）等。

参 考 文 献

[1] 林毅，唐汉钧. 现代中医乳房病学[M]. 北京：人民卫生出版社，2003：101-135.

[2] 唐汉钧. 中医外科常见病证辨证思路与方法[M]. 北京：人民卫生出版社，2007：167-174.

[3] 金宗浩. 乳腺增生和乳腺癌[M]. 上海：上海科学技术文献出版社，2002：9-10.

[4] 谷朝俊. 阮祥燕. 乳腺增生怎么办[M]. 北京：人民军医出版社，2009：51-54.
[5] 陈明岭. 中医临床处方手册：外科分册[M]. 北京：中国医药科技出版社，2011：51-52.

（浙江中医药大学附属第一医院　高秀飞、谢小红）

第三节　中成药名方

一、疏肝理气止痛类

逍遥丸（散、片、胶囊、颗粒）

【药物组成】　柴胡、当归、白芍、炒白术、茯苓、炙甘草、薄荷。

【处方来源】　宋·太平惠民和剂局《太平惠民和剂局方》。《中国药典》（2015年版）。

【功能与主治】　疏肝解郁，健脾养血。用于肝郁脾虚所致的郁闷不舒、胸胁胀痛、头晕目眩、食欲减退、月经不调。

【药效】　主要药效如下[1-11]：

1. 调节内分泌　性激素对乳腺的发育及病理变化均起着主导作用。随着月经周期激素水平的变化，正常的乳腺组织结构发生着生理性增生–复旧这一周期性变化，若雌激素水平正常或过高而孕酮分泌过少或二者间不平衡，引起乳腺的复旧不完全、组织结构发生紊乱，则会导致乳腺导管上皮和纤维组织不同程度增生，末梢腺管或腺泡形成囊肿。

采用肌内注射苯甲酸雌二醇联合孕酮建立乳腺增生大鼠模型，逍遥散给药干预后，模型大鼠的乳头直径和乳腺体积明显缩小，小叶腺泡数、腺泡直径、小叶导管直径和分泌物减少；与三苯氧胺均可有效对抗雌激素引起的乳腺增生，降低血清中孕酮含量。

逍遥丸明显增加雌性小鼠子宫质量，同时减轻雄鼠精囊质量；逍遥散对未成熟雌性小鼠有一定的诱发动情作用，同时可以改善腺垂体、卵巢形态，促进卵泡发育和成熟，促进排卵。逍遥散可上调卵泡细胞 FSHR 及其 mRNA 表达，提高卵泡细胞对 FSH 的敏感性，使 FSH 更好发挥促进卵泡发育、排卵的作用。可能通过调节卵泡细胞 FSH/cAMP-PKA 通路中已明确的主要效应分子 FSHR、cAMP、P450 芳香化酶，促进了卵泡细胞的内分泌功能。逍遥丸治疗乳腺增生的药效及机制见图 16-1。

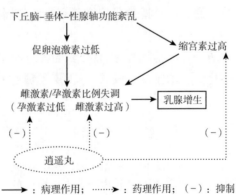

图 16-1　逍遥丸治疗乳腺增生的药效及机制图

2. 调节微量元素　微量元素在体内生物化学过程中起着十分重要的作用,其含量变化与乳腺疾病具有相关性。生理状态下,人体内不同微量元素保持着动态平衡,维持人体正常生理功能,不产生疾病,若某种原因打破这种平衡状态,生理功能紊乱,则会产生疾病。

乳腺增生模型动物乳腺组织中的铜(Cu)、铁(Fe)元素含量较空白组显著升高,锌(Zn)、硒(Se)、锰(Mn)含量显著降低。逍遥丸能显著降低肝郁型乳腺增生大鼠乳腺组织中铜元素的含量,能显著提高锰和硒元素的含量。

3. 抑制子宫平滑肌收缩　逍遥丸可明显抑制离体和在体大鼠缩宫素所致子宫活动的增强,可明显导致离体和在体大鼠子宫的平滑肌收缩张力减小,收缩频率减慢,具有较强的调经作用。

4. 抗抑郁　逍遥散可通过调节胆固醇侧链裂解酶(P450scc)活性,进而影响神经活性甾体及其限速酶,发挥抗抑郁作用。逍遥散可升高肝郁型大鼠脑内 5-HT、去甲肾上腺素及多巴胺水平,通过调节中枢单胺类神经递质改善抑郁症状。

【临床应用】　主要用于乳腺增生、绝经期综合征、高催乳素血症、痛经等。

1. 乳腺增生[12-16]　逍遥散(丸)主要用于肝郁气滞型乳腺增生,单独或联合西药服用治疗乳腺增生的疗效较好,且结果稳定。逍遥丸能有效改善乳腺增生的乳房胀痛,消除肿块,降低雌激素水平。

2. 绝经期综合征[17-18]　逍遥丸用于治疗绝经期综合征属肝郁脾虚证者。辅助谷维素,能明显改善绝经期综合征月经紊乱、潮热汗出、心悸失眠、焦虑易怒等血管舒缩功能不稳定及神经精神症状。逍遥丸合六味地黄丸治疗绝经期综合征属肾阴虚证者,升高血清 E_2水平,降低 FSH、LH 水平,优于常规西药治疗。逍遥丸联合小剂量戊酸雌二醇片,较单纯应用戊酸雌二醇片,能更大程度提高血清 E_2水平,降低 FSH、LH 水平,并能增加子宫内膜厚度。

3. 高催乳素血症[19-20]　逍遥丸可用于治疗利培酮口服液引起的高催乳素血症,可降低患者催乳素水平,改善继发性闭经。逍遥散结合溴隐亭阴道给药,可快速降低患者催乳素水平,明显改善全身症状,减轻药物的不良反应,且具有不易复发的优势。

4. 痛经[21]　以逍遥散与金铃子散合用,通过治肝脾,调理气血,治疗原发性痛经比单纯用西药效果好,并且明显改善患者的生活质量。

【不良反应】　尚未见报道。

【使用注意】　①凡肝肾阴虚、气滞不通所致的胁肋疼痛、胸腹胀满、咽喉干燥、舌无津液、舌红无苔、脉沉细者慎用。②孕妇忌服。

【用法与用量】　口服。丸:小蜜丸一次 9g,一日 2 次;大蜜丸一次 1 丸,一日 2 次;水丸一次 6~9g,一日 1~2 次;浓缩丸一次 8 丸,一日 3 次。散:一次 6~9g,一日 3 次。片:一次 2~3 片,一日 2~3 次。胶囊:一次 5 粒(0.34g/粒)或 4 粒(0.4g/粒),一日 2 次。颗粒:开水冲服,一次 1 袋,一日 2 次。

参 考 文 献

[1] 杨宏敏,宋翠森,周楠,等. 逍遥丸含药血清对人卵巢颗粒细胞内分泌功能的影响[J]. 中医杂志,2013,54(21):1850-1853,1866.

[2] 孙晓换, 刘亚华, 魏学聪, 等. 逍遥丸含药血清对体外生长小鼠腔前卵泡卵母细胞中 Smads 表达的影响[J]. 中医杂志, 2016, 57（23）: 2037-2041.

[3] 谢美清, 巩文娟, 郭宏伟. 逍遥散对乳腺增生病大鼠乳腺组织和雌孕激素的影响[J]. 广西中医药, 2008, 31（6）: 50-52.

[4] 牛玉峰, 李挥, 李春香, 等. SD 大鼠乳腺增生模型组织器官中微量元素变化的研究[J]. 微量元素与健康研究, 2007, 24（6）: 1-2.

[5] 李挥, 郝蕾, 范斌, 等. 乳康平胶囊对乳腺增生大鼠肝脏和乳腺中微量元素的影响[J]. 中药新药与临床药理, 2009, 20（3）: 228-230.

[6] 郭晓玲, 张轶芳, 刘玥芸, 等. 精制逍遥散对抑郁症大鼠行为学及海马区 P450scc 蛋白表达的影响[J]. 中华中医药杂志, 2013, 28（5）: 1253-1258.

[7] 徐丁洁, 洪丽文, 徐洪, 等. 补肾调经方、逍遥丸对雄激素致排卵障碍模型大鼠腺垂体、卵巢影响的比较研究[J]. 中国中西医结合杂志, 2014, 34（1）: 87-90.

[8] 吴培新, 钱宁, 王明镇, 等. 逍遥散对肝郁气滞型乳腺增生病大鼠血清激素的影响[J]. 时珍国医国药, 2011, 22（3）: 590-591.

[9] 刘海洋, 杨新顺, 张宁, 等. 逍遥散对去卵巢模型小鼠雌激素样作用的实验研究[J]. 中成药, 2014, 36（10）: 2193-2195.

[10] 楼步青, 黄琳, 周玖瑶. 逍遥丸调经作用的实验研究[J]. 中国药房, 2007, 18（27）: 2105-2106.

[11] 宝丽, 陈婧, 黄琳, 等. 逍遥丸对小鼠行为绝望和应激性抑郁的影响[J]. 中药材, 2008, 31（9）: 1360-1364.

[12] 陈薇, 方志娥, 王琴. 逍遥散治疗乳腺增生研究进展[J]. 中国药业, 2015, 24（8）: 127-129.

[13] 董炎, 李艳, 董红晓. 逍遥散治疗乳腺增生病临床疗效的系统评价[J]. 广西中医药, 2016, 39（5）: 59-62.

[14] 卢业轩. 中西医结合治疗乳腺增生病疗效观察[J]. 实用中医药杂志, 2014, 30（2）: 116-117.

[15] 孙华卿, 王倩. 逍遥丸和三苯氧胺联合治疗乳腺增生的疗效分析[J]. 中国处方药, 2014, 12（9）: 53.

[16] 张庆军. 中西医结合治疗乳腺增生 67 例临床疗效观察[J]. 中外女性健康研究, 2015, 14: 60.

[17] 张卫国. 逍遥丸治疗更年期综合征疗效观察[J]. 中国实用医药, 2014, 9（9）: 193.

[18] 邓君霞, 刘淑英, 章丽娟, 等. 逍遥丸联合小剂量激素对绝经综合征患者血清雌激素的影响及疗效[J]. 中国生化药物杂志, 2016, 36（4）: 141-143.

[19] 李晓一. 逍遥丸治疗利培酮口服液引起的高催乳素血症[J]. 浙江临床医学, 2008, 10（4）: 485-486.

[20] 麦燕, 唐南淋. 不同剂量溴隐亭和逍遥丸联用治疗女性高泌乳素血症合并不孕的临床疗效[J]. 中成药, 2019, 41（3）: 705-708.

[21] 张祝昆. 逍遥散合金铃子散治疗原发性痛经 30 例疗效观察[J]. 医学理论与实践, 2008, 21（10）: 1194-1195.

（浙江中医药大学附属第一医院　高秀飞, 安徽中医药大学　龙子江, 天津中医药大学　高秀梅）

加味逍遥丸（颗粒、胶囊、片、口服液）

【药物组成】　柴胡、当归、白芍、白术（麸炒）、茯苓、甘草、牡丹皮、栀子（姜炙）、薄荷。

【处方来源】　明·薛己《内科摘要》。《中国药典》（2015 年版）。

【功能与主治】　舒肝清热, 健脾养血。用于肝郁血虚、肝脾不和所致的两胁胀痛、头晕目眩、倦怠食少、月经不调、脐腹胀痛, 以及绝经期综合征见上述证候者。

【药效】　主要药效如下[1-7]:

1. 调节性激素水平　采用注射雌激素致乳腺增生病理模型家兔, 加味逍遥散可明显降低雌激素含量, 减少乳腺高度及乳腺直径, 降低 E_2 和垂体催乳素水平, 提高孕酮和睾酮水平。加味逍遥散能调整模型家兔体内的性激素分泌, 对家兔实验性乳腺增生有明显防治作用。

加味逍遥丸对未成熟小鼠有一定的诱发动情作用, 还能减轻雄鼠精囊质量, 表明加味逍遥丸有雌激素样作用。加味逍遥丸可调节 E_2 与孕酮的比值, 调整机体内分泌系统, 改善经前期综合征相关症状, 纠正内分泌异常。

2. 抗应激　乳房疼痛与情绪波动变化有一定的相关性。加味逍遥丸可增加电刺激诱发应激模型动物胸腺和脾脏指数，减轻胸腺病理损伤，降低胸腺细胞凋亡率，降低血糖及糖皮质激素水平。加味逍遥丸对小站台水环境应激引起的小鼠胸腺损伤有保护作用，增加胸腺、脾指数，降低胸腺 5-HT、糖皮质激素的含量。

3. 抗抑郁　经前期综合征的抑郁状态，主要与 5-HT、去甲肾上腺素等单胺类神经递质的功能低下有着密切的关系。在抑郁症的发病机制中，海马脑源性神经营养因子（BDNF）能通过诱导环磷腺苷效应元件结合蛋白（CREB）的表达及其诱导的基因转录，发挥细胞修复、再生作用。加味逍遥丸可通过活化 cAMP-CREB 系统，提高海马 BDNF 水平，保护大脑神经元，发挥抗抑郁作用。加味逍遥丸还可与 5-HT 受体结合，特别是可与 $5-HT_{2A}$ 受体竞争性结合，从而抑制 5-HT 的重吸收。

【临床应用】　主要用于乳腺增生、经前期综合征、绝经期综合征和围排卵期出血等。

1. 乳腺增生[8-9]　加味逍遥丸可用于肝郁气滞型乳腺增生，能有效调节体内激素水平，促进改善乳腺腺体结构，缓解增生导致的疼痛、肿块症状，有效治疗乳腺增生。

2. 经前期综合征[10]　加味逍遥丸用于治疗经前期综合征，适用于月经提前、两乳胀痛、头胀头痛、神疲乏力、腹胀食少、脉弦细者。加味逍遥丸能疏肝理脾行气活血调经，恢复正常月经。

3. 绝经期综合征[11]　围绝经期妇女性激素水平波动并呈下降趋势，烦躁易怒，肝郁日久，木郁乘土，肝郁脾虚，机体气血紊乱。加味逍遥丸用于围绝经期的情绪障碍患者，可改善患者抑郁、焦虑情绪。

4. 围排卵期出血[12]　排卵前血清雌激素水平下降过多和子宫内膜炎症是围排卵期出血的主要原因。加味逍遥丸能有效改善患者围排卵期出血情况。

【不良反应】　尚未见报道。

【使用注意】　①孕妇慎服。②切忌气恼劳碌；忌食生冷、油腻食物。

【用法与用量】　口服。丸：一次 6~9g，一日 2 次。颗粒：一次 2g，一日 2 次。胶囊：一次 3 粒，一日 2 次。片：一次 3 片，一日 2 次。口服液：一次 10ml，一日 2 次。

参 考 文 献

[1] 姚静，黄文革，李明，等. 加味逍遥散对乳腺增生模型生殖内分泌系统的影响[J]. 现代中西医结合杂志，2006，15（13）：1734-1735.

[2] 吴振宇，张云，肖健，等. 阻断交感神经及加味逍遥丸对心理应激小鼠免疫功能的影响[J]. 中国行为医学科学，2006，15（1）：7-9.

[3] 吴振宇，张云，肖健，等. 心理应激小鼠脑区核团原癌基因蛋白表达的规律及加味逍遥丸调节作用的实验研究[J]. 中国中西医结合杂志，2006，26（11）：998-1002.

[4] 侯静，肖亮，杨军平. 站台水环境应激对神经内分泌和胸腺细胞凋亡的影响及加味逍遥丸的调节作用[J]. 中国临床康复，2005，9（44）：100-102.

[5] 高书亮，吴振宇，杨军平，等. 加味逍遥丸对小鼠小站台水环境应激状态调节作用的实验研究[J]. 江西中医药大学学报，2006，18（3）：63-64.

[6] 徐志伟，吴丽丽，严灿，等. 逍遥散和丹栀逍遥散抗抑郁作用的实验研究[J]. 广州中医药大学学报，2006，23（4）：330-331，335.

[7] GREENWOOD B N, STRONG P V, FOLEY T E, et al. Learned helplessness is independent of levels of brain-derived neurotrophic factor in the hippocampus[J]. Neuroscienee, 2007, 144（4）: 1193-1208.

[8] 周忠礼. 加味逍遥散治疗乳腺增生症 66 例疗效观察[J]. 中医临床研究，2016，8（28）：118-119.

[9] 黄伟. 加味逍遥丸与乳腺病治疗仪联合治疗乳腺增生的疗效分析[J]. 中国医学工程，2016，24（2）：81-83.

[10] 李占平, 薛素芬. 加味逍遥丸治疗月经先期 40 例[J]. 武警医学, 2002, 13（4）: 222-223.

[11] 王文慧, 岳利峰, 杜茂生, 等. 加味逍遥丸调节围绝经期情绪障碍的疗效对比评价[J]. 中华中医药杂志, 2014（3）: 836-839.

[12] 乔艳华. 加味逍遥丸用于围排卵期出血的临床研究[J]. 中国妇幼保健, 2005, 20（11）: 1381-1382.

（天津中医药大学　高秀梅、付姝菲，浙江中医药大学附属第一医院　高秀飞、谢小红）

乳 宁 颗 粒

【药物组成】　柴胡、当归、醋香附、丹参、炒白芍、王不留行、赤芍、炒白术、茯苓、青皮、陈皮、薄荷。

【处方来源】　研制方。《中国药典》（2015 年版）。

【功能与主治】　疏肝养血，理气解郁。用于肝气郁结所致的乳癖，症见经前乳房胀痛、两胁胀痛、乳房结节、经前疼痛加重；以及乳腺增生见上述证候者。

【药效】　主要药效如下[1-2]：

1. 抑制乳腺增生　乳宁颗粒可减轻乳腺增生模型兔乳腺组织增生的病理改变，使乳腺小叶体积缩小、数量减少，腺泡数量减少，导管上皮细胞排列基本规则，导管扩张减轻，无明显纤维结缔组织增生出现；并可使模型兔乳腺组织中雌激素受体、孕激素受体阳性率下降。

2. 调节血管生成因子　乳宁颗粒可降低乳腺增生伴乳痛患者的血管紧张素 II、HIF-1α、VEGF、bFGF 的水平，抑制乳腺血管生成。

【临床应用】　主要用于乳腺增生、月经不调等[3-4]。

1. 乳腺增生　乳宁颗粒适用于肝郁气滞血瘀型乳腺增生，可以缓解随喜怒而消长、常在月经前加重、月经后缓解的乳房疼痛。乳宁颗粒可使乳腺小叶体积缩小、数量减少，腺泡数量减少，导管扩张减轻，使乳腺增生得以改善。乳宁颗粒还可有效治疗乳腺囊性增生。

2. 月经不调　乳宁颗粒适用于肝郁气滞血瘀型月经不调，可以调整体内雌激素水平，辅助调节月经周期。

【不良反应】　尚未见报道。

【使用注意】　孕妇慎用。

【用法与用量】　开水冲服。一次 1 袋，一日 3 次；20 天为一疗程，或遵医嘱。

参 考 文 献

[1] 刘轩, 陆德铭. 中药乳宁冲剂对实验性兔乳腺组织增生的影响[J]. 华中科技大学学报: 医学版, 1997, 26（4）: 303-305.

[2] 袁帅, 袁晓航, 张军, 等. 乳宁颗粒对乳腺增生伴乳痛患者内分泌激素和血管生成因子的影响[J]. 中国实验方剂学杂志, 2018, 24（22）: 187-192.

[3] 周斌, 邵清. 乳宁颗粒治疗乳腺增生的临床疗效研究[J]. 中国社区医师, 2018, 34（2）: 92-93.

[4] 赵瑛, 郭振伟. 乳宁颗粒剂治疗乳腺囊性增生病 85 例[J]. 中国中西医结合杂志, 2000, 20（4）: 300-301.

（浙江中医药大学附属第一医院　高秀飞、谢小红）

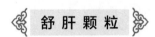

舒 肝 颗 粒

【药物组成】　当归、白芍、柴胡、香附、白术、茯苓、栀子、牡丹皮、薄荷、甘草。

【处方来源】 研制方。国药准字 Z53021161。

【功能与主治】 舒肝理气，散郁调经。用于肝气不舒所致的两胁疼痛，胸腹胀闷，月经不调，头痛目眩，心烦意乱，口苦咽干，以及肝郁气滞所致的面部黧黑斑（黄褐斑）。

【药效】 主要药效如下[1-2]：

1. 调节性激素水平 激素水平的异常会导致乳腺增生，而激素水平与机体应激和情绪密切相关。采用慢性心理应激制备肝郁型模型大鼠，以舒肝颗粒为阳性对照药干预后，发现其可显著升高模型大鼠血清 E_2 和睾酮（T）水平，调节 E_2/T 的失衡。

2. 调节脑内抑郁相关因素及细胞 舒肝颗粒可有效改善抑郁模型大鼠海马区细胞形态和活性，抑制海马区下游凋亡蛋白（caspase-3），减少海马区神经细胞凋亡，减少外周血 TNF-α、IL-2 和 IL-8 的产生，增加水平得分、垂直得分和糖水偏爱度等抑郁行为学指标。

【临床应用】 主要用于乳腺增生、抑郁症、功能性消化不良。

1. 乳腺增生[3-5] 舒肝颗粒用于肝气郁滞之乳癖，有效改善乳房胀痛，能够起到化解肝郁、理气止痛和痞块自散的作用，同时还能疏通周围组织，具有标本兼治的作用。其联合三苯氧胺或消结安胶囊治疗乳腺增生疗效更显著。

2. 抑郁症[6] 围绝经期是抑郁症的易感期，其发生与性激素水平和 5-HT 波动及血管舒缩等关系密切。舒肝颗粒可减轻围绝经期抑郁症患者的抑郁、焦虑及围绝经期症状。

3. 功能性消化不良[7] 与胃运动功能异常、胃电活动异常、内脏感觉异常、精神和应激因素等相关。舒肝颗粒联合马来酸曲美布汀可有效改善功能性消化不良患者的上腹痛、饱胀不适、上腹部灼烧感、早饱等临床症状，降低患者不良反应的发生率。舒肝颗粒能发挥疏肝解郁、益气止痛、健脾益胃等功用，且在一定程度上可对抗焦虑抑郁。

【不良反应】 尚未见报道。

【使用注意】 ①少吃生冷及油腻难消化的食品。②服药期间要保持情绪乐观，切忌生气恼怒。③有高血压、心脏病、肝病、肾病等慢性病严重者应在医师指导下服用。④平素月经正常，突然出现月经过多或过少，或经期错后，或阴道不规则出血，应去医院就诊。

【用法与用量】 口服。一次 1 袋，一日 2 次，用温开水或姜汤送服。

参 考 文 献

[1] 李京枝，徐颜红，黄霞，等. 木香调经胶囊对肝郁型大鼠卵巢局部细胞因子表达及卵巢、子宫组织形态学的影响[J]. 中医研究，2010，23（7）：14-17.

[2] 肖仕和，刘仲海，陈晓光，等. 舒肝颗粒对抑郁模型大鼠海马神经元凋亡、脑组织 caspase-3 蛋白及外周血中细胞因子水平的影响[J]. 中国地方病防治杂志，2017，32（5）：496，498.

[3] 蔡丽娜，黄敏. 舒肝颗粒与三苯氧胺合用治疗乳腺增生症疗效观察[J]. 中药新药与临床药理，2006，17（3）：231-232.

[4] 李瑞. 舒肝颗粒治疗乳腺增生症的临床观察[J]. 中国医药指南，2014，12（11）：277-278.

[5] 王雪琴. 消结安胶囊联合舒肝颗粒治疗乳腺增生症的临床观察[J]. 中国医药指南，2013，11（21）：679-680.

[6] 王贵贤，常麦会，李庆丽，等. 舒肝颗粒治疗围绝经期肝郁气滞型抑郁症的疗效观察[J]. 中国实验方剂学杂志，2019，25（6）：122-127.

[7] 张鹏飞，李倩，者金珂. 马来酸曲美布汀联合舒肝颗粒治疗功能性消化不良的疗效及安全性[J]. 首都食品与医药，2018，25（4）：55.

（浙江中医药大学附属第一医院　高秀飞、谢小红）

二、活血化痰散结类

乳康片（胶囊、丸）

【药物组成】 牡蛎、乳香、瓜蒌、海藻、黄芪、没药、天冬、夏枯草、三棱、玄参、白术、浙贝母、莪术、炒鸡内金、丹参。

【处方来源】 研制方。《中国药典》（2015 年版）。

【功能与主治】 舒肝活血，祛痰软坚。用于肝郁气滞、痰瘀互结所致的乳癖，症见乳房肿块或结节、数目不等、大小形态不一、质地软或中等硬，或经前胀痛，以及乳腺增生见上述证候者。

【药效】 主要药效如下[1-4]：

1. 调节性激素水平 采用外源性雌激素复制乳腺增生大鼠模型，本品有抑制乳腺增生的作用，降低雌激素和孕酮水平。乳康片可直接作用于靶器官、卵巢、乳腺、子宫，调节其功能，使 E_2 水平趋于正常，增高孕酮水平，使增生乳腺萎缩，病理性分泌减少。

2. 抗炎镇痛 乳康片可显著抑制二甲苯致小鼠耳郭肿胀和蛋清致大鼠足跖肿胀，降低大鼠棉球肉芽肿质量，具有抗炎、消肿作用。乳康片还可降低乙酸诱发的小鼠扭体反应次数，但对热板法诱导的疼痛的痛阈无明显作用，提示乳康片有外周性镇痛效应。

3. 抗乳腺癌癌前病变 乳腺癌癌前病变属非典型增生，非典型增生是乳腺增生的重要类型之一，二者的发生具有相似的内分泌背景。诱导型乳腺癌癌前病变模型大鼠，乳康胶囊口服给药干预后，可减少 VEGF 和 bFGF 的表达而有效对抗模型大鼠乳腺癌癌前病变。

【临床应用】 主要用于乳腺增生。

乳腺增生[5-6] 乳康片适用于肝郁气滞、痰瘀互结所致乳腺增生，临床表现主要以乳房肿块、乳房疼痛。乳康片单用或合用逍遥丸均可有效治疗乳腺增生，缓减疼痛。

【不良反应】 有文献报告服用乳康片发生过敏性紫癜[7]。

【使用注意】 ①偶见患者服药后有轻度恶心、腹泻、经期提前、经量多及轻微药疹。一般停药后自愈。②孕妇慎服（前 3 个月内禁用）、女性患者宜于月经来潮前 10～15 天开始服用，经期停用。

【用法与用量】 口服。片：一次 2～3 片，一日 2 次。胶囊：一次 2～3 粒，一日 2 次。丸：小丸一次 10～15 丸，大丸一次 6～9 丸，一日 2 次。饭后服用，20 天为一个疗程，间隔 5～7 天继续第 2 个疗程，亦可连续用药。

参 考 文 献

[1] 刘胜春，吴凯南，厉红元，等. 乳康片对雌二醇、孕酮和泌乳素影响的实验研究[J]. 重庆医科大学学报，1999，24（1）：28-30.

[2] 吴凯南，刘胜春，厉红元，等. 乳康片抑制和治疗乳腺增生症的动物实验研究[J]. 中华肿瘤防治杂志，2001，8（21）：286-288.

[3] 古维新，韩有桂. 乳康片的药理作用研究[J]. 第一军医大学学报，1989，9（3）：238-240.

[4] 裴晓华，刘文英. 乳康胶囊对乳腺癌癌前病变大鼠各血管生成因子影响作用的观察[C]//中华中医药学会. 第十二次全国中医、中西医结合乳房病学术会议论文集. 北京：中华中医药学会，2011：431-437.

[5] 吕晶,陈征. 乳癖散结胶囊、乳康片及三苯氧胺治疗乳腺增生的临床观察[J]. 现代中西医结合杂志,2009,18(14):1621-1622.

[6] 张秋莲. 乳康片结合逍遥丸治疗乳腺增生症62例疗效观察[J]. 上海中医药杂志, 2006, 40(12): 42.

[7] 刘景衍, 金宝萍, 王惠平, 等. 乳康片致过敏性紫癜1例[J]. 中国现代应用药学, 2002, 19(2): 162.

（浙江中医药大学附属第一医院　高秀飞、谢小红）

乳块消片（丸、胶囊、软胶囊、颗粒、口服液）

【药物组成】　橘叶、丹参、皂角刺、王不留行、川楝子、地龙。

【处方来源】　研制方。《中国药典》（2015年版）。

【功能与主治】　疏肝理气，活血化瘀，消散乳块。用于肝气郁结，气滞血瘀，乳腺增生，乳房胀痛。

【药效】　主要药效如下[1-2]：

1. 促凋亡　乳块消汤对大鼠增生的乳腺组织具有较好的抑制作用，分子学水平上下调细胞抗凋亡基因（survivin）与上调促凋亡基因（caspase-8）表达，缩短细胞周期，促进细胞凋亡，从而抑制乳腺增生的进一步发展。

2. 调节性激素水平　乳块消软胶囊可显著减小乳腺增生大鼠乳房直径和乳房高度，显著降低乳腺增生大鼠血清中E_2、催乳素水平，增高孕激素水平，通过调节性激素水平发挥抗乳腺增生作用。

【临床应用】　主要用于乳腺增生。

乳腺增生[3]　乳块消片主要用于肝气郁结、气滞血瘀引起的乳腺增生，能够调节体内激素水平，修复增生的乳腺组织，消除乳房结块，缓解乳房疼痛。

【不良反应】　极少数患者服药后可见经期提前，停药后可自行恢复，未见其他不良反应及副作用。

【使用注意】　孕妇忌服。

【用法与用量】　口服。片：一次4～6片，一日3次。丸：一次2～3g,一日3次。胶囊/软胶囊：一次4～6粒，一日3次。颗粒：开水冲服，一次1袋，一日3次，或遵医嘱。口服液：一次1瓶，一日3次，或遵医嘱。

参 考 文 献

[1] 陈树花, 孙贻安. 乳块消汤对大鼠乳腺增生病 survivin 与 caspase-8 水平的影响[J]. 山西中医, 2013, 29（5）: 48-50.

[2] 刘铮然, 张东, 杨玉梅, 等. 乳块消软胶囊对实验性乳腺增生大鼠的影响[J]. 包头医学院学报, 2011, 27（1）: 3-4.

[3] 朱红. 650例乳块消软胶囊联合光电离子治疗仪治疗乳腺增生病的护理[J]. 中国实用医药, 2012, 7（19）: 212-213.

（浙江中医药大学附属第一医院　高秀飞、谢小红）

乳癖消片（胶囊、颗粒）

【药物组成】　鹿角、蒲公英、昆布、天花粉、鸡血藤、三七、赤芍、海藻、漏芦、木香、玄参、牡丹皮、夏枯草、连翘、红花。

【处方来源】　研制方。《中国药典》（2015年版）。

【功能与主治】　软坚散结，活血消痛，清热解毒。用于痰热互结所致的乳癖、乳痈，症见乳房结节、数目不等、大小形态不一、质地柔软，或产后乳房结块、红热疼痛，以及乳腺增生、乳腺炎早期见上述证候者。

【药效】 主要药效如下[1-4]：

1. 抑制乳腺增生 性激素紊乱是导致乳腺组织增生的关键，通过对小鼠乳腺增生模型研究证明，乳癖消对 E_2 引起的小鼠乳腺增生有一定抑制作用，有抗雌激素作用，能调节机体激素紊乱。乳癖消可降低大鼠乳头的高度和直径，降低 MDA 和 8-羟基脱氧鸟苷（8-OhdG）的含量，升高 SOD 和谷胱甘肽过氧化物酶（GSH-Px）活性，降低血清中 E_2 水平，提高孕激素水平，改善 E_2/P 比值。对大鼠的纤维组织增生、组织囊肿有一定抑制作用，并有镇痛作用。

2. 抗炎镇痛 乳癖消颗粒对香柏油和棉球引起的肉芽肿有明显抑制作用，具有一定的抗炎作用。乳癖消可抑制热刺激所致小鼠舔后足反应及减少乙酸扭体反应次数，且对外周神经的镇痛作用较对中枢神经的镇痛作用更强。

3. 抑制子宫平滑肌收缩 乳癖消片能抑制雌、孕激素诱发豚鼠子宫肌瘤，表现为降低子宫质量和系数，抑制子宫平滑肌增厚。乳癖消片能抑制正常家兔在体子宫平滑肌的收缩，降低子宫收缩幅度、收缩频率和活动力。

【临床应用】 主要用于乳腺囊性增生病、乳腺炎等。

1. 乳腺囊性增生病[5-6] 乳癖消片主要用于肿块较为明显的乳腺增生，伴有气滞血瘀证，能够抑制乳腺组织囊肿形成，调节体内激素水平，能够消除乳房疼痛和肿块。

2. 乳腺炎[7] 乳癖消还可治疗热毒炽盛型乳腺炎。乳癖消加逍遥丸治疗急性乳腺炎，可改善患者全身、局部肿痛。

【不良反应】 极少数患者服药后，可见经期提前，停药后可自行恢复，未见其他不良反应及副作用。

【使用注意】 孕妇慎服。

【用法与用量】 口服。片：小片一次 5～6 片，大片一次 3 片，一日 3 次。胶囊：一次 5～6 粒，一日 3 次。颗粒：开水冲服，一次 1 袋，一日 3 次。

参 考 文 献

[1] 李杰茹，韩聚强，傅天，等. 乳癖消颗粒对乳腺增生大鼠抗氧化能力及雌孕激素比值的影响[J]. 河北中医药学报，2016，31（4）：32-34.

[2] 巩文娟，韩淑俊，贾颖. 他莫西芬片联合乳癖消对乳腺增生病大鼠乳腺组织影响的动物实验[J]. 山东中医学院学报，2013，14（6）：29-31.

[3] 杜佳林，向绍杰，李华，等. 乳癖消片药效学研究[J]. 中药药理与临床，2002，18（4）：34-36.

[4] 钟璐，纪宏宇，王树圆，等. 乳癖消颗粒抗炎镇痛作用实验研究[J]. 中国药师，2015，18（1）：149-151.

[5] 杨红英，崔莉. 乳癖消治疗乳腺增生 200 例[J]. 福建中医药，2009，40（5）：40.

[6] 吴健兰，刘璐，高莉敏. 乳癖消治疗乳腺增生病随机对照试验的系统评价[J]. 中国中医药信息杂志，2011，18（3）：24-27.

[7] 李秀兰. 乳癖消加逍遥丸用于急性乳腺炎临床研究[J]. 医药论坛杂志，2013（6）：127-128.

（浙江中医药大学附属第一医院　高秀飞、谢小红）

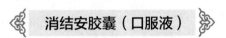

消结安胶囊（口服液）

【药物组成】 功劳木、三叉苦、益母草、鸡血藤、土茯苓、连翘。

【处方来源】　研制方。国药准字 Z20025617。

【功能与主治】　活血化瘀，软坚散结。用于气滞血瘀所致乳癖、乳腺小叶增生、卵巢囊肿、子宫肌瘤。

【药效】　主要药效如下[1-2]：

1. 调节性激素水平　E_2 和催乳素等性激素水平的紊乱是乳腺增生的重要诱因。消结安胶囊能降低乳腺增生模型大鼠血清 E_2 及催乳素含量，升高孕酮水平，调节血液中雌、孕激素的相对平衡，减少乳腺增生大鼠乳腺小叶腺泡数，缩小腺泡腔和小叶导管直径，从而有效对抗雌激素引起的大鼠乳腺增生。

2. 改善血液流变性　消结安胶囊可降低急性血瘀模型大鼠的纤维蛋白原、全血黏度、血浆黏度、全血还原黏度、血细胞比容、红细胞刚性指数、红细胞电泳时间及血沉，使血瘀模型的黏、浓、凝状态显著改善。

3. 调节免疫　消结安胶囊能显著升高机体的 T 细胞亚群 $CD3^+$、$CD4^+/CD8^+$，显著降低 $CD8^+$，调节机体免疫功能。

【临床应用】　主要用于乳腺增生、子宫肌瘤等。

1. 乳腺增生[3-4]　消结安胶囊治疗乳腺增生可显著提高治疗效果，起效迅速，改善乳房疼痛、包块。消结安胶囊与三苯氧胺片相比，治疗乳腺增生疗效相当，但三苯氧胺副作用相对较多。

2. 子宫肌瘤[5-6]　消结安胶囊用于治疗气滞血瘀之子宫肌瘤，能改善子宫肌瘤患者的症状。消结安胶囊能有效治疗子宫肌瘤，且疗效优于桂枝茯苓胶囊，未见明显毒副作用。米非司酮配伍消结安胶囊治疗子宫肌瘤时，远期疗效较单用米非司酮更为安全有效。

【不良反应】　尚未见报道。

【使用注意】　孕妇忌服。

【用法与用量】　口服。胶囊：一次 2 粒，一日 3 次，或遵医嘱。口服液：一次 10～20ml（1～2 支），一日 3 次。

参 考 文 献

[1] 程玥. 消结安胶囊对血瘀模型大鼠血液流变性的影响[J]. 甘肃中医学院学报，2010，27（2）：29-31.

[2] 林峰，王若红. 消结安胶囊治疗乳腺增生大鼠的实验研究[J]. 临床合理用药杂志，2012，5（21）：57-58.

[3] 郭艳，宋宁，梁志兵，等. 小剂量托瑞米芬联合消结安胶囊治疗乳腺增生症的疗效观察[J]. 临床合理用药杂志，2014，7（28）：52-53.

[4] 董燕敏. 消结安胶囊治疗乳腺增生临床疗效观察[J]. 中国现代医学杂志，2012，22（13）：81-82.

[5] 宓淑芳. 消结安胶囊治疗子宫肌瘤的临床观察[J]. 临床合理用药杂志，2011，4（6）：40-41.

[6] 闫印春. 米非司酮配伍消结安胶囊治疗子宫肌瘤的远期疗效观察[J]. 中国现代医学杂志，2011，21（2）：272-274.

（浙江中医药大学附属第一医院　高秀飞、谢小红，浙江工业大学　陈素红、李　波）

乳癖散结颗粒（胶囊、片）

【药物组成】　夏枯草、川芎（酒炙）、僵蚕（麸炒）、鳖甲（醋制）、柴胡（醋制）、赤芍（酒炒）、玫瑰花、莪术（醋制）、当归（酒炙）、延胡索（醋制）、牡蛎。

【处方来源】　研制方。《中国药典》（2015 年版）。

【功能与主治】 行气活血，软坚散结。用于气滞血瘀所致乳腺增生，症见乳房疼痛、乳房肿块、烦躁易怒、胸胁胀满。

【药效】 主要药效如下[1-2]：

1. 调节性激素水平 本品可降低乳腺增生机体血清中 E_2、孕酮和催乳素水平，改善 E_2/P 值。

2. 镇痛抗炎 本品可升高小鼠的热痛阈及减少乙酸所致小鼠扭体次数，具有一定的镇痛作用。本品还可抑制二甲苯所致的小鼠耳郭炎性肿胀，表现一定的抗炎、消肿作用。

3. 调节免疫 本品能增加单核吞噬细胞系统清除功能和血清凝集素的效价，但对小鼠脾和胸腺指数无明显影响。提示本品具有一定的调节免疫作用。

【临床应用】 主要用于乳腺增生。

乳腺增生[3] 本品适用于气滞血瘀型乳腺增生，通过调节体内激素水平减轻乳腺组织增生情况，消除乳房肿块。

【不良反应】 偶见口干、便秘，一般不影响治疗，必要时对症处理。

【使用注意】 ①孕妇忌服。②月经过多者，经期慎服。③偶见口干、恶心、便秘。一般不影响继续治疗，必要时对症处理。④必须在明确诊断，排除乳腺恶性肿瘤后方可使用。

【用法与用量】 口服。颗粒：开水冲服，一次 1 袋，一日 3 次，45 天为一疗程，或遵医嘱。胶囊：一次 4 粒，一日 3 次，45 天为一疗程，或遵医嘱。片：一次 4 片，一日 3 次，45 天为一疗程，或遵医嘱。

参 考 文 献

[1] 贾晓斌，吉锋英. 乳癖散结胶囊单用或联合内分泌调节疗法治疗乳腺增生疗效对比[J]. 中国药业，2015，24（20）：38-39.
[2] 姚秀娟，贾敏，陈水英，等. 乳癖散结丸抗炎镇痛和免疫作用的实验研究[J]. 中成药，2004，26（1）：82-83.
[3] 周广磊，黄景昊，吴凤云. 消乳散结胶囊联合乳癖散结胶囊治疗乳腺增生症的疗效观察[J]. 现代药物与临床，2017，32（7）：1314-1318.

（浙江中医药大学附属第一医院　高秀飞、谢小红）

小金丸（胶囊、片）

【药物组成】 麝香或人工麝香、木鳖子（去壳去油）、制草乌、枫香脂、醋乳香、醋没药、五灵脂（醋炙）、酒当归、地龙、香墨。

【处方来源】 清·王维德《外科全生集》。《中国药典》（2015 年版）。

【功能与主治】 散结消肿，化瘀止痛。用于痰气凝滞所致的瘰疬、瘿瘤、乳岩、乳癖，症见肌肤或肌肤下肿块一处或数处，推之能动，或骨及骨关节肿大，皮色不变，肿硬作痛。

【药效】 主要药效如下[1-3]：

1. 调节性激素水平 小金胶囊可降低乳腺增生大鼠的血清 E_2 含量，下调乳腺组织中雌激素受体的表达，增加脾脏和胸腺质量指数，减小子宫质量指数，减轻大鼠乳腺增生程度，使大鼠增生乳腺组织中的腺泡数目减少，腺泡萎缩，导管管腔变小，增生情况得到有效改善。小金丸可降低对乳腺癌癌前病变肝郁证模型大鼠的血清 E_2、孕酮水平，降低催乳素、LH 和 FSH 水平，进而降低其癌变率，改善预后。

2. 抗炎镇痛　小金胶囊可抑制二甲苯所致的小鼠耳郭炎性肿胀，对卡拉胶所致的大鼠足跖肿胀也具有抑制作用，从而发挥抗炎、消肿作用。小金丸对甲醛所致的小鼠足疼痛也具有抑制作用，并可减少乙酸引起的小鼠扭体次数。

【临床应用】　主要用于乳腺增生、子宫肌瘤等。

1. 乳腺增生[4-5]　小金丸能够有效降低乳腺囊肿患者炎症因子 IL-6、TNF-α 水平，提高免疫因子 $CD3^+$、$CD4^+$ 水平及 $CD4^+/CD8^+$ 值，调理内分泌系统，消除囊肿。

2. 子宫肌瘤[6]　小金胶囊与米非司酮合用治疗子宫肌瘤有显著效果，能明显缩小子宫肌瘤及子宫的体积，且不良反应少，免除了患者手术的痛苦，对生育无明显影响。

3. 乳腺癌及术后抗复发转移[7]　小金丸能有效地抑制高转移性乳腺癌细胞的运动和侵袭能力，逆转肿瘤细胞上皮细胞–间充质转化。

4. 结节性甲状腺肿[8]　小金丸适用于治疗痰结血瘀型结节性甲状腺肿，可以缩小结节最大直径，提高临床疗效，而且能够降低结节恶性风险积分。

【不良反应】　偶有皮肤红肿、瘙痒等过敏反应，停药后上述症状自行消失。

【使用注意】　①孕妇禁用。②体虚者须慎服。

【用法与用量】　口服。丸：打碎后口服，一次 2～3g，一日 2 次，小儿酌减。胶囊：一次 4～10 粒，一日 2 次，小儿酌减。片：一次 2～3 片，一日 2 次，小儿酌减。

参 考 文 献

[1] 金捷，金祖汉，杨明华，等. 小金胶囊抗炎、镇痛作用药效学试验[J]. 中国现代应用药学，2002，19（3）：179-180.

[2] 李琳霈，杨晓，潘博，等. 疏肝健脾解毒方对乳腺癌癌前病变肝郁证模型大鼠血清性激素水平的影响[J]. 湖南中医药大学学报，2017，37（11）：1200-1203.

[3] 魏谭军，王毅，李霞，等. 理气散结汤对大鼠乳腺增生的治疗作用及其机制[J]. 中国医院药学杂志，2017，37（7）：603-607.

[4] 魏常胜. 小金片治疗乳腺增生及乳腺疼痛症的疗效观察[J]. 医药论坛杂志，2016，37（5）：153-154.

[5] 郭丽娟，臧莉，曾丽华. 小金丸联合超声引导穿刺术治疗乳腺囊肿疗效研究[J]. 陕西中医，2018，39（12）：103-105.

[6] 宋恩峰，张彩蝶，梅莎莎，等. 小金胶囊联合米非司酮治疗子宫肌瘤临床研究[J]. 世界中医药，2016，11（9）：1773-1774，1778.

[7] 彭博，贺蓉，徐启华，等. 小金丹抑制乳腺癌细胞转移及其机制研究[J]. 中华中医药杂志，2018，33（11）：4916-4919.

[8] 段凯敏. 小金丸联合左甲状腺素钠片治疗 43 例结节性甲状腺肿的疗效观察[J]. 北方药学，2019，16（4）：60-61.

（浙江工业大学　陈素红、李　波，浙江中医药大学附属第一医院　高秀飞、谢小红）

内消瘰疬片（丸）

【药物组成】　夏枯草、浙贝母、海藻、白蔹、天花粉、连翘、熟大黄、玄明粉、煅蛤壳、大青盐、枳壳、桔梗、薄荷脑、地黄、当归、玄参、甘草。

【处方来源】　清·顾世澄《疡医大全》。《中国药典》（2015 年版）。

【功能与主治】　化痰，软坚，散结。用于痰湿凝滞所致的瘰疬，症见皮下结块、不热不痛。

【药效】　主要药效如下[1]：

1. 调节性激素水平　乳腺组织不断处于雌激素的刺激之中,乳腺组织不能由增殖转入复旧或复旧不全,久而久之引起乳腺组织增生。催乳素的升高亦可直接刺激乳腺组织增生。内消瘰疬丸可降低乳腺增生机体血清中 E_2 和催乳素水平,升高孕激素水平,抑制乳腺增生。

2. 调节免疫　内消瘰疬丸能提高机体 $CD3^+$、$CD4^+$、$CD4^+/CD8^+$ 等外周血 T 细胞亚群水平,降低 $CD8^+$ 水平,调节机体的免疫功能。

【临床应用】　主要用于乳腺增生、女童乳疬等。

1. 乳腺增生[2-3]　内消瘰疬片可用于治疗肿块较为明显的乳腺增生,可抑制腺体细胞增长,明显改善乳腺增生患者的乳房疼痛,消除肿块。

2. 女童乳疬[4]　内消瘰疬丸可以有效调节由体内雌激素水平较高而引起提前发育的女童乳疬,缓解女童乳房肿大和疼痛。

【不良反应】　尚未见报道。

【使用注意】　①疮疡阳证者禁用。②孕妇慎用。③忌食辛辣刺激性食物。④方中海藻、甘草为十八反应用,应注意毒副作用。

【用法与用量】　口服。片:一次 4～8 片,一日 1～2 次。丸:一次 9g(1 瓶),一日 1～2 次。

参 考 文 献

[1] 王西跃, 邓丁梅, 张爱玲, 等. 内消瘰疬丸治疗乳腺增生病的疗效及安全性分析[J].慢性病学杂志, 2017, 18(7): 766-768.

[2] 杨明英. 内消瘰疬丸治疗乳腺增生患者的疗效观察[J]. 中外女性健康研究, 2017, 2: 57-58.

[3] 陈开娟, 王宁. 内消瘰疬丸治疗乳腺增生病 200 例疗效观察[J]. 中国中医药科技, 2013, 20(6): 630.

[4] 俞拥秋. 内消瘰疬丸治疗案[J]. 浙江中西医结合杂志, 1997, 7(3): 180.

（浙江中医药大学附属第一医院　高秀飞、谢小红）

红金消结胶囊（浓缩丸、片）

【药物组成】　三七、香附、八角莲、鼠妇虫、黑蚂蚁、五香血藤、鸡矢藤、金荞麦、大红袍、柴胡。

【处方来源】　研制方。国药准字 Z20026032。

【功能与主治】　疏肝理气,软坚散结,活血化瘀,消肿止痛。用于气滞血瘀所致的乳腺小叶增生、子宫肌瘤、卵巢囊肿。

【药效】　主要药效如下[1]:

1. 调节性激素水平　乳腺增生主要可由下丘脑-垂体-卵巢轴及其他内分泌激素的分泌紊乱引起。红金消结胶囊可降低乳腺组织对性激素的敏感度,使雌激素受体和孕激素受体水平显著降低,从而双向调节内分泌,抑制组织内单胺氧化酶活性,抑制胶原纤维形成、过度增生的纤维细胞及肿瘤的生长、体内炎性介质的释放,而发挥治疗作用。

2. 抗炎　红金消结胶囊能降低异位内膜结节中的 PGE_2 含量,减少炎性渗出,特别是纤维蛋白原的渗出,对防止和减轻组织粘连有明显作用,红金消结胶囊能抑制胶原纤维的合成,抑制瘢痕及肉芽肿的形成,促进乳腺增生组织和纤维的吸收。红金消结胶囊还能改善子宫内膜异位症机体血液流变学指标,增加血液流动性。

3. 抑制肌瘤组织生长　红金消结胶囊可通过抑制血小板聚集、降低血液黏度从而改善子宫内膜微循环达到抑制肌瘤组织生长的目的。

【临床应用】　主要用于乳腺增生、子宫内膜异位症、子宫肌瘤、盆腔炎性疾病后遗症等。

1. 乳腺增生[2-4]　红金消结胶囊用于治疗气滞血瘀的乳腺增生，治疗乳腺增生乳痛症的疗效与三苯氧胺相当，但不良反应明显减少。红金消结胶囊联合三苯氧胺或者联合托瑞米芬治疗乳腺增生具有更好的临床效果，能够有效缓解患者乳房疼痛，抑制肿块增生发展。

2. 子宫内膜异位症[5]　治疗早期轻症的子宫内膜异位症，可减少闭经，短期内恢复排卵、生育功能。应用红金消结胶囊联合去氧孕烯炔雌醇片治疗子宫内膜异位症临床疗效较好，能降低患者子宫、异位囊肿体积及血清 CA125 和 E_2 水平。

3. 子宫肌瘤[6-9]　红金消结胶囊用于治疗子宫肌瘤，能活血化瘀、软坚散结、降低血黏度、改善微环境而达到消瘤目的，有效缓解症状，抑制肌瘤的生长，且停药后复发率低，可使部分患者避免手术创伤和可能的并发症。红金消结胶囊还能改善局部供血供氧，对中枢神经系统有较好的抑制作用和较强的镇痛效果，从而达到治疗目的。

4. 盆腔炎性疾病后遗症[10]　采用红金消结胶囊配合抗生素治疗，能有效缓解炎症引起的慢性下腹痛症状，活血祛瘀，促进盆腔积液与包块的消散与吸收。早期联合治疗和后期单独治疗均可提高治愈率。

【不良反应】　尚未见报道。

【使用注意】　①服药治疗忌食酸、冷及刺激性食物。②孕妇忌用。

【用法与用量】　口服。胶囊：一次 4 粒，一日 3 次。1 个月为一疗程，共 2 个疗程。浓缩丸：一次 10 丸，一日 3 次。片：一次 4 片，一日 3 次。

参 考 文 献

[1] 陈燕玉. 红金消结胶囊治疗乳腺增生 126 例分析[J]. 人民军医，2010，53（12）：950.

[2] 孙华保，胡光华，孙文凤. 红金消结胶囊联合三苯氧胺治疗乳腺增生 60 例临床观察[J]. 中国民族民间医药，2016，25（3）：69-70.

[3] 张青叶，刘满元. 红金消结胶囊联合三苯氧胺治疗乳腺增生 40 例[J]. 中国药业，2015，24（4）：68-69.

[4] 潘建华，吴文飞，赵峰. 托瑞米芬联合红金消结胶囊治疗乳腺增生症的疗效观察[J]. 福建医药杂志，2017，39（6）：111-114.

[5] 徐乐乐，叶箐华. 妈富隆联合红金消结片治疗子宫内膜异位症临床观察[J]. 浙江中西医结合杂志，2012，22（7）：545-547.

[6] 韩芳，黄文瑾，黄可文，等. 红金消结胶囊治疗子宫肌瘤 150 例体会[J]. 中国医药导报，2009，6（24）：63-64.

[7] 綦平平. 红金消结胶囊治疗子宫肌瘤 40 例临床观察[J]. 辽宁中医药大学学报，2009，11（12）：94-95.

[8] 李广琴. 红金消结胶囊结治疗子宫肌瘤的疗效观察[J]. 临床合理用药杂志，2012，5（27）：78-79.

[9] 李雅琪. 红金消结胶囊治疗子宫瘤样包块的疗效观察[J]. 实用临床医药杂志，2009，13（17）：80-81.

[10] 李伟莉，李肖凤，吴艳敏. 红金消结胶囊联合抗菌素治疗慢性盆腔炎 40 例[J]. 中国中医药现代远程教育，2013，11（19）：60-62.

（嘉兴学院　黄越燕，浙江中医药大学附属第一医院　高秀飞、谢小红）

消 核 片

【药物组成】　郁金、丹参、玄参、牡蛎、浙贝母、半枝莲、夏枯草、漏芦、金果榄、白花蛇舌草、海藻、昆布、芥子、甘草。

【处方来源】　研制方。国药准字 Z51020079。

【功能与主治】　行气活血，化痰通络，软坚散结。用于肝郁气滞、痰瘀互结所致的乳癖，症见乳房肿块或结节、数目不等、大小不一、质地柔软，或经前胀痛。

【药效】　主要药效如下[1-2]：

1. 抑制乳腺增生　消核片可抑制 E_2 所致大鼠乳腺导管和小叶上皮细胞增殖，促进细胞正常分化和成熟，改善细胞异常代谢；并能降低 E_2 所致血雌激素和孕激素水平升高，使血中雌激水平基本恢复正常。

2. 抑制乳房肿大　消核片可改善乳房直径和乳头高度，抑制雌激素引起的乳房肿大。

【临床应用】　主要用于乳腺增生。

乳腺增生[3]　消核片用于治疗肝郁痰瘀互结型乳腺增生，切中病机，方证相一，能改善肝郁痰瘀互结证所致的乳房胀痛或刺痛，胸闷不舒，两胁胀痛，怒忧无常等，并能缩小乳房肿块。

【不良反应】　消核片可诱发药物性肝炎，导致肝损伤，其损害程度与服药时间长短密切相关，但大多数为可逆性损伤，少数可引起急性坏死性肝炎，甚至急性肝衰竭[4]。

【使用注意】　①孕妇禁用。②服药期间出现肝功能不良者需及时停药。③月经期停用。④服药时间不得超过 3 个月。⑤50 岁以上的妇女慎用。

【用法与用量】　口服。一次 4～7 片，一日 3 次，饭后服用，连服 3 个月为一疗程。

参 考 文 献

[1] 刘凡. 乳核消片治疗大鼠乳腺增生病的实验研究[J]. 湖南中医药导报，2003，9（6）：81-82.

[2] 秦大莲，肖顺汉，刘明华，等. 舒乳通口服液对实验大鼠乳腺增生的影响[J]. 泸州医学院学报，2002，25（2）：108-110.

[3] 刘松山，康中英，陈红，等. 消核片治疗乳腺增生病（肝郁痰瘀互结证）临床观察[J]. 成都中医药大学学报，2002，25（2）：4-5.

[4] 童元元，张力，杨金生，等. 消核片相关肝损害的国内文献回顾与分析[J]. 药物不良反应杂志，2010，12（3）：175-177.

（浙江中医药大学附属第一医院　高秀飞、谢小红）

夏枯草口服液（颗粒、胶囊、片、膏）

【药物组成】　夏枯草。

【处方来源】　研制方。《中国药典》（2015 年版）。

【功能与主治】　清火，散结，消肿，用于火热内蕴所致的头痛、眩晕、瘰疬、瘿瘤、乳痈肿痛，以及甲状腺肿大、淋巴结核、乳腺增生见上述证候者。

【药效】　主要药效如下[1-2]：

1. 抗乳腺增生　采用苯甲酸雌二醇致乳腺增生模型大鼠，以夏枯草口服液为阳性对照药干预后，模型大鼠乳腺增生等病变明显改善，血清孕酮升高，血清 E_2、催乳素和 E_2/P 水平明显降低，模型大鼠各项激素水平接近正常。

2. 抗炎镇痛　夏枯草口服液能显著减轻小鼠巴豆油性耳肿胀、明显减少乙酸性腹腔毛细血管通透性增加，能抑制大鼠卡拉胶、蛋清性足肿胀及肉芽增生，表现较好的抗炎、消肿作用；并对乙酸引起的疼痛也有较好的止痛作用。

【临床应用】 主要用于乳腺增生、亚急性甲状腺炎等。

1. 乳腺增生[3] 用于腺体增生明显的乳房，能够明显缓解乳房疼痛，缩小肿块。对乳腺 B 超的声像图也有很好的改善，临床疗效显著。

2. 亚急性甲状腺炎[4] 夏枯草口服液联合其他药物治疗亚急性甲状腺炎可有效改善患者临床症状和甲状腺功能，并可明显降低患者血清甲状腺自身抗体水平，下调促甲状腺素水平，降低机体炎症反应。

【不良反应】 尚未见报道。

【使用注意】 低血压患者服用时应密切注意血压变化，如发现血压降低情况应立即停药。

【用法与用量】 口服。口服液：一次 10ml，一日 2 次。颗粒：一次 2 粒，一日 2 次。胶囊：一次 2 粒，一日 2 次。片：一次 6 片，一日 2 次。膏：一次 9g，一日 2 次。

参 考 文 献

[1] 王勇，陈超. 归参胶囊对乳腺增生病大鼠激素水平的影响[J]. 中国临床康复，2005，9（14）：162-163.

[2] 陈勤，曾炎贵，曹明成，等. 夏枯草口服液抗炎镇痛作用研究[J]. 基层中药杂志，2002，16（2）：6-8.

[3] 江雪清. 夏枯草口服液治疗乳腺增生 60 例临床及超声学疗效评价[J]. 中国药业，2015，24（17）：25-26.

[4] 李晏. 夏枯草口服液对桥本甲状腺炎甲状腺功能和自身抗体的影响研究[J]. 南通大学学报：医学版，2017，37（5）：488-489.

（浙江中医药大学附属第一医院　高秀飞、谢小红）

消乳散结胶囊

【药物组成】 柴胡（醋炙）、炒白芍、醋香附、玄参、昆布、瓜蒌、夏枯草、牡蛎、当归、猫爪草、黄芩、丹参、土贝母、山慈菇、全蝎、牡丹皮。

【处方来源】 研制方。国药准字 Z20055636。

【功能与主治】 疏肝解郁，化痰散结，活血止痛。用于肝郁气滞，痰瘀凝聚所致的乳腺增生，乳房胀痛。

【药效】 主要药效如下[1-2]：

1. 抑制乳腺增生 采用乳腺增生模型兔，消乳散结胶囊给药干预后，能明显降低乳房高度，降低增生乳腺小叶腺泡数目、导管腺上皮细胞层数、结缔组织和毛细血管数量，减少乳腺上皮细胞胞质内线粒体、高尔基体、粗面内质网数量，使部分增生细胞凋亡，显著降低血清 E_2 含量，减轻乳腺增生病变。消乳散结胶囊可有效调节性激素水平，显著抑制雌激素受体，抑制模型大鼠乳腺增生。

2. 改善局部微循环 消乳散结胶囊具有改善局部血液循环的作用，能够有效缓解乳房肿胀、疼痛的症状。

【临床应用】 主要用于乳腺增生、乳房多发性纤维瘤、男性乳房增大症等。

1. 乳腺增生[3-5] 消乳散结胶囊主要用于肝郁气滞、冲任失调引起的乳痛症及乳腺增生等，具有较好的治疗作用，能使肿块缩小，疼痛缓解。消乳散结胶囊配伍他莫昔芬或者托瑞米芬用于治疗乳腺结构不良导致的乳腺增生具有突出的疗效。

2. 乳房多发性纤维瘤[6]　消乳散结胶囊采用软坚散结法治疗乳房多发性纤维瘤具有明显的优势，含有多种药物可调节体内性激素水平。

3. 男性乳房增大症[7]　小剂量枸橼酸托瑞米芬联合消乳散结胶囊治疗男性乳房肥大症可有效缓解患者的临床症状，减少不良反应发生率，效果显著。

【不良反应】　尚未见报道。

【使用注意】　孕妇忌用。

【用法与用量】　口服。一次 3 粒，一日 3 次。

参 考 文 献

[1] 陈晰，陈翠翠，郭宝良，等. 消乳散结胶囊治疗兔乳腺增生的实验研究[J]. 现代生物医学进展，2012，12（32）：6249-6252，6281.

[2] 毛宁，邱春丽，王茂，等. 消乳散结胶囊对大鼠乳腺增生的疗效研究[J]. 中国处方药，2017，15（4）：42-43.

[3] 孙玲，靳淑惠. 消乳散结胶囊治疗乳腺增生病 176 例临床观察[J]. 中国实用医药，2012，7（12）：195-196.

[4] 姜环，王伟，梁青. 消乳散结胶囊配伍他莫昔芬用于治疗乳腺结构不良症的临床观察[J]. 中国实用医药，2009，4（12）：170-171.

[5] 乔良，孟庆榆，代春梅. 消乳散结胶囊配伍托瑞米芬联合治疗乳腺增生症的疗效观察[J]. 医学信息（中旬刊），2011，24（4）：1519-1520.

[6] 苏瑛. 消乳散结胶囊治疗乳房多发性纤维瘤的疗效观察[J]. 检验医学与临床，2014，11（13）：1828-1829.

[7] 王苏，武文杰，王德年，等. 小剂量枸橼酸托瑞米芬联合消乳散结胶囊治疗男性乳房肥大症的疗效观察[J]. 罕少疾病杂志，2018，25（5）：42-44.

（浙江中医药大学附属第一医院　高秀飞、谢小红）

乳 结 康 丸

【药物组成】　柴胡、郁金、枳壳、川芎、皂角刺、乳香、三棱、莪术、当归、党参、白芍、海藻、昆布、玄参、夏枯草、浙贝母、牡蛎。

【处方来源】　研制方。国药准字 Z10970105。

【功能与主治】　舒肝解郁，化瘀祛痰，软坚散结，通络止痛。用于肝郁气滞，痰凝血瘀所致的乳房肿块，胀痛，有触痛，或固定痛，胸肋胀痛，胸闷不适，抑郁易怒，诸症随情绪变化而加重，以及乳腺增生见上述证候者。

【药效】　主要药效如下：

1. 抑制乳腺增生　乳结康丸能通过调节体内性激素水平，作用于乳腺腺体，使乳腺导管上皮细胞增生减少，腺体体积缩小，增生肿块得以缩小。

2. 改善局部微循环　乳结康丸有改善血液循环作用，使症状得以缓解。

【临床应用】　主要用于乳腺增生。

乳腺增生[1-3]　乳结康丸适用于肝郁气滞型乳腺增生，临床表现主要为乳房肿块、疼痛随情绪波动而加重，乳结康丸辅以维生素 E、维生素 B₁、谷维素片、地巴唑片等药物综合治疗乳腺增生取得了不错的疗效。

【不良反应】　偶见消化道反应及月经过多。

【使用注意】　①经期停服。②服药后胃脘不适者可饭后服用。③有胃溃疡、胃炎史者请遵医嘱。④孕妇、哺乳期妇女禁用。

【用法与用量】　口服。一次 6g，一日 3 次，8 周为一疗程，或遵医嘱。

参 考 文 献

[1] 张国营. 中西医结合治疗结节型乳腺增生病临床研究[J]. 新中医，2010，42（7）：54-55.

[2] 杨扬. 消癖丸治疗乳腺增生病临床疗效研究[D]. 济南：山东中医药大学，2005.

[3] 赵长鹰，沈英森."乳结康"治疗乳腺增生症临床观察[J]. 暨南大学学报：自然科学与医学版，1995（4）：173-174.

（浙江中医药大学附属第一医院　高秀飞、谢小红）

散结乳癖膏

【药物组成】　莪术、姜黄、急性子、天葵子、木鳖子、白芷。

【处方来源】　研制方。国药准字 Z20040073。

【功能与主治】　行气活血，散结消肿。用于气滞血瘀所致的乳癖，症见乳房内肿块，伴乳房疼痛，多为胀痛、窜痛或刺痛，胸胁胀满，随月经周期及情绪变化而增减，舌质暗红或瘀斑，脉弦或脉涩；乳腺囊性增生见上述证候者。

【药效】　主要药效如下[1-5]：

1. 调节性激素水平　散结乳癖膏降低卵巢囊肿模型大鼠的血清 LH、FSH 水平，缩小模型大鼠的卵巢体积。散结乳癖膏降低卵巢子宫内膜异位囊肿模型大鼠的血清 E_2、孕酮水平，调节内分泌，从而抑制卵巢囊肿。

2. 镇痛　散结乳癖膏能提高原发性痛经模型大鼠的子宫组织 PGE_2 水平，降低 $PGF_{2\alpha}$ 水平，降低 $PGF_{2\alpha}/PGE_2$ 值，明显减少模型大鼠的扭体反应次数，从而减轻疼痛，缓解痛经。

3. 改善子宫功能　散结乳癖膏能增加卵巢囊肿模型大鼠的子宫腺体及血管数量，降低结缔组织生长因子含量，减少纤维结缔组织，从而改善子宫内膜状态，缓解子宫萎缩。

4. 抗菌　体外研究表明，散结乳癖膏能破坏白念珠菌的生物膜，降低白念珠菌的存活比例，提示具有抗白念珠菌的作用。

【临床应用】　主要用于乳腺增生和盆腔炎性疾病后遗症。

1. 乳腺增生[6-7]　散结乳癖膏用于气滞血瘀所致的乳腺增生。散结乳癖膏能减轻患者的乳房疼痛症状，软化并缩小乳房肿块，调节黄体期激素水平的平衡，治疗乳腺增生症效果明显。

2. 盆腔炎性疾病后遗症[8]　散结乳癖贴膏联合常规抗生素可治疗盆腔炎性疾病后遗症，具有较好的疗效，总有效率明显高于单用抗生素，且复发率明显低于单用抗生素。

【不良反应】　少数患者可出现皮肤过敏反应，症见皮肤瘙痒、点状红斑。

【使用注意】　①本品含有毒性成分，请在医生指导下使用。②过敏体质者慎用。③用药中局部皮肤过敏者停止使用。

【用法与用量】　外用，先将皮肤患处洗净拭干，然后将贴膏上衬纸揭去，将药芯对准患处贴上。一次 1 贴，一日 1 次，可连续贴敷 28 天。

参 考 文 献

[1] 王秋玲，苏云明，周金，等.散结乳癖膏对卵巢囊肿大鼠血清 E_2、P 的影响[J].黑龙江科技信息，2013（10）：60-61.

[2] 侯惠玲，靳瑾健，关宏，等.散结乳癖膏治疗卵巢囊肿模型大鼠的实验研究[J].中国医学创新，2016，13（20）：33-35.

[3] 修玮. 散结乳癖膏对原发性痛经大鼠子宫组织中 PGE$_2$ 和 PGF$_{2\alpha}$ 影响的研究[D].哈尔滨：黑龙江中医药大学，2014.

[4] 苏云明，修玮，张也，等.散结乳癖膏对卵巢囊肿大鼠子宫形态学及结缔组织生长因子含量影响的研究[J].中医药信息，2014，31（6）：104-106.

[5] 刘玉甜，赵诗雨，杨大宇，等.散结乳癖膏对白色念珠菌的体外抑菌作用研究[J].中药新药与临床药理，2020，31（1）：43-47.

[6] 李凡凡.中药敷贴外治疗法治疗乳腺增生病疗效观察[J].辽宁中医杂志，2015，42（2）：299-301.

[7] 王宁.散结乳癖膏外用合中医周期疗法治疗乳腺增生 453 例[J].浙江中医杂志，2013，48（12）：896.

[8] 王歆歆.散结乳癖膏治疗慢性盆腔炎性疾病疗效的观察[J].中外医学研究，2013，11（25）：27-28.

（浙江中医药大学附属第一医院　高秀飞、谢小红）

三、调摄冲任类

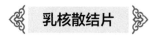

乳核散结片

【药物组成】　柴胡、当归、黄芪、郁金、光慈菇、漏芦、昆布、海藻、淫羊藿、鹿衔草。

【处方来源】　研制方。《中国药典》（2015 年版）。

【功能与主治】　舒肝活血，祛痰软坚。用于肝郁气滞、痰瘀互结所致的乳癖，症见乳房肿块或结节、数目不等、大小不一、质软或中等硬，或乳房胀痛、经前疼痛加剧。

【药效】　主要药效如下[1]：

1. 抑制乳腺增生　乳核散结片可降低乳腺增生模型大鼠血清中 E_2 的含量，提高孕酮的含量；抑制大鼠乳腺组织增生，减少乳腺小导管的上皮细胞增生，减少乳腺腺泡，缩小乳腺小叶体积，减少分泌，抑制汗腺、毛囊、皮脂腺数量增多及增生。

2. 消肿散结　乳核散结片具有消肿散结的作用，能有效缩小局部肿块。

【临床应用】　主要用于乳腺增生。

1. 乳腺囊性增生[2]　乳核散结片主要用于缓解乳房结块、疼痛的症状。乳核散结片能够调节体内激素含量，使其维持在一个平衡状态，抑制乳腺导管上皮细胞增生，减少分泌，以减轻乳腺囊性增生。

2. 乳腺纤维腺瘤　属于乳腺良性肿块，乳核散结片能有效缓解乳房结块，减轻乳房疼痛。

3. 男性乳房发育症[3-4]　乳核散结片通过降低体内雌激素水平，抑制腺体增生，减少乳腺腺泡，缩小乳腺小叶体积而发挥作用。

【不良反应】　尚未见报道。

【使用注意】　①本品含昆布、海藻等含碘药物，甲状腺功能亢进患者慎服。②本品含有光慈菇，该药材有小毒，过量、久服可引起胃肠道不适等不良反应。③月经期间，停止服药。④对漏芦过敏者慎用。

【用法与用量】　口服。一次 4 片，一日 3 次。

参 考 文 献

[1] 倪依东，梁海清，田少鹏，等. 乳核散结片对乳腺增生大鼠治疗作用的研究[J]. 中药药理与临床，2004，20（4）：35-36.

[2] 肖平. 乳核散结片治疗乳腺增生病 4257 例[J]. 世界中医药，2010，5（2）：109.

[3] 王丽红. 乳核散结片配合中药乳癖贴膏外敷治疗男性乳房发育症 30 例[J]. 中国民间疗法，2013，21（11）：46.

[4] 王永京，王爱珍. 乳核散结片治疗副乳腺 386 例的临床观察[J]. 中国全科医学，2010，13（21）：49-50.

（浙江中医药大学附属第一医院　高秀飞、谢小红）

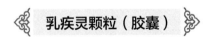

乳增宁片（胶囊）

【**药物组成**】　艾叶、淫羊藿、天冬、柴胡、川楝子、土贝母。

【**处方来源**】　研制方。《中国药典》（2015 年版）。

【**功能与主治**】　疏肝散结，调理冲任。用于冲任失调、气郁痰凝所致乳癖，症见乳房结节，一个或多个，大小形状不一，质柔软，或经前胀痛，或腰酸乏力、经少色淡。

【**药效**】　主要药效如下[1]：

1. 抑制乳腺增生　本品能使肌内注射 E_2 乳腺增生模型家兔乳头形态改善，减轻导管上皮增生，减轻上皮细胞异型，降低模型兔 E_2 与孕酮水平，使其达到正常水平。

2. 调节免疫　本品可升高肌内注射 E_2 乳腺增生模型家兔血清 IgA 水平，增加机体的细胞免疫功能。

【**临床应用**】　主要用于乳腺增生。

乳腺增生[2-3]　本品主要用于肝郁气滞、冲任失调引起的乳痛症及乳腺增生等。乳房胀痛，肿块随情绪变化而加重，本品通过改善性激素水平抑制腺体增生，还可提高机体的免疫功能，有效减轻增生症状如肿块、疼痛等。

【**不良反应**】　尚未见报道。

【**使用注意**】　孕妇慎用，忌辛辣、刺激性食物。

【**用法与用量**】　口服。片：一次 4～6 片，一日 3 次。胶囊：一次 4 粒，一日 3 次。

参 考 文 献

[1] 李家升. 乳腺增生症及乳增宁片组方原则与药理研究[J]. 中药材，2000，23（2）：122-124.

[2] 田娟. 乳增宁片治疗乳腺增生病的作用机制[J]. 中国基层医药，2006，13（1）：160.

[3] 张华恩. 三苯氧胺配合乳增宁片治疗乳腺增生症 208 例[J]. 中药材，2000，23（12）：787.

（浙江中医药大学附属第一医院　高秀飞、谢小红）

乳疾灵颗粒（胶囊）

【**药物组成**】　柴胡、醋香附、青皮、赤芍、丹参、鸡血藤、牡蛎、海藻、炒王不留行、昆布、淫羊藿、菟丝子。

【**处方来源**】　研制方。《中国药典》（2015 年版）。

【**功能与主治**】　舒肝活血，祛痰软坚。用于肝郁气滞、痰瘀互结所致的乳癖，症见乳房肿块或结节、数目不等、大小不一、质软或中等硬，或经前疼痛。

【**药效**】　主要药效如下[1-2]：

1. 抑制乳腺增生　本品可缩小肌内注射 E_2 乳腺增生模型家兔乳腺体积，减少乳腺小叶和腺泡数目，降低血清 E_2 含量。采用降低 E_2 致乳腺增生模型小鼠，给予乳疾灵作为阳性对照药给药干预后，模型小鼠乳头高度和直径缩小，乳腺小叶等病变改善。

2. 抗炎镇痛　本品具有明显的抗炎消肿镇痛作用，对微循环障碍也有明显改善。

【临床应用】　主要用于乳腺增生。

乳腺增生[3-5]　本品主要用于肝郁气滞，痰瘀互结，冲任失调引起的乳腺增生。本品通过改善性激素水平抑制腺体增生，以减轻增生症状如肿块、疼痛等。

【不良反应】　尚未见报道。

【使用注意】　孕妇忌服。

【用法与用量】　口服。颗粒：开水冲服，一次 1～2 袋，一日 3 次。胶囊：一次 3～6 粒，一日 3 次。

参 考 文 献

[1] 于维萍. 新编中成药手册[M]. 3 版. 青岛：青岛出版社，2006：346.

[2] 杨志刚，王金萍，王文智，等. 乳疾灵的主要药效学研究[J]. 中药材，2000，23（4）：217-219.

[3] 何建，王健鑫，李果，等. 乳增消胶囊抗小鼠乳腺增生[J]. 哈尔滨医科大学学报，2016，50（2）：95-98.

[4] 岳书勇，田家军，张云双. 乳疾灵颗粒剂治疗乳腺增生 198 例[J]. 中国疗养医学，2001，10（6）：29-30.

[5] 邵春芬. 循经推拿联合乳疾灵颗粒治疗乳腺增生病 80 例临床观察[J]. 河北中医，2013，35（7）：1033-1034.

（浙江中医药大学附属第一医院　高秀飞、谢小红）

 岩鹿乳康片（胶囊）

【药物组成】　岩陀、鹿衔草、鹿角霜。

【处方来源】　研制方，民族药。国药准字 Z20060382。

【功能与主治】　益肾，活血，软坚散结。用于肾阳不足、气滞血瘀所致的乳腺增生。

【药效】　主要药效如下[1-2]：

1. 抑制乳腺增生　采用肌内注射苯甲酸雌二醇致乳腺增生模型大鼠，岩鹿乳康胶囊给药干预后，模型大鼠乳头直径和高度明显降低，血清 E_2 显著降低、孕酮显著升高，提示岩鹿乳康胶囊可调节 E_2 和孕酮水平改善乳腺增生。进一步的机制研究表明，岩鹿乳康胶囊能减少实验大鼠乳腺导管上皮细胞层数和腺泡数，同时降低乳腺组织雌激素受体亚型（ERα、ERβ）的表达，提高孕激素受体的表达，抑制乳腺组织增生。

2. 抗炎　本品有抗炎作用。

【临床应用】　主要用于乳腺增生[3-5]。

乳腺增生　岩鹿乳康片主要用于肾阳不足、气滞血瘀所致的乳腺增生，表现为乳房胀痛，肿块等。岩鹿乳康片通过改善性激素水平减轻乳腺增生症状，恢复乳腺的周期性增生与复旧。

【不良反应】　尚未见报道。

【使用注意】　孕妇忌服。

【用法与用量】　口服。片：一次 3～5 片，一日 3 次，饭后服用，月经前 15 天开始服，至月经来时停药。胶囊：一次 3～5 粒，一日 3 次，饭后服用，月经前 15 天开始服，至月经来时停药。

参 考 文 献

[1] 郭宇飞, 王书勤, 赵素贞, 等. 岩鹿乳康胶囊对乳腺增生大鼠血清雌孕激素的影响[J]. 世界中医药, 2018, 13（6）: 1521-1524.

[2] 郭宇飞, 吕娟, 王书勤. 岩鹿乳康胶囊对乳腺增生大鼠乳腺组织及雌孕激素受体表达的影响[J]. 中国现代医学杂志, 2017, 27（13）: 14-18.

[3] 王伟. 岩鹿乳康胶囊治疗乳腺增生疗效观察[J]. 亚太传统医药, 2014, 10（13）: 95-96.

[4] 李鸣晓. 岩鹿乳康胶囊治疗乳腺增生症疗效分析[J]. 河北医药, 2012, 34（4）: 609.

[5] 牛冰, 刘薇, 李新. 岩鹿乳康片治疗乳腺增生的临床疗效分析[J]. 中药药理与临床, 2016, 32（4）: 128-130.

（浙江中医药大学附属第一医院　高秀飞、谢小红）

红花逍遥胶囊（颗粒、片）

【药物组成】　竹叶柴胡、白芍、当归、白术、茯苓、薄荷、甘草、皂角刺、红花。

【处方来源】　研制方。国药准字 Z20026107。

【功能与主治】　舒肝，理气，活血。用于肝气不舒，胸胁胀痛，头晕目眩，食欲减退，月经不调，乳房胀痛或伴见颜面黄。

【药效】　主要药效如下[1]：

1. 调节激素水平　红花逍遥片中所含药物可分别作用于垂体、卵巢、子宫、雌激素受体等各个靶点，改善体内雌激素、孕激素、催乳素等的水平，体现调节激素分泌平衡的作用。

2. 改善血液循环　本品具有改善血液循环的作用，能够有效缓解肿胀、疼痛的症状。

【临床应用】　主要用于乳腺增生、绝经期综合征等。

1. 乳腺增生[2]　本品主要用于肝气不舒、气滞血瘀之乳腺增生。红花逍遥片治疗乳腺增生症明显优于他莫昔芬，不仅可以明显改善患者乳房胀痛症状，促进肿块吸收，而且对月经和胸闷的症状也有明显的调理作用。

2. 绝经期综合征[3]　是在妇女绝经前后因神经内分泌功能失调、卵巢功能衰退，出现生殖系统变化和表现为自主神经功能紊乱症状的一组综合征。红花逍遥片全方气血兼顾，共奏疏肝解郁、活血化瘀、补血养肝之功，能够缓解因体内雌激素水平下降导致的绝经期综合征表现的情绪不定、潮热盗汗、烦躁易怒、头晕、失眠、疲倦等症。

【不良反应】　尚未见报道。

【使用注意】　①忌食生冷及油腻难消化的食品。②服药期间要保持情绪乐观，切忌生气恼怒。③肝肾阴虚，气滞不运所致的胸胁疼痛，胸腹胀满，咽喉干燥，舌无津液者慎用。④火郁证者不适用，主要表现为口苦咽干、面色红赤、心中烦热、胁胀不眠、大便秘结。⑤高血压、心脏病、肝病、糖尿病、肾病等慢性病严重者应在医师指导下服用。⑥服药 3 天症状无缓解，应去医院就诊。⑦儿童、年老体弱者应在医师指导下服用。⑧对本品过敏者禁用，过敏体质者慎用。⑨药品性状发生改变时禁止服用。⑩儿童必须在成人监护下使用。⑪如正在服用其他药品，使用本品前请咨询医师或药师。

【用法与用量】　口服。胶囊：一次 2～4 粒，一日 3 次。颗粒：开水冲服，一次 1～2 袋，一日 3 次。片：一次 2～4 片，一日 3 次。

参 考 文 献

[1] 王娟. 红花逍遥片治疗围绝经期综合征 35 例[J]. 中国实验方剂学杂志. 2012，18（18）：312-313.

[2] 孟庆榆，刘淑杰，吴晓丽. 红花逍遥片治疗乳腺增生症 215 例临床观察[J]. 河北中医. 2014，36（10）：1536-1537.

[3] 胡文莉，刁军成，杨甜. 红花逍遥片治疗更年期综合征的临床研究[J]. 实用中西医结合临床，2015，15（4）：69-71.

（浙江中医药大学附属第一医院　高秀飞、谢小红）

第二册

产 科 册

第十七章

先兆流产中成药名方

第一节 概 述

一、概 念

先兆流产（threatened abortion）是指在妊娠 28 周前先出现少量阴道流血，常为暗红色或血性白带，无妊娠物排出，随后出现阵发性下腹痛或腰背痛。妇科检查宫颈口未开，胎膜未破，子宫大小与停经周数相符。经休息及治疗后症状消失，可继续妊娠；若阴道流血量增多或下腹痛加剧，可发展为难免流产[1]。

先兆流产相当于中医学的"胎漏"[2]"胎动不安"。前者指妊娠期间阴道有少量出血，时出时止，或淋漓不断，而无腰酸、腹痛、小腹下坠；后者指妊娠期间出现腰酸、腹痛、小腹下坠，或伴有少量阴道出血。

二、病因及发病机制

（一）病因

1. 胚胎因素　染色体异常是早期流产最常见的原因，遗传、感染、药物等因素均可引起胚胎染色体异常。染色体数目异常包括三体、X 单体、三倍体及四倍体；染色体结构异常包括染色体易位、嵌合体、染色体倒置、染色体缺失和重叠。若发生流产，多为空孕囊或已退化的胚胎。

2. 母体因素　孕妇高热、严重感染等全身性疾病均可扰乱大脑皮质的活动功能，引起子宫收缩而导致流产；孕妇严重贫血或心力衰竭可致胎儿缺氧；某些病毒经胎盘进入胎儿血循环致胎儿死亡；孕妇患慢性肾炎或高血压均可致胎盘梗死而致流产。

3. 生殖器官异常　子宫畸形（子宫发育不良、双子宫、子宫纵隔等）、子宫肿瘤等均可影响胚胎着床发育而致流产；宫颈重度裂伤、宫颈内口松弛引发胎膜早破而致流产。

4. 内分泌异常　黄体功能不足、甲状腺功能减退、多囊卵巢综合征、严重糖尿病等均可致先兆流产。

5. 免疫功能异常　包括母体自身免疫功能异常和同种免疫功能异常。前者主要指抗磷脂抗体综合征范畴。后者基于同种异体移植理论。夫妇间人类白细胞抗原（HLA）相容性高，导致母体内封闭因子缺乏，不能产生对胚胎组织的保护性抗体，从而使得孕妇对胚胎免疫耐受降低而引发流产。

6. 环境因素　孕妇妊娠期过多接触砷、铅、苯、甲醛、氯丁二烯、氧化乙烯等化学物质，均可引发流产。

7. 其他　妊娠期严重的躯体刺激（直接撞击腹部、性交过频等）或心理的强烈刺激（情绪不稳定、愤怒、忧伤、恐惧等精神创伤）均可致流产；孕妇过量吸烟、酗酒、过饮咖啡等不良习惯均可致先兆流产。

（二）发病机制

在妊娠这个生理过程的建立中，各种内在因素（遗传因素、母体因素、内分泌及免疫因素）与外界因素（环境因素）综合影响母体及胎儿，其中任何一个不利因素占优势，均会导致流产。

三、临 床 表 现

妊娠 28 周前，出现少量阴道出血和（或）下腹疼痛。早期先兆流产临床表现常为停经后出现阴道少量流血，或时下时止，或淋漓不断，色红，持续数日或数周，无腹痛或有轻微下腹胀痛、腰痛及下腹坠胀感。

四、诊　　断

根据相关病史及临床表现、妇科检查，结合辅助检查多能确诊本病。

1. 病史　应询问有无停经史及反复流产史，有无早孕反应、阴道流血，阴道流血量及持续时间，有无孕后不节房事史或素有癥瘕史。

2. 临床表现　妊娠 28 周前，出现少量阴道出血和（或）下腹疼痛，早期先兆流产临床表现常为停经后有早孕反应，以后出现阴道少量流血，或时下时止，或淋漓不断，色红，持续数日或数周，无腹痛或有轻微下腹胀痛、腰痛及下腹坠胀感。

3. 妇科检查　宫口未开，胎膜未破，妊娠物未排出，子宫大小与停经周数相符。

4. 辅助检查　妊娠试验阳性；B 超提示宫内妊娠、活胎。

五、治　　疗

（一）常用化学药物及现代技术

黄体功能不足者肌内注射黄体酮注射液 10～20mg，每日或隔日 1 次，或口服维生素

E 保胎治疗；甲状腺功能减退者可口服小剂量左甲状腺素钠片。

卧床休息，禁止性生活，稳定情绪，必要时给予对胎儿危害较小的镇静剂。若药物治疗 2 周后，阴道出血停止，B 超提示胚胎存活，可继续妊娠。若症状加重，B 超提示胚胎发育不良，β-HCG 持续不升或下降，表明流产不可避免，应终止妊娠。

（二）中成药治疗

中医药防治先兆流产作用于多靶点、多环节，注重辨证论治，治疗以"补肾安胎"为大法，根据不同证型以补肾健脾、清热凉血、益气养血或化瘀固冲法辨证论治。

第二节　中成药名方的辨证分类与药效

中药治疗先兆流产是辨证用药。中成药名方的常见辨证分类及其主要药效如下[3-7]。

一、补肾健脾，养血安胎类

先兆流产肾虚证者，主要症状是阴道少量出血，色淡暗，腰酸腹痛，下坠，头晕耳鸣，眼眶暗黑或有面部暗斑，舌质淡暗，苔白，脉沉细滑尺脉弱。

肾虚流产与孕激素受体抑制有关，补肾法通过调整 Th1/Th2 细胞因子的平衡，上调蜕膜孕激素受体的表达和舒缓子宫平滑肌的兴奋性而在流产防治中起主导作用。

研究表明，健脾补肾的中药复方能提高患者在早孕期间的 β-HCG 与孕激素水平，在母胎界面对胚胎产生保护作用，有利于正常妊娠的建立和维持。

常用中成药：滋肾育胎丸、保胎灵胶囊（片）、固肾安胎丸、保胎无忧片（胶囊）等。

二、补气养血，固肾安胎类

先兆流产气血虚弱证者，症状主要是阴道少量出血，色淡红，质清稀，小腹空坠而痛，面色㿠白，心悸气短，舌质淡，苔薄白，脉细弱略滑。

孕妇全身虚弱性疾病均可扰乱大脑皮质的活动功能，引起子宫收缩而导致流产。

该类中成药如孕康口服液对子宫平滑肌有明显的松弛作用，并能拮抗缩宫素和乙酰胆碱收缩子宫平滑肌的作用。

常用中成药：嗣育保胎丸、乐孕宁口服液（颗粒）、山东阿胶膏、妇康宝颗粒、孕康口服液（颗粒）等。

三、清热凉血，养血安胎类

先兆流产血热证者，主要表现为阴道少量出血，色鲜红或深红，质稠，或腰酸，口苦咽干，心烦不安，便结溺黄，舌质红，苔黄，脉滑数。

孕妇高热、严重感染等可扰乱大脑皮质的活动功能，引起子宫收缩而致流产。

清热凉血，养血安胎类中药如黄芩等有广谱抗菌作用，对大脑皮质中枢神经系统的兴奋亢进有抑制作用，从而达到保胎目的。

常用中成药：孕妇清火丸、孕妇金花丸、安胎丸等。

参 考 文 献

[1] 肖桂香，邓万香，曾菊华. 保胎治疗在早期先兆流产治疗中的临床疗效[J]. 医学信息，2013，22（24）：504.

[2] LUO M，YU J，ZHU S，et al. Detoxification therapy of traditional Chinese medicine for genital tract high-risk human papillomavirus infection：A systematic review and meta-analysis[J]. PLoS One，2019，14（3）：e213062.

[3] 陈勇，黄润强，郑蓉，等. 保胎灵片对先兆流产患者内分泌激素的影响[J]. 现代中西医结合杂志，2010，19（29）：3698-3699.

[4] 樊嘉丽. 保胎灵胶囊联合心理干预治疗早期先兆流产 56 例[J]. 中国药业，2015（18）：102-103.

[5] 杨耀芳，王钦茂，姚道云. 孕康口服液保胎作用的实验研究[J]. 中国中西医结合杂志，1994（7）：418-420.

[6] 陈欣. 清热安胎汤治疗先兆流产 76 例临床观察[J]. 光明中医，2009，24（10）：1903-1904.

[7] 罗献英，王炎秋，林洁. 化瘀止血法在早期先兆流产中治疗作用的临床观察[J]. 湖南中医药导报，2000（6）：26-27.

（暨南大学　聂　红，成都中医药大学第二附属医院　朱鸿秋）

第三节　中成药名方

一、补肾健脾，养血安胎类

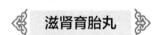

滋肾育胎丸

【药物组成】　菟丝子、砂仁、熟地黄、人参、桑寄生、阿胶珠、制何首乌、艾叶、盐巴戟天、白术、党参、鹿角霜、枸杞子、续断、杜仲。

【处方来源】　清·张锡纯《医学衷中参西录》寿胎丸化裁方。《中国药典》（2015 年版）。

【功能与主治】　补肾健脾，益气培元，养血安胎，强壮身体。用于脾肾两虚，冲任不固所致的滑胎（防治习惯性流产和先兆流产）。

【药效】　主要药效作用如下[1-12]：

1. 促进卵泡发育和黄体发育，促进卵巢激素分泌，促进排卵　黄体功能不全是停经后妊娠黄体不能生成满足支持滋养细胞增殖的孕激素含量，从而临床出现缺乏孕酮的种种表现。黄体功能不全是早期先兆流产的原因之一。滋肾育胎丸能增加实验兔性腺和性器官的血液供应，促进卵泡和黄体发育。

孕酮对于维持早期妊娠有重要作用，孕酮可提高 Na^+ 浓度，降低 K^+ 浓度，使子宫肌纤维松弛，兴奋性减低，减少子宫异常不规则的早期收缩，使子宫长时间保持相对安静平和的状态。实验研究表明，滋肾育胎丸能使非妊娠雌兔子宫内膜的腺体数目增多，厚度增加，并呈现不同程度的分泌期改变；并伴随着喂药天数的增加，分泌期的改变越明显，提示滋肾育胎丸可能具有促进卵巢激素（包括雌激素和孕激素）分泌的作用；滋肾育胎丸可增加 E_2、孕酮含量，抑制不规则宫缩，降低不自主宫缩的频率和强度，使子宫肌纤维松弛，改善胎盘灌注，改善子宫动脉血流以及子宫缺血缺氧状态。临床研究表明滋肾育胎丸能提高患者孕激素水平，改善黄体功能，其疗效值得肯定（图 17-1）。

排卵障碍是不孕症的主要原因之一，多囊卵巢综合征是导致排卵障碍性不孕的主要疾病。炔雌醇环丙孕酮片联合滋肾育胎丸治疗多囊卵巢综合征有效，能降低患者的雄激素水平、下调异常升高的 LH 水平，促进排卵及提高受孕率。

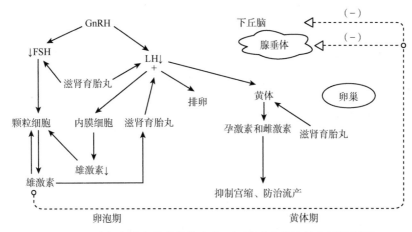

图 17-1　滋肾育胎丸促进黄体发育，调节激素分泌的作用机制图

注：滋肾育胎丸通过促进黄体发育，增加 E_2、孕酮含量，抑制不规则宫缩，防治流产；通过使异常升高的促性腺激素及雄激素恢复正常，促进排卵

2. 抵抗缺氧造成的滋养细胞功能障碍、凋亡　研究表明局部缺血缺氧可使滋养细胞凋亡，导致细胞功能障碍，进一步影响胎盘血供。滋肾育胎丸可抵抗缺氧造成的滋养细胞功能障碍、凋亡，在浓度为 50mg/L 以及 100mg/L 时能有效抑制缺氧导致的滋养细胞的异常凋亡。

3. 降低血液黏度，改善血流灌注，抑制血栓形成　血栓前状态可引发多种不良妊娠结局，如先兆流产、习惯性流产、胎儿生长发育受限（FGR）、胎儿宫内窘迫、早产甚至死胎。滋肾育胎丸可通过降低 TXB_2、升高 $6\text{-}Keto\text{-}PGF_{1\alpha}$ 的含量来纠正体内二者的失衡，使子宫胎盘血液循环得以改善，改善子宫高凝状态和血栓前状态，抑制血栓形成，令妊娠得以继续；并降低血液黏度，延长凝血时间，减少体内血液纤维蛋白原含量，进一步改善全身血液高黏高凝状态。

卵巢与子宫的血流灌注异常是导致卵泡与子宫内膜发育不同步的直接原因，也是产生不良妊娠结局的因素之一。滋肾育胎丸通过改善卵巢及子宫内膜血流灌注进而促进卵泡及子宫内膜发育。

4. 增加子宫内膜厚度，改善子宫内膜形态，调节子宫内膜的容受性　辅助生殖技术中促排卵过程应用的外源性促性腺激素导致内源性激素水平失调，使子宫内膜的结构和功能发生改变，子宫内膜容受性下降，胚胎着床率降低。辅助生育技术配合使用滋肾育胎丸可以增加子宫内膜厚度，改善子宫内膜形态，调节子宫内膜的容受性，使胚胎发育与子宫内膜得以同步，有利于胚胎的种植与着床，最终提高妊娠率。

HOXA10 基因是衡量子宫内膜容受性的分子标志物。整合素 β3 是反映子宫内膜容受

性的黏附分子，参与早期胚胎与子宫内膜的黏附反应，促进胚胎黏附和植入。滋肾育胎丸可能通过上调 *HOXA10* 及其下游靶基因整合素 β3 的表达，改善促排卵后子宫内膜的容受性，促进妊娠发生。

5. 改善卵巢储备功能，延缓卵巢早衰　卵巢储备功能减退导致女性生育能力减弱及性激素缺乏，进一步可发展为卵巢早衰。滋肾育胎丸可以降低卵巢储备功能下降患者血清 FSH、LH 的水平，升高抑制素 B、抗米勒管激素的水平，提高女性卵巢窦卵泡的敏感性，对卵巢储备功能下降有很好的治疗效果。

【临床应用】　主要用于防治习惯性流产和先兆流产、不孕症、调理月经。

1. 防治习惯性流产和先兆流产[12-18]　滋肾育胎丸治疗早期先兆流产，能明显改变阴道出血、腰酸、下腹痛、下腹坠胀等临床症状，无论单用，还是与绒毛膜促性腺激素、间苯三酚、黄体酮、地屈孕酮片等联合使用，均能获得良效。

滋肾育胎丸用于治疗习惯性流产可预防妊娠期糖尿病等不良妊娠结局的发生，减少本次妊娠期间出现的先兆流产症状等，与黄体酮、间苯三酚等联合使用治疗复发性流产，能提高治疗有效率。

2. 不孕症[3, 10, 12, 19, 20]　滋肾育胎丸对提高排卵率及妊娠率、降低流产率疗效确切，可用于多囊卵巢综合征导致的不孕症治疗，滋肾育胎丸可提高女性卵巢窦卵泡敏感性，改善子宫内膜容受性，使得体外受精–胚胎移植技术（IVF-ET）或卵胞浆内单精子显微注射技术（ICSI）的胚胎种植率和临床妊娠率都得到了提高。

3. 调理月经[20, 21]　滋肾育胎丸能较好地改善卵巢激素水平，从而促进卵泡发育及排卵，改善黄体功能，有效调节月经量，使月经恢复正常。

【不良反应】　文献报道服用滋肾育胎丸个别患者会产生恶心、口干、纳差、便秘等症，停药后消失[12]。

【使用注意】　①感冒发热勿服。②如肝肾阴虚患者，服药后觉口干口苦者，改用蜂蜜水送服。③服药时间以服药后临床症状消除为原则，但滑胎者一般均服至妊娠 3 个月后渐停药。

【用法与用量】　口服，淡盐水或蜂蜜水送服。一次 5g（约 2/3 瓶盖），一日 3 次。

参 考 文 献

[1] 张玉珍, 刘菊芬, 罗颂平. 罗元恺教授经验方"滋肾育胎丸"临床总结（附 150 例疗效分析）[J]. 新中医, 1983（3）: 11-14.

[2] 陈笙佳. 滋肾育胎丸联合黄体酮滴丸治疗早期先兆流产的疗效观察[J]. 中国医药指南, 2014（16）: 285-286.

[3] 陆翠群, 邱伟群, 胡红英. 达英-35 联合滋肾育胎丸治疗多囊卵巢综合征 23 例临床观察[J]. 中国医学创新, 2011, 8（8）: 31-32.

[4] 金峰, 乔宠, 尚涛. 胎儿生长受限患者血清和胎盘的 Fas 与 FasL 蛋白变化及意义[J]. 生殖与避孕, 2011, 31（3）: 205-207.

[5] 张嵩卉, 张兰珍, 赵赫, 等. 滋肾育胎丸对滋养细胞凋亡的影响及其作用机制研究[J]. 现代中西医结合杂志, 2014, 23（14）: 1486-1488.

[6] 刘鸽, 赵萍, 梁诗莹, 等. 滋肾育胎丸同步促进未破裂卵泡黄素化综合征患者卵泡与子宫内膜发育的三维超声评价[J]. 中华中医药杂志, 2016（5）: 1746-1751.

[7] G Z, M J S, E A R, et al. Premature formation of nucleolar channel systems indicates advanced endometrial maturation following controlled ovarian hyperstimulation[J]. Human reproduction（Oxford, England）, 2013, 28（12）.

[8] 高琦, 王松峰, 腊晓琳. 滋肾育胎丸在体外受精–胚胎移植中的疗效观察[J]. 甘肃医药, 2014（12）: 914-916.

[9] 王松峰，高琦，玛依热，等. 滋肾育胎丸对冻融胚胎解冻移植周期的影响[J]. 河南中医，2015，35（9）：2233-2234.

[10] GAO Q，HAN L，LI X，et al. Traditional Chinese Medicine，the Zishen Yutai Pill，Ameliorates Precocious Endometrial Maturation Induced by Controlled Ovarian Hyperstimulation and Improves Uterine Receptivity via Upregulation of HOXA10[J]. Evid Based Complement Alternat Med，2015，2015：317586.

[11] 史云，杨胜华，陶莉莉，等. 滋肾育胎丸治疗脾肾虚弱型卵巢储备功能减退临床观察[J]. 山东中医药大学学报，2013（4）：292-294.

[12] 刘思诗，赵颖. 滋肾育胎丸对 IVF-ET 女性卵巢储备功能影响的临床研究[J]. 广州中医药大学学报，2016，33（4）：469-472.

[13] 陈倩，赵瑞琳，马彦彦，等. 滋肾育胎丸治疗先兆流产临床观察 231 例报告[J]. 中华围产医学杂志，2001，4（2）：85-87.

[14] 张睿，李国成，陈志辽，等. 滋肾育胎丸治疗先兆流产 50 例临床观察[J]. 中药材，2005，28（12）：1144-1146.

[15] 徐永君，张亲凤，曾祥丽，等. 地屈孕酮片联合滋肾育胎丸治疗先兆流产的疗效观察[J]. 中医药导报，2014（10）：65-66.

[16] 李丽颜，陈秀梅. 间苯三酚联用黄体酮、滋肾育胎丸治疗先兆流产观察[J]. 当代医学，2013（5）：157-158.

[17] 李艳芳，李相宜，罗颂平. 复发性流产患者成功妊娠后妊娠结局研究[J]. 广州中医药大学学报，2015，32（6）：979-983.

[18] 周子球，李少君，杨弋，等. 黄体酮、滋肾育胎丸、间苯三酚联合治疗复发性流产[J]. 临床医学工程，2013，20（4）：426-427.

[19] 周征，雷洁莹. 滋肾育胎丸治疗黄体不健性月经失调临床观察[J]. 辽宁中医杂志，2008，35（11）：1694-1696.

[20] 朱文杰，李雪梅，陈秀敏，等. 滋肾育胎丸对体外受精—胚胎移植患者胚胎种植率的影响[J]. 中国中西医结合杂志，2002，22（10）：729-730，737.

[21] 郑泳霞，赵颖，罗颂平. 滋肾育胎丸治疗肾虚型月经过少的疗效观察[J]. 中药材，2015，38（1）：203-205.

（暨南大学　聂　红）

保胎灵胶囊（片）

【药物组成】　熟地黄、续断、杜仲炭、槲寄生、菟丝子、巴戟天、阿胶、枸杞子、山药、炒白术、白芍、煅龙骨、五味子、煅牡蛎。

【处方来源】　清·张锡纯《医学衷中参西录》寿胎丸加味方。国药准字 Z20080613。

【功能与主治】　补肾，固冲，安胎。用于先兆流产、习惯性流产及因流产而引起的不孕症。

【药效】　主要药效作用如下[1-7]：

1. 稳定细胞膜，类维生素 E 作用　维生素 E 在体内主要起抗氧化作用，防止细胞膜上不饱和脂肪酸过氧化，进而保持细胞膜的稳定性。研究发现在体外受精的过程中，卵泡中的维生素 E 水平和胚胎碎片的数量呈负相关。另外，维生素 E 可使患者雌激素水平升高，预防流产。保胎灵胶囊具有类似维生素 E 样作用，从而起到保胎作用。

2. 镇静、抑制子宫平滑肌收缩，降低子宫张力　孕期孕酮来源有两种途径：一是由卵巢黄体产生，二是由胎盘滋养细胞分泌，孕 6～8 周后卵巢黄体产生孕酮渐渐减少，之后由胎盘产生孕酮替代，如果二者衔接失调则易发生流产。孕酮分泌不足与流产密切相关，高浓度孕酮可阻止子宫收缩，使妊娠子宫保持相对静止状态；孕酮分泌不足，可引起妊娠蜕膜反应不良，影响孕卵着床和发育，导致流产。保胎灵药物组成中的主要活性成分为黄酮类化合物，可抑制子宫平滑肌收缩。

3. 调节内分泌，增强黄体功能　黄体功能不足大多是因为卵泡生长发育不良，卵泡细胞和卵泡膜细胞较少，排卵后黄体颗粒细胞和黄体膜细胞减少，孕酮分泌不足，进而推迟了子宫内膜由增殖期向分泌期的转化。由于妊娠早期孕酮来自于黄体，黄体功能不足，子宫内膜发育不良，妨碍孕卵着床和胚胎发育，不能维持正常的妊娠，可能导致流产的发生。保胎灵可促进黄体分泌孕酮，能有效安胎。保胎灵胶囊调节内分泌保胎的作用机制见图 17-2。

4. 具有雌激素样活性，促进子宫生长发育　妊娠早期 E_2 主要由卵巢分泌，E_2 能够刺激子宫内膜的增生和子宫肌层变厚、血供增加。血清 E_2 水平的下降程度与先兆流产的严重程度呈正相关，且敏感程度较高。保胎灵片具有雌激素样活性，能升高先兆流产患者血清 E_2 水平，改善内分泌失衡的状态。

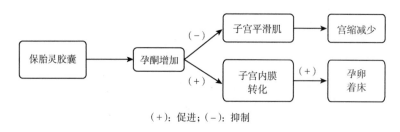

（+）：促进；（−）：抑制

图 17-2　保胎灵胶囊调节内分泌保胎的作用机制图

5. 降低子宫动脉阻力指数（RI）、子宫动脉收缩期峰值/舒张期峰值（S/D），改善子宫胎盘血流灌注　孕 8 周以前，母体与绒毛间腔之间的血液交换通过细胞间曲折的血流网络实现，血供有限。随后，主要由直血管组成的血管网实现，直到 11～12 周毛细血管才完全形成。保胎灵治疗早期先兆流产，可显著降低子宫动脉 RI，改善胎盘的血流灌注。

【临床应用】　主要用于先兆流产、习惯性流产。

1. 先兆流产[8-10]　保胎灵能改善先兆流产患者内分泌失衡状态，单用即能有效升高孕妇血清孕酮、E_2、β-HCG 激素水平，从而抑制子宫收缩，降低免疫排斥，促进胚胎的发育，解除腹痛、腰酸及阴道出血症状，达到安胎保胎功效。保胎灵是临床防治自然流产的常用药，疗效显著。

保胎灵治疗先兆早产，可有效抑制宫缩，延长妊娠时间，提高足月分娩率，降低不良分娩率，改善新生儿结局。以保胎灵联合硫酸镁和单纯使用硫酸镁治疗先兆早产进行临床观察，分娩后比较两组患者保胎成功率、延长孕期时间及新生儿的情况，联合用药均占优，两者联用有效、安全。

2. 习惯性流产[11]　保胎灵治疗习惯性流产，可提升 VEGF 含量，促进胎盘血管形成及胚胎的生长发育；促进 Th1/Th2 细胞因子平衡，改善机体免疫系统平衡，有效稳定并维持正常的妊娠状态。

【不良反应】　尚未见报道。

【使用注意】　未见本品对子代安全性的研究资料，请在医师指导下服用。

【用法与用量】　口服。胶囊：一次 3 粒，一日 3 次。片：一次 5 片，一日 3 次。

参 考 文 献

[1] 罗颂平，梁国珍. 中西医结合生殖免疫与内分泌学[M]. 北京：人民卫生出版社，2004.

[2] NIKI E. Role of vitamin E as a lipid-soluble peroxyl radical scavenger：in vitro and in vivo evidence[J]. Free Radic Biol Med，2014，66：3-12.

[3] WONG R S，RADHAKRISHNAN A K. Tocotrienol research：past into present[J]. Nutr Rev，2012，70（9）：483-490.

[4] 孙喆，鞠建新，杨宝丽. 口服黄体酮、维生素 E 与肌注黄体酮治疗黄体功能不全因素先兆流产疗效观察[J]. 齐齐哈尔医学院学报，2009，30（14）：1722-1723.

[5] 黄武光，曾庆卓，潘正兴，等. 杜仲叶冲剂主要药效学及急性毒性研究[J]. 贵州医药，2000，24（6）：325-326.

[6] 莫萍. α-HCG、雌二醇、孕酮在异常妊娠诊治中的意义[J]. 华夏医学，2000，13（4）：417-418.

[7] 陈勇，刘建新，郑蓉，等. 保胎灵对早期先兆流产患者子宫动脉血流频谱参数的影响[J]. 辽宁中医药大学学报，2011，13（3）：81-83.

[8] 黄运福，石玲婷，李巧华. 保胎灵胶囊治疗先兆流产 100 例临床观察[J]. 中国医药指南，2012，10（9）：211-212.

[9] 陈勇，黄润强，郑蓉，等. 保胎灵片对先兆流产患者内分泌激素的影响[J]. 现代中西医结合杂志，2010，19（29）：3698-3699，3709.

[10] 刘湘萍，杨晓文，王竞. 保胎灵联合硫酸镁在先兆早产患者中的应用价值研究[J]. 中国当代医药，2013，20（25）：72-73.

[11] 伍萍芝. 地屈孕酮片联合保胎灵对复发性自然流产患者血管内皮生长因子及 Th1/Th2 型细胞因子的影响[J]. 现代中西医结合杂志，2016，25（8）：879-881.

（暨南大学 聂 红，成都中医药大学第二附属医院 朱鸿秋、仇娅慧）

固肾安胎丸

【药物组成】 制何首乌、地黄、肉苁蓉、续断、桑寄生、钩藤、菟丝子、白术、黄芩、白芍。

【处方来源】 元·朱震亨《丹溪心法》。国药准字 Z20030144。

【功能与主治】 滋阴补肾，固冲安胎。用于早期先兆流产属中医肾阴虚证，症见腰酸胀痛、小腹坠痛、阴道流血，可伴有头晕耳鸣，口干咽燥，神疲乏力，手足心热。

【药效】 主要药效如下[1-17]：

1. 提高妊娠激素水平，调节内分泌系统，维持妊娠 β-HCG、E_2 和孕酮在维持妊娠，特别是早期妊娠中占有重要地位，妊娠早期血清 β-HCG、E_2 和孕酮浓度，对早孕期预防先兆流产、降低因卵巢及黄体功能不全引起的流产率具有重要的临床价值。孕酮是由卵巢黄体分泌的一种天然孕激素，它影响子宫平滑肌细胞的通透性，从而降低妊娠子宫对外界刺激的敏感性及子宫平滑肌的兴奋性，有利于维持妊娠，在孕早期主要来自黄体，而黄体的产生又受 β-HCG 浓度的影响，当某种原因使孕酮分泌不足时，将导致流产或先兆流产。固肾安胎丸可提高母体血清中 β-HCG、孕酮水平，从而防治先兆流产。

2. 减轻蜕膜细胞破坏和滋养层细胞与蜕膜分离，增加保胎的有效率 CA125 是一种来源于体腔上皮、生殖道黏膜和卵巢的衍生肿瘤抗原标志物，目前在妇科炎性、子宫内膜异位症、子宫内膜癌等良性肿瘤患者中含量较高，在胎儿绒毛膜、羊水和母体蜕膜中亦存在大量的 CA125。先兆流产患者阴道出血越多，蜕膜细胞破坏越多；滋养细胞与蜕膜细胞分离越多，释放的 CA125 越多。固肾安胎丸可降低血清 CA125 水平，改善胎盘功能，减轻蜕膜细胞破坏和滋养层细胞与蜕膜分离，增加保胎的有效率。

3. 改善自然流产患者体内 CD4+、CD8+、CD4+/CD8+ 的水平，有利于保持妊娠的良好状态 研究表明，自然流产患者的 T 淋巴细胞亚群会出现明显的变化，尤其是 CD4+/CD8+ 上升时，细胞毒性作用诱发的自然流产比例增加。固肾安胎丸可显著改善自然流产患者体内 CD4+、CD8+、CD4+/CD8+ 的水平，同时患者体内的 β-HCG、人胎盘催乳素和孕酮水平亦明显改善，有利于保持妊娠。

4. 增加子宫内膜厚度，改善子宫内膜形态，调节子宫内膜的容受性 子宫内膜良好的容受性是受精卵成功着床的关键因素之一。固肾安胎丸能通过雌激素样作用或改善血清雌激素水平或上调器官中雌激素受体数量等机制，促进卵巢功能，增加子宫内膜厚度，改善孕卵种植条件。如辅助生殖技术中促排卵过程应用的外源性促性腺激素导致内源性激素水平失调，使子宫内膜的结构和功能发生改变，子宫内膜容受性下降，胚胎着床率降低，而在辅助生育技术过程中配合使用固肾安胎丸可增加子宫内膜厚度，调节子宫内膜的容受性，有利于胚胎的种植与着床。此外，固肾安胎丸还能有效促进子宫内膜血流状态好转，为胚胎着床提供良好环境，最终提高临床妊娠率。

5. 抑制子宫平滑肌收缩，改善胎盘、子宫的血液循环　随着孕周的增长，子宫对缩宫素的敏感性随着缩宫素受体的增加而增加，不论是足月还是未足月，当缩宫素受体到达一定数目后就会引发宫缩。固肾安胎丸能较长期稳定孕激素水平，增加 E_2、孕酮含量，使子宫肌纤维松弛，减少子宫异常不规则的早期收缩，改善胎盘、子宫的血液循环，有利于维持妊娠。

固肾安胎丸多途径发挥保胎的作用机制见图 17-3。

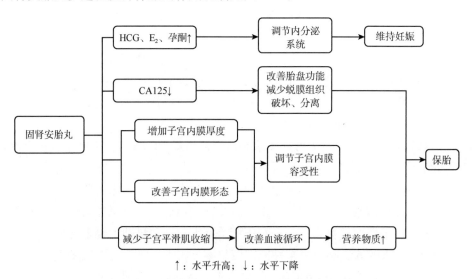

图 17-3　固肾安胎丸多途径发挥保胎作用机制图

【临床应用】　主要用于早期先兆流产、多囊卵巢综合征、子宫内膜薄型不孕症、复发性自然流产，以及运用于冻融胚胎移植技术中。

1. 早期先兆流产[18-19]　固肾安胎丸具有补肾安胎之功，通过提高母体血清中 β-HCG、孕酮水平，维持妊娠黄体，从而达到保胎的效果。研究表明，单用固肾安胎丸 2 个月内继续妊娠率明显高于单用孕酮组，保胎成功者血清孕酮值也有明显提高，并且在停药后长期维持效果优于孕酮组，未发现不良反应。

2. 多囊卵巢综合征[20]　研究表明，固肾安胎丸治疗多囊卵巢综合征患者后，其多毛、痤疮、黑棘皮症评分值及肥胖评分值与治疗前比较均明显下降，血清睾酮水平、空腹胰岛素值较治疗前亦明显下降，但对于肥胖、多毛及痤疮情况的改善，尚需配合调整生活方式、控制体重等措施。

3. 子宫内膜薄型不孕症[21]　固肾安胎丸借助于中药多途径的作用机制，既可发挥中药整体调理作用，全面改善机体的内环境，提高身体机能；又可增加下丘脑-垂体-卵巢轴对生殖激素的反应性，促进卵泡发育和排卵；还能通过雌激素样作用或改善血清雌激素水平或上调器官中雌激素受体数量等机制，增强卵巢功能，增加子宫内膜厚度，改善孕卵种植条件，可为子宫内膜薄型不孕症患者的治疗提供一种新的选择。固肾安胎丸联合戊酸雌二醇治疗子宫内膜薄型不孕症患者，可有效改善患者的子宫内膜厚度，且效果优于单用戊酸雌二醇。

4. 复发性自然流产[22-23]　28 例复发性自然流产患者在使用八珍颗粒剂合固肾安胎丸治疗后，血清催乳素和孕酮水平显著提高，保胎成功率提高。固肾安胎丸联合西药辨证治疗反复自然流产安全有效、耐受性好、妊娠率高，且患者的血清孕酮和 β-HCG 水平显著升高。

5. 运用于冻融胚胎移植技术中[24]　固肾安胎丸能有效改善子宫内膜容受性，便于胚胎着床及发育，有利于提高临床妊娠率，值得进一步研究应用。

【不良反应】　文献报道服用固肾安胎丸极个别患者出现便秘不适，停药后消失[18]。

【使用注意】　在医师指导下使用。

【用法与用量】　口服。一次 1 袋，一日 3 次。

参 考 文 献

[1] 李晓琴. 中西医结合治疗 46 例反复自然流产[J]. 中国临床医学，2005，12（6）：1033.

[2] 刘平. 动态监测糖类抗原 125、孕酮、β-人绒毛膜促性腺激素在先兆流产中的临床意义[J]. 实用预防医学，2012，19（8）：1251-1252.

[3] 颜丹，李鹏. 血清 TH1/TH2 型细胞因子在孕激素治疗先兆流产中的研究[J]. 医学信息（中旬刊），2011，24（1）：76-77.

[4] 张路赢，李晖，熊鹰. 固肾安胎丸联合地屈孕酮治疗早期先兆流产的临床疗效观察[J]. 长江大学学报（自然科学版），2014，11（30）：76-77.

[5] 周海军，康军，周芳，等. 固肾安胎丸联合黄体酮注射液治疗早期先兆流产 54 例[J]. 中医药导报，2013，19（11）：103-104.

[6] 陈游沓，郑飞云. 固肾安胎丸联合常规疗法治疗不明原因自然流产临床观察[J]. 新中医，2016，48（1）：142-144.

[7] 秦达念，余白蓉，余运初. 菟丝子黄酮对实验动物及人绒毛组织生殖功能的影响[J]. 中药新药与临床药理，2000，11（6）：349-351.

[8] 周艳艳. 安胎煎剂配合黄体酮治疗先兆流产 45 例[J]. 中医研究，2008，11（11）：35-36.

[9] 徐华. 固肾安胎丸配伍依保治疗先兆早产临床疗效观察[J]. 中国医院用药评价与分析，2010，10（8）：728-729.

[10] 田春漫，陈波. 固肾安胎丸联用黄体酮对先兆流产患者血清 β-HCG，P，E_2 和 CA125 水平的影响[J]. 中国中药杂志，2016，41（2）：321-325.

[11] 赖有行，叶青，黄瑞玉，等. 动态监测血清 β-HCG、孕酮和雌二醇在预测早期先兆流产预后的临床意义[J]. 中国优生与遗传杂志，2014，22（3）：83-84.

[12] 杨青青. 护胎饮对脾肾亏虚型早期先兆流产患者血清 E2、P、β-HCG 水平影响的临床研究[D]. 南京：南京中医药大学，2013.

[13] SIMÓN C, MARTÍN J C, PELLICER A. Paracrine regulators of implantation. [J]. Best Practice & Research Clinical Obstetrics & Gynaecology，2000，14（5）：815-826.

[14] 李炳如，余运初. 补肾补脾中药对大鼠甲状腺、肾上腺切除后卵巢功能减退的补偿治疗作用[J]. 中国中西医结合杂志，1984（4）：227-229.

[15] 周阁，谈勇. 固肾安胎方在冻融胚胎移植技术中的疗效分析[J]. 四川中医，2016，34（2）：85-87.

[16] 王建红，王敏璋，欧阳栋，等. 菟丝子黄酮对心理应激雌性大鼠下丘脑 β-EP 与腺垂体 FSH、LH 的影响[J]. 中药材，2002，25（12）：886-888.

[17] 张秀敏，刘冉，许津. 中药桑寄生的抗 I 型变态反应作用[J]. 中国药师，2005，8（1）：5-7.

[18] 陈悦，马钰，丘峻朝，等. 固肾安胎丸治疗早期先兆流产 268 例临床观察[J]. 中国医院用药评价与分析，2011，11（10）：930-932.

[19] 史佩琥，董俊清，米梅艳. 固肾安胎丸治疗早期先兆流产[J]. 河北医药，2011，33（1）：139-140.

[20] 朱艳平，刘振义，王素芳，等. 固肾安胎丸治疗多囊卵巢综合征的临床观察[J]. 北京中医，2016，35（1）：81-83.

[21] 武红琴，阮祥燕，张立. 固肾安胎丸治疗子宫内膜薄性不孕症疗效的临床研究[J]. 中国中医基础医学杂志，2015，21（9）：

1125-1127.

[22] 罗勤，邱明英，何素琼. 八珍颗粒剂合固肾安胎丸治疗反复自然流产28例疗效观察[J]. 新中医，2009，41（6）：35-36.

[23] 郭健. 固肾安胎丸联合常规西药辨治反复自然流产的临床研究[J]. 中国中医基础医学杂志，2014，20（4）：511-512.

[24] 周阁，谈勇. 固肾安胎方在冻融胚胎移植技术中的疗效分析[J]. 四川中医，2016，34（2）：85-87.

（暨南大学　聂　红，成都中医药大学第二附属医院　朱鸿秋、仇娅慧）

保胎无忧片（胶囊）

【药物组成】　艾叶、荆芥、川芎、甘草、菟丝子、厚朴、羌活、川贝母、当归、黄芪、白芍、枳壳。

【处方来源】　清·傅山《傅青主女科》之保胎无忧散。国药准字 Z22021273。

【功能与主治】　养血，安胎。用于闪挫伤胎、习惯性流产、难产。

【药效】　主要药效作用如下[1-6]：

1. 增强母体性腺功能，调节母体的细胞和体液免疫，维持黄体功能　孕激素可调节机体体液、细胞免疫，改善子宫内膜容受性，抑制 NK 细胞活性（母胎界面），从而达到保护胚胎生长发育的目的。药理研究表明，保胎无忧片具有增强母体体液和细胞免疫功能，促进孕激素及 HCG 分泌等作用，能有效维持妊娠黄体，达到保胎的目的（图 17-4）。

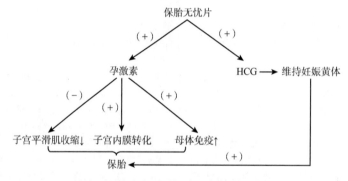

（+）：促进；（－）：抑制；↓：降低；↑：增强

图 17-4　保胎无忧片提高母体 HCG、孕激素水平发挥保胎作用机制图

2. 刺激子宫肌纤维增多，保证胎儿在宫内的生长环境　妇女妊娠后，子宫肌纤维增多且肥大、变长，间质的血管和淋巴管增多、扩大。因此，子宫增大、变软。如果足月妊娠子宫未达到标准大小，则会影响胎儿在子宫内发育活动，使胎儿生长缓慢、慢性缺氧，甚至死于宫内。保胎无忧片能刺激子宫肌纤维增多，使子宫增大、变软，提高新生儿存活率。

【临床应用】　主要用于肾虚出血型先兆流产。

肾虚出血型先兆流产[4-8]　保胎无忧片具有补益脾肾之功效，能维持妊娠黄体、改善滋养层功能，增加 HCG 含量，促进孕卵发育。研究证实保胎无忧片对于先兆流产孕妇的出血症状缓解及保胎有确切的疗效，特别适用于肾虚型先兆流产，对阴道出血等症状缓解及胎儿正常发育有确切疗效。

对单用保胎无忧片与单用地屈孕酮治疗先兆流产进行比较观察，结果治疗后 HCG 水平、临床症状缓解时间及消失时间、保胎成功率、妊娠期和分娩期并发症、新生儿不良结局等比较差异均无统计学意义，但在安全性、不良反应方面，保胎无忧片明显优于地屈孕酮，值得进一步推广使用。

【不良反应】　尚未见报道。

【使用注意】　忌寒冷、恼怒。忌食鱼类。产妇忌服。

【用法与用量】　鲜姜汤送服。片：一次 4～6 片，一日 2～3 次。胶囊：一次 4～6 粒，一日 2～3 次。

参 考 文 献

[1] 丛建萍，金良怡，唐欢. 保胎无忧片联合地屈孕酮片治疗先兆流产 70 例临床观察[J]. 中国药业，2018，27（2）：66-68.

[2] 包凤华. 地屈孕酮和保胎无忧片治疗早期先兆流产的疗效比较[J]. 临床检验杂志（电子版），2016，5（1）：1-3.

[3] 姚秀玲，赵伟. 固肾安胎丸联合保胎无忧片治疗早期先兆流产的疗效观察[J]. 现代药物与临床，2017，32（5）：860-863.

[4] 陈家仁，戴芙蓉. 黄体酮联合保胎无忧片治疗先兆流产的分析[J]. 云南医药，2012，33（2）：156-157.

[5] 汪春燕，范凌晔，秦明丽. 保胎无忧片联合盐酸利托君治疗晚期先兆流产的疗效观察[J]. 现代药物与临床，2016，31（8）：1216-1219.

[6] 朱立新. 地屈孕酮和保胎无忧片治疗早期先兆流产的疗效对比观察[J]. 中国临床新医学，2013，6（1）：40-43.

[7] 秦小润. 中药汤剂配合五子安胎散敷脐治疗肾虚型早期先兆流产 150 例[J]. 四川中医，2010，28（12）：88-90.

[8] 王慧，曹嘉. 地屈孕酮和保胎无忧片治疗早期先兆流产的疗效对比观察实践思考[J]. 中国保健营养，2017，27（5）：355-356.

（暨南大学　聂　红，成都中医药大学第二附属医院　朱鸿秋、路凤阳）

二、补气养血，固肾安胎类

嗣育保胎丸

【药物组成】　黄芪、党参、茯苓、白术、甘草、当归、川芎、白芍、熟地黄、阿胶、桑寄生、菟丝子、艾叶、荆芥穗、厚朴、枳壳、川贝母、羌活、鹿茸粉。

【处方来源】　清·傅山《傅青主女科》保胎无忧散之加减化裁方。国药准字 Z11020114。

【功能与主治】　补气养血，安胎保产。用于孕妇气血不足所致的恶心呕吐，腰酸腹痛，足膝浮肿，胎动不安，屡经流产。

【药效】　主要药效如下[1-8]：

1. 调节内分泌，抑制子宫平滑肌收缩　孕酮维持妊娠的作用机制为改变子宫平滑肌细胞的通透性，降低细胞内 K^+ 浓度，升高 Na^+ 浓度，松弛肌纤维，降低其兴奋性，减少宫缩。药理研究表明，嗣育保胎丸含有黄酮类化合物，可抑制子宫平滑肌的收缩。

2. 具有雌激素样活性，促子宫增长，促进卵巢黄体功能　妊娠早期 E_2 主要由卵巢分泌，E_2 能够刺激子宫内膜的增生和子宫肌层变厚、血供增加。嗣育保胎丸具有雌激素样活性，增强卵巢 HCG/LH 受体功能及垂体对 GnRH 的反应性，改善下丘脑-垂体-卵巢轴的调节功能，治疗黄体功能不足，有利于保胎。

3. 改善免疫功能，调节 Th1/Th2 平衡，促进封闭抗体形成　妊娠期患者若 Th1/Th2 失衡，会导致封闭抗体过低，内分泌水平偏低或上升缓慢，并且孕酮、HCG 水平与机体的免疫功能密切相关。孕酮有使 Th1 细胞向 Th2 细胞方向发展的趋势，孕酮有利于 Th2 型免疫反应；Th2 细胞因子在妊娠过程中起免疫保护作用的机制是限制免疫应答中细胞因子介导的保护性免疫引起的病理损伤。HCG 保护胚胎滋养层，可直接吸附于滋养细胞的表面，使之免受母体淋巴细胞的攻击。

嗣育保胎丸具有调节细胞免疫和体液免疫的作用，可纠正 Th1/Th2 的免疫失衡状态，升高 IL-4、IL-10 水平，降低 TNF-α 和 TNF-γ 的表达，通过恢复流产大鼠模型母胎界面的内分泌和免疫网络系统的平衡，维持妊娠。

【临床应用】　主要用于气血虚弱型先兆流产。

气血虚弱型先兆流产[9-10]　嗣育保胎丸抑制子宫平滑肌的收缩，加强垂体、卵巢促黄体功能及雌激素样活性等，且对染色体无诱变畸变作用，可调节母胎免疫功能。临床用于治疗先兆流产，可使阴道出血、小腹疼痛及腰酸胀痛等症状明显减轻。

以嗣育保胎丸联合孕酮治疗先兆流产，相较于单用孕酮保胎治疗，症状缓解、理化指标改善方面明显占优，且效果显著、安全、不良反应小。

【不良反应】　尚未见报道。

【使用注意】　本品可嚼服，也可分份吞服。

【用法与用量】　口服。一次 2 丸，一日 2～3 次。

参 考 文 献

[1] 王敏，张莹. 雌孕激素联合应用治疗早期先兆流产的疗效观察[J]. 中国现代药物应用，2015，9（22）：151-153.

[2] 李炳如，佘运初. 补肾药对下丘脑—垂体—性腺轴功能影响[J]. 中医杂志，1984，63（7）：65-67.

[3] 陈亚琼，叶雪清，李桂云，等. 补肾中药对雌性大鼠性腺轴形态和功能的影响[J]. 第四军医大学学报，1995（4）：304.

[4] 阮氏白燕. 寿胎丸合四君子汤加味对自然流产 TNF-α、IL-10 型细胞因子、NO 影响的临床研究[D]. 广州：广州中医药大学，2008.

[5] RAQHUPATHY R，MAKHSEED M，AZIZIEA F，et al. Cytokine production by maternal lymphocytes during normal human pregnancy and in unexplained recurrent spontaneous abortion[J]. Human reproduction(Oxford, England)，2000，15（3）：713-718.

[6] 马红霞，尤昭玲，王若光. 菟丝子总黄酮对大鼠流产模型血清 P、PR、Th1/Th2 细胞因子表达的影响[J]. 中药材，2008，32（8）：1201-1204.

[7] 王建红，王敏璋，欧阳栋，等. 菟丝子黄酮对心理应激雌性大鼠下丘脑 β-EP 与腺垂体 FSH、LH 的影响[J]. 中药材，2002，25（12）：886-888.

[8] 孙雪莹，洪敏，朱荃. 雌二醇对活化脾细胞增殖的抑制作用及桑寄生的干预[J]. 中药药理与临床，2005，21（6）：44-46.

[9] 归绥琪，许钧. 封闭抗体缺乏性自然流产者的中药治疗[J]. 上海医科大学学报，1997（3）：217-220.

[10] 岳建宏. 嗣育保胎丸加减联合黄体酮治疗先兆流产的疗效观察[J]. 山西医药杂志，2015，44（9）：1018-1020.

（暨南大学　聂　红，成都中医药大学第二附属医院　朱鸿秋、仇娅慧）

乐孕宁口服液（颗粒）

【药物组成】　黄芪、党参、白术、山药、白芍、当归、补骨脂、续断、杜仲、砂仁、大枣。

【处方来源】　研制方。国药准字 Z20043697。

【功能与主治】　健脾养血，补肾安胎，用于脾肾两虚所致的先兆流产、习惯性流产。

【药效】　主要药效如下[1]：

1. 雌激素样作用　E_2 主要由卵巢滤泡、黄体及妊娠时的胎盘生成，在整个妊娠过程中，血清 E_2 水平的不断上升，反映胎儿的存活及胎盘功能正常，E_2 对维持黄体的功能影响很大，乐孕宁口服液具有雌激素样作用，能调节母体内雌激素水平，有助于维持妊娠。

2. 抑制子宫收缩，对抗流产　随着孕周的增长，子宫对缩宫素的敏感性随着缩宫素受体的增加而增加，不论是足月还是未足月，当缩宫素受体到达一定数目后就会引发子宫平滑肌的自发性收缩。药理研究表明，乐孕宁口服液能抑制妊娠子宫平滑肌的自发收缩活动，降低其收缩幅度和张力，具有对抗流产作用。

3. 促进营养物质的吸收，提高免疫功能　乐孕宁口服液对消化功能及免疫功能均有促进作用，能促进营养物质吸收，改善孕妇经常出现的恶心、呕吐、厌食等症状。可提高孕妇的体力和增强孕妇及胎儿的免疫力。

4. 提高孕妇对 DHA 与卵磷脂吸收利用率　二十二碳六烯酸（DHA）是天然的营养物质，是构成大脑皮质神经膜的重要物质，有促进脑发育、提高记忆力的作用。人体的大脑发育始于妊娠的第 3 个月，到 2～3 周岁时终止。胎儿通过胎盘从母体中获取 DHA。乐孕宁口服液能提高孕妇对 DHA 与卵磷脂的吸收利用率。

5. 保护心血管系统　乐孕宁口服液中能预防心血管系统的脂肪沉积，可扩张心脏的冠状血管，对抗脑垂体后叶素对冠状动脉的收缩作用。

6. 护肝　乐孕宁口服液能促进白细胞的生成，降低血清胆固醇含量、提高血清白蛋白含量，保护肝脏。

【临床应用】　主要用于脾肾两虚所致的先兆流产、习惯性流产[2-4]。

1. 先兆流产　乐孕宁口服液具有补肾健脾，补血安胎之功。乐孕宁口服液的雌激素样作用，有利于维持妊娠，起到保胎的效果。另有研究表明乐孕宁口服液具有标本兼施的作用，在安胎的同时还具有养胎的作用。

2. 习惯性流产　在研究排卵期宫腔灌注 HCG 对改善早期习惯性流产患者妊娠结局的影响的实验中，给予研究组黄体酮注射液 20mg，每日 1 次，肌内注射，以及乐孕宁口服液 10ml，口服，每日 3 次，至妊娠 12 周，对照组予黄体酮注射液 20mg，每日 1 次，肌内注射，至妊娠 12 周，表明排卵期宫腔灌注 HCG，指导受孕同时给予黄体酮应用，妊娠后联合应用黄体酮和乐孕宁口服液可以更安全有效地预防和治疗习惯性流产患者早期流产的发生。

【不良反应】　尚未见报道。

【使用注意】　①本品为口服制剂，半个月为一疗程。②本品宜饭后服。③如有沉淀，请摇匀后使用。

【用法与用量】　口服。口服液：一次 10ml，一日 3 次。颗粒：一次 1 袋，一日 3 次。

参 考 文 献

[1] 李焰青，韩会利. 乐孕宁口服液中药药理研究[J]. 西北药学杂志，2010，25（6）：478-479.

[2] 陈洁. 乐孕宁口服液治疗先兆流产 52 例[J]. 陕西中医，2006，27（6）：670-671.

[3] 谷郁婷，张桂荣，宫关. 乐孕宁口服液治疗先兆流产 35 例[J]. 齐齐哈尔医学院学报，2008，29（4）：433.

[4] 孙家珍. 排卵期宫腔灌注 hCG 对改善早期复发性流产患者妊娠结局的影响[D]. 新乡：新乡医学院，2014.

（暨南大学　聂　红，成都中医药大学第二附属医院　朱鸿秋、仇娅慧）

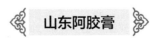

山东阿胶膏

【药物组成】　阿胶、党参、黄芪、白术、枸杞子、白芍、甘草。

【处方来源】　研制方。《中国药典》（2015 年版）。

【功能与主治】　补益气血，润燥。用于气血两虚所致的虚劳咳嗽、吐血、妇女崩漏，胎动不安。

【药效】　主要药效如下[1-8]：

1. 抑制子宫异常收缩，解痉定痛　孕妇全身虚弱性疾病可扰乱大脑皮质的活动功能，引起子宫异常收缩而导致流产。药理研究表明，山东阿胶膏有肾上腺皮质激素样作用、可解痉镇痛，同时可抑制子宫异常收缩，使子宫肌纤维松弛，对妊娠期子宫、胎盘功能有良好的调整效应，改善胎盘缺血缺氧状态，同时可促进营养物质的吸收，增强机体免疫功能，预防先兆流产的发生。

2. 促进造血功能，改善胎盘缺血缺氧状态　孕妇严重贫血可致胎儿缺氧，缺氧可导致滋养细胞过度凋亡，继而影响胎盘血运，最终引发流产。现代研究表明山东阿胶膏可促进外周血中血红蛋白、白细胞数和骨髓有核细胞数恢复正常，具有稳定细胞膜，改善细胞营养和细胞微粒体功能，降低细胞耗氧量，延长细胞存活时间的作用；山东阿胶膏可有效改善胎盘、子宫的血液循环，使胎盘供氧及供血充足。

3. 促进营养物质的吸收，增强机体免疫功能　胚胎及胎儿属于同种异体移植物，孕妇对胎儿免疫耐受降低易引发流产。研究发现山东阿胶膏中含有维生素 B、糖类及多种人体必需氨基酸，可促进营养物质吸收，增强孕妇及胎儿的免疫功能，维持正常妊娠。

【临床应用】　主要用于气血虚弱型先兆流产。

气血虚弱型先兆流产　气血虚弱型先兆流产的症状主要是阴道少量出血，色淡红，质清稀，小腹空坠而痛，面色㿠白，心悸气短，舌质淡，苔薄白，脉细弱略滑。山东阿胶膏用于气血虚弱型先兆流产，可使阴道出血、小腹疼痛及腰酸胀痛等症状缓解，解痉镇痛而发挥补气养血，固肾安胎之效。

【不良反应】　尚未见报道。

【使用注意】　①脘腹胀痛，纳食不消，腹胀便溏者不宜服用。②服本品时不宜同时服用藜芦或其制剂。③不宜与感冒类药同时服用。④高血压、糖尿病患者或正在接受其他药物治疗者应在医师指导下服用。⑤本品宜饭前服用或进食同时服。⑥按照用法用量服用，服药期间出现食欲不振、恶心呕吐、腹胀便溏者应及时就医。⑦对本品过敏者禁用，过敏体质者慎用。⑧本品性状发生改变时禁用。

【用法与用量】　开水冲服。一次 20～25g，一日 3 次。

参 考 文 献

[1] 梁君山，陈敏珠，徐叔云. 白芍总甙对大鼠佐剂性关节炎及其免疫功能的影响[J]. 中国药理学与毒理学杂志，1990（4）：258-261.

[2] 何莉，黄河，熊远青，等. 黄芪对新生儿缺氧缺血性脑病的神经功能保护和免疫调节作用[J]. 广州中医药大学学报，2005，22（1）：23-25.

[3] 元艺兰. 党参的药理作用及临床应用[J]. 中国中医药现代远程教育，2012，10（19）：113-114.

[4] 佟艳霞. 浅议中药阿胶的临床应用及药理作用[J]. 中国卫生产业，2013（3）：178.

[5] 吴伯姝. 阿胶的临床应用及药理作用[J]. 首都食品与医药，2014（24）：151.

[6] 焦红军. 党参的药理作用及其临床应用[J]. 临床医学, 2005, 25（4）: 92.

[7] 何小华, 李承晏, 余绍祖. 黄芪的抗神经细胞缺氧损伤作用[J]. 中华神经科杂志, 1998, 31（4）: 204-206.

[8] 桑秋凌. 黄芪多糖促进大鼠周围神经损伤修复的实验研究[D]. 长春: 吉林大学, 2008.

（暨南大学 聂 红, 成都中医药大学第二附属医院 朱鸿秋、王亚娟）

妇康宝颗粒

【药物组成】 当归、白芍、川芎、熟地黄、艾叶、阿胶、甘草。

【处方来源】 东汉·张仲景《金匮要略》之胶艾汤。国药准字 Z20080608。

【功能与主治】 补血调经，止血安胎。用于失血过多，面色萎黄，月经不调，小腹冷痛，胎漏，胎动不安，痔漏下血。

【药效】 主要药效如下[1-5]:

1. 抑制子宫收缩，解痉镇痛 先兆流产主要是子宫兴奋收缩所致，孕妇全身虚弱性疾病均可扰乱大脑皮质的活动功能，引起子宫的收缩而导致流产。现代药理研究表明，妇康宝颗粒可抑制子宫收缩，解痉镇痛，对妊娠期子宫、胎盘功能有良好的调整效应；同时具有缓解子宫平滑肌痉挛，凝血止血，改善胎盘血供状况的作用，对妊娠者既可安胎又可定痛，预防先兆流产。

2. 改善血液循环与胎盘缺血缺氧 孕妇严重贫血或心力衰竭可致胎儿缺氧，缺氧可导致滋养细胞过度凋亡，继而影响胎盘血运，最终引发流产。研究发现妇康宝颗粒可改善血液循环与局部缺血缺氧状态；又可升高红细胞和血红蛋白，促进造血功能；同时有肾上腺皮质激素样作用，可解痉。妇康宝颗粒可使孕妇全身气血通畅，胎盘供氧及供血充足，预防先兆流产与死胎的发生。

3. 抗疲劳、提高机体免疫功能 胚胎及胎儿属于同种异体移植物，如母婴血型抗原不合、母体封闭抗体不足等均可致孕妇对胎儿免疫耐受降低而引发流产。研究表明妇康宝颗粒具有益气补血、抗疲劳、调节机体免疫功能的功效，同时可解痉、抗炎，抑制变态反应的发生，维持正常妊娠。

【临床应用】 主要用于气血虚弱型先兆流产、痛经、月经不调等。

1. 气血虚弱型先兆流产[6] 先兆流产气血虚弱证者，症状主要是阴道少量出血，色红，质清稀，小腹空坠而痛，面色㿠白，心悸气短，舌质淡，苔薄白，脉细弱略滑。妇康宝颗粒用于治疗气血虚弱型先兆流产，可使阴道出血、小腹疼痛及腰酸胀痛等症状明显减轻，解痉镇痛而发挥补气养血，固肾安胎之效。临床研究发现运用妇康宝颗粒联合西药治疗先兆流产效果优于单用西药。

2. 气血虚弱型痛经[7-8] 现代医学认为原发性痛经的发生与人体内分泌、代谢及心理状况等因素有关，痛经者经血中前列腺素水平（尤其 $PGF_{2\alpha}$、PGE_2）较正常妇女高，从而刺激子宫肌层，增强子宫异常收缩，减少其血流量，导致局部缺血缺氧，刺激子宫自主神经疼痛纤维而产生痛觉。妇康宝颗粒由《金匮要略》中的胶艾汤加味而成，可以改善血液循环；改善局部缺血缺氧，从而减轻痛经者的症状。

妇康宝颗粒治疗痛经与防治先兆流产的机制见图 17-5。

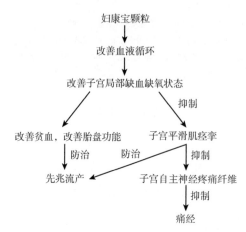

图 17-5　妇康宝颗粒治疗痛经与防治先兆流产的机制图

3. 气血虚弱型月经不调　妇康宝颗粒可补血调经，用于气血虚弱型月经不调。

【不良反应】　尚未见报道。

【使用注意】　舌淡肢冷或舌红烦渴者忌用。

【用法与用量】　口服。一次 1 袋，一日 2 次。胎漏、胎动不安者加倍用，或遵医嘱。

参 考 文 献

[1] 梁君山，陈敏珠，徐叔云. 白芍总贰对大鼠佐剂性关节炎及其免疫功能的影响[J]. 中国药理学与毒理学杂志，1990（4）：258-261.

[2] 肖培根. 新编中药志[M]. 北京：化学工业出版社，2002：127-128，428-429.

[3] 闫升，乔国芳，刘志峰，等. 当归油对大鼠离体子宫平滑肌收缩功能的影响[J]. 中草药，2000，31（8）：604-606.

[4] 汪红，顾勤. 胶艾汤用药特点及对后世组方的启示[J]. 中医药学刊，2001，19（4）：384-385.

[5] 赵奎君，钟萌，杨恩来，等. 当归的炮制对当归补血汤中活性成分的影响[J]. 中草药，2006，37（12）：1813-1816.

[6] 廖晨晨，黄利红. 中西医结合治疗早期先兆流产的临床观察[J]. 光明中医，2016，31（24）：3577-3578.

[7] 郭秋红，宋翠森，王鑫国，等. 加味少腹逐瘀胶囊治疗原发性痛经的机理探讨[J]. 中药药理与临床，2001，（5）：6-7.

[8] 马久明. 《金匮要略》方验案三则[J]. 西部中医药，2000，（5）：20-21.

（暨南大学　聂　红，成都中医药大学第二附属医院　朱鸿秋、王亚娟）

孕康口服液（颗粒、糖浆）

【药物组成】　山药、续断、黄芪、当归、狗脊、菟丝子、桑寄生、杜仲、补骨脂、党参、茯苓、白术、阿胶、地黄、山茱萸、枸杞子、乌梅、白芍、砂仁、益智、苎麻根、黄芩、艾叶。

【处方来源】　清·叶桂《叶氏女科证治》保胎无忧丸加减化裁方。《中国药典》（2010 年版）。

【功能与主治】　健脾固肾，养血安胎。用于肾虚型和气血虚弱型先兆流产和习惯性流产。

【药效】　主要药效如下[1-16]：

1. 提高激素水平，维持妊娠　在正常妊娠过程中，受精卵的着床及妊娠的维持依赖于发育完好的子宫内膜，正常的雌、孕激素水平及子宫内膜激素受体的含量、特异性及亲和力，其中任何一个环节出现异常均可能导致流产。孕康口服液可提高 E_2、孕酮等激素水平，改善性腺轴内分泌调节功能，调节黄体功能，维持妊娠。

2. 影响血清炎性因子水平，维持妊娠　TNF-α 作为一种重要细胞因子，由 T 淋巴细胞产生，妊娠阶段该因子对孕妇体内胎盘滋养层细胞的分化增殖存在不利影响，对脱膜血管造成损伤，不利于胚胎着床。IL-6 炎症因子则可刺激产生机体免疫细胞抗体，对母体免疫排斥造成抑制，利于妊娠的维持。IL-10 是人体血清中重要抗炎因子，可维持妊娠及保护胎儿等。有研究显示孕康口服液可上调 IL-6、IL-10 水平，下调 TNF-α 水平，通过调节 Th1/Th2 因子的动态平衡抗流产，有利于维持正常妊娠。

3. 调节血清超敏 CRP 以利于安胎　超敏 CRP 是反映组织炎症、损伤及急性感染的一种急性时相反应蛋白，其高表达可能与激活补体、影响血小板聚集、诱导单核细胞合成组织因子和炎性细胞因子的作用有关。超敏 CRP 在先兆流产中的表达与多种因素有关，对超敏 CRP 的良好控制是安胎的重要环节。有研究显示孕康口服液能有效下调血清中超敏 CRP 的表达，对减轻机体内环境的级联反应有重要价值。

4. 提高子宫内膜容受性，维持妊娠　VEGF 是最重要的促进血管生成的调节因子，参与母胎界面血管重铸，它是孕期胎盘滋养层细胞增殖及子宫内母胎脉管系统形成的必需条件。VEGFR-2 作为 VEGF 的 2 个受体中最主要的信号转导受体，在血管再生与内皮修复中，与 VEGF 结合，并激活下游酪氨酸激酶活性，完成血管重铸。VEGF 表达减少或不表达，可导致血管网形成不良或滋养细胞分化、浸润异常，最终导致流产的发生。孕康口服液能上调子宫蜕膜组织中催乳素受体（PRLR）、孕激素受体（PR）、雌激素受体（ER）蛋白的表达，同时还能升高子宫蜕膜组织中肾素–血管紧张素系统（RAS）、丝裂原激活蛋白激酶（MAPKs）、VEGF，VEGFR-2 基因和蛋白表达，维持妊娠所需的内环境，改善子宫蜕膜血管生成，促进母胎界面血管重铸，促使蜕膜发育，改善子宫内膜容受性，促进胚胎着床，降低胚胎丢失率（图 17-6）。

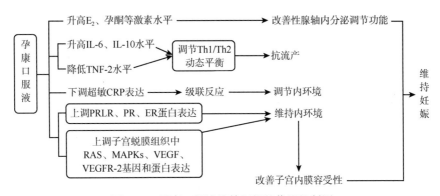

图 17-6　孕康口服液维持妊娠的作用机制图

【临床应用】　主要用于先兆流产和习惯性流产，以及绝经期综合征、黄体功能不全。

1. 先兆流产和习惯性流产[17, 18]　孕康口服液可提高 E_2、孕酮等激素水平，改善性腺轴内分泌调节功能，调节黄体功能，维持妊娠。孕康口服液补肾健脾固本，能从根本入手，主要通过补肾益气的方式改善黄体功能，并且在卵泡成熟中也有基础作用，因此孕康口服液具有标本兼治的作用。研究发现，单用孕康口服液治疗先兆流产较单用孕酮效果显著，提示孕康口服液治疗先兆流产疗效可靠。

2. 绝经期综合征[19]　　孕康口服液可提升绝经期综合征患者生存质量，并且能够保证治疗有效率和安全性。在孕康口服液治疗绝经期综合征的研究中，治疗组运用谷维素加孕康口服液治疗，对照组常规口服谷维素治疗，治疗组患者的总有效率明显高于对照组，不良反应发生率明显低于对照组。

3. 黄体功能不全[20]　　根据基础体温、黄体期雌孕激素水平对比，孕康口服液治疗黄体功能不全安全有效。

【不良反应】　尚未见报道。

【使用注意】　①服药期间，忌食辛辣刺激性食物，避免剧烈运动及重体力劳动。②凡难免流产、异位妊娠、葡萄胎等非本品适用范围。

【用法与用量】　口服液：早、中、晚空腹口服。一次 10～20ml，一日 3 次。颗粒：开水冲服，一次 1 袋，1 日 3 次。糖浆：一次 20ml，一日 3 次。

参 考 文 献

[1] 李倩，梁晓燕. 内分泌异常与复发性流产[J]. 国际生殖健康/计划生育杂志，2013（5）：327-329，360.

[2] 赵晓英，高美华. 内分泌及免疫紊乱与复发性流产的相关性研究[J]. 中国社区医师，2014（35）：118-119.

[3] 代立霞. 复发性自然流产的现代研究概况与进展[D]. 哈尔滨：黑龙江中医药大学，2012.

[4] 隋丽萍，钱荣华. 反复流产、胚胎停育与内分泌激素水平相关性分析[J]. 中国优生与遗传杂志，2008（12）：72-73.

[5] 卢淮武，周晖，张建平. 孕激素在黄体功能不全型复发性流产中的应用[J]. 中国处方药，2010（3）：36-38.

[6] 陈波，施秋秋，梁凯伦，等. 孕康口服液调节复发性流产小鼠内分泌系统及 VEGF 信号通路降低流产率的作用和机制[J]. 中国中药杂志，2018，43（9）：1894-1900.

[7] 米建锋，梁桂玲，何兴梅. 地屈孕酮联合孕康口服液治疗早期先兆流产 34 例疗效观察[J]. 医学综述，2012，18（19）：3335-3336.

[8] 汪莉，杨兆林，陈茵，等. 孕康口服液联合地屈孕酮治疗先兆流产的疗效及对血清炎性因子水平的影响[J]. 深圳中西医结合杂志，2018，28（4）：105-106.

[9] 陈娟. 血清 C-反应蛋白、白细胞在晚期先兆流产中的意义[J]. 现代中西医结合杂志，2008，17（16）：2473-2474.

[10] 何梅. 晚期先兆流产孕妇血清 C-反应蛋白的相关分析[J]. 现代医药卫生，2004，20（18）：1851-1852.

[11] 林晓敏. 孕康口服液对早期先兆流产的疗效及对血清中超敏 C 反应蛋白的影响[J]. 中国中医急症，2011，20（5）：814-815.

[12] 耿芝，宋晓霞，曲蕾，等. VEGF 及其受体基因多态性与复发性自然流产相关性的研究进展[J]. 宁夏医科大学学报，2016，38（1）：113-116.

[13] CARP H，DARDIK R，LUBETSKY A，et al. Prevalence of circulating procoagulant microparticles in women with recurrent miscarriage: a case-controlled study[J]. Human Reproduction，2004，19（1）：191-195.

[14] TRAINA É，DAHER S，MORON A F，et al. Polymorphisms in VEGF, progesterone receptor and IL-1 receptor genes in women with recurrent spontaneous abortion[J]. Journal of Reproductive Immunology，2011，88（1）：53-57.

[15] 彭软，游泽山，苏秀梅，等. 血管内皮生长因子及胎盘微血管密度与自然流产的相关性[J]. 广东医学，2009，30（12）：1870-1872.

[16] 熊程俏，李伟莉. 反复自然流产小鼠蜕膜 VEGF、VEGFR2 的表达及中药干预研究[J]. 中医药临床杂志，2013（2）：164-166.

[17] 侯敬凤，吴红波，董桂霞，等. 孕康口服液治疗先兆流产疗效观察[J]. 中国中医基础医学杂志，2005，11（8）：638.

[18] 李周源，曹毅. 孕康口服液治疗先兆性流产和习惯性流产临床观察[J]. 中国性科学，2016，25（2）：122-124.

[19] 曾倩，任卓如. 孕康口服液治疗更年期综合征的疗效分析[J]. 中国妇幼保健，2018，33（3）：618-620.

[20] 陈左英，金庆跃，赵敏珍. 孕康口服液与 HCG 配对治疗黄体功能不全 60 例分析[J]. 金华职业技术学院学报，2001，1（3）：47-48，83.

（暨南大学　聂　红，成都中医药大学第二附属医院　朱鸿秋、王亚娟）

三、清热凉血，养血安胎类

孕妇清火丸

【药物组成】　黄芩、知母、石斛、柴胡、地黄、薄荷、白芍、白术、甘草。

【处方来源】　研制方。国药准字 Z11020671。

【功能与主治】　清火安胎。用于孕妇胎热口干，胸腹灼热，或口舌生疮，咽喉燥痛，或大便秘结，小便黄赤。

【药效】　主要药效如下[1-3]：

1. **抑制子宫收缩，镇静止痛**　先兆流产的发病原因很多，其中以内分泌失调、免疫失衡为重要因素。药理研究表明，孕妇清火丸有抗过敏、抗 PGE_2 收缩妊娠期子宫的作用；还具有雌激素样活性，促进子宫生长发育，预防先兆流产（图 17-7）。

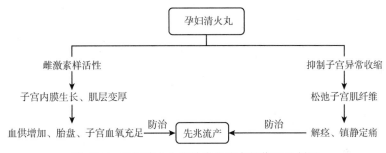

图 17-7　孕妇清火丸防治先兆流产的作用机制图

2. **降低血清总胆汁酸水平，延长孕周及改善胎儿预后**　妊娠期肝内胆汁淤积症（ICP）是妊娠中、晚期特有的并发症，可引发早产、胎儿窘迫、胎儿生长受限、新生儿窒息及产后出血等，患者血清胆汁酸水平的显著升高，可引发妊娠期瘙痒与黄疸症状，分娩后临床症状可迅速消失。研究表明，孕妇清火丸可改善患者肝功能，降低血清总胆汁酸水平，缓解母体临床症状，延长孕周，改善胎儿预后。

【临床应用】　主要用于血热型先兆流产、妊娠期肝内胆汁淤积症等。

1. **血热型先兆流产**[2-5]　先兆流产的血热证者，主要表现为阴道少量出血，色鲜红或深红，质稠，或腰酸，口苦咽干，心烦不安，便结溺黄，舌质红，苔黄，脉滑数。孕妇清火丸通过抑制中枢神经系统的兴奋性和子宫平滑肌收缩，调整子宫、胎盘的功能，达到安胎的目的。

2. **妊娠期肝内胆汁淤积症**[1]　孕妇清火丸内服联合肤舒止痒膏外洗治疗妊娠期肝内胆汁淤积症，能够有效改善母婴结局，达到清火安胎的目的。

【不良反应】　尚未见报道。

【使用注意】　①使用本品不可过量，中病即止。②服药期间忌食油腻之品。③感冒期间不宜使用本品。

【用法与用量】　口服。一次 6g（1 瓶），一日 2 次。

参 考 文 献

[1] 李琳. 中药治疗先兆流产（血热型）的临床研究[D]. 长春：长春中医药大学，2009.

[2] 徐漾漾，梁惠霞，王美容. 孕妇清火丸口服和肤舒止痒膏外洗治疗妊娠期肝内胆汁淤积症 30 例[J]. 辽宁中医杂志，2015（1）：88-90.

[3] 钱利琼，施燕. 清热安胎法治疗血热型先兆流产 30 例临床观察[J]. 中国中医药科技，2011，18（2）：130.

[4] 心知. 清火+安胎——孕妇清火丸为妈咪宝贝护航[J]. 家庭中医药，2013（3）：37.

[5] 陈彧，冯欣，杨华，等. 妊娠期疾病常用中成药使用原则及禁忌[J]. 中国计划生育和妇产科，2015（2）：5-8.

（暨南大学　聂　红，成都中医药大学第二附属医院　朱鸿秋、王亚娟）

孕妇金花丸

【药物组成】　栀子、白芍、川芎、当归、黄芩、金银花、黄柏、地黄、黄连。

【处方来源】　研制方。《中国药典》（2015 年版）。

【功能与主治】　清热安胎。用于孕妇头痛，眩晕，口鼻生疮，咽喉肿痛，双目赤肿，牙龈疼痛，或胎动下坠，小腹作痛，心烦不安，口干咽燥，渴喜冷饮，小便短黄等。

【药效】　主要药效如下[1-9]：

1. 抑制子宫收缩　先兆流产主要由子宫兴奋收缩所致，孕妇高热、严重感染等可扰乱大脑皮质的功能，引起子宫收缩而致流产。

研究表明孕妇金花丸具有广谱抗菌作用，可抑制子宫平滑肌收缩而保胎。

2. 解痉镇痛、缓解子宫平滑肌痉挛　孕妇金花丸具有解痉、镇痛作用，可抑制子宫收缩。

3. 改善免疫功能，调节 Th1/Th2 平衡，促进封闭抗体形成　从免疫学的角度看，胚胎作为一种半同种异体抗原组织，却未受到母体的排斥而存活，这就是妊娠免疫耐受，近年研究发现妊娠期患者若 Th1/Th2 失衡，会导致封闭抗体过低，内分泌水平偏低或上升缓慢，并且孕酮、HCG 水平与机体的免疫功能密切相关。孕酮有使 Th1 细胞向 Th2 细胞方向发展的趋势，有利于 Th2 型免疫反应。HCG 保护胚胎滋养层，可直接吸附于滋养细胞的表面，使之免受母体淋巴细胞的攻击。

研究表明孕妇金花丸具有抗炎、抗病毒、抗过敏及抗氧化，清除氧自由基的作用，抑制 Th1 IL-12、TNF-α 等的表达，达到清热安胎之效。孕妇金花丸调节 Th1/Th2 维持妊娠的作用机制见图 17-8。

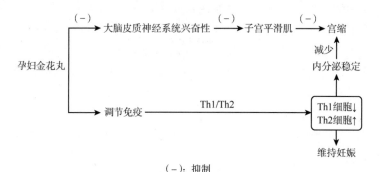

（－）：抑制

图 17-8　孕妇金花丸调节 Th1/Th2 维持妊娠作用机制图

【临床应用】　主要用于血热型先兆流产。

血热型先兆流产　先兆流产的血热证者，主要表现为阴道少量出血，色鲜红或深红，质稠，或腰酸，口苦咽干，头痛眩晕，心烦不安，便结溺黄，舌质红，苔黄，脉滑数。孕妇金花丸通过抑制子宫收缩，解痉镇痛而发挥清热安胎之效。

【不良反应】　尚未见报道。

【使用注意】　①孕妇禁房事，多饮水及休息，服药期间忌酒及生冷、辛辣之品，如有不适，立即停药。②妊娠妇女中病则止，不宜长期服用。

【用法用量】　口服。一次 6g（1 瓶），一日 2 次。

参 考 文 献

[1] 许树军，杨大宇，杨军涛，等. HPLC 法测定孕妇金花片中芍药苷的含量[J]. 中医药信息，2010，27（2）：28-30.

[2] 陈欣. 清热安胎汤治疗先兆流产 76 例临床观察[J]. 光明中医，2009，24（10）：1903-1904.

[3] 关永格，李坤寅. 清热安胎法在先兆流产中的应用[J]. 新中医，2008，40（9）：7-8.

[4] 梁君山，陈敏珠，徐叔云. 白芍总甙对大鼠佐剂性关节炎及其免疫功能的影响[J]. 中国药理学与毒理学杂志，1990（4）：258-261.

[5] 闫升，乔国芳，刘志峰，等. 当归油对大鼠离体子宫平滑肌收缩功能的影响[J]. 中草药，2000，31（8）：604-606.

[6] 赵奎君，钟萌，杨恩来，等. 当归的炮制对当归补血汤中活性成分的影响[J]. 中草药，2006，37（12）：1813-1816.

[7] 阮氏白燕. 寿胎丸合四君子汤加味对自然流产 TNF-α、IL-10 等细胞因子、NO 影响的临床研究[D]. 广州：广州中医药大学，2008.

[8] RAGHUPATHY R，MAKHSEED M，AZIZIEH F，et al. Cytokine production by maternal lymphocytes during normal human pregnancy and in unexplained recurrent spontaneous abortion[J]. Human Reproduction，2000，15（3）：713-718.

[9] 乐杰. 妇产科学[M]. 北京：人民卫生出版社，2010.

（暨南大学　聂　红，成都中医药大学第二附属医院　朱鸿秋、路凤阳）

安 胎 丸

【药物组成】　当归、川芎、黄芩、白芍、白术。

【处方来源】　东汉·张仲景《金匮要略》。国药准字 Z20055127。

【功能与主治】　养血安胎。用于妊娠血虚，胎动不安，面色淡黄，不思饮食，神疲乏力。

【药效】　主要药效如下[1-3]：

1. 抑制子宫平滑肌收缩　孕酮维持妊娠的作用机制为改变子宫平滑肌细胞的通透性，降低细胞内 K^+ 浓度，升高 Na^+ 浓度，松弛肌纤维，降低其兴奋性，减少宫缩。现代药理研究表明，安胎丸可促进孕激素的分泌，从而达到抑制子宫平滑肌收缩，保胎的目的（图 17-9）。

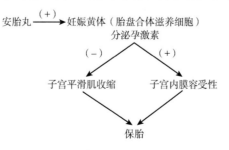

（＋）：促进；（－）：抑制

图 17-9　安胎丸保胎机制图

2. 改善子宫血液循环 安胎丸能改善子宫血液循环，有利于胎儿供血。

【临床应用】 主要用于先兆流产。

先兆流产[4] 安胎丸可抑制子宫平滑肌的收缩，且对胎儿染色体无诱变畸变作用，临床用于中医辨证属气血虚弱型先兆流产，能有效缓解孕妇的疲乏无力、腰酸腹痛等症状。

【不良反应】 尚未见报道。

【使用注意】 感冒发热者忌服。

【用法与用量】 口服。空腹开水送服，一次 1 丸，一日 2 次。

参 考 文 献

[1] 胡敏. 安胎丸质量标准的研究[J]. 海峡药学，2008，20（7）：18-19.

[2] 陈桑文. 安胎丸的质量控制及物质基础研究[D]. 广州：广东药科大学，2016.

[3] 冯杰，侯连莉，陆土柳，等. 安胎丸小鼠骨髓细胞染色体畸变试验[J]. 中国科技纵横，2017（12）：197-198.

[4] 郭涓. 安胎丸联合地屈孕酮片治疗不明原因复发性流产的临床效果[J]. 中国当代医药，2015（35）：85-87.

（暨南大学 聂　红，成都中医药大学第二附属医院 朱鸿秋、路凤阳）

第十八章

复发性流产中成药名方

第一节 概　述

一、概　念

复发性流产（recurrent abortion，RA），又称习惯性流产，是指与同一性伴侣连续 3 次或以上自然流产。大多数为早期流产，少数为晚期流产。

复发性流产相当于中医学的"滑胎"，凡堕胎或流产连续发生 3 次或 3 次以上者，称为"滑胎"，亦称"屡孕屡堕"或"数堕胎"。

二、病因及发病机制

（一）病因

复发性流产的原因与偶发性流产基本一致，但各种原因所占比例有所不同，如胚胎染色体异常的发生率随着流产次数的增加而下降。早期复发性流产常见原因有胚胎染色体异常、免疫功能异常、黄体功能不全、甲状腺功能低下等；晚期复发性流产常见原因为子宫解剖异常、自身免疫异常、血栓前状态等，除这些常见原因以外，还有很多因素可以造成复发性流产的发生，如感染、环境中的不良因素、不良心理因素、过重的体力劳动、不良的生活方式和习惯等都不同程度地影响着胎儿孕育的整个过程，除此之外，仍存在少部分患者流产原因不明，临床称其为不明原因复发性流产。

（二）发病机制

复发性流产诱发原因多，发病机制复杂，如患者因染色体异常，造成精子或卵子存在某种缺陷，致使胚胎发育异常，常于妊娠早期即终止发育，从而发生流产；免疫功能异常主要包括抗磷脂抗体综合征和非特异性结缔组织病，研究表明抗磷脂抗体可以通过高凝状态、血栓形成和直接损伤滋养细胞导致流产，因此，抗磷脂抗体、抗 $\beta2$ 糖蛋白抗体、狼疮抗凝血因子阳性的患者，复发性流产发病率较高；黄体功能不全患者因大多受多次清宫的影响，子宫内膜或多或少都可能受到损伤，当再次妊娠时，胚胎的植入、胎盘的形成以及胚胎的生长发育都会受到影响，因此易发生复发性流产；妇科或全身感染性疾病均有可能致使细菌、病毒通过胎盘进入胎儿体内，引发流产；因此以上各种诱因都以不同方式影响母体或胎儿，最终导致流产。

三、临 床 表 现

复发性流产临床表现主要是与同一性伴侣连续 3 次或以上自然流产，如不在妊娠期间，可无明显症状和体征。

四、诊　　断

根据患者与同一性伴侣连续 3 次或以上自然流产的病史即可诊断。

五、治　　疗

（一）常用化学药物及现代技术

根据不同病因可采取不同治疗方法。

1. 胚胎因素　染色体异常夫妇，应于孕前进行遗传咨询，确定是否可以妊娠。夫妇一方或双方有染色体结构异常，仍有可能分娩健康婴儿，但其婴儿有可能遗传异常的染色体，必须在孕中期行产前诊断。

2. 生殖器官异常　黏膜下肌瘤应在宫腔镜下行摘除术，影响妊娠的肌壁间肌瘤可考虑行剔除术；纵隔子宫、宫腔粘连应在宫腔镜下行纵隔切除、粘连松解术；宫颈功能不全应在孕 14～18 周行宫颈环扎术，术后定期随访，提前住院，待分娩发动前拆除缝线。若环扎术后有流产征象，治疗失败，应及时拆除缝线，以免造成宫颈撕裂。

3. 免疫功能异常　抗磷脂抗体阳性患者可在确定妊娠后使用小剂量阿司匹林，每日50～75mg，和（或）低分子肝素 5000U，每日 1～2 次，皮下注射。

4. 内分泌异常　黄体功能不全者，应肌内注射黄体酮，每日 20～40mg，也可口服地屈孕酮，或使用孕酮阴道制剂，用药至孕 12 周时即可停药；甲状腺功能低下者应在孕前及整个孕期补充甲状腺素。

5. 其他　原因不明的习惯性流产患者，尤其是怀疑同种免疫性流产患者，可行淋巴细胞主动免疫或静脉免疫球蛋白治疗，该疗法取得一定成效，但仍有争议。

（二）中成药治疗

中医药防治复发性流产注重辨证论治，滑胎多为虚证，故以"虚则补之"为治疗原则，治疗时以预防为主，防治结合，即孕前培补其损，孕后保胎治疗，治疗以"补肾安胎"为大法，根据不同的证型施以补肾健脾、清热凉血、益气养血或化瘀固冲之法。

第二节　中成药名方的辨证分类与药效

中药治疗复发性流产是辨证用药。中成药名方的常见辨证分类及其主要药效如下[1-8]：

一、补肾健脾，养血安胎类

复发性流产的肾虚证者，主要症状是阴道少量出血，色淡暗，腰酸腹痛，下坠，头晕耳鸣，眼眶暗黑或有面部暗斑，舌质淡暗，苔白，脉沉细滑尺脉弱。

肾虚流产与孕激素受体抑制有关，补肾法通过调整 Th1/Th2 的平衡，上调蜕膜孕激素受体的表达和舒缓子宫平滑肌的兴奋性而在流产防治中起主导作用。

研究表明，健脾补肾，养血安胎类的中药复方能提高患者在早孕期间的 β-HCG 与孕激素水平，在母胎界面对胚胎产生保护作用，有利于正常妊娠的建立和维持。

常用中药：寿胎丸。

二、补气养血，固肾安胎类

复发性流产的气血虚弱证者，症状主要是阴道少量出血，色淡红，质清稀，小腹空坠而痛，面色㿠白，心悸气短，舌质淡，苔薄白，脉细弱略滑。

孕妇全身虚弱性疾病均可扰乱大脑皮质的功能活动，引起子宫收缩而导致流产。

补气养血，固肾安胎类中药复方能双向调节子宫平滑肌，提高母体孕酮含量。

常用中成药：保胎丸。

参 考 文 献

[1] 肖琼，吕连英，陈世新. 人绒毛膜促性腺激素联合保胎灵治疗黄体功能不全习惯性流产的临床疗效分析[J]. 山西医药杂志，2014（16）：1944-1946.

[2] 杨耀芳，朱未来，王钦茂. 习惯性流产中医诊治研究进展[J]. 中国中医药信息杂志，1996，3（6）：19-21.

[3] 伍萍芝. 地屈孕酮片联合保胎灵对复发性自然流产患者血管内皮生长因子及 Th1/Th2 型细胞因子的影响[J]. 现代中西医结合杂志，2016，25（8）：879-881.

[4] 罗勤，邱明英，何素琼. 八珍颗粒剂合固肾安胎丸治疗反复自然流产 28 例疗效观察[J]. 新中医，2009（6）：35-36.

[5] 郭健. 固肾安胎丸联合常规西药辨治反复自然流产的临床研究[J]. 中国中医基础医学杂志，2014（4）：511-512.

[6] 杨晓生，杨承祥，王钦茂. 孕康口服液治疗先兆流产、习惯性流产的临床与实验研究[J]. 中国中医药科技，1998（5）：277-279.

[7] 李周源，曹毅. 孕康口服液治疗先兆性流产和习惯性流产临床观察[J]. 中国性科学，2016，25（2）：122-124.

[8] 孙家珍. 排卵期宫腔灌注 hCG 对改善早期复发性流产患者妊娠结局的影响[D]. 新乡：新乡医学院，2014.

（暨南大学　聂　红，成都中医药大学第二附属医院　朱鸿秋）

第三节　中成药名方

一、补肾健脾，养血安胎类

寿　胎　丸

【药物组成】　菟丝子、桑寄生、川续断、阿胶。

【处方来源】　清·张锡纯《医学衷中参西录》。

【功能与主治】　补肾固摄，养血安胎。主要用于胎漏、胎动不安和滑胎。

【药效】　主要药效如下[1-19]：

1. 提高激素水平，维持妊娠　妊娠早期血清 HCG、E_2 和孕酮浓度，对早孕期预防先兆流产、降低因卵巢及黄体功能不全引起的流产率具有重要的临床价值。寿胎丸可提高雌激素水平，增加子宫内膜厚度，可促进早孕期胎盘分泌 HCG，提高孕激素水平从而增强黄体功能，同时抑制子宫平滑肌收缩，维持妊娠。

2. 纠正 Th1/Th2 平衡偏移及 Th17/Tr 平衡失调，降低母胎免疫排斥，防治自然流产　40%～60%病因不明的复发性流产患者，多数是由于母胎免疫调节异常所致。复发性流产的免疫学病因及发病机制涉及细胞免疫、体液免疫、母胎界面的抗原表达和免疫识别等多个方面。T 淋巴细胞是执行特异性细胞免疫应答的关键细胞，人类成熟 T 细胞按其表面分化抗原的差异，可分为 $CD4^+T$ 细胞和 $CD8^+T$ 细胞。$CD4^+$ 细胞按激活后分泌的细胞因子不同可分为 Th1 型和 Th2 型两个功能亚群。Th1 型具有胚胎毒作用，如果母体产生的是 Th1 型免疫应答，则胎儿容易被排斥，造成流产，而 Th2 型对正常妊娠的维持起重要作用。现已知道复发性流产患者蜕膜组织中 Th1 型的表达明显高于正常妊娠母体。寿胎丸可通过激活 ERK、JNK 信号转导途径及 STAT3、STAT6 信号转导途径而上调 SOCS3 的表达，进而调控 Th1/Th2 的平衡，改善复发性流产的妊娠结局。另一方面，有研究显示寿胎丸可以上调 GATA-3，下调 T-bet mRNA 的表达来调节 T-bet/GATA-3 的值，进而上调 IL-4、IL-10 水平，下调 IL-2、IFN-γ 水平，逆转 Th1/Th2 的失衡，维持正常妊娠。此外，有研究报道，正常妊娠患者外周 Tr 细胞数目增多，而 Th17 细胞处于较低水平，维持一定平衡状态，而复发性流产患者存在 Th17/Tr 平衡失调。寿胎丸能够纠正复发性流产患者 T 淋巴细胞亚群 Th17/Tr 失衡，降低母胎免疫排斥，防治自然流产。

3. 增强自然流产患者滋养层细胞的增殖活性、侵袭迁移力及分泌 β-HCG 能力，减少细胞凋亡　滋养层细胞可侵入子宫将胚胎黏附于子宫内膜，侵入血管内皮开启胎盘的血流供应。滋养细胞对胚泡的植入及妊娠的维持起重要作用，绒毛滋养细胞的增殖能力是胚胎正常生长发育的基础，研究证实自然流产者绒毛滋养细胞凋亡明显高于正常妊娠者，学者提出绒毛滋养细胞的过度凋亡可能是自然流产的发生机制之一。寿胎丸含药血清呈剂量依赖性地增强自然流产患者滋养层细胞的增殖活性、侵袭迁移力及分泌 β-HCG 能力，减少细胞凋亡，这可能为寿胎丸防治自然流产的作用机制之一。

4. 提高子宫内膜容受性，维持妊娠　整合素 β3 出现在人类正常月经周期第 19 天后的子宫内膜腺上皮和腔上皮，参与胚泡着床的黏附过程。研究证实，不孕妇女的子宫内膜整合素 β3 蛋白在种植窗期无表达或低表达。有研究显示寿胎丸加减方可提高超排卵小鼠种植窗期子宫内膜整合素 β3 蛋白的表达水平，改善子宫内膜的容受性。此外，有研究显示寿胎丸可能通过促进控制性超排卵小鼠子宫内膜 VEGF 及其受体表达和调节控制性超排卵小鼠子宫内膜血管紧张素及其受体表达，增加子宫血管数量，进而提高控制性超排卵小鼠子宫内膜容受性。寿胎丸维持妊娠的作用机制见图 18-1。

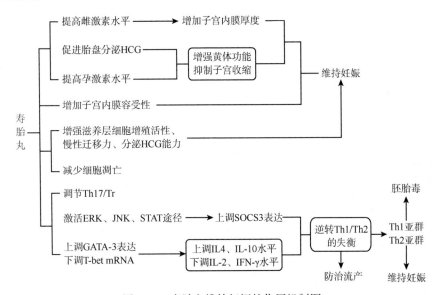

图 18-1 寿胎丸维持妊娠的作用机制图

【临床应用】 主要用于先兆流产和复发性流产及月经病。

1. 先兆流产[20] 寿胎丸通过提高孕激素水平，调节机体的性激素平衡及卵巢功能，同时有抑制子宫平滑肌收缩，促黄体功能及子宫发育的作用。研究表明，在治疗先兆流产方面，单用寿胎丸比联合用药效果更好，提示寿胎丸治疗早孕先兆流产疗效显著。

2. 复发性流产[21] 在黄体功能不足性复发性流产的研究中，运用寿胎丸方加减联合地屈孕酮片的治愈率显著高于地屈孕酮组和黄体酮组。

3. 月经病[22-23] 寿胎丸加减治疗月经不调的治疗效果显著优于用雌、孕激素序贯疗法治疗的对照组。用加味寿胎丸治疗青春期功能失调性子宫出血也有一定疗效。

【不良反应】 尚未见报道。

【使用注意】 在医生指导下使用。

【用法与用量】 菟丝子、桑寄生、川续断轧细，水化阿胶为丸，每丸重 0.3g，每次 20 丸，温开水送服，一日 2 次。

参 考 文 献

[1] 李婧，赵颖，罗颂平. 寿胎丸药理作用研究进展[J]. 新中医，2015（5）：282-284.

[2] 刘慧萍，尤昭玲，卢芳国，等. 寿胎丸对自然流产模型小鼠母胎界面 INF-γ 和 IL-10 表达的影响[J]. 中国中医药科技，2009，16（2）：135-136.

[3 何冬梅，尤昭玲，赖毛华，等. 寿胎丸对小鼠 CD4+T 细胞 SOCS1 和 SOCS3 蛋白表达的影响[J]. 中华中医药学刊，2009，

27（2）：362-364.

[4] 尤昭玲，何冬梅，刘慧萍，等. 寿胎丸对反复自然流产小鼠母胎界面 CD4[+]T 细胞 MAPK 信号转导途径的影响[J]. 中华中医药学刊，2010，28（3）：459-461.

[5] 何冬梅，尤昭玲，赖毛华，等. 寿胎丸对反复自然流产小鼠母胎界面 CD4[+]T 细胞 STAT 信号转导途径的影响[J]. 中国中医药信息杂志，2010，17（1）：23-25.

[6] 尹胜. 寿胎丸对小鼠母胎界面 SOCS1，SOCS2，SOCS3 mRNA 表达的影响[D]. 长沙：湖南中医药大学，2008.

[7] 王力，闻姬，韩彩艳. 寿胎丸调节原因不明复发性自然流产患者免疫失衡机制[J]. 北京中医药大学学报，2012，35（11）：781-785.

[8] REZAEI A，DABBAGH A. T-helper（1）cytokines increase during early pregnancy in women with a history of recurrent spontaneous abortion[J]. Medical Science Monitor，2002，8（8）：R607-R610.

[9] KORN T，BETTELLI E，OUKKA M，et al. IL-17 and Th17 Cells. [J]. Annual Review of Immunology，2009，8（1）：485-517.

[10] AFZALI B，LOMBARDI G，LECHLER R I，et al. The role of T helper 17（Th17）and regulatory T cells（Treg）in human organ transplantation and autoimmune disease[J]. Clinical and Experimental Immunology，2007，148（1）.

[11] 何冬梅，李江滨. 寿胎丸治疗反复自然流产患者 T 淋巴细胞亚群 Th17/Treg 失衡 60 例[J]. 中医研究，2014，27（2）：14-16.

[12] 李亚，刘新玉，王俊玲，等. 寿胎丸含药血清对自然流产患者滋养层细胞生物学特性的影响[J]. 中国中西医结合杂志，2016，36（5）：586-591.

[13] CARTER A M，ENDERS A C，ROBERT P. The role of invasive trophoblast in implantation and placentation of primates[J]. Philosophical Transactions of the Royal Society of London，2015，370（1663）：20140070.

[14] TARTAKOVER-MATALON S，CHEREPNIN N，KUCHUK M，et al. Impaired migration of trophoblast cells caused by simvastatin is associated with decreased membrane IGF-I receptor，MMP2 activity and HSP27 expression[J]. Human Reproduction，2007，22（4）：1161-1167.

[15] 王振迎，陈晓勇，陈瑾，等. 寿胎丸加减方对超排卵小鼠种植窗期子宫内膜整合素 β3 蛋白表达的影响[J]. 南昌大学学报（医学版），2010，50（3）：33-36.

[16] 张艳，王继红，刘欣，等. 以整合素为作用靶点的精氨酸-甘氨酸-天冬氨酸模体毒素研究进展[J]. 国际药学研究杂志，2009，36（6）：406-411.

[17] CHAN P C，CHEN S Y，CHEN C H，et al. Crosstalk between hepatocyte growth factor and integrin signaling pathways[J]. Journal of Biomedical Science，2006，13（2）：215-223.

[18] BOROOJERONIA M G，NIKBAKHT R. Beta3 integrin expression within uterine endometrium and its relationship with unexplained infertility[J]. Pak J Biol Sci，2008，11（21）：2495-2499.

[19] 尹巧芝，李利民，宁楠，等. 寿胎丸对控制性卵巢刺激小鼠子宫内膜容受性的影响[J]. 中国计划生育学杂志，2016，24（2）：85-89.

[20] 郜洁，罗颂平. 寿胎丸治疗先兆流产临床观察[J]. 新中医，2011（8）：81-83.

[21] 刘碧娟. 寿胎丸联合地屈孕酮治疗黄体功能不全致复发性流产临床观察[J]. 中国中医药信息杂志，2012，19（11）：68-69.

[22] 吴红卫，叶一萍，郑宋明，等. 寿胎丸治疗月经不调 81 例疗效观察[J]. 浙江中医杂志，2011，46（11）：811-812.

[23] 李莹，朱颖. 加味寿胎丸治疗青春期功能失调性子宫出血 32 例[J]. 河南中医，2014，34（6）：1152.

（暨南大学　聂　红，成都中医药大学第二附属医院　朱鸿秋、王艳娜）

二、补气养血，固肾安胎类

保 胎 丸

【药物组成】　熟地黄、艾叶、荆芥穗、平贝母、槲寄生、菟丝子、黄芪、白术、枳壳、砂仁、黄芩、厚朴、甘草、川芎、白芍、羌活、当归。

【处方来源】　清·傅山《傅青主女科》。《中国药典》（2015 年版）。

【功能与主治】　补气养血，保产安胎。用于妊娠气虚，腰酸腿痛，胎动不安，屡经流产。

【药效】　主要药效如下[1-3]：

1. 调节子宫平滑肌　保胎丸一方面兴奋子宫平滑肌，增强子宫收缩，另一方面抑制子宫平滑肌痉挛，解痉止痛，并能减少出血量、降低出血时间及缩短凝血酶原时间，从而既可以减少先兆流产及复发性流产，又可降低过期妊娠风险（图18-2）。

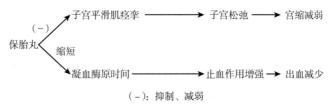

（－）：抑制、减弱

图 18-2　保胎丸对子宫平滑肌的双向调节作用

2. 提高孕酮含量　孕酮是卵巢黄体分泌的一种天然孕激素（又称黄体酮），是维持妊娠所必需。其与妊娠相关的药理作用：①使子宫颈口闭合，黏液减少变稠，使精子不易穿透。②使增生期子宫内膜转化为分泌期内膜。③降低子宫平滑肌兴奋性及其对缩宫素的敏感性。④促进乳腺腺泡发育。通过孕酮联合保胎丸治疗的先兆流产患者的孕酮含量明显高于单独使用孕酮治疗的患者，并且孕酮联合保胎丸治疗的先兆流产患者的孕酮含量和血清β-HCG 的含量显著高于其他治疗患者。

【临床应用】　主要用于防治先兆流产及复发性流产，也用于过期妊娠、早产、慢性胃炎。

1. 防治先兆流产及复发性流产[4]　母体黄体功能不全是引起复发性流产的重要因素。保胎丸可提高母体的孕酮含量，并且能够抑制子宫平滑肌痉挛，减少先兆流产及复发性流产。刘氏用本方治疗先兆流产 148 例，治愈 147 例（足月分娩），总有效率为99.32%。

2. 过期妊娠[5]　保胎丸能够兴奋子宫平滑肌，并能减少出血时间和出血量，降低过期妊娠风险。用本方治疗过期妊娠 21 例，病程最长 1 个月，最短 2 周，有效（服药 1～6 剂出现宫缩）5 例，占 23.8%；良效（服药 1～6 剂分娩）16 例，占 76.2%，总有效率为 100%。

3. 早产[6-7]　早产的原因中自发性早产约占 45%，用保胎丸与利托君合用，能明显降低早产发生率与新生儿死亡率，是防治早产的安全有效的方法。

4. 慢性胃炎[8-9]　有报道运用本方治疗慢性胃炎，临床取得良效。

【不良反应】　尚未见报道。

【使用注意】　忌食肥甘厚味、辛辣之品。

【用法与用量】　口服。一次 1 丸，一日 2 次。

参 考 文 献

[1] 李永平，杨长林，赵士美，等. 保胎丸的研究及其应用[J]. 中成药，1993（7）：37-38.

[2] 陈俊宏，李光群，姚勤. 黄体酮联合保胎丸治疗先兆流产的临床疗效[J]. 中国实用医药，2015（3）：161-162.

[3] 许秀平，王文君，归绥琪，等. 补肾健脾方联合孕激素保胎效果分析[J]. 复旦学报（医学版），2013，40（4）：458-462.

[4] 刘茂林. 保胎饮治疗滑胎 148 例[J]. 陕西中医，1991（5）：206.

[5] 王黎. 保产无忧散催生 21 例[J]. 国医论坛, 1991 (5): 23.

[6] 沈桂英. 利托君联合保胎丸治疗早产的临床研究[J]. 医药论坛杂志, 2011 (18): 87-88.

[7] 谢幸, 苟文丽. 妇产科学[M]. 8 版. 北京: 人民卫生出版社, 2013: 59-61.

[8] 陈文福, 崔磊. 保胎丸加减治疗慢性胃炎 62 例[J]. 时珍国药研究, 1998 (1): 22.

[9] 刘德仪. 保胎丸加减治慢性胃炎[J]. 中成药, 1992, 14 (2): 49.

（暨南大学　聂　红，成都中医药大学第二附属医院　朱鸿秋、王艳娜）

第十九章

妊娠剧吐中成药名方

第一节 概　述

一、概　念

妊娠剧吐[1]（hyperemesis gravidarum），中医称妊娠恶阻，亦称"恶阻""阻病""子病""病儿"等，是指孕妇妊娠 5～10 周，频繁恶心呕吐，不能进食，排除其他疾病引发的呕吐，体重较妊娠前减轻≥5%、体液电解质失衡及新陈代谢障碍，严重者甚至危及孕妇生命。

二、病因及发病机制

（一）病因

目前病因尚不明确，可能与孕妇血中 HCG 水平急剧升高有关，但呕吐严重程度不一定与 HCG 水平成正比。此外，还可能与孕妇精神状态、心理压力及生活环境等有关。

（二）发病机制

妊娠剧吐的发病机制目前尚未完全明确，多因受孕早期绒毛膜促使大量促性腺激素产生，胃酸分泌受抑制，胃肠蠕动降低所致；也有因大脑皮质、皮质下中枢功能失调而引起反射性呕吐者。妊娠恶心和呕吐随 E_2 水平的增减而增减，服用雌激素的妇女比未服者更易恶心和呕吐，证明了这种症状对雌激素的易感性。精神过度紧张、焦虑、忧虑及生活环境和经济状况较差的孕妇易发生妊娠剧吐，提示此病可能与精神、社会因素有关。近年研究发现，妊娠剧吐可能与感染幽门螺杆菌有关。

三、临　床　表　现

停经 40 天左右出现早孕反应，逐渐加重直至频繁呕吐不能进食，呕吐物中有胆汁或咖啡样物质。严重呕吐引起失水及电解质紊乱，动用体内脂肪，其中间产物丙酮聚积，引起代谢性酸中毒，体重较前减轻≥5%，面色苍白，皮肤干燥，脉搏细数，尿量减少，严重时血压下降，引起急性肾衰竭。某些孕妇会出现短暂的肝功能异常。

妊娠剧吐可致两种严重的维生素缺乏症。①维生素 B_1 缺乏，可致 Wernicke 综合征，临床表现为眼球震颤、视力障碍、共济失调，急性期言语增多，以后逐渐精神迟钝、嗜睡等，若不及时治疗可危及生命。②维生素 K 缺乏，可致凝血功能障碍，常伴血浆蛋白及纤维蛋白原减少，孕妇出血倾向增加，可发生鼻出血、骨膜下出血，甚至视网膜出血。

四、诊　　断

根据病史、临床表现及妇科检查，即可诊断。其诊断至少应包括每日呕吐≥3 次，尿酮体阳性，体重较妊娠前减轻≥5%。还应行尿液检查，测定尿量、尿比重、酮体，注意有无蛋白尿及管型尿；行血液检查，测定红细胞数、血红蛋白含量、血细胞比容、全血及血浆黏度，了解有无血液浓缩。动脉血气分析测定血液 pH、二氧化碳结合力等，了解酸碱平衡情况。还应测定血钾、血钠、血氯含量及肝肾功能。必要时行眼底检查及神经系统检查。

五、治　　疗

（一）常用化学药物及现代技术

妊娠后服用多种维生素可减轻妊娠恶心、呕吐。止吐剂一线用药为维生素 B_6 或维生素 B_6-多西拉敏复合制剂。住院治疗者，禁食2~3 天，根据化验结果，明确失水量及电解质紊乱情况，酌情补充水分及电解质，每日补液量不少于 3000ml，尿量维持在 1000ml 以上，输液中应加入氯化钾、维生素 B_6、维生素 C 等，并给予维生素 B_1 肌内注射。对合并有代谢性酸中毒者，可给予碳酸氢钠或乳酸钠纠正。营养不良者，静脉补充氨基酸制剂、脂肪乳注射剂。

若经上述治疗病情无好转，出现体温持续高于38℃，心率≥120 次/分，持续黄疸，持续蛋白尿，伴发 Wernicke 综合征等，危及孕妇生命时，则考虑终止妊娠。

除用药物治疗外，对精神、情绪不稳定的孕妇，给予心理治疗，解除其思想顾虑。

（二）中成药治疗

中医药治疗妊娠剧吐，注重辨证论治，标本兼治，急当治其标，缓则治其本，作用于多靶点、多环节，同时严格甄选药用剂量，"中病即止"，勿伤胎儿，不仅改善临床症状，而且更安全便利、价格优廉。

第二节　中成药名方的辨证分类与药效

妊娠剧吐的发生主要是冲气上逆，胃失和降所致，中药治疗妊娠剧吐是辨证用药，根据呕吐物的性状和患者口感，结合全身情况、舌脉综合分析，遵循调气和中，降逆止呕的治则，发挥不同药效。中成药名方的常见辨证分类及其主要药效如下[2-6]：

一、健脾益胃类

妊娠剧吐脾胃虚弱证的主要症状是恶心呕吐，甚则食入即吐，呕吐清涎，口淡，头晕体倦，舌淡苔白，脉缓滑无力。

妊娠剧吐脾胃虚弱证主要的病理变化是患者平素体质较虚弱，消化系统功能不良，长期导致营养缺乏，某些微量元素缺乏等。

健脾益胃类药可益气和中，健脾养胃，改善患者胃肠功能，减少呕吐，增加患者食欲，从而达到补充营养，最终止呕安胎的目的。

常用中成药：小半夏加茯苓汤。

二、清肝和胃类

妊娠剧吐肝胃不和证的主要症状是妊娠期呕吐酸水或苦水，恶闻油腻，烦渴，口干口苦，胸胁胀闷，舌红苔黄，脉弦滑。

妊娠剧吐肝胃不和证的主要病理变化是精神过度紧张、忧虑、焦躁及较差的生活环境等，导致胃肠功能紊乱，严重者出现肝功能损伤。

清肝和胃类药治以清肝和胃，降逆止呕，可改善患者心理，纠正胃肠功能紊乱，从而改善肝功能。

常用中成药：苏叶黄连汤。

参 考 文 献

[1] 杜惠兰. 中西医妇产科学[M]. 北京：中国中医药出版社，2012：258-261.
[2] 姚欣，胡樱. 妊娠呕吐的临床治疗研究进展[J]. 江西中医药，2016，47（6）：75-78.
[3] 陈彧，冯欣，杨华，等. 妊娠期疾病常用中成药使用原则及禁忌[J]. 中国计划生育和妇产科，2015（2）：5-8.
[4] 文心. 妊娠恶阻自疗方[J]. 婚育与健康，2001（5）：38.
[5] 高玉霞. 奥美拉唑配合盐酸异丙嗪治疗妊娠呕吐的临床研究[J]. 中国处方药，2016，14（3）：57.
[6] 李墨荫. 妊娠恶阻[J]. 中医杂志，1955（12）：37-38.

（暨南大学　聂　红，成都中医药大学第二附属医院　朱鸿秋）

第三节　中成药名方

一、健脾益胃类

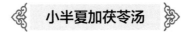

【药物组成】　半夏、生姜、茯苓。

【处方来源】　东汉·张仲景《金匮要略》。

【功能与主治】　散饮降逆，和胃止呕。用于痰饮所致的呕吐、眩晕、心悸等证。

【药效】　主要药效如下[1-8]：

1. 拮抗氯化乙酰胆碱，双向调节胃肠运动　氯化乙酰胆碱为 M 胆碱受体激动剂，可以明显兴奋胃肠道，使其收缩幅度、张力增加，胃肠平滑肌蠕动增加。研究表明小半夏加茯苓汤及其拆方对家兔胃底和胃窦平滑肌有收缩作用，对十二指肠平滑肌有舒张功能，复方药效强于拆方；对氯化乙酰胆碱引起的胃肠平滑肌强直痉挛均有拮抗作用，可缓解胃肠强直痉挛，其拮抗氯化乙酰胆碱引起的胃肠平滑肌兴奋几乎与阿托品作用相当（图 19-1）。

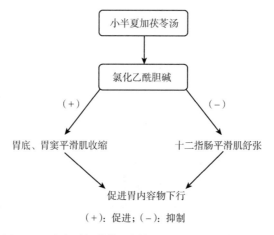

图 19-1　小半夏加茯苓汤缓解胃肠平滑肌痉挛机制图

2. 降低脑干组织中 5-HT 的含量　细胞毒性药物进入血液后激发消化道黏膜嗜铬细胞释放 5-HT，刺激位于延髓的催吐化学感受器而诱发恶心、呕吐反射。经研究小半夏加茯苓颗粒制剂止吐作用与其降低脑脊液中 5-HT 的含量密切相关。

3. 升高血浆中促胃动素水平　促胃动素具有兴奋胃肠运动的作用，引起下食管括约肌的紧张性收缩，防止胃内容物逆流；引起胆囊及括约肌的收缩及十二指肠的运动；加强回肠和结肠的运动，使结肠的压力和电活动增强。而小半夏加茯苓颗粒制剂能够促进化疗家鸽促胃动素的释放，使食管括约肌运动减弱，促进胃排空，从而达到防治化疗呕吐的作用。

4. 抑制肿瘤生长，增强免疫　PCNA 蛋白常作为一种肿瘤的标记，其表达水平代表肿瘤细胞的增殖状态。研究证实高剂量小半夏加茯苓汤能明显降低 PCNA 蛋白的阳性表达，抑制肿瘤细胞增殖；并且可能通过提高 T 淋巴细胞的增殖活化能力和促进免疫细胞分泌细胞因子提高机体抗肿瘤能力。

【临床应用】　主要用于呕吐、眩晕及肿瘤。

1. 呕吐[9-17]　孙思邈早在《备急千金要方·妇人方》中运用半夏茯苓汤，治疗"妊娠阻病，心中愦闷，空烦吐逆，恶闻食气，头眩体重，四肢百节疼烦沉重，多卧少起，恶寒，汗出，疲极黄瘦方"，该组方中即包含小半夏加茯苓汤，可作为治疗妊娠恶阻的理论基础。现代医学也已证实小半夏加茯苓汤可用于多种类型呕吐，尤其是肿瘤患者化疗后引起的呕吐。

2. 眩晕[18-20]　张仲景《金匮要略·痰饮咳嗽病脉证并治》第 30 条云："卒呕吐，心下痞，膈间有水，眩悸者，小半夏加茯苓汤主之"，故而此方即是用于痰饮所致的呕吐、眩晕、心悸等证。临床通过小半夏加茯苓汤加减治疗眩晕确有疗效。

3. 肿瘤[21-22]　研究表明，小半夏加茯苓汤具有抑制肿瘤细胞增殖的作用，并提高机体免疫细胞活性。

【不良反应】　无明显急性毒性反应。

【使用注意】[23]　①因生半夏有毒性，现多用制半夏。②有文献研究证实法半夏治疗孕妇妊娠呕吐最为安全，需慎用生半夏的复方。

【用法与用量】　汤剂：半夏一升、生姜半斤、茯苓三两水煎，每次 150ml，一日 2～3 次。颗粒剂：热水溶解，口服，一日 2 次。

参 考 文 献

[1] 何前松，冯泳，赵云华. 小半夏加茯苓汤及其拆方对家兔离体胃肠运动的影响[J]. 中国实验方剂学杂志，2012，18（6）：192-196.

[2] 冯泳，何前松，杨占南，等. 小半夏加茯苓颗粒对化疗呕吐家鸽脑干中 5-HT 的影响[J]. 新中医，2009（3）：102-103.

[3] 周世庆，宋玉环. 胃动素对消化道动力的影响[J]. 现代实用医学，2005，17（2）：122-123.

[4] 许昌泰，马连生，潘佰荣. 肿瘤化疗对血清胃动素和胃液素的影响[J]. 世界华人消化杂志，1996（11）：625-626.

[5] 冯泳，何前松，刘文，等. 小半夏加茯苓颗粒对化疗呕吐家鸽胃动素的影响[J]. 辽宁中医药大学学报，2009（1）175-177.

[6] 蔡琨，何前松，冯泳，等. 小半夏加茯苓颗粒对荷瘤小鼠抑瘤及免疫调节作用的研究[J]. 时珍国医国药，2011，22（7）：1608-1610.

[7] 蔡琨，冯泳，何前松，等. 小半夏加茯苓汤对 H22 荷瘤小鼠的抑瘤及免疫调节作用[J]. 实用医学杂志，2011，27（7）：1290-1292.

[8] 蔡琨，冯泳，何前松，等. 小半夏加茯苓汤抗 S180 肉瘤及免疫调节的研究[J]. 贵阳中医学院学报，2011，33（4）：4-7.

[9] 陈慧珍. 小半夏加茯苓汤治疗妊娠剧吐 66 例[J]. 广西中医药，1992（2）：16-17.

[10] 夏仁寿. 小半夏加茯苓汤治疗妊娠恶阻的临床观察[J]. 江西医药，1959（8）：25-27.

[11] 易星星. 小半夏加茯苓汤治疗妊娠恶阻 32 例[J]. 湖南中医杂志，1997（S1）：52.

[12] 冯泳，何前松，时京珍，等. 关于小半夏加茯苓汤的研究总结与思考[C]//中华中医药学会. 中华中医药学会方剂学分会 2007 年年会论文集. 乌鲁木齐：中华中医药学会，2008.

[13] 冯泳，邱德文. 小半夏加茯苓汤止吐作用的文献研究[J]. 贵阳中医学院学报，1998（1）：52-54.

[14] 冯泳，刘文，李江，等. 小半夏加茯苓汤及其拆方止吐药效的对比性研究[J]. 贵阳中医学院学报，2001，23（1）：53-54.

[15] 刘霄，王家辉. 小半夏加茯苓汤预防化疗所致呕吐的临床疗效观察[J]. 遵义医学院学报，2008，31（6）：607-609.

[16] 张明利，尹慧，徐立然. 小半夏加茯苓汤治疗中晚期肺癌化疗所致呕吐临床观察[J]. 中国中医急症，2005，14（9）：837，835.

[17] 许红，邱德文，冯冰，等. 小半夏加茯苓汤对家兔实验性呕吐作用的研究[J]. 贵阳中医学院学报，1998（2）：56-57.

[18] 武子华. 加味小半夏加茯苓汤治疗眩晕 64 例[J]. 浙江中医杂志，2003，38（11）：477.

[19] 闵照国. 小半夏加茯苓汤加味治疗眩晕 38 例[J]. 光明中医，2008，23（10）：1537.

[20] 叶思文. 中西医结合治疗后循环缺血性眩晕临床观察[J]. 山西中医，2013，29（1）：25-26.

[21] 张思访，刘静涵，蒋建勤，等. 茯苓的化学成分和药理作用及开发利用[J]. 中华实用中西医杂志，2005（2）：227-230.

[22] 吴皓，陈龙. 半夏及其姜制抗肿瘤细胞生长作用的比较[J]. 中成药，1996（5）：20-22.

[23] 王浩，高思华. 半夏茯苓汤不同方法炮制半夏对小鼠生殖毒性的作用[J]. 吉林中医药，2014，34（6）：627-629.

（暨南大学　聂　红，成都中医药大学第二附属医院　朱鸿秋）

二、清肝和胃类

苏叶黄连汤

【药物组成】 苏叶、黄连。

【处方来源】 清·薛雪《湿热病篇》。

【功能与主治】 清热化湿，和胃止呕。用于呕恶不止，妊娠恶阻。

【药效】 主要药效如下[1-5]：

1. **改善胃内分泌环境、促进胃肠动力** 孕早期体内 HCG 水平升高，降低了胃液浓度，致胃蠕动减慢及胃排空障碍，出现恶心呕吐等症状。研究发现，苏叶黄连汤可使大鼠小肠绒毛排列规则，直径均匀，小肠腺数量增加且变大，随着用药量的增加，这种改善作用更为明显，这为苏叶黄连汤行气和胃的功效提供了药理学基础。

2. **抗溃疡，保护胃黏膜** 孕早期体内类固醇激素水平上升，使细胞内液和细胞外液增加，导致机体水钠潴留，致使体液 pH 值改变，而胃肠道内 pH 值改变，易导致定植于胃黏膜表面的潜在的幽门螺杆菌感染发作，引起胃黏膜的炎性反应，出现恶心呕吐等症状。李军等通过生物芯片对不同孕妇的外周血中幽门螺杆菌的抗体谱进行分型，发现幽门螺杆菌抗体与患者妊娠剧吐相关。

幽门螺杆菌的细胞壁脂多糖（H.pylori LPS）是幽门螺杆菌产生毒性作用的重要媒介之一。它可显著上调胃黏膜前炎性因子 TNF-α、IL 等的表达，刺激核转录因子 NF-κB 的核转位，干扰一氧化氮合酶（NOS）的平衡，促进一氧化氮（NO）过度生成，影响细胞周期的调控和细胞增殖。研究表明，苏叶黄连汤可通过促进原生型一氧化氮合酶（cNOS）的表达，抑制 NOS-2 的表达，进而抑制幽门螺杆菌脂多糖诱导的胃黏膜炎症及上皮细胞的凋亡，减轻胃部炎症反应的发生。

苏叶黄连汤治疗妊娠剧吐的药理机制见图 19-2。

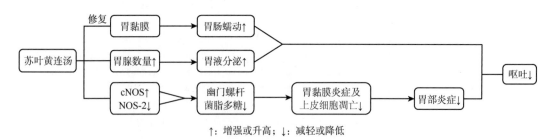

↑：增强或升高；↓：减轻或降低

图 19-2 苏叶黄连汤治疗妊娠剧吐的药理机制图

【临床应用】 主要应用于妊娠剧吐。

妊娠剧吐[6-10] 多项临床研究表明苏叶黄连汤治疗妊娠恶阻有显著疗效。它可使妊娠恶阻患者尿酮体转阴，能明显改变妊娠恶阻患者恶心、呕吐、胃脘不适等症状，以苏叶黄连汤为基础方，辨证加减，联合静脉补液治疗妊娠恶阻，疗效确切且无复发，对孕妇及胎儿无不良影响。

【不良反应】 　尚未见报道。

【使用注意】 　在医生指导下使用。

【用法与用量】 　黄连 3～5g，苏叶 3～5g，水煎服，呷下即止。

参 考 文 献

[1] 任永欣，沈映君. 紫苏叶的现代药理及应用研究进展[J]. 四川生理科学杂志，2002，24（2）：51-53.

[2] 曹毅. 紫苏抗凝血作用的实验研究[J]. 实用中西医结合杂志，1991，4（9）：557.

[3] 邓华. 维生素 B_1、B_6 混合溶液内关穴位注射治疗妊娠恶阻的临床研究[D]. 南京：南京中医药大学，2013.

[4] 李军，许元峰，帖红莉. 幽门螺杆菌抗体谱组分类型与妊娠剧吐反应的相关性研究[J]. 中国生育健康杂志，2009，15（1）：13.

[5] 鲁劲松，刘玉庆，李明，等. 黄连总生物碱对大鼠胃黏膜损伤的保护作用及其机制研究[J]. 中国中药杂志，2007，32（13）：1333-1336.

[6] 李晓燕. 中西医结合治疗妊娠恶阻 32 例[J]. 陕西中医，2006，27（10）：1189-1190.

[7] 张春艳. 加味苏叶黄连汤治疗妊娠呕吐 80 例[J]. 河南中医学院学报，2004，19（4）：60.

[8] 杜秀杰，崔端阳，梁爱云. 苏叶黄连汤加味治疗妊娠恶阻 30 例[J]. 吉林中医，1995，4：24.

[9] 刘岩，吕美. 加味苏叶黄连汤治疗妊娠恶阻 26 例[J]. 湖南中医杂志，2012，28（3）：56.

[10] 姬李岩，张建伟. 浅析苏叶黄连汤在妊娠恶阻中的应用[J]. 江西中医药，2017，48（10）：78-80.

（暨南大学　聂　红，成都中医药大学第二附属医院　朱鸿秋）

第二十章

晚期产后出血中成药名方

第一节 概　　述

一、概　　念

晚期产后出血（late postpartum hemorrhage）是指分娩 24 小时后，在产褥期内发生的子宫大量出血[1]。子宫在胎盘娩出后逐渐恢复至未孕前状态的过程称为子宫复旧，需 6～8 周时间。晚期产后出血以产后 1～2 周发病最常见，亦有产后 6 周发病者，亦称为产后子宫复旧不全。

晚期产后出血属中医学"产后恶露不绝"，又称"恶露不尽""恶露不止"。它是指产后血性恶露持续 10 天以上，仍淋漓不尽。

二、病因及发病机制

（一）病因

晚期产后出血与胎盘胎膜及蜕膜残留、子宫胎盘附着面感染或复旧不全、子宫收缩乏力、软产道裂伤及剖宫产术中处理不当等因素有关。产妇精神过度紧张、劳累等是发病诱因。

（二）发病机制

晚期产后出血发病机制是残留的胎盘组织发生变性、坏死、机化，形成息肉，当坏死组织脱落时，暴露基底部血管，可引起大量出血；蜕膜因剥离不全而长时间残留，影响子宫复旧，继发子宫内膜炎症，引起晚期子宫出血；胎盘附着面感染或复旧不全引起血栓脱落，血窦重新开放，导致子宫出血；剖宫产术后子宫伤口裂开，可引起子宫出血；另外，子宫妊娠滋养细胞疾病、子宫黏膜下肌瘤等也可引起晚期产后出血。

三、临 床 表 现

晚期产后出血临床表现有红色恶露时间延长，反复出血，多发生于产后 10 天左右。合并感染可有腹痛、发热等症状；剖宫产子宫切口裂开者可出现突然大出血，甚至失血性休克。

四、诊 断

1. 症状 产褥期阴道流血淋漓不尽，可持续至 2 个月；合并感染可出现腹痛和发热；出血时间长常伴有贫血。

2. 妇科检查 子宫稍大而软，伴感染时子宫或切口处有压痛，切口处血肿形成可及包块，宫口松弛，有时可触及残留的胎盘组织。

3. 实验室检查 血常规了解贫血及感染情况；B 超可了解子宫大小、宫腔有无残留物及子宫切口愈合情况；血 HCG 有助于排除胎盘残留及产后滋养细胞肿瘤；病原菌和药敏试验可帮助选择抗生素。刮宫组织或子宫切除送病理检查进一步明确病因。

五、治 疗

（一）常用化学药物及现代技术

宫缩剂：缩宫素、卡贝缩宫素、卡前列素氨丁三醇注射液、米索前列醇、卡前列甲酯栓。这些药物都能促进子宫收缩，减少出血。宫缩剂的特点是稀释后静脉给药起效快，为产后出血一线预防及治疗用药，但半衰期短，如出血多需持续静脉滴注。抗生素类：β-内酰胺类、氨基糖苷类、大环内酯类等。这些药物都是预防子宫出血时间长引起生殖系统感染的药物。

晚期产后出血除药物治疗外，若有宫内胎盘胎膜残留，应行清宫术；子宫伤口裂开者必要时手术治疗。主要治疗原则是促进子宫收缩、抗感染、纠正贫血。

（二）中成药治疗

中医药防治晚期产后出血不同于化学药物的是其重视产后调理，排除器质性病变引起的出血后，应用中医药辨证论治，可以从根本上改善患者体质，达到阴阳气血平和的状态。中医药治疗产后恶露不绝是标本兼治，急当治其标，缓则治其本。

第二节 中成药名方的辨证分类与药效

中药治疗晚期产后出血是辨证用药。中成药名方的辨证分类及其主要药效如下[2-7]：

一、活血化瘀类

产后恶露不绝血瘀证者，主要症状是产后血性恶露持续 10 天不止，量时多时少，色紫暗，有血块，小腹疼痛拒按，块下痛减，舌紫暗或边尖有瘀斑、瘀点，脉沉涩。

产后恶露不绝血瘀证主要的病理变化是子宫血管收缩障碍，子宫局部微循环障碍等。

活血化瘀类药可促进子宫收缩，改善血液流变性，改善子宫局部微循环等。

常用中成药：生化丸（颗粒、口服液）、新生化颗粒、加味生化颗粒、产妇安口服液（颗粒、合剂、胶囊）、桂枝茯苓胶囊（丸）、妇珍片、十一味能消丸（胶囊）、复方益母草膏（胶囊）、产后逐瘀颗粒（胶囊）、茜芷胶囊、止血宁胶囊、安宫止血颗粒等。

二、补 虚 类

产后恶露不绝气虚证者，主要症状是产后恶露量多，或血性恶露持续 10 天不止，色淡红，质稀，无臭气，面色㿠白，神疲懒言，四肢无力，小腹空坠，舌淡，苔薄白，脉细弱。

产后恶露不绝气虚证主要的病理变化是子宫血管收缩乏力，子宫局部微循环障碍等。

补虚类药可增强子宫收缩力，促进子宫肌肉及血管收缩，改善子宫血液循环等。

常用中成药：妇康丸（口服液）、五加生化胶囊、产复康颗粒、益宫颗粒、参坤养血颗粒、产复欣颗粒、妇科止血灵胶囊、胶艾汤等。

三、清热凉血止血类

产后恶露不绝血热证者，主要症状是产后恶露过期不止，量较多，色鲜红或紫红，质黏稠，有臭气，面色潮红，口燥咽干，舌红，苔少，脉细数。

产后恶露不绝血热证主要的病理变化是子宫血管舒张，凝血功能障碍，子宫局部微循环障碍等。

清热凉血止血类药可促进凝血、促进子宫血管收缩等。

常用中成药：宫血宁胶囊、止血灵胶囊、断血流胶囊（口服液、颗粒）等。

参 考 文 献

[1] 谢幸，苟文丽. 妇产科学[M]. 8 版. 北京：人民卫生出版社，2013：229.

[2] 谈勇. 中医妇科学[M]. 北京：中国中医药出版社，2016：218.

[3] 国家药典委员会. 中华人民共和国药典临床用药须知：中药饮片卷[M]. 北京：中国医药科技出版社，2011：764.

[4] 赵丽妍，伊丽努尔·伊力亚斯，安丽萍. 产后恶露不绝中西医发病机制探究[J]. 实用妇科内分泌杂志（电子版），2018，5（7）：11-13.

[5] 陈海丽. 产后恶露不绝与产妇中医体质的临床研究[J]. 临床医药文献电子杂志，2017，4（37）：7191.

[6] 苗久旺，贾彦敏，于宜平，等. 产后恶露不绝治疗的中医方剂组方配伍规律分析[J]. 中国实验方剂学杂志，2016，22（9）：193-197.

[7] 尹小兰，魏绍斌. 产后恶露不绝中医药治疗进展[J]. 辽宁中医药大学学报，2015，17（12）：219-222.

（天津中医药大学第二附属医院　王雅楠、宋殿荣）

第三节　中成药名方

一、活血化瘀类

生化丸（颗粒、口服液）

【**药物组成**】　当归、川芎、桃仁、干姜（炒炭）、甘草。

【**处方来源**】　清·傅山《傅青主女科》之生化汤。国药准字 Z45020528。

【**功能与主治**】　养血祛瘀。用于产后受寒恶露不行或行而不畅，夹有血块，小腹冷痛。

【**药效**】　主要药效如下：

1. 收缩子宫　产后恶露不绝的发生是由于子宫收缩乏力，子宫血管收缩差引起出血。实验表明，生化丸组方（生化汤）提取物可使正常未孕、雌激素预处理后及产后小鼠的离体子宫平滑肌收缩频率略增加[1]；能明显增加怀孕末期家兔子宫体的肌电活动，提高怀孕末期家兔子宫平滑肌的兴奋性，引起子宫收缩[2]。

2. 改善血液循环、抗血栓形成　生化丸组方（生化汤）能明显改善大鼠血液流变性，降低急性血瘀模型大鼠全血黏度、全血还原黏度、红细胞聚集指数、红细胞电泳指数等指标，同时还能降低正常大鼠的血小板聚集率和血小板黏附率，促进微循环[3-4]。生化丸组方（生化汤）可减少血瘀证大鼠血管细胞黏附分子（VCAM-1）、血管内皮细胞间黏附分子-1（ICAM-1）、血小板内皮细胞黏附分子（PECAM-1）和诱生型一氧化氮合酶（iNOS）的表达，达到抗血栓形成的作用[5]。生化丸组方（生化汤）还能增加子宫毛细血管流量，促进子宫修复（图 20-1）。

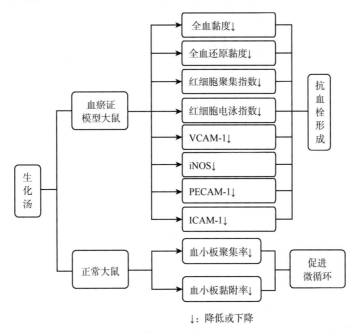

↓：降低或下降

图 20-1　生化丸组方（生化汤）改善血液循环、抗血栓形成机制图

3. 造血和抗贫血作用　生化丸组方（生化汤）能明显提高红细胞数、血红蛋白含量和骨髓有核细胞数，有明显的抗贫血作用，并能促进骨髓及脾脏的造血功能[3, 6]。对造血干细胞增殖有显著的刺激作用，并能促进红细胞分化，对粒单细胞、红系祖细胞的产率均有明显升高作用。

【临床应用】

1. 产后恶露不绝　生化丸治疗产后恶露不绝，能促进产后子宫收缩[7-8]，能够缩短产后血性恶露排出时间，减少产后腹痛的发生[9]。

2. 药物流产后出血　生化丸能够促进早孕终止妊娠患者胎囊排出、减少药物流产后出血量及缩短出血时间[10-17]。

3. 月经过多、崩漏　生化丸组方（生化汤）治疗血瘀型崩漏能达到止血的目的[18-19]。

【不良反应】　尚未见报道。

【使用注意】　①服用期间忌食生冷、辛辣食物。②糖尿病患者在医师指导下使用。③孕妇忌服。

【用法与用量】　口服。丸：每丸重 9g，一次 1 丸，一日 3 次。颗粒：一次 1 袋（15g），一日 3 次。口服液：一次 1 支（20ml），一日 2~3 次。

参 考 文 献

[1] 赵丁，詹文红，李连怀，等. 生化汤提取物对正常未孕、雌激素预处理及产后小鼠离体子宫平滑肌收缩功能的影响[J]. 中国中药杂志，2006, 31（3）：243-246.

[2] 洪敏，余黎，马聘，等. 生化汤提取物对孕末期家兔子宫肌电活动的影响[J]. 中国中药杂志，2003, 28（12）：1162-1164.

[3] 宋金春，曾俊芬，王玉广，等. 生化汤对大鼠血液流变性的影响[J]. 中国药学杂志 2005, 40（24）：1856-1858.

[4] 钱晓丹，虞和永. 生化汤对血液流变学、血栓形成及微循环作用的实验研究[J]. 中国中药杂志，2011, 36（4）：514-518.

[5] 胡小勤，陈利国，屈援. 生化汤对血瘀证大鼠血管内皮细胞黏附分子表达的影响[J]. 中成药，2006, 28（9）：1330-1333.

[6] 宋金春，曾俊芬，王玉广，等. 生化汤补血作用的研究[J]. 中国药师，2006, 9（1）：5-7.

[7] 陈爱华，生化汤对产后女性康复情况的影响分析[J]. 当代医药论丛，2014, 12（13）：36-37.

[8] 岳帮静. 生化丸对产后子宫复旧速度的影响[J]. 齐齐哈尔医学院学报，2001, 22（8）：899.

[9] 高淑婷，许天云. 生化丸减少产后出血临床观察[J]. 内蒙古中医药，2005, 24（1）：8-9.

[10] 尹光霞. 生化丸治疗妊娠终止后子宫异常出血的临床分析[J]. 山西医药杂志（下半月刊），2007, 36（6）：408-409.

[11] 苏凤梅. 缩宫素和生化丸用于药物流产的临床观察[J]. 中国计划生育学杂志，2010, 18（11）：693-694.

[12] 黄慧琴. 生化丸治疗药物流产后阴道出血 100 例分析[J]. 福建医药杂志，2012, 34（2）：88-90.

[13] 付巍. 生化丸配合缩宫素治疗药物流产后阴道出血 45 例[J]. 中国中医药现代远程教育，2012, 10（19）：35-36.

[14] 陈彩霞. 生化丸用于药物流产的临床观察[J]. 河北中医，2011, 33（9）：1379, 1392.

[15] 麦美云，陈浩亮，袁广德. 药物流产后加服生化丸 103 例临床观察[J]. 广州医药，2003, 34（2）：58-59.

[16] 高丽霞. 药物流产后加服生化丸对缩短阴道出血时间的临床观察[J]. 世界中西医结合杂志，2006（6）：344-345.

[17] 冯惠，乔春英. 生化丸防治药物流产后阴道出血的临床应用[J]. 中国初级卫生保健，2008, 22（6）：93.

[18] 尹润平. 生化汤加减治疗功能性子宫出血[J]. 山西中医，2005, 21（6）：6.

[19] 顾亚平. 生化汤加味治疗崩漏 62 例[J]. 辽宁中医药大学学报，2006, 8（6）：102-103.

（天津中医药大学第二附属医院　王雅楠、宋殿荣）

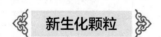

新生化颗粒

【药物组成】　当归、桃仁、益母草、川芎、炮姜、炙甘草。

【处方来源】　清·傅山《傅青主女科》生化汤加味方。国药准字 Z20064258。

【功能与主治】 活血，祛瘀，止痛。用于产后恶露不行，少腹疼痛，也可用于放置节育器后引起的阴道流血、月经过多。

【药效】 主要药效如下：

1. 收缩子宫 产后恶露不绝的发生是由于子宫收缩乏力，子宫血管收缩差引起出血。新生化颗粒能够促进子宫收缩，达到止血的目的。新生化颗粒能明显增加子宫的收缩力，提高子宫平滑肌的兴奋性，引起子宫收缩，增加收缩强度、频率和振幅[1-2]，且呈剂量依赖性关系（图 20-2）。

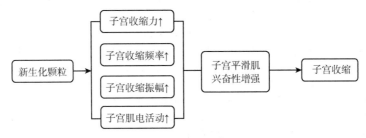

↑：增强或增加

图 20-2 新生化颗粒促进子宫收缩机制图

2. 抗血栓、缩短出凝血时间 新生化颗粒通过降低血浆纤维蛋白原浓度，增加血小板表面电荷，促进细胞解聚，降低血液黏度[2]，缩短出血时间和凝血时间[1]。

3. 抗炎、镇痛 新生化颗粒对痢疾杆菌、大肠埃希菌、铜绿假单胞菌、变形杆菌和金黄色葡萄球菌均有很好的抑制作用。新生化颗粒在抑制急、慢性炎症反应及疼痛反应方面具有疗效[1]。

【临床应用】

1. 促进产后恢复 新生化颗粒治疗产后恶露不绝，能促进产后子宫收缩，缩短出血时间[3-7]。新生化颗粒可以促进剖宫产术后子宫复旧及乳汁分泌[8]。

2. 引产、药物流产后子宫出血 药物流产后使用新生化颗粒可提高完全流产率。新生化颗粒能减少引产、人工流产及药物流产后阴道出血时间和出血量[9-24]。

3. 放置节育器后引起的阴道流血 新生化颗粒能够减少放置宫内节育器引起阴道流血的出血时间、出血量[25]。

【不良反应】 尚未见报道。

【使用注意】 糖尿病患者在医师指导下使用。

【用法与用量】 热水冲服。每袋 6g，一次 2 袋，一日 2～3 次。

参 考 文 献

[1] 张琳，张小娜，彭小茹. 新生化颗粒药效学研究[J]. 中国药师，2008，11（5）：515-518.

[2] 李喜香，罗燕梅，冯守文，等. 新生化口服液药效学研究[J]. 中成药，2000，22（10）：737-738.

[3] 王丽佳. 新生化颗粒联合缩宫素静脉滴注治疗产后子宫复旧不良的临床研究[J]. 河南中医，2015，35（11）：2823-2825.

[4] 杨柳新. 新生化颗粒联合穴位艾灸治疗产后恶露不绝 30 例临床观察[J]. 江苏中医药，2016，48（3）：60-61.

[5] 李海英. 新生化颗粒治疗产后恶露不尽 100 例临床分析[J]. 内蒙古中医药，2014，33（9）：40-41.

[6] 王桂云. 新生化颗粒治疗产后恶露不绝 128 例分析[J]. 医药世界，2009，11（4）：62.

[7] 项瑛英. 新生化颗粒治疗产后恶露不绝 72 例[J]. 中国中医药现代远程教育, 2014, 12（20）: 35-36.

[8] 廖燕, 赵红艳, 张淑珍, 等. 新生化颗粒联合低频电脉冲技术促进剖宫产术后子宫复旧、泌乳的临床观察[J]. 中国现代应用药学, 2017, 34（9）: 1326-1329.

[9] 许舒颜. 新生化颗粒不同给药方式对药物流产效果的影响对比[J]. 现代诊断与治疗, 2017, 28（15）: 2779-2781.

[10] 董云英. 新生化颗粒等药物治疗药物流产后阴道出血 200 例临床观察[J]. 中国医药指南, 2015, 13（5）: 216-217.

[11] 谢知慧, 赵粉琴. 新生化颗粒给药时间和剂量对药物流产结局的影响[J]. 西部中医药, 2016, 29（6）: 73-74.

[12] 谭艳红. 新生化颗粒辅助早期妊娠药物流产的临床疗效观察[J]. 中国医药指南, 2016, 14（28）: 196-197.

[13] 许舒颜. 新生化颗粒不同给药方式对药物流产效果的影响对比[J]. 现代诊断与治疗, 2017, 28（15）: 2779-2781.

[14] 曹海燕. 新生化颗粒在药物流产终止早孕中的疗效和体会[J]. 实用妇科内分泌杂志（电子版）, 2017, 4（15）: 94-95.

[15] 单龙, 刘燕, 段丽君, 等. 新生化颗粒联合米非司酮配伍米索前列醇对孕 14～26 周中期引产的效果评价[J]. 中国计划生育和妇科, 2015, 7（5）: 59-63.

[16] 纪婷婷. 新生化颗粒在计划生育手术中的临床疗效观察[J]. 中国实用医药, 2014, 9（10）: 115-116.

[17] 王春燕, 王丽丽. 新生化颗粒在人流术及置环术后的缩短出血时间的疗效观察[J]. 兵团医学, 2018（1）: 44-46.

[18] 魏岚, 田五一. 新生化颗粒用于药物流产的临床观察[J]. 现代中西医结合杂志, 2013, 22（5）: 526-527.

[19] 丁会. 新生化颗粒防治药物流产后子宫出血的临床研究[J]. 中国高等医学教育, 2013（6）: 141-142.

[20] 禹建春, 赵娟, 张所民, 等. 新生化颗粒在药流后的临床应用[J]. 海峡药学, 2010, 22（7）: 198-199.

[21] 金群. 新生化颗粒治疗药物流产后出血 180 例临床效果观察[J]. 中国医药指南, 2011, 9（29）: 141-142.

[22] 蒋静平. 米非司酮配伍新生化颗粒药物流产的疗效观察[J]. 生殖医学杂志, 2014, 23（6）: 488-490.

[23] 杨晓菊. 新生化颗粒辅助治疗药物流产 50 例[J]. 西部中医药, 2014, 27（8）: 71-72.

[24] 刘琼辉, 李润平. 新生化颗粒不同给药方式对药物流产效果的临床研究[J]. 重庆医学, 2012, 41（22）: 2249-2251.

[25] 周敏. 新生化颗粒对放置宫内节育器后异常子宫出血的影响研究[J]. 临床合理用药, 2012, 5（9）: 21-22.

（天津中医药大学第二附属医院　王雅楠、宋殿荣）

加味生化颗粒

【药物组成】　当归、桃仁、益母草、赤芍、艾叶、川芎、炮姜、荆芥、阿胶、炙甘草。

【处方来源】　清·傅山《傅青主女科》生化汤加味方。国药准字 Z42020711。

【功能与主治】　活血化瘀，温经止痛。用于瘀血不尽，冲任不固所致的产后恶露不绝，症见恶露不止、色紫暗或有血块，小腹冷痛。

【药效】　主要药效如下：

1. 收缩子宫　加味生化颗粒能促进子宫收缩，减少子宫出血。

2. 促进凝血　加味生化颗粒能促进凝血，缩短出血时间和凝血时间，达到减少子宫出血的目的。

【临床应用】

1. 产后恶露不绝　加味生化颗粒治疗产后恶露不绝，能促进正常产后子宫收缩，缩短出血时间[1]，改善阴道出血、有血块、下腹疼痛等症状[2-5]。

2. 药物流产、人工流产、稽留流产后阴道流血　加味生化颗粒能够明显减少药物流产、人工流产、稽留流产后的阴道出血量，缩短出血时间及术后月经恢复时间[6-11]。

3. 放置宫内节育器引起的子宫出血　加味生化颗粒能够减少放置宫内节育器引起的子宫出血，减少放置宫内节育器引起的月经量增多、腹痛等症状[12]。

【不良反应】　尚未见报道。

【使用注意】　①服用期间忌食生冷、辛辣食物。②糖尿病患者在医师指导下使用。③孕妇忌服。

【用法与用量】　温开水冲服。每袋 15g，一次 1 袋，一日 3 次。

参 考 文 献

[1] 王永宏, 赵鸿. 加味生化颗粒治疗产后恶露不绝（气虚血瘀型）30 例临床观察[J]. 中医药导报, 2007, 13（3）: 33-34.

[2] 赵鸿. 加味生化颗粒治疗产后恶露不绝（气虚血瘀型）的临床研究[D]. 长沙: 湖南中医药大学, 2007.

[3] 安玉芳. 加味生化颗粒治疗产后恶露不绝[J]. 长春中医药大学学报, 2015, 31（3）: 589-590.

[4] 林维茸, 王玉环. 米索前列醇合加味生化颗粒治疗产后出血疗效观察[J]. 浙江中西医结合杂志, 2013, 23（8）: 671-672.

[5] 刘伟杰, 李春霞, 刘玉芹, 等. 加味生化颗粒结合野菊花外洗治疗产后恶露不绝[J]. 长春中医药大学学报, 2014, 30（4）: 703-704.

[6] 伍丽燕, 李小梅, 刘霞. 屈螺酮炔雌醇片联合加味生化颗粒在人工流产术后的应用效果[J]. 中国当代医药, 2018, 25（20）: 134-136.

[7] 张彦琴, 谭晓莉. 加味生化颗粒配合米非司酮治疗药物流产后宫腔残留 40 例[J]. 陕西中医, 2012, 33（7）: 776-777.

[8] 陈志明. 加味生化颗粒对药物流产后出血的影响[J]. 医学理论与实践, 2003, 16（6）: 684-685.

[9] 刘惠清, 伍凤群. 加味生化颗粒配伍米非司酮治疗药物流产后宫腔残留的疗效[J]. 中国药物经济学, 2013（2）: 207-208.

[10] 吕燕, 张军. 加味生化颗粒联合妈富隆治疗药流后阴道流血 150 例疗效分析[J]. 中国医药指南, 2017, 15（19）: 197-198.

[11] 陈华丽. 加味生化颗粒治疗稽留流产的临床观察[J]. 智慧健康, 2017, 3（3）: 56-57.

[12] 马旭鸿. 加味生化颗粒治疗宫环出血疗效观察[J]. 山西中医, 2017, 33（5）: 43-44.

（天津中医药大学第二附属医院　王雅楠、宋殿荣）

产妇安口服液（颗粒、合剂、胶囊）

【药物组成】　当归、川芎、益母草、桃仁、红花、干姜（炮）、甘草。

【处方来源】　清·傅山《傅青主女科》生化汤加味方。国药准字 Z20026907。

【功能与主治】　祛瘀生新。用于产后血瘀腹痛，恶露不尽。

【药效】　主要药效如下：

1. 收缩子宫、促进瘀血排出　产妇安颗粒能促进产后子宫收缩，增加子宫收缩幅度及频率，达到促进瘀血排出的目的[1]。

2. 改善血液循环　产妇安口服液能明显改善急性血瘀模型大鼠的全血黏度和血细胞比容，能明显抑制乙酸致小鼠腹腔毛细血管通透性增加，表明产妇安口服液可改善血液循环[2]。

3. 抗炎、镇痛　产妇安口服液能减少乙酸致小鼠扭体数，抑制卡拉胶致大鼠足肿胀，抑制二甲苯致小鼠耳肿胀，提示产妇安口服液具有良好的抗炎、镇痛效果[2]。

【临床应用】　主要用于产后恶露不绝、流产后出血，以及预防人工流产术后宫腔粘连。

1. 产后恶露不绝、流产后出血[3-10]　产妇安合剂治疗产后恶露不绝，可减少产后子宫出血。产妇安合剂可明显减少分娩后、中期引产术后、人工流产后、药物流产后患者的出血时间，促进子宫收缩，缩小子宫体积，减少产后尿潴留。

2. 预防人工流产术后宫腔粘连[11-12]　机械损伤、继发感染等原因造成的子宫腔道粘连，包括子宫腔、子宫峡部和子宫颈管的粘连，统称为宫腔粘连综合征，可导致闭经、月经过少和不孕。产妇安合剂有兴奋子宫平滑肌的作用，促进子宫内残留物的排出，促进子宫内膜的修复与再生。产妇安合剂能够减少人工流产术后阴道流血时间、出血量，减轻腹痛，同时可以促进子宫内膜修复和月经周期的恢复，有利于人工流产后子宫创伤的恢复，减少宫腔粘连的发生。

【不良反应】 尚未见报道。

【使用注意】 忌食生冷。

【用法与用量】 口服液：口服，一次 25ml，一日 2 次，温热后服用。颗粒：开水冲服，一次 6g，一日 2 次。合剂：口服，一次 25ml，一日 2 次，温热后服用。胶囊：口服，一次 3 粒，一日 2 次。

参 考 文 献

[1] 刘宏宇，高彩霞. 产妇安颗粒促进产后子宫复旧 190 例[J]. 中国药业，2011，20（14）：67.

[2] 张劲松，康桦，薛冬. 产妇安口服液的药效学作用研究[J]. 中成药，2004，26（11）：927-929.

[3] 李燕. 产妇安合剂促进产后子宫复旧临床研究[J]. 新中医，2016，48（3）：145-147.

[4] 郑颖. 产妇安胶囊促进产后子宫复旧临床观察[J]. 浙江中西医结合杂志，2010，20（3）：173.

[5] 唐移忠，莫可良，罗玉芳. 产妇安胶囊治疗产后恶露延长的临床观察[J]. 齐齐哈尔医学院学报，2009，30（1）：26.

[6] 赵志宇，王会玲，冯美玲，等. 产妇安胶囊用于减少中期引产术后出血的效果观察[J]. 临床合理用药杂志，2011，4（1）：61.

[7] 冯敏. 产妇安合剂用于人工流产术后恢复疗效观察[J]. 现代医药卫生，2014，30（23）：3649-3650.

[8] 常轶华，杨美红，徐春芳，等. 产妇安胶囊在药物流产后阴道出血中的临床应用[J]. 辽宁中医杂志，2015，42（3）：514-516.

[9] 孟亚丽，李川海，王立芹，等. 产妇安胶囊治疗药物流产后出血的疗效分析[J]. 中国计划生育学杂志，2012，20（9）：632-633.

[10] 林新，郭文萍. 产妇安合剂治疗药物流产后异常子宫出血 142 例[J]. 辽宁中医药大学学报，2008，10（11）：131.

[11] 李艳，陈勇，陈双郎. 产妇安合剂联合妈富隆预防人流术后宫腔黏连临床观察[J]. 辽宁中医药大学学报，2012，14（4）：200-201.

[12] 邓芳，潘佩光，张晓静. 优思明配合产妇安合剂预防人流术后宫腔粘连临床研究[J]. 新中医，2014，46（7）：116-117.

（天津中医药大学第二附属医院 王雅楠、宋殿荣）

❀ 桂枝茯苓胶囊（丸） ❀

【药物组成】 桂枝、茯苓、牡丹皮、桃仁、白芍。

【处方来源】 东汉·张仲景《金匮要略》。国药准字 Z10950005。

【功能与主治】 活血，化瘀，消癥。妇人瘀血阻络所致癥块、经闭、痛经、产后恶露不尽；子宫肌瘤、盆腔炎性疾病后遗症性包块、痛经、子宫内膜异位症、卵巢囊肿见上述证候者；也可用于女性乳腺腺囊性增生病属瘀血阻络者，症见乳房疼痛、乳房肿块、胸肋胀闷；或用于前列腺增生属瘀阻膀胱证，症见小便不爽，尿细如线，或点滴而下，小腹胀痛者。

【药效】 主要药效如下：

1. 收缩子宫平滑肌 产后出血的主要病因之一是子宫收缩乏力，桂枝茯苓胶囊（丸）可促进子宫收缩，达到止血的目的，可能通过调节子宫组织中一氧化氮合成酶（NOS）、血管紧张素 Ⅱ 水平，来促进血管平滑肌收缩[1, 2]。

2. 降低血黏度、抗血栓 产后恶露不绝是瘀血阻滞胞宫、胞脉、胞络使血不循经而出血。桂枝茯苓胶囊（丸）可显著降低血黏度，属于其抗血瘀作用的重要机制。桂枝茯苓胶囊（丸）能够有效降低患者的全血黏度（高切、低切）、血浆黏度（比）、血细胞比容以及凝血因子含量，阻止血小板聚集，促进纤维蛋白溶解，改善盆腔微循环，减轻瘀血症状[3-5]（图 20-3）。

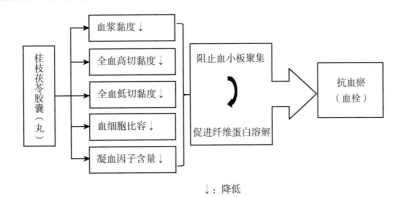

↓：降低

图 20-3 桂枝茯苓胶囊（丸）抗血瘀作用机制图

3. 调节女性内分泌 雌激素、孕激素是女性内分泌系统的重要激素，其水平异常可致子宫肌瘤、子宫内膜异位症、乳腺增生等病的发生。桂枝茯苓胶囊能够显著降低高雌、孕激素大鼠模型的雌、孕激素（E_2、黄体酮）的浓度[6]。IGF-1 能促进体外培养的子宫平滑肌瘤细胞生长，与雌、孕激素在促进子宫肌瘤生长方面有重要联系[7]，桂枝茯苓胶囊（丸）可明显降低子宫肌瘤组织中孕激素受体和 IGF-1 的水平，这可能是其抑制子宫肌瘤发展的重要机制之一[8]。

4. 提高免疫力 T 亚群细胞、NK 细胞是机体重要的免疫细胞，在机体免疫反应和防止肿瘤发生以及抵抗感染中发挥重要的作用。桂枝茯苓胶囊可提高子宫内膜异位症大鼠脾脏的 $CD4^+T$ 淋巴细胞数，提高 NK 细胞杀伤活性，抑制 T 淋巴细胞从而提高机体免疫功能，达到治愈疾病的目的[9-10]。红细胞具有识别、黏附、杀伤抗原，清除免疫复合物的功能，是机体免疫系统的重要组成部分[11]。桂枝茯苓胶囊（丸）可加速对体内循环免疫复合物（CIC）的清除，增强红细胞对红细胞 C3b 受体的表达及活化，增强机体的红细胞免疫功能[12]。

【临床应用】 主要用于产后恶露不绝、痛经（子宫内膜异位症、子宫腺肌病）、子宫肌瘤、卵巢囊肿等。

1. 产后恶露不绝 桂枝茯苓胶囊（丸）有类似缩宫素作用，可促进子宫收缩[13, 14]，缩短产后出血时间[15]，减少出血量，促进子宫恢复。桂枝茯苓胶囊（丸）还可治疗药物流产后阴道流血[16]及瘢痕子宫药物流产后子宫复旧不良[17]，明显缩短阴道出血时间及减少出血量。

2. 痛经（子宫内膜异位症、子宫腺肌病） 桂枝茯苓胶囊（丸）止痛作用明显，尤其对气滞血瘀型的疗效更佳[18]。桂枝茯苓胶囊能够显著降低疼痛程度以及 VAS 评分，缩短疼痛时间，有效治疗原发性痛经和子宫内膜异位症、子宫肌腺症所致痛经，能使患者盆腔包块明显缩小，子宫体积明显缩小，血中 CA125 水平明显降低，并能下调患者血清中 VEGF 的表达[19, 20]，影响子宫内膜异位病灶的形成。

3. 子宫肌瘤、卵巢囊肿 桂枝茯苓胶囊（丸）治疗盆腔包块有较好的临床疗效，持续服药 6 个月，不仅可有效抑制子宫肌瘤生长，促进增生性病变的吸收与转化，使子宫肌瘤、卵巢囊肿体积缩小，而且可改善患者经期延长、腰腹胀痛、阴道出血、月经过多等临床症状[21]。对围绝经期子宫肌瘤患者使用桂枝茯苓胶囊（丸）在缩小肌瘤体积的同时，还能促进绝经，且不良反应发生率低[22]。桂枝茯苓胶囊治疗卵巢囊肿不仅可缩小囊肿体积，还可有效改善卵巢囊肿患者月经不调、腰痛等临床症状[23]。

【不良反应】　偶见用药后胃脘不适，隐痛，停药后可自行消失。

【使用注意】　经期停服，妊娠者忌服。

【用法与用量】　口服。胶囊：一次 3 粒，一日 3 次，饭后服，疗程 12 周。丸：一次 6 丸，一日 1～2 次。

参 考 文 献

[1] 王树松，于风华，薛会灵，等. 桂枝茯苓胶囊对药物流产后大鼠子宫血管系统的影响[J]. 中国计划生育学杂志，2005，13（11）：666-667，683.

[2] 于风华，蔡拉平，王树松. 桂枝茯苓胶囊对药物流产大鼠血浆和子宫匀浆血管紧张素 II 的影响[J]. 河北中医药学报，2006，21（4）：3-4.

[3] 施慧，王靓，龙子江，等. 桂枝茯苓胶囊保留灌肠治疗慢性盆腔炎的实验研究[J]. 山西中医学院学报，2013，14（1）：11-13.

[4] 蒋时红，刘旺根，杨丽萍，等. 桂枝茯苓胶囊对大鼠乳腺增生病治疗作用的实验研究[J]. 中成药，2004，26（12）：1040-1042.

[5] 王楠. 桂枝茯苓丸对倍他米松所致小鼠红细胞唾液酸酶异常的改善作用[J]. 国外医学（中医中药分册），1998，1：37-38.

[6] 李洁，林杰，李征，等. 桂枝茯苓胶囊对实验大鼠血浆内雌二醇、黄体酮、催乳素的影响[J]. 中国新药与临床杂志，2003，22（3）：146-148.

[7] STRAWN E Y Jr, NOVYM J, BURRY K A, et al. Insulin-like growth factor I promotes leiomyoma cell growth in vitro[J]. Am J Obstet Gynecol, 1995, 172（6）: 1837-1843.

[8] 胡舒勤，郑红兵. 桂枝茯苓胶囊对实验性子宫肌瘤中孕激素受体和胰岛素样生长因子 I 的影响[J]. 湖北中医杂志，2005，27（4）：6-9.

[9] 胡春萍，胡婷婷，蔡雪婷，等. 桂枝茯苓胶囊对子宫内膜异位症大鼠脾脏 CD4+T 淋巴细胞数和 NK 细胞杀伤活性的影响[J]. 中国实验方剂学杂志，2011，17（9）：145-148.

[10] 高淑梅，梁惠仪. 桂枝茯苓丸加味治疗卵巢囊肿 48 例[J]. 实用中医内科杂志. 2005，19（3）：283.

[11] 徐海花，牛钟相，张万福，等. 红细胞免疫功能的研究进展[J]. 山东农业大学学报（自然科学版），2004，35（1）：150-153，158.

[12] 张海琴，刘瑞芬. 桂枝茯苓胶囊对慢性盆腔炎大鼠 T 细胞亚群和红细胞免疫功能的影响[J]. 中药药理与临床，2013，3（2）：6-8.

[13] 王雷，刘丽萍，贾艳君，等. 桂枝茯苓胶囊用于剖宫产术后子宫复旧的临床观察[J]. 河北医学，2014，11（11）：1805-1808.

[14] 张飞虹，杨丽琼. 复方益母草胶囊综合治疗产后恶露不尽疗效观察[J]. 辽宁中医杂志，2015，42（5）：1034-1036.

[15] 赵春锋，杨焕民. 桂枝茯苓胶囊、裸花珠紫片联合产后康复治疗仪治疗子宫复旧不全的疗效观察[J]. 中国医院用药评价与分析，2015，15（9）：1178-1179.

[16] 范静玉. 桂枝茯苓胶囊治疗药流后阴道流血的临床研究[J]. 实用中西医结合临床，2014，14（8）：78-79.

[17] 郑加. 桂枝茯苓丸治疗瘢痕子宫药物流产后子宫复旧不良 30 例[J]. 中国中医药现代远程教育，2014，12（5）：49-50.

[18] 柳于介，萧伟，王振中，等. 不同剂量桂枝茯苓胶囊治疗原发性痛经疗效探索研究[J]. 中国中药杂志，2013，38（12）：2019.

[19] 赵艳，刘继红，顾伟萍. 经前期应用桂枝茯苓胶囊治疗子宫肌腺症痛经疗效观察[J]. 现代中西医结合杂志，2013，22（2）：170-171.

[20] 张国华. 桂枝茯苓胶囊治疗子宫内膜异位症疗效观察[J]. 辽宁中医药大学学报，2012，14（4）：188-189.

[21] 陈月娥. 观察米非司酮联合桂枝茯苓胶囊治疗子宫肌瘤的临床疗效和安全性[J]. 中国医药指南，2013，32（11）：386-387.

[22] 李珍. 米非司酮配合桂枝茯苓胶囊治疗围绝经期子宫肌瘤的临床应用[J]. 新中医，2014，46（3）：154-156.

[23] 江晓玲. 观察桂枝茯苓胶囊治疗卵巢囊肿的临床效果[J]. 中国医药指南，2013，11（13）：294-295.

（天津中医药大学第二附属医院　王雅楠、宋殿荣）

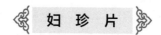

妇 珍 片

【药物组成】　益母草、当归、川芎。

【处方来源】 清·傅山《傅青主女科》生化汤之加减化裁方。国药准字 Z20063158。

【功能与主治】 逐瘀生新。用于妇女经血不调，癥瘕痞块，产后血晕，恶露不尽。

【药效】 主要药效如下：

1. 收缩子宫平滑肌 产后出血的主要病因之一是子宫收缩乏力，妇珍片可促进子宫收缩，达到止血的目的。

2. 缓解子宫平滑肌痉挛、改善子宫微循环 痛经的主要原因是子宫平滑肌痉挛性收缩，研究表明妇珍片可抑制缩宫素引起的子宫收缩，增加子宫毛细血管网点数，减少乙酸引起的小鼠扭体反应次数，增加血虚小鼠血红蛋白及红细胞总数，达到解痉、改善子宫微循环、镇痛、补血的作用[1]。

【临床应用】 主要用于产后恶露不绝、药物流产后子宫出血、痛经等。

1. 产后恶露不绝 妇珍片可用于产后恶露不绝，促进子宫收缩，减少产后出血时间及出血量。

2. 药物流产后阴道出血 药物流产后子宫出血量多，出血时间长，妇珍片有类似缩宫素的作用，可促进子宫平滑肌收缩，缩短出血时间，减少出血量[2]。

3. 痛经 妇珍片能够缓解原发性痛经患者的疼痛，其中气滞血瘀型痛经的治疗效果最好[3]。

【不良反应】 未见报道。

【使用注意】 妊娠者忌服。

【用法与用量】 口服。一次 5 片，一日 2 次，或遵医嘱。

参 考 文 献

[1] 韦桂宁，周军，李茂，等. 妇珍片治疗原发性痛经的药效学实验研究[J]. 中药药理与临床，2009，25（6）：85-86.
[2] 刘玉洁，聂惠霞. 妇珍片对药物流产后阴道出血的止血作用[J]. 中国初级卫生保健，2003，17（9）：84-85.
[3] 杨运菊. 妇珍片治疗原发性痛经疼痛的临床观察[J]. 内蒙古中医药，2014，33（8）：91-92.

（天津中医药大学第二附属医院 王雅楠、宋殿荣）

十一味能消丸（胶囊）

【药物组成】 藏木香、小叶莲、干姜、沙棘膏、诃子（去核）、蛇肉、大黄、方海、北寒水石（煅）、硇砂、碱花。

【处方来源】 藏药。《中国药典》（2015 年版）。

【功能与主治】 化瘀行血，通经催产。用于闭经，月经不调，难产，胎盘不下，产后瘀血腹痛。

【药效】 主要药效如下[1]：

1. 收缩子宫平滑肌 十一味能消丸可促进子宫平滑肌收缩，达到止血的目的。

2. 缩短凝血时间 十一味能消丸可促进凝血，缩短凝血时间，减少产后子宫出血时间，有效减少出血量。

【临床应用】 用于产后恶露不绝、药物流产后子宫出血等[1-2]。

1. 产后恶露不绝 十一味能消丸可减少产后子宫出血量，缩短出血时间。

2. 药物流产后子宫出血　十一味能消丸有类似缩宫素作用,可促进药物流产后子宫收缩,减少出血量,缩短出血时间。

【不良反应】　未见报道。

【使用注意】　妊娠者忌服。

【用法与用量】　口服。丸:一次 1 丸,一日 2 次。胶囊:一次 2～3 粒,一日 2 次。

参 考 文 献

[1] 尹润平. 十一味能消胶囊减少药物流产后阴道出血 34 例[J]. 山西中医, 2005, 21 (12): 43-44.

[2] 魏秀芳. 药物流产后加服十一味能消胶囊的效果观察[J]. 现代中西医结合杂志, 2004, 13 (20): 2697.

（天津中医药大学第二附属医院　王雅楠、宋殿荣）

复方益母草膏（胶囊）

【药物组成】　益母草、当归、川芎、白芍、地黄、木香。

【处方来源】　明·张景岳《景岳全书》八珍益母丸之加减化裁方。国药准字 Z20043070。

【功能与主治】　调经养血,化瘀生新。用于血瘀气滞引起的月经不调,行经腹痛,量少色暗。

【药效】　主要药效如下[1-2]:

1. 兴奋子宫平滑肌　复方益母草胶囊能增加子宫的收缩频率、幅度及紧张度,促进子宫平滑肌收缩,并使子宫收缩力增强,肌张力上升,从而促进子宫收缩。但是,对垂体后叶素引起的子宫收缩有抑制作用。

2. 缩短出血时间和凝血时间　复方益母草胶囊可明显缩短凝血时间,加速血液凝固,从而缩短出血时间、减少出血量。

3. 改善微循环　复方益母草膏对小鼠耳部微循环有明显的改善作用,这为临床治疗月经不调及产后子宫出血、子宫复旧不全等提供了实验依据。

【临床应用】　用于产后恶露不尽、原发性痛经、药物流产后子宫出血。

1. 产后恶露不尽[3-8]　复方益母草胶囊促进产后子宫复旧,与缩宫素联合应用产后出血发生率、产后出血量均明显下降,恶露持续时间、腹痛持续时间缩短。

2. 原发性痛经[9]　复方益母草膏治疗原发性痛经能明显减轻疼痛程度,缩短疼痛时间,且无不良反应。

3. 药物流产后子宫出血[10-15]　复方益母草膏能够缩短药物流产后子宫出血时间,且服用方便、安全。

【不良反应】　尚未见报道。

【使用注意】　①孕妇禁用;②忌食生冷食物;③气血两虚引起的月经量少,色淡质稀,伴有头晕心悸、疲乏无力等不宜选用本药。④糖尿病患者慎服。⑤服药 2 周症状无改善,应去医院就诊。

【用法与用量】　口服。膏:一次 10～20g,一日 2～3 次。胶囊:一次 3 粒,一日 3 次。

参 考 文 献

[1] 李毅敏，周连发，王士贤. 复方益母草膏治疗痛经药理机制的实验研究[J]. 中成药，2004，26（4）：311-314.

[2] 冀红，侯晓明，廖磊. 复方益母草膏药效学实验研究[J]. 首都医药，2006，14（7）：42-43.

[3] 彭明风，周鹏生. 复方益母草胶囊联合中医辨证治疗产后恶露不尽30例[J]. 实用中西医结合临床，2013，13（8）：61.

[4] 邹丽，张倩平. 复方益母草胶囊联合缩宫素治疗产后恶露不绝66例[J]. 江西中医药，2013，44（10）：40-41.

[5] 万里霞，邹雪琴，付琴. 复方益母草胶囊合桂枝茯苓胶囊治疗产后恶露不尽48例临床观察[J]. 医疗装备，2015，28（18）：124-125.

[6] 姜雪. 复方益母草胶囊促进产后子宫复旧的疗效观察[J]. 北方药学，2016，13（10）：56-57.

[7] 刘国英. 复方益母草胶囊综合治疗产后恶露不尽疗效观察[J]. 中国实用医药，2016，11（16）：153-154.

[8] 付乔芝. 在产后恶露不尽治疗中应用复方益母草胶囊的效果评价[J]. 世界最新医学信息文摘（电子版），2016，16（98）：141.

[9] 梁文郁，张学智，于晓妹，等. 复方益母草膏治疗原发性痛经105例的临床疗效观察[J]. 北京中医，2006，25（8）：510-511.

[10] 邓伟雄，陈华辉，钟文明. 复方益母草胶囊防治药物流产后出血的临床研究[J]. 中国现代医生，2012，50（18）：165-166.

[11] 胥红斌. 复方益母草膏用于防治药物流产后子宫出血66例临床观察[J]. 中外医疗，2009，28（36）：101.

[12] 李青. 米非司酮配伍米索前列醇终止早孕加服复方益母草膏临床分析[J]. 河北医学，1999（3）：6-8.

[13] 王波. 益母草膏加缩宫素辅助米非司酮终止早孕的观察[J]. 中国优生与遗传杂志，1998（4）：79.

[14] 彭凤娣，张小花. 益母草膏、清宫止血合剂配合米非司酮和米索前列醇进行药物流产的疗效观察[J]. 甘肃中医学院学报，2010，27（5）：34-36.

[15] 邓苏平. 复方益母草膏配合药物流产临床观察[J]. 辽宁中医药大学学报，2006，8（4）：90.

（天津中医药大学第二附属医院 王雅楠、宋殿荣）

产后逐瘀颗粒（胶囊）

【药物组成】 益母草、当归、川芎、炮姜。

【处方来源】 清·傅山《傅青主女科》生化汤之加减化裁方。国药准字 Z20090589。

【功能与主治】 活血调经，祛瘀止痛。用于产后瘀血不净，产后腹痛。

【药效】 主要药效如下：

1. 收缩子宫平滑肌 产后宫缩不良导致出血，产后逐瘀颗粒有兴奋子宫平滑肌，使子宫收缩增强的作用[1]。

2. 改善血液循环 产后逐瘀颗粒（胶囊）能改善子宫血液循环，促进子宫平滑肌血液运行，达到止血的目的。

【临床应用】 主要用于产后恶露不绝、药物流产后子宫出血等。

1. 产后恶露不绝 产后逐瘀颗粒对产后子宫复旧不良疗效确切，大多数服药后6天内恶露干净[1]。应用产后逐瘀颗粒（胶囊）后，恶露排泄干净时间明显缩短，子宫体积明显缩小[2]。

2. 药物流产后子宫出血 产后逐瘀颗粒（胶囊）应用于药物流产后，子宫出血时间明显缩短，出血量明显减少[3-4]。

【不良反应】 尚未见报道。

【使用注意】 妊娠者忌服。

【用法与用量】 口服。颗粒：一次1袋，一日3次。胶囊：一次3粒，一日3次。

参 考 文 献

[1] 陈建中，申萍，章绵珍. 逐瘀颗粒治疗产后子宫复旧不良的疗效观察[J]. 当代医学，2012，18（28）：155-156.

[2] 高伟娟, 冯文彬, 邢英华. 产后逐瘀胶囊对缩短产后流血时间的临床疗效研究[J]. 中国医药指南, 2012, 10 (15): 611-612.

[3] 朱兰芳, 黄妍, 曾美苑. 缩宫素加产后逐瘀胶囊缩短药物流产后出血的疗效观察[J]. 中国当代医药, 2011, 18 (13): 64-65.

[4] 冯志贤. 产后逐瘀胶囊预防药物流产后出血的疗效观察[J]. 中国现代药物应用, 2011, 5 (3): 135-136.

（天津中医药大学第二附属医院　王雅楠、宋殿荣）

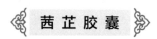

茜芷胶囊

【药物组成】　川牛膝、三七、茜草、白芷。

【处方来源】　研制方。国药准字 Z20010102。

【功能与主治】　活血止血，祛瘀生新，消肿止痛。用于气滞血瘀所致子宫出血过多，时间延长，淋漓不止，小腹疼痛；药物流产后子宫出血量多见上述证候者。

【药效】　主要药效如下：

1. **促进子宫内膜细胞生长**　正常女性的子宫内膜随着月经周期的变化,其组织形态也发生周期性的变化。在月经周期的增殖期受雌激素的作用，子宫内膜腺体和基质细胞呈增殖状态，腺体数目增加，间质水肿，子宫内膜厚度增加；在分泌期受孕激素的作用，子宫内膜呈分泌反应，腺上皮细胞内出现含糖原小泡，其顶端胞膜破裂，将糖原排入腺腔，称为顶浆分泌，该分泌活动在排卵后 7 天达到高峰。茜芷胶囊对子宫内膜腺上皮细胞具有显著促进生长的作用，修复子宫内膜而达到止血的目的。腺上皮细胞在月经周期的增殖中期增生活跃，在分泌期中期，主要发挥顶浆分泌的作用，为胚胎着床提供营养条件。茜芷胶囊促进子宫内膜腺上皮细胞增殖，在分泌期，有更多的腺上皮细胞发生顶浆分泌，其促进子宫内膜腺上皮细胞增殖可能与雌激素受体相关[1]。

2. **增加子宫内膜容受性**　茜芷胶囊对降钙素在腺上皮细胞中的表达有明显的促进作用。子宫内膜合成降钙素后，可通过自分泌或旁分泌方式作用于子宫组织，促进细胞外 Ca^{2+} 内流，细胞内 Ca^{2+} 浓度增加可以促进其合成和分泌催乳素、血小板活化因子等一系列因子，促进内膜蜕膜化改变，从而改善子宫内膜容受性，达到修复内膜，止血的作用[1]（图 20-4 ）。

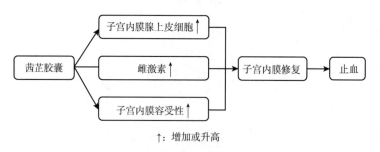

↑: 增加或升高

图 20-4　茜芷胶囊止血作用机制图

3. **止血和抗血栓作用**　茜芷胶囊能够抑制血小板聚集和黏附,能够加快溶解纤维蛋白酶，能够抗凝血酶，还可以抑制胶原形成，抑制纤维蛋白降解产物形成，抑制 TXA2 增加，使尿激酶激活，加快溶解纤维蛋白，实现抗血栓作用[2-4]。通过提高血小板功能以及增加血小板数量起到明显的止血效果。

【临床应用】

1. 流产后子宫出血　人工流产或药物流产后服用茜芷胶囊，可有效缩短术后阴道流血时间、月经复潮时间，减少阴道出血量，降低宫腔残留物比例，对术后康复有明显的促进作用[5-8]。

2. 放置宫内节育器后出血　茜芷胶囊能减少放置宫内节育器引起的出血，提高宫内节育器放置的续用率[9-11]。

【不良反应】　尚未见报道。

【使用注意】　妊娠者忌服。

【用法与用量】　口服。一次 5 粒，一日 3 次，连服 9 天为一个疗程，或遵医嘱。

参 考 文 献

[1] 何佳静，梁晓磊，李爱华，等.茜芷胶囊对人离体子宫内膜细胞生长的影响[J].生殖与避孕，2014，34（12）：979-985.

[2] 赵常英.关于三七的活性成分药理与临床应用功效的相关探讨[J].世界最新医学信息文摘（电子版），2016，16（90）：195-196.

[3] 王学军，武新安，郁洋，等.HPLC-ELSD 测定茜芷胶囊中三七皂苷 R1、人参皂苷 Rg1 及 Rb1 的含量[J].分析测试技术与仪器，2006，12（4）：218-220.

[4] 张雪菊，苏文博，殷学芳，等.RP-HPLC 测定茜芷胶囊中欧前胡素的含量[J].中成药，2004，26（9）：722-723.

[5] 张蕾，童英，吕佳会.药物流产后阴道出血治疗方法的探讨[J].中国妇幼保健，2012，27（34）：5539-5541.

[6] 梁秀文，季新梅，吴琼，等.茜芷胶囊联合米非司酮治疗人流术后持续阴道出血的疗效观察[J].现代药物与临床，2017，32（4）：678-681.

[7] 纪巍，刘菲，吴建华.茜芷胶囊用于药物流产后的临床观察[J].中国生育健康杂志，2009，20（5）：299-300.

[8] 茜芷胶囊（原宫膜康胶囊）治疗药物流产术后子宫出血临术总结（摘要）[J].人口与计划生育，2002（7）：49.

[9] 徐巧荣.茜芷胶囊、妇科千金片治置宫内节育器后阴道出血的临床效果观察[J].现代中西医结合杂志，2008，17（17）：2638-2639.

[10] 林伟平，沈景丰.茜芷胶囊治疗宫内节育器致异常子宫出血疗效观察[J].中国妇幼保健，2009，24（13）：1863-1864.

[11] 艾苗，艾青.茜芷胶囊治疗宫内节育器所致经期延长的疗效观察[J].工企医刊，2003，16（6）：63-64.

（天津中医药大学第二附属医院　王雅楠、宋殿荣）

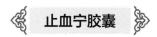

止血宁胶囊

【药物组成】　三七、紫珠草、马齿苋、槐花（炒）、血余炭、花蕊石。

【处方来源】　研制方。国药准字 Z20050823。

【功能与主治】　止血，消肿，化瘀。用于功能失调性子宫出血、崩中下血、衄血、咳血、吐血等出血症。

【药效】　主要药效如下：

1. 促进凝血　止血宁胶囊能够缩短凝血时间[1]，达到止血的目的。

2. 收缩子宫血管　止血宁胶囊可收缩子宫局部血管，促进子宫收缩，达到止血的目的。

【临床应用】

1. 子宫出血　止血宁胶囊可明显缩短子宫出血时间[1]。

2. 流产后出血　止血宁胶囊可减少药物流产后阴道流血量、出血时间，促进子宫恢复[2]。

【不良反应】　尚未见报道。

【使用注意】　经期停服，妊娠者忌服。

【用法与用量】　口服。一次4粒，一日2次。

参 考 文 献

[1] 丁安伟, 张亚大, 向谊. 止血宁胶囊治疗出血症107例临床观察[J]. 江苏中医, 1998, 19（11）: 10-11.

[2] 姜玉娟. 药物流产中应用蒙药止血宁的临床观察[J]. 现代诊断与治疗, 2010, 21（6）: 361.

（天津中医药大学第二附属医院　王雅楠、宋殿荣）

安宫止血颗粒

【药物组成】　益母草、马齿苋。

【处方来源】　研制方。《中国药典》（2015年版）。

【功能与主治】　活血化瘀，清热止血。用于瘀热内蕴所致的恶露不净，症见恶露不止、小腹疼痛、口燥咽干，以及人工流产及产后子宫复旧不全见上述证候者。

【药效】　主要药效如下：

1. 兴奋子宫平滑肌　安宫止血颗粒对大鼠、家兔离体子宫平滑肌有兴奋作用，灌胃给药可使家兔子宫平滑肌兴奋性增加、肌电活动增强[1]，提示安宫止血颗粒可促进子宫收缩。

2. 改善血液循环　安宫止血颗粒能改善子宫血液循环，收缩子宫血管，促进局部止血。

【临床应用】　主要用于产后恶露不绝、药物流产后出血。

1. 产后恶露不绝　安宫止血颗粒治疗产后恶露不绝疗效显著，可明显缩短子宫出血时间[2-4]。

2. 药物流产后子宫出血　安宫止血颗粒可明显缩短药物流产后子宫出血时间[5-6]。

【不良反应】　尚未见报道。

【使用注意】　本品不适用于因胎盘、胎膜残留引起的产后出血；孕妇禁用；用药期间，注意观察阴道出血量的变化。

【用法与用量】　温开水冲服。一次4g（1袋），一日3次，7～10天为一疗程。

参 考 文 献

[1] 康庆福. 妇女产后止血安宫颗粒的药学应用初步研究[J]. 中国卫生标准管理, 2015, 6（2）: 58-59.

[2] 黄东, 吴小容. 安宫止血颗粒治疗产后恶露不绝的临床观察[J]. 临床和实验医学杂志, 2010, 9（8）: 631.

[3] 李萍, 刘照娟. 安宫止血颗粒治疗产后恶露不绝40例临床观察[J]. 现代中西医结合杂志, 2009, 18（17）: 2031.

[4] 孟献荣, 唐智华. 安宫止血颗粒预防产后出血40例临床观察[J]. 中国实用医药, 2014, 9（8）: 180-181.

[5] 王文革, 毕丽民. 安宫止血颗粒对药物流产后子宫出血的预防作用观察[J]. 山东医药, 2008, 48（24）: 3.

[6] 高永玲, 周炳秀, 崔美玉. 安宫止血颗粒用于防治药物流产后子宫出血180例临床分析[J]. 中国妇幼保健, 2008, 23（25）: 3617-3618.

（天津中医药大学第二附属医院　王雅楠、宋殿荣）

二、补　虚　类

妇康丸（口服液）

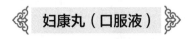

【药物组成】　白术、党参、茯苓、苍术（米泔水炙）、川芎、熟地黄、川牛膝、蒲黄、

香附、乳香、木瓜、延胡索、高良姜、没药、青皮、地榆（炭）、当归、乌药、白芍、桃仁（去皮尖，炒）、益母草、羌活、山茱萸、三棱、木香、陈皮、五灵脂。

【处方来源】　研制方。国药准字 Z41022322。

【功能与主治】　益气养血，行气化瘀。用于产后气血不足，虚中夹瘀，寒热错杂的胁腹胀痛，腹痛，头身疼痛，恶露不绝，血晕昏迷，大便秘结，无乳等症。

【药效】　主要药效如下[1]：

1. 促进子宫收缩　妇康丸能通过益气养血，促进子宫平滑肌的收缩达到补血止血的目的[1]。

2. 镇痛　妇康丸可提高痛阈，减轻疼痛。

3. 改善血液循环　妇康丸能改善子宫血液循环，改善血液流变学，促进产后子宫恢复。

【临床应用】

1. 产后子宫复旧不全　妇康丸可促进子宫收缩达到止血的目的，临床用于剖宫产术后可促进子宫收缩；缩短排气时间，预防便秘，促进胃肠功能恢复；有利于乳汁的分泌[2-5]。

2. 预防宫腔粘连　实验表明妇康口服液可能通过降低经典的苯酚胶浆构建的大鼠宫腔粘连模型宫内膜 TGF-β1、PAI-1 的表达，增加 MMP-9 的表达，从而减少细胞外基质的积聚、促进细胞外基质的分解，提示妇康口服液可预防宫腔粘连的发生[6]。

【不良反应】　尚不明确。

【使用注意】　忌食鲜物和生冷、腥荤食物。孕妇禁用。

【用法与用量】　口服。丸：一次 1 袋，一日 2 次，温开水或黄酒送服。口服液：一次 1 瓶，一日 2 次。

参 考 文 献

[1] 李宗铎，顾丽娅，刘根良，等. 妇康丸药理作用的研究[J]. 北京中医药大学学报，1997，20（6）：40-42.

[2] 沈艳辉. 产后妇康丸治疗产后子宫复旧不全临床研究[J]. 辽宁中医药大学学报，2011，13（7）：213.

[3] 沈艳辉，刘艳芹. 产后妇康丸治疗产后子宫复旧不良 140 例临床观察[J]. 河北中医，2010，32（9）：1340.

[4] 程丛娟，潘明明，漆昆，等. 妇康丸对剖腹产术后恢复的影响[J]. 上海中医药杂志，2000，34（12）：30-31.

[5] 周亚芬. 妇康丸防治药物流产后阴道不规则出血[J]. 现代中西医结合杂志，2007，（36）：5438-5439.

[6] 胡莎，李亚，孟维杰，等. 妇康口服液对大鼠实验性宫腔粘连预防效果及对宫内膜组织 TGF-β1、PAI-1 和 MMP-9 表达影响的实验研究[J]. 四川大学学报（医学版），2013，44（4）：540-544.

（天津中医药大学第二附属医院　王雅楠、宋殿荣）

五加生化胶囊

【药物组成】　刺五加浸膏、当归、川芎、桃仁、干姜、甘草。

【处方来源】　清·傅山《傅青主女科》生化汤之加味方。国药准字 Z10950043。

【功能与主治】　益气养血，活血祛瘀。适用于经期及人工流产术后、产后气虚血瘀所致阴道流血，血色紫暗或有血块，小腹疼痛按之不减，腰背酸痛，自汗，心悸气短，舌淡、兼见瘀点，脉沉弱等。

【药效】　主要药效如下[1-2]：

1. 收缩子宫　五加生化胶囊对离体白鼠子宫平滑肌和家兔在体子宫都有增强收缩频率和增加幅度的效果，提示其能够促进子宫收缩，达到止血的目的。

2. 镇痛　五加生化胶囊能提高痛阈，减轻疼痛反应，促进产后恢复。

3. 雌激素样作用　五加生化胶囊能恢复去卵巢小鼠动情周期，拮抗子宫萎缩，增加子宫质量，并能上调血中 E_2 浓度，促进子宫血管收缩，达到止血的目的。

【临床应用】　临床应用如下[3]：

1. 剖宫产术后子宫复旧　五加生化胶囊能够增强子宫平滑肌收缩频率和振幅，促进剖宫产术后子宫复旧，预防宫腔积血，缩短阴道流血时间，降低产褥期感染率。

2. 药物流产后阴道出血　五加生化胶囊对子宫平滑肌有兴奋作用，可以使子宫正常的收缩曲线出现张力上升，收缩振幅加大，在药物流产后可促进子宫内膜坏死组织脱落，加快其排出速度，有助于清除产后胎盘、妊娠产物、蜕膜残留；同时能够促进血小板的聚集，加快凝血速度，提高药物流产后机体的凝血功能，起到止血和减轻出血的作用。

【不良反应】　尚未见报道。

【使用注意】　忌食辛辣、黏腻及生冷食物。

【用法与用量】　口服。一次 6 粒，一日 2 次，温开水送服，疗程 3 天或遵医嘱。

参 考 文 献

[1] 何欣欣. 五加生化胶囊的药理及临床应用[J]. 吉林医学，2014，35（1）：92-93.

[2] 李松，耿放，张宁，等. 五加生化胶囊对去卵巢小鼠的影响[J]. 中成药，2014，36（9）：1977-1979.

[3] 郑春琴. 五加生化胶囊用于药物流产 206 例[J]. 中国药师，2011，14（3）：418-419.

（天津中医药大学第二附属医院　王雅楠、宋殿荣）

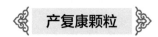

产复康颗粒

【药物组成】　益母草、当归、人参、黄芪、何首乌、桃仁、蒲黄、熟地黄、香附（醋制）、昆布、白术、黑木耳。

【处方来源】　研制方。《中国药典》（2015 年版）。

【功能与主治】　补气养血，排瘀生新。用于产后出血过多，气血俱亏，腰腿酸软，倦怠无力等。

【药效】　主要药效如下[1-2]：

1. 收缩子宫　产复康颗粒能够增加子宫平滑肌收缩频率和幅度，促进子宫收缩，达到止血的目的。

2. 缩短凝血时间　产复康颗粒能够缩短凝血时间，减少出血量，从而达到止血的目的。

3. 镇痛　产复康颗粒能提高痛阈，减轻疼痛反应，促进产后恢复。

4. 抗炎　产复康颗粒能降低炎症因子的含量，达到抗炎的目的。

5. 增加免疫能力　实验表明产复康颗粒能够增加大鼠免疫器官胸腺、脾脏质量，达到增强免疫能力的目的，因此有利于促进术后恢复。

【临床应用】

1. 剖宫产术后子宫复旧　产复康颗粒有增强子宫平滑肌收缩频率和振幅的作用，促进子宫复旧，从而缩短阴道出血时间。应用于剖宫产术后，可明显减少术后出血时间，降低产褥期感染率[2-5]。

2. 药物流产后阴道出血　产复康颗粒对子宫平滑肌有兴奋作用，在药物流产后可促进子宫内膜坏死组织脱落，加快其排出速度，有助于清除妊娠产物、蜕膜残留等，减少子宫出血量[6-7]。

【不良反应】　尚未见报道。

【使用注意】　忌食辛辣、黏腻及生冷食物。

【用法与用量】　口服。一次 5g（或者 1 袋），一日 3 次，5～7 天为一疗程，产褥期可长期服用。

参 考 文 献

[1] 张丽霞，李翠萍，黄霞，等. 产妇康颗粒抗炎、镇痛及对大鼠在体子宫收缩活动影响的实验研究[J]. 中医研究，2008，21（5）：9-10.

[2] 李翠萍，黄霞，马丽亚，等. 产妇康颗粒促进剖宫产术后产妇康复的实验研究[J]. 中医学报，2007，22（2）：18-20.

[3] 李翠萍，胡晓华，孙红，等. 产妇康颗粒促进剖宫产术后产妇康复 100 例[J]. 中医研究，2007，20（3）：28-29.

[4] 刘艳梅. 产妇康颗粒联合缩宫素静脉滴注治疗产后恶露不绝的临床研究[J]. 世界最新医学信息文摘（电子版），2017，17（38）：96，104.

[5] 吕小玲. 产复康颗粒联合缩宫素注射液治疗产后出血临床观察[J]. 新中医，2017，49（4）：89-91.

[6] 马培芬，范小兰，米才毛. 产复康颗粒辅助早期妊娠药物流产 95 例临床观察[J]. 青海医药杂志，2013，43（12）：14-15.

[7] 张丽杰. 产复康颗粒治疗不完全药物流产 50 例疗效观察[J]. 浙江中医杂志，2014，49（6）：413.

（天津中医药大学第二附属医院　王雅楠、宋殿荣）

❀　益 宫 颗 粒　❀

【药物组成】　黄芪、当归、续断、党参、益母草、丹参、败酱草、香附。

【处方来源】　研制方。国药准字 Z20080025。

【功能与主治】　益气摄血，养血化瘀。用于产后恶露不绝属气血亏虚夹瘀证，症见产后血性恶露持续数日仍淋漓不绝。

【药效】　主要药效如下：

1. 收缩子宫　益宫颗粒能提高子宫平滑肌收缩频率、收缩幅度，增强子宫活动力，达到促进子宫收缩、促进产后恢复的目的[1]。

2. 促进凝血　益宫颗粒能缩短出血时间、凝血时间，达到止血的目的[1]。

【临床应用】

1. 剖宫产术后子宫复旧　益宫颗粒能改善剖宫产术后出血、感染、泌乳等并发症，有效率高，尤其适用于气血虚弱兼血瘀证患者，安全、有效，在减少和预防产后出血方面疗效显著[2-13]。

2. 药物流产后阴道出血　益宫颗粒能明显缩小流产后子宫体积，促进宫腔积血排出，应用于药物流产后，能有效促进胚胎组织排出、减少药物流产后阴道出血量及出血时间[14-15]。

【不良反应】　尚未见报道。

【使用注意】　①本品为围产期用药，应在医师指导下使用；根据本品 Ⅱ、Ⅲ 期临床试验结果推荐疗程为 1 周。②由于该试验未进行对新生儿生长发育影响的研究，缺乏疗程＞1 周的母子安全性和有效性数据，故延长治疗周期须慎重。③软产道损伤、产后盆腔感染、子宫肌瘤、胎盘残留或凝血机制障碍等其他原因所致的产后出血不在本品治疗范围内。

【用法与用量】 口服。一次 1 袋，一日 3 次，疗程 1 周。

参 考 文 献

[1] 焦晨莉，吴婷. 益宫颗粒对大鼠离体子宫平滑肌及小鼠出、凝血时间影响的实验研究[J]. 贵阳中医学院学报，2011，33（5）：145-146.

[2] 陈占香. 益宫颗粒治疗产后恶露不绝的疗效观察[J]. 临床合理用药杂志，2013，6（6）：68-69.

[3] 薛学丽. 益宫颗粒和新生化颗粒促产后恢复的临床观察比较[J]. 中国药物经济学，2013（2）：584-585.

[4] 王琼林，付国芳，王梅. 益宫颗粒促进子宫复旧及泌乳的临床分析[J]. 中国医药导报，2013，10（15）：111-113.

[5] 焦晨莉，刘东平. 益宫颗粒治疗产后恶露不绝（气虚血瘀证）的疗效观察[J]. 实用心脑肺血管病杂志，2011，19（7）：1226-1227.

[6] 张兰，侯秀环. 益宫颗粒治疗产后气虚血瘀恶露不绝 100 例[J]. 中医临床研究，2011，3（21）：61.

[7] 黄剑峰，姜向阳，景茹草. 益宫颗粒治疗产后恶露不绝的安全性评价[J]. 中国医药指南，2010，8（1）：123-125.

[8] 景茹草，姜向阳. 益宫颗粒促进产后子宫复旧临床观察分析[J]. 中国医药指南，2010，8（1）：103-104.

[9] 杜善平，姜向阳，景如草. 益宫颗粒治疗产后恶露不绝 88 例分析[J]. 中国现代药物杂志，2009，11（10）：91-92.

[10] 姜向阳，石紫云. 益宫颗粒治疗产后恶露不绝 220 例临床观察[J]. 中国现代医生，2010，48（3）：55-56.

[11] 陈梅. 益宫颗粒治疗产后恶露不绝（气血亏虚挟瘀证）63 例临床观察[J]. 中国实用医药，2010，5（11）：182-183.

[12] 郭颖. 益宫颗粒对剖宫产术术后并发症影响的临床观察[J]. 中国实用医药，2010，5（11）：166-167.

[13] 刘明，李华，吴静. 益宫颗粒治疗产后恶露不绝疗效观察[J]. 中国医药指南，2010，8（23）：53-54.

[14] 刘艳君，王玉双，张国瑞. 益宫颗粒对药物流产出血时间影响的临床研究[J]. 中国医药指南，2010，8（36）：51-52.

[15] 任玉顺，李正子. 益宫颗粒用于药物流产后减少阴道流血观察[J]. 中国实用医药，2011，6（9）：145-146.

（天津中医药大学第二附属医院　王雅楠、宋殿荣）

参坤养血颗粒

【药物组成】 黄芪、当归、丹参、党参、益母草、北败酱。

【处方来源】 研制方。国药准字 Z20027098。

【功能与主治】 益气养血，活血化瘀。用于气虚血瘀所致的产后恶露不绝、小腹疼痛。

【药效】 主要药效如下[1]：

1. 收缩子宫　参坤养血颗粒能促进子宫收缩，达到止血的目的。

2. 改善血液循环　参坤养血颗粒能改善子宫血液循环，改善血液流变学指标，达到止血的目的，促进产后恢复。

【临床应用】 主要临床应用如下[1-2]：

1. 产后恶露不绝　参坤养血颗粒能缩短产后出血时间，减少产后出血量。

2. 流产后阴道出血　参坤养血颗粒能明显缩短人工流产、药物流产后子宫复旧时间，减少术后阴道出血量及出血时间，促进子宫恢复，使月经复潮正常。

【不良反应】 尚未见报道。

【使用注意】 ①忌食寒凉、生冷食物；服药期间不宜喝茶和吃萝卜，不宜同时服用藜芦、五灵脂、皂荚或其制剂。②感冒时不宜服用。③月经过多者不宜服用。

【用法与用量】 开水冲服。一次 15g，一日 3 次。

参 考 文 献

[1] 李彦. 参坤养血颗粒用于药物流产后阴道出血的临床观察[J]. 临床合理用药杂志, 2013, 6（10）: 64.

[2] 代金荣, 韩晓凤. 参坤养血颗粒对人工流产术后促进子宫复旧的临床效果观察[J]. 中国保健营养, 2012, 22（7）: 2167.

（天津中医药大学第二附属医院 王雅楠、宋殿荣）

产复欣颗粒

【药物组成】 菟丝子、枸杞子、北沙参、当归、白芍、阿胶、地骨皮、益母草、蒲黄（炒炭）、荆芥穗（炒炭）。

【处方来源】 研制方。国药准字 Z20025026。

【功能与主治】 益肾养血, 补气滋阴, 活血化瘀。用于产后子宫复旧不全引起的恶露不尽, 产后出血, 腰腹隐痛, 气短多汗, 大便难等症, 并有助于产后体型恢复。

【药效】 主要药效如下:

1. 收缩子宫 产复欣颗粒能够促进子宫收缩, 达到止血的目的。

2. 改善血液循环 产复欣颗粒能改善子宫血液循环, 缩短出血时间, 有效止血。

【临床应用】 主要临床应用如下[1-3]:

1. 产后恶露不绝 产复欣颗粒能减少产后阴道出血量及缩短阴道出血时间, 促进子宫快速复旧。

2. 流产后子宫复旧 产复欣颗粒能够缩短药物引产时间, 降低阴道出血量及阴道出血时间, 缩短产后腹痛时间, 促进子宫快速复旧。

【不良反应】 尚未见报道。

【使用注意】 孕妇禁服。

【用法与用量】 温开水冲服。一次 10g, 一日 3 次。

参 考 文 献

[1] 符永燕. 产复欣颗粒联合暖宫贴对人流术后子宫恢复影响观察[J]. 亚太传统医药, 2015, 11（9）: 115-116.

[2] 战雪松. 产复欣颗粒在药物流产中的临床应用探讨[J]. 中国社区医师, 2008, 10（12）: 86.

[3] 殷肃洁, 王艳丽. 产复欣颗粒对非司酮中期引产患者预后影响作用研究[J]. 中国保健营养, 2013, 23（5）: 2570-2571.

（天津中医药大学第二附属医院 王雅楠、宋殿荣）

妇科止血灵胶囊（片）

【药物组成】 熟地黄、五味子、杜仲（炭）、续断、白芍、山药、牡蛎（煅）、海螵蛸、地榆（炒）、蒲黄（炭）、槲寄生。

【处方来源】 研制方。国药准字 Z20090633。

【功能与主治】 补肾敛阴, 固冲止血。用于妇女功能失调性子宫出血, 月经过多, 崩漏下血, 人工流产或药物流产后出血, 产后出血, 放置节育器或皮下埋置术后出血, 使用各种避孕药引起的出血, 各种妇科类炎症引起的出血, 子宫肌瘤引起的出血, 围绝经期不规则出血。

【药效】　主要药效如下：

1. 止血　妇科止血灵胶囊能够缩短凝血时间，达到止血的目的。

2. 镇痛　妇科止血灵胶囊能延长小鼠热板痛反应时间，减少小鼠扭体次数，有镇痛作用。

【临床应用】

1. 产后子宫复旧　止血灵胶囊能减少阴道分娩后子宫出血量，促进子宫复旧[1]。

2. 药物流产后阴道出血　止血灵胶囊能减少药物流产后子宫出血量，缩短药物流产后子宫出血时间，促进子宫恢复[2-4]。

3. 围绝经期子宫出血　围绝经期功能失调性子宫出血患者应用止血灵胶囊联合米非司酮治疗效果较好，调节性激素水平，可以明显降低患者的 LH、FSH、孕酮的水平，提高治疗效果，缩短患者止血时间和月经恢复规律时间，而且不良反应较小[5-7]。

4. 异常子宫出血　止血灵胶囊治疗青春期功能失调性子宫出血可显著改善临床疗效及性激素水平，对青春期功能失调性子宫出血具有良好的治疗作用[8-9]。

【不良反应】　尚未见报道。

【使用注意】　忌食辛辣、黏腻及生冷食物。

【用法与用量】　口服。胶囊：一次 5 粒，一日 3 次。片：一次 5 片，一日 3 次。

参 考 文 献

[1] 刘天旭. 妇科止血灵减少产后出血的探讨[J]. 临床医学，2007，27（10）：49-50.

[2] 阎敏，彭国庆. 妇科止血灵片防治药物流产后阴道流血 49 例临床观察[J]. 中医药导报，2006，12（5）：35-36.

[3] 李兰，武晓薇，于梅菊. 复方米非司酮配伍米索终止早孕及加用妇科止血灵的临床观察[J]. 生殖与避孕，2010，30（7）：499-501.

[4] 张凤花，辛洁. 速笑妇科止血灵缩短药物流产后阴道出血时间临床观察[J]. 上海中医药杂志，2005，39（9）：44.

[5] 孔青梅，李芹. 妇科止血灵片联合米非司酮治疗更年期功能性子宫出血的疗效观察[J]. 现代药物与临床，2016，31（8）：1213-1215.

[6] 沙红兰，孙海翔. 妇科止血灵与米非司酮联用治疗更年期功能性子宫出血的疗效分析[J]. 西北药学杂志，2016，31（5）：509-511.

[7] 袁漫春. 止血灵联合米非司酮对更年期功能性子宫出血患者的临床干预意义分析[J]. 航空航天医学杂志，2017，28（3）：336-338.

[8] 李桂民，陈秋澄，路凤琴，等. 妇科止血灵治疗功血 300 例临床观察报告[J]. 吉林中医药，1986（3）：11.

[9] 李秀珍，叶青，李凤兰，等. 止血灵治疗妇产科出血性疾病 100 例近期疗效观察[J]. 湖北中医杂志，1984（1）：16-17.

（天津中医药大学第二附属医院　王雅楠、宋殿荣）

❧ 胶 艾 汤 ❧

【药物组成】　熟地黄、艾叶、当归、甘草、芍药、川芎、阿胶。

【处方来源】　宋·太平惠民和剂局《太平惠民和剂局方》。

【功能与主治】　补血止血，调经安胎。用于功能失调性子宫出血、先兆流产、不全流产、产后子宫恢复不全等妇人冲任虚损证。

【药效】　主要药效如下：

1. 调节下丘脑–垂体–卵巢轴　胶艾汤可明显诱导子宫 ERα 表达增强，强度与己烯雌酚相似；胶艾汤诱导 ERβ 表达的作用强于己烯雌酚，提示胶艾汤具有一定的雌激素受体亚型特异性的雌激素样作用。同时，胶艾汤可提高大鼠体内的 FSH 含量以及 LH、E_2、孕酮等含量，调节内分泌，而达到止血的目的[1-4]。

2. 促进凝血　胶艾汤可提高 TXB2 含量和血小板聚集率，缩短子宫出血时间和减少子宫出血量；可使血浆组织纤溶酶原激活剂（t-PA）含量降低而纤溶酶原激活剂抑制物（PAI）含量增加，从而抑制 t-PA 激活纤溶；并可使 vWF 含量下降，有保护血管内皮细胞作用[5-7]，促进凝血。胶艾汤高剂量能缩短 PT、APTT，提高 TXB_2 而下调 6-keto-PGF_{1a} 的水平，提示胶艾汤可能是通过激活内源性、外源性凝血系统和调节 TXB_2、6-keto-PGF_{1a} 的水平发挥止血功能（图 20-5）。

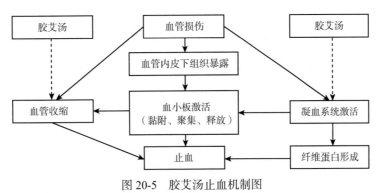

图 20-5　胶艾汤止血机制图

3. 促进子宫收缩　胶艾汤能增加子宫收缩频率，增加子宫张力，起到催产，减少产后出血，促进子宫复旧的作用[8]。

【临床应用】

1. 产后子宫复旧不良　胶艾汤能明显减少产后出血，促进产后子宫复旧[9]。

2. 流产后出血　胶艾汤能减少瘢痕子宫人工流产术后及药物流产后子宫出血时间、出血量，促进子宫恢复[10-12]。

3. 异常子宫出血　胶艾汤能够治疗青春期、围绝经期功血引起的月经周期紊乱、经期延长、经量增多甚至大出血或淋漓不止[11-19]。

4. 置环后出血　胶艾汤能减少置环后子宫出血时间、出血量，促进子宫恢复[20]。

【不良反应】　尚未见报道。

【使用注意】　服药期间饮食宜清淡，忌食辛辣、油腻之品。

【用法与用量】　水煎服，阿胶另烊后兑入，温服，一日 2 次。

参 考 文 献

[1] 伍军军，曹崇波，陈剑波，等. 胶艾汤与四物汤对子宫出血大鼠模型出凝血及性激素的影响[J]. 吉林中医药，2018，38（3）：313-316.

[2] 郑传柱，贾梅，李慧，等. 胶艾汤与四物汤对子宫出血模型大鼠保血功效的比较研究[J]. 中国药理学通报，2015，31（5）：739-740.

[3] 蒋晓煌，蒋孟良，贺卫和，等. 胶艾汤不同炮制组方对动物激素水平与凝血机制的影响[J]. 湖南中医药大学学报，2017，37（6）：591-593.

[4] 赵丕文，牛建昭，王继峰，等. 胶艾汤及参芪胶艾汤的雌激素样作用及可能机制[J]. 中国中药杂志，2009，34（19）：2503-2507.

[5] 贺卫和，王志琪，蒋孟良，等. 胶艾汤止血机制的实验研究[J]. 世界中西医结合杂志，2012，7（12）：1032-1033，1041.

[6] 李祥华，王文英. 胶艾汤对实验性出血的影响[J]. 中国医院药学杂志，2005，25（2）：149-150.

[7] 蒋晓煌，蒋孟良，贺卫和，等. 胶艾汤不同炮制组方对动物子宫收缩、凝血酶原时间与纤溶活性的影响[J]. 中国医院药学杂志，2017，37（9）：835-838.

[8] 李祥华，王文英. 胶艾汤对动物离、在体子宫活动的影响[J]. 中国中药杂志，2005，30（2）：154-156.

[9] 张爱平，冯丽丽. 益母公英胶艾汤治疗剖宫产术后子宫复旧不良临床观察[J]. 新中医，2012，44（3）：61-62.

[10] 陈绮明. 胶艾汤加减治疗疤痕子宫人流术后阴道流血的临床研究[J]. 中外医疗，2016，35（17）：177-179.

[11] 陶华，丁素娟. 胶艾汤加味防治药物流产不全 97 例[J]. 宁夏医学杂志，2005，27（5）：337-338.

[12] 黄雅仙，严宇仙. 金匮胶艾汤加减治疗药物流产后出血不止 52 例[J]. 浙江中西医结合杂志，1997（5）：299-300.

[13] 杨红丽. 胶艾汤配合性激素治疗功能失调性子宫出血 39 例[J]. 河南中医，2010，30（12）：1231-1232.

[14] 唐帅莲. 参芪胶艾汤加减治疗功能性子宫出血 42 例临床观察[J]. 北方药学，2013，10（1）：23.

[15] 韦丽君，刘玉. 加味胶艾汤治疗肾虚血瘀型围绝经期功血 40 例临床研究[J]. 江苏中医药，2011，43（7）：36-37.

[16] 黄群，刘春香. 胶艾汤加减治疗青春期功能性子宫出血 70 例临床观察[J]. 中医临床研究，2011，3（10）：37-38.

[17] 王景龙. 加味胶艾汤治疗功能性子宫出血 155 例[J]. 中医临床与保健，1991（2）：13-15.

[18] 丁素娟，任利. 益母胶艾汤治疗崩漏 50 例[J]. 河南中医药学刊，2002（4）：46-47.

[19] 马晓梅，穆齐金. 中西医结合治疗围绝经期功能失调性子宫出血 30 例临床观察[J]. 山东医药，2008，48（38）：92-93.

[20] 冀学超，石庆芳，张志红. 芎归胶艾汤治疗宫内节育器避孕引起不规律阴道出血 36 例临床观察[J]. 河北中医药学报，2012，27（2）：26.

（天津中医药大学第二附属医院　王雅楠、宋殿荣）

三、清热凉血止血类

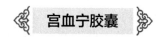

宫血宁胶囊

【药物组成】　重楼。

【处方来源】　研制方。《中国药典》（2015 年版）。

【功能与主治】　凉血止血，清热除湿，化瘀止痛。用于崩漏下血、月经过多、产后或流产后宫缩不良出血及子宫功能性出血属于血热妄行证者，以及盆腔炎性疾病后遗症之湿热瘀结所致少腹痛、腰骶痛、带下增多等。

【药效】　主要药效如下：

1. 收缩子宫　宫血宁胶囊可引起大鼠离体子宫的节律性收缩，子宫收缩则压迫子宫肌层的血管，可达到减少出血的目的。重楼主要成分重楼皂苷不仅能引起离体子宫的收缩，而且能增强在体子宫的收缩，其机制为重楼皂苷通过激活细胞内多种信号传递途径增加细胞内钙浓度，调节子宫平滑肌的节律收缩[1-2]。另有研究证明重楼总皂苷对大鼠子宫平滑肌收缩活动的调节与 PLA2 /AA 信号途径的激活有关[3]。

2. 止血作用　重楼甾体总皂苷体外能够直接诱导血小板聚集，并呈剂量效应关系；直接激活血小板引起变形释放等反应。小鼠灌服云南重楼去脂后的甲醇提取物，可使凝血时间明显缩短。某些皂苷单体能显著缩短小鼠凝血时间和大鼠血浆复钙时间，还能诱导家兔主动脉条收缩，降低小鼠腹腔毛细血管通透性，说明重楼具有较强的止血作用[4]（图 20-6）。

3. 抗炎、抑菌　重楼能抑制二甲苯致小鼠耳郭肿胀和蛋清诱发的大鼠踝关节肿胀，而且能明显抑制棉球诱发的肉芽形成。重楼总皂苷可以抑制多发性创伤模型大鼠血清 TNF-α、IL-1 及 IL-6 等炎症因子水平的升高，可抑制热灭活大肠埃希菌诱导的大鼠腹腔巨噬细胞释放 TNF-α、IL-1β，从而可减轻由它们带来的局部或全身的炎症损害[5-6]。高剂量重楼能有

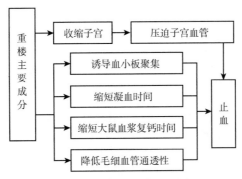

图 20-6 重楼止血作用机制图

效地降低哮喘大鼠血清 IgE 含量，其作用与地塞米松相近，低剂量也有一定抗哮喘效果[7]。南重楼、滇重楼能够对 10 株致龋菌和 11 株牙髓根尖周炎及牙周病的常见病原菌[8]、痢疾杆菌、黏质沙雷菌、大肠埃希菌、金黄色葡萄球菌（敏感和耐药）、铜绿假单胞菌[9]、白念珠菌[10]有抑制作用，说明重楼通过抑制细菌生长、抑制炎症因子的释放而发挥抗炎、抑菌作用，由此推断可用于预防因子宫出血时间长而引起的产褥期感染。

4. 镇痛、镇静作用 云南重楼等 6 个种和变种的甲醇提取液均具有显著的镇痛和镇静作用[11]。

【临床应用】

1. 妇科血证 宫血宁胶囊用于妇科各种类型的子宫出血，产褥期能促进产后子宫收缩，减少产褥出血，止血作用显著[12-13]。针对人工流产后出血、药物流产、放置节育环等计划生育手术引起的出血疗效较好[14-21]。

2. 腹痛 用于药物流产后，能够明显减少出血量和出血时间，减轻下腹疼痛程度[22-24]。

3. 炎症 宫血宁胶囊可治疗盆腔炎、阴道炎等妇科炎症[25-26]。

【不良反应】 尚未见报道。

【使用注意】 ①孕妇忌服；②胃肠道疾病患者慎用或减量服用。

【用法与用量】 月经期或子宫出血：口服，一次 1～2 粒，一日 3 次。在月经期或子宫出血期服用。

参 考 文 献

[1] 赵振虎，李建勇，善亚军，等. 宫血宁对大鼠离体子宫的节律收缩作用[J]. 解放军药学学报，2004，20（2）：93-95.

[2] 傅涛，王丽梅，赵振虎，等. 宫血宁胶囊引起大鼠子宫平滑肌收缩及其初步影响机制研究[J]. 武警医学，2017，28（6）：557-559.

[3] 苏佳，刘泽源，赵振虎，等. PLA2/AA 信号途径与重楼皂苷诱导大鼠子宫平滑肌收缩活动的关系研究[J]. 军事医学科学院院刊，2008，32（3）：264-268.

[4] 付亚莉，赵振虎，善亚君，等. 重楼甾体总皂苷对血小板聚集的直接诱导作用及初步机制研究[J]. 军事医学科学院院刊，2007，31（5）：416-419.

[5] 凌丽，梁昌强，单立婧，等. 重楼总皂苷对多发性创伤大鼠血清细胞因子水平的影响[J]. 辽宁中医药大学学报，2009，11（6）：243-246.

[6] 周满红，于红，贺华经，等. 重楼总皂苷对热灭活大肠杆菌诱导大鼠腹腔巨噬细胞分泌 TNF-α 及 IL-1β 的影响[J]. 四川中医，2008，26（4）：24-26.

[7] 张霄霖，陈霭，曾智. 重楼对大鼠哮喘模型 IgE 水平及嗜酸性粒细胞的影响[J]. 疑难病杂志，2008，7（9）：528-530.

[8] 李艳红, 刘娟, 杨丽川, 等. 滇重楼对口腔病原菌生长影响的体外实验研究[J]. 昆明医学院学报, 2009, (11): 15-18.

[9] 王强, 徐国钧, 程永宝. 中药七叶一枝花类的抑菌和止血作用研究[J]. 中国药科大学学报, 1989, 20 (4): 25.

[10] 欧阳录明. 中草药体外抗白色念珠菌的实验研究[J]. 中国中医药信息杂志, 2000, 7 (3): 26-27.

[11] 钟广玲. 去伤片的抗炎镇痛作用研究[J]. 中药新药与临床药理, 2001, 12 (2): 103-104.

[12] 许雪梅. 宫血宁胶囊促进产后子宫复旧的临床观察[J]. 临床医学工程, 2012, 19 (11): 1923-1924.

[13] 王玉锋, 王玉英, 霍秀勤, 等. 宫血宁胶囊治疗产后恶露延长的临床观察[J]. 解放军医学杂志, 2003, 28 (4): 367-368.

[14] 李婷. 宫血宁胶囊治疗人工流产术后阴道出血[J]. 长春中医药大学学报, 2016, 32 (2): 367-368.

[15] 徐怡, 卢雨莲, 石宝珠. 宫血宁胶囊用于药物流产后出血孕妇的临床疗效分析[J]. 抗感染药学, 2015, 12 (3): 423-425.

[16] 包影, 郑飞云, 赵红琴, 等. 宫血宁胶囊用于减少药物流产后出血疗效观察[J]. 中国实用妇科与产科杂志, 2009, 25 (2): 146-147.

[17] 朱爽芝. 宫血宁胶囊减少药物流产后阴道出血 254 例疗效观察[J]. 海峡药学, 2009, 21 (7): 140-141.

[18] 王彩霞, 季凝霜, 陈婷婷. 宫血宁胶囊对剖宫产即时放置 IUD 患者炎症反应程度及出血量的影响[J]. 中国生化药物杂志, 2016, 36 (8): 85-87.

[19] 张胜利, 吴尚纯. 宫血宁胶囊预防放置宫内节育器后子宫异常出血的效果[J]. 中国计划生育学杂志, 2011, 19 (4): 202-205.

[20] 徐莉, 刘艳. 观察宫血宁胶囊治疗计划生育手术后出血的临床疗效[J]. 中外女性健康研究, 2016 (19): 167, 177.

[21] 郭丽霞. 宫血宁胶囊治疗上环术后月经过多的临床分析[J]. 实用妇科内分泌杂志 (电子版), 2018, 5 (26): 41, 43.

[22] 吴婵玉, 侯建伟. 宫血宁在药物流产术中的临床应用[J]. 医学信息 (上旬刊), 2010, 23 (7): 2492-2493.

[23] 陈蓉, 贺丰杰, 李长忠, 等. 宫血宁胶囊妇产科临床应用指导建议[J]. 中国实用妇科与产科杂志, 2017, 33 (4): 383-384.

[24] 张小欣, 何亚娟, 熊丽. 宫血宁胶囊预防异常产褥的疗效及护理[J]. 海峡药学, 2015, 27 (8): 135-136.

[25] 王桂梅. 宫血宁胶囊治疗慢性盆腔炎疗效观察[J]. 北方药学, 2016, 13 (2): 104-105.

[26] 叶燕萍, 胡琳, 游曼球. 蚤休粉阴道给药治疗女性生殖道支原体感染 200 例[J]. 陕西中医, 2000, 21 (8): 352.

（天津中医药大学第二附属医院　王雅楠、宋殿荣）

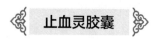

止血灵胶囊

【药物组成】　扶芳藤、蒲公英、黄芪、地榆。

【处方来源】　研制方。国药准字 Z45021931。

【功能与主治】　清热，解毒，止血。用于子宫肌瘤出血，恶露不净，经间出血，放置节育器后出血，痔疮出血，鼻衄等症。

【药效作用】　主要药效如下：

1. 收缩子宫　止血灵胶囊对大鼠子宫平滑肌有明显的兴奋作用，可增加大鼠子宫平滑肌收缩幅度和活动力，在在体及离体子宫平滑肌收缩功能试验中均得到了证实[1]。

2. 对止血、凝血机制的影响　止血灵胶囊能明显缩短小鼠 BT 和大鼠 TT，提高大鼠血小板计数和增强血小板聚集功能，而对 CT、PT、APTT、纤维蛋白原含量等无明显影响，表明止血灵胶囊促进凝血（止血）的机制可能与增加毛细血管的收缩力或血液中的 Ca^{2+} 浓度或增加血小板数和血小板聚集功能有关，而与内源性凝血和外源性凝血途径无关（与影响凝血因子和纤维蛋白原无关）[2-3]。

3. 抗炎作用[1]　止血灵胶囊对二甲苯致小鼠耳郭肿胀均有明显抑制作用，对乙酸致小鼠腹腔毛细血管通透性增加也有明显抑制作用，对大鼠棉球肉芽肿形成亦有明显抑制作用，表明止血灵胶囊有较强的抗炎作用。

4. 补血作用[1]　止血灵胶囊可以增加失血性"血虚"小鼠的血红蛋白含量及红细胞数目，提示止血灵胶囊有一定的补血作用。

【临床应用】

1. 产后出血　止血灵胶囊能促进产后子宫收缩，减少产褥期出血量和出血时间，促进产后恢复。

2. 月经不调　止血灵胶囊能有效调整月经周期，减少月经量，缩短月经经期。

【不良反应】　尚未见报道。

【使用注意】　①孕妇忌服；②胃肠道疾病患者慎用或减量服用。

【用法与用量】　口服。一次 2～3 粒，一日 3 次。大出血症用量可加倍。

参 考 文 献

[1] 潘兰，王诗用，叶志文，等. 止血灵胶囊止血缩宫抗炎的药效学研究[J]. 药物评价研究，2014，37（1）：40-46.

[2] 张书，时昭红，郝建军，等. 微米大黄炭止血机制的实验研究[J]. 成都中医药大学学报，2007，30（2）：54-55.

[3] 宋卫青，裴香萍，范冬梅. 妇宝胶囊止血机制的实验研究[J]. 山西中医学院学报，2003，4（4）：17-18.

（天津中医药大学第二附属医院　王雅楠、宋殿荣）

断血流片（胶囊、口服液、颗粒）

【药物组成】　断血流。

【处方来源】　研制方。《中国药典》（2015 年版）。

【功能与主治】　凉血止血。适用于血热妄行的出血证候，功能失调性子宫出血，产后出血，子宫肌瘤出血，单纯性紫癜，原发性血小板减少性紫癜。

【药效作用】　主要药效如下：

1. 止血　断血流胶囊可明显缩短小鼠断尾出血时间，减少出血量，并缩短凝血时间，且随剂量增加作用增强[1]；断血流总苷可显著减少药物流产模型（米非司酮和米索前列醇）大鼠子宫出血量，缩短止血时间，缩短凝血时间[2]。

2. 间接促凝血　断血流胶囊主要成分荫风轮总苷可明显缩短家兔血浆复钙凝血时间[1]，缩短凝血酶原时间和部分凝血活酶时间，可对抗肝素引起的凝血时间延长[3]，提示断血流口服液能够同时影响内源性凝血系统和外源性凝血系统而达到止血作用。

3. 收缩血管　断血流醇提取物与水提物均能提高家兔离体胸主动脉、肺主动脉、子宫动脉、肾动脉、门静脉等血管的收缩力，其中对子宫动脉作用最强，与去甲肾上腺素比较，作用缓慢、温和而持久[4]。

4. 收缩子宫　断血流提取物可显著提高离体大鼠子宫收缩幅度[5]，显著增加小鼠子宫质量，加强子宫平滑肌对子宫血管的压迫而达到止血作用。

断血流胶囊治疗子宫出血的机制见图 20-7。

5. 调节内分泌　断血流提取物能明显增加幼龄小鼠子宫质量，对大鼠雌激素（E_2）含量有升高趋势，对孕激素（黄体酮）水平无显著性影响，提示该品可能影响垂体-性腺轴内分泌系统，此作用可能是断血流口服液对内分泌功能失调引起的子宫出血发挥药效的药理基础之一[5]。

6. 抑制免疫功能　断血流提取物能明显抑制小鼠腹腔巨噬细胞吞噬功能，对小鼠胸腺、脾脏质量有明显减重作用；能降低血清补体总量，升高正常小鼠血清 IgG 水平，其抑制免疫机制可能是通过降低补体活性、减少炎症介质释放实现的。

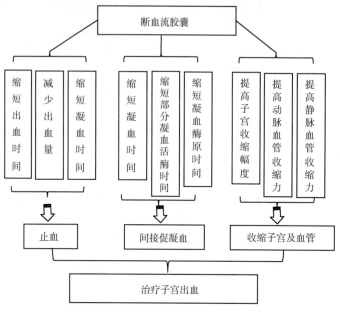

图 20-7　断血流胶囊治疗子宫出血机制图

7. 抗炎抑菌　断血流提取物能够减少无菌植入异物造成大鼠子宫炎症模型的炎症肿胀度[5]，减少卡拉胶致大鼠足肿胀度[6]，可明显抑制小鼠毛细血管通透性，使蓝染面积显著缩小，皮肤伊文思蓝量显著降低。对金黄色葡萄球菌、肺炎双球菌、大肠埃希菌有抑制作用，表明断血流有明显的抗炎抑菌作用。

【临床应用】

1. 产后恶露不尽　断血流胶囊可明显减少产后出血量及出血时间，有效促进产后恢复。

2. 放置节育器后出血　断血流颗粒可预防放置宫内节育器引起的出血、月经过多等副反应[7]，其机制可能与减少子宫内膜的各种生化介质如纤溶原激活物、前列腺素和溶酶体等的释放有关。

3. 流产后出血　断血流颗粒能增强子宫平滑肌的收缩力，促进子宫收缩，减少药物流产后子宫出血时间及出血量而达到止血的目的[8]。

【不良反应】　尚未见报道。极少数可有胃部不适，减量或停药后自行消失。

【使用注意】　①孕妇禁用。②肝硬化所致上消化道出血禁用。③气不摄血者禁用。④应用本药时忌食辛辣食物。⑤本品不属治疗大出血的药物，临床出现大出血者注意综合救治措施的实施。

【用法用量】　口服。片：一次 3～6 片，一日 3 次。胶囊：一次 3～6 粒，一日 3 次。口服液：口服，一次 10ml，一日 3 次。颗粒：开水冲服，一次 1 袋，一日 3 次。

参 考 文 献

[1] 彭代银，刘青云，戴敏，等. 荫风轮总苷止血作用研究[J]. 中国中药杂志，2005，30（12）：909-912.

[2] 任宗芳，张玮琪，谷守虹，等. 断血流胶囊止血作用的研究[J]. 吉林中医药，2006，26（6）：58.

[3] 韩传环，周晓琳，叶寿山. 断血流口服液的药效学研究[J]. 中药药理与临床，1998，14（3）：27-28.

[4] 戴敏，刘青云，訾晓梅，等. 断血流总苷对药物流产模型大鼠子宫出血量的影响[J]. 中药材，2002，25（5）：342-344.

[5] 彭代银，刘青云，戴敏，等. 荫风轮总苷对动物子宫作用的研究[J]. 中国中药杂志，2005，30（13）：1006-1008.

[6] 彭代银，刘青云，戴敏，等. 荫风轮总苷抗炎镇痛作用研究[J]. 安徽医药，2005，9（6）：413-415.

[7] 杨明英. 断血流颗粒预防上环术后月经过多100例[J]. 医药论坛杂志，2004，25（1）：36.

[8] 董永悦，崔静洁，贺钟毅. 药物流产配伍断血流片临床观察[J]. 中国现代应用药学杂志，2005，22（21）：675-676.

（天津中医药大学第二附属医院　王雅楠、宋殿荣）

第二十一章

产后缺乳中成药名方

第一节 概　述

一、概　念

产后缺乳（postpartum hypogalactia）即产后哺乳期内，产妇乳汁甚少或无乳可下，又称产后乳汁不行、乳汁不足。产后缺乳以产后第 2～3 天至半个月内最常见，也可发生在整个哺乳期。发病率占产妇的 20%～30%，并呈上升趋势[1]。

二、病因及发病机制

（一）病因

产后缺乳主要有以下影响因素：精神紧张、产时出血过多、疲劳过度、伤口疼痛、营养不足、求美心切、药物抑制、开奶过迟等[2]，同时家族缺乳史亦是导致产后缺乳的一个危险因素[3]。

（二）发病机制

现代医学认为，乳汁的合成及分泌是一个复杂的生理过程，受到机体神经和体液调节的影响，下丘脑和垂体分泌的多种激素均可影响泌乳。而乳汁的分泌主要受催乳素的影响。催乳素是由腺垂体分泌的一种多肽激素，直接作用于乳腺泌乳细胞膜上的受体，激活膜上腺苷酸环化酶而起泌乳作用[1]。

妊娠期由于胎盘雌激素、孕激素的作用，乳腺进一步发育，血中催乳素浓度超过正常时的 10～20 倍。又由于雌激素、孕激素与催乳素竞争与乳腺受体结合，此时催乳素浓度虽高，但不泌乳。分娩后，血中的雌激素、孕激素浓度大大降低，其对催乳素的抑制作用解除，催乳素与乳腺受体结合，发挥始动和维持泌乳作用[2]。

频繁吸吮乳头及乳房排空亦是重要因素，一方面吸吮刺激能使下丘脑分泌催乳素释放抑制素（PRIH，如多巴胺）减少，导致垂体分泌催乳素增加；另一方面吸吮刺激通过感觉神经，经脊髓传导至下丘脑，使腺垂体释放缩宫素，缩宫素直接作用于乳腺管及腺泡周围的肌上皮细胞，使之收缩，增加乳腺管内压而使乳汁排出[2]。

某些因素如贫血、营养不良、恐惧、焦虑、劳累、疼痛或药物等，可导致下丘脑分泌的催乳素释放抑制素过多，通过垂体门脉系统作用于垂体，抑制催乳素的合成和分泌。

此外，哺乳方法不正确，如产后开乳过迟，或哺乳不定时，或乳汁不能排空，或未成熟儿吸吮力差对乳头吸吮刺激弱等，降低了对垂体的反射性刺激，导致垂体分泌催乳素减少，而乳汁潴留于腺腔内可使腺上皮受压而萎缩变性，均可造成乳汁分泌减少。

三、临 床 表 现

产后乳汁分泌甚少或全无，不能满足婴儿需要。亦有原本泌乳正常，情志过度刺激后突然缺乳者。查体：乳房胀痛或有或无，扪之柔软或均匀胀硬，皮色多不变。

四、诊　　断

（1）乳汁量少，甚或全无，不够喂养婴儿。

（2）乳房检查松软，不胀不痛，挤压乳汁点滴而出，质稀；或乳房丰满，乳腺成块，挤压乳汁疼痛难出，质稠。

（3）同时应排除因乳头凹陷和乳头皲裂造成的乳汁壅积不通，哺乳困难。

五、治　　疗

（一）常用化学药物及现代技术

目前西医对于产后缺乳尚缺乏有效的治疗方法。大多数促进乳汁分泌的西药都通过中枢神经升高催乳激素水平，从而促进乳汁分泌。主要应用的药物和现代技术如下：

1. 维生素 E　具有改善末梢血管血流的作用，可使末梢乳腺血管扩张，血供增加，促进乳汁的分泌[4]。

2. 多潘立酮　能够干扰多巴胺抑制腺垂体分泌催乳素的作用，间接使催乳素合成增加，增加泌乳；但它同时可引起产妇出现胃肠道和心血管方面的不良反应。

3. 甲氧氯普胺　多巴胺受体拮抗剂，能拮抗"结节-漏斗"通路中的多巴胺受体，减少了下丘脑释放催乳素释放抑制素，从而使血清催乳素水平升高，致使乳汁分泌增多[5-6]。

4. 缩宫素　有刺激乳腺平滑肌收缩的作用，可促进乳汁自乳腺排出[6]。

5. 非药物治疗　除用药物治疗外，还可用红外线乳房照射，应用低频脉冲治疗仪、产后康复治疗仪（中频）等治疗。

（二）中成药治疗

中医药治疗产后缺乳有其丰富的理论指导和临床经验，治疗产后缺乳有其独到之处，它的功效得到长期临床验证，且作用温和，不良反应小。应用时应根据体质特点及病因病机审症求因、辨证论治，总原则为扶正祛邪，补虚泻实。

第二节　中成药名方的辨证分类与药效

中药治疗产后缺乳是辨证用药。中成药名方的辨证分类及其主要药效如下[7-8]：

一、补气养血类

产后缺乳气血虚弱证者，症状主要是产后乳汁少甚或全无，乳汁稀薄，乳房柔软无胀感，面色无华，倦怠乏力，舌淡苔薄白，脉细弱。

乳汁的来源靠母体的营养摄入，乳汁的产生同样需要产妇良好的营养状态。产妇分娩结束，体力尚未恢复，加之食欲较差，不能及时补充营养，导致营养缺乏，亦可影响下丘脑分泌催乳素释放抑制素，通过垂体门脉系统作用于垂体，抑制催乳素的合成和分泌。如果母体长期营养不良，乳汁分泌量将减少，甚至可以完全终止泌乳。

补气养血类中药如黄芪、当归等可促进骨髓造血干/祖细胞增殖，从而促进造血，并能改善微循环及血液流变学，提高孕妇免疫功能，保证乳腺的血流供应和乳汁产生的物质基础，为泌乳创造条件。

常用中成药：麦当乳通颗粒、益气增乳胶囊、通乳颗粒、生乳灵（汁）、通乳丹、生乳片等。

二、疏肝理气类

产后缺乳肝气郁结证者，症状主要是产后乳汁分泌少，甚或全无，乳房胀硬、疼痛，乳汁稠，胸胁胀满，情志抑郁，食欲不振，舌质正常，苔薄黄，脉弦或弦滑。

患者产后紧张、焦虑、抑郁等不良情绪可通过大脑皮质直接影响下丘脑和垂体功能，使得催乳素分泌减少，同时又使乳腺腺泡和导管壁肌上皮细胞收缩力减弱，影响乳汁的排出，导致乳汁不足。

疏肝理气类中药如柴胡、白芍等含有的活性成分具有明显的抗抑郁作用，配伍使用，可影响内分泌轴，促使催乳素分泌，增加泌乳量。

常用中成药：通肝生乳汤、下乳涌泉散等。

三、活血化瘀类

产后缺乳血瘀证者，症状主要有产后乳汁不行或甚少，乳房肿硬，胸闷嗳气，恶露量少而不畅，少腹胀痛，舌暗紫，或边有瘀斑，脉涩。

乳房主要由脂肪、结缔组织和腺体组成，只有腺体组织有泌乳作用。妊娠及哺乳时乳腺明显增生，腺管延长，腺泡分泌乳汁。患者产褥早期血液仍处于高凝状态，如因此乳络不通，也可导致乳汁分泌减少。

活血化瘀类中药如王不留行等具有抗凝血功能，能降低全血黏度，缩短血液循环时间，增加血流速度，改善微循环功能。

常用中成药：乳泉颗粒等。

参 考 文 献

[1] 郑燕，谢萍，郑静，等. 产后缺乳的中西医病因病机与治疗[J]. 中药与临床，2013，4（1）：44-46.

[2] 周燕蓉，谢萍，毛利华，等. 产后缺乳的中西医认识[J]. 甘肃中医，2006，19（2）：27-28.

[3] 柏晓林. 影响母乳喂养成功的因素及相关措施[J]. 职业与健康，2004，20（4）：128.

[4] 李兰兰. 口服维生素 E 联合物理疗法对产后促乳的护理效果观察[J]. 吉林医学，2013，34（21）：4369-4370.

[5] 彭洁，杨志华. 甲氧氯普胺治疗产后乳汁缺乏 52 例观察[J]. 临床军医杂志，2006，34（1）：127.

[6] 余章雄，余凤屏，余云屏. 缩宫素联合甲氧氯普胺治疗产后缺乳的疗效观察[J]. 中国社区医师：医学专业，2005，7（20）：30.

[7] 孙艳，孙樱丹，徐厚谦. 当归补血汤含药血清对血管紧张素 II 诱导的心肌细胞凋亡及相关蛋白表达的影响[J]. 中国实验方剂学杂志，2013，19（19）：250-254.

[8] 胡燕，洪敏. 柴胡类方治疗抑郁症研究[J]. 中国实验方剂学杂志，2010，16（17）：247-249.

（天津中医药大学第二附属医院　程倩倩、宋殿荣）

第三节　中成药名方

一、补气养血类

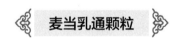
麦当乳通颗粒

【**药物组成**】　黄芪、当归、麦冬、天花粉、小通草、王不留行、漏芦。

【**处方来源**】　研制方。国药准字 Z20055019。

【**功能与主治**】　益气，养血，通乳。用于产后气血虚弱所致缺乳或无乳，症见产后乳汁稀少，甚至全无，质地清稀，乳房柔软，无胀感。

【**药效**】　主要药效如下[1-2]：

1. **促进乳腺发育**　乳腺是乳房中具有泌乳功能的腺体。乳腺有 15～20 个腺叶，每个腺叶分成很多腺小叶，腺小叶由小乳管和腺泡组成，是乳腺的基本单位。每一个腺叶有其单独的导管（乳管），腺叶和乳管均以乳头为中心呈放射状排列。小乳管汇至乳管，乳管开口于乳头。哺乳期腺泡分泌乳汁，经小乳管—乳管—乳头排出。对哺乳期大鼠给予麦当乳通颗粒灌胃，发现麦当乳通颗粒可使母鼠乳腺腺泡及导管扩大增生，并呈量效关系，乳腺小叶间脂肪结缔组织亦显著减少。乳腺组织的这一结构变化，使之更适合乳汁的产生和分泌。

2. **增加催乳素水平**　哺乳期催乳素的水平直接影响到乳汁的分泌，多巴胺能抑制垂体催乳素的分泌，导致乳汁分泌减少。采用母鼠腹腔注射左旋多巴建立乳汁分泌不足的模型，观察发现麦当乳通颗粒可对抗缺乳母鼠的催乳素减少，并增加缺乳母鼠的泌乳量。另一动物实验中，对麦当乳通颗粒灌胃的母鼠进行垂体组织学检查和血清催乳素检测，发现麦当乳通颗粒可能通过促进垂体嗜酸性粒细胞增多使催乳素分泌增加，从而乳汁分泌增加。

麦当乳通颗粒治疗产后缺乳的机制见图21-1。

【临床应用】

产后缺乳[3-4]　麦当乳通颗粒可用于产后乳汁量少，乳汁清稀，乳房柔软，无胀满感，伴头晕目眩、神疲食少，面白乏力，舌淡苔薄白，脉细弱等气血虚弱表现者。麦当乳通颗粒能有效提高产妇泌乳量。如联合玉屏风滴丸，可增加产妇血白细胞计数，增加乳汁中锌的含量，有效提高泌乳量，对促进产妇免疫力恢复、改善产妇全身症状有显著疗效。

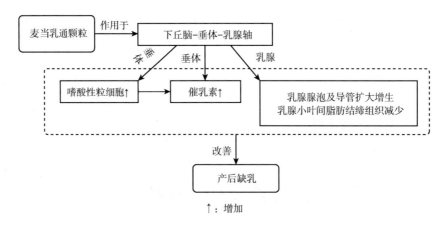

图21-1　麦当乳通颗粒治疗产后缺乳的机制图

【不良反应】　尚未见报道。

【使用注意】　在医生指导下服用。

【用法与用量】　口服。一次10g，一日3次，3天为一疗程。

参 考 文 献

[1] 许素琴，何俏军. 麦当乳通粒对左旋多巴诱发大鼠缺乳的治疗作用[J]. 中国中药杂志，2007，32（8）：722-725.

[2] 何俏军，李润萍，方瑞英，等. 麦当乳通颗粒对哺乳期大鼠的催乳作用[J]. 中药新药与临床药理，2006，17（4）：245-247.

[3] 张德恩，魏英田，张家燕. 回音必麦当乳通颗粒治疗缺乳120例临床分析[J]. 医学理论与实践，2003，16（8）：949-950.

[4] 李邹金，熊俊峰，刘俐云，等. 玉屏风滴丸联合麦当乳通颗粒治疗产后气虚血弱型缺乳症疗效观察[J]. 新中医，2011，43（3）：77-79.

（天津中医药大学第二附属医院　宋殿荣、程倩倩）

❀ 益气增乳胶囊 ❀

【药物组成】　黄芪、当归、川芎、柴胡、王不留行（炒）、漏芦、路路通、通草。

【处方来源】　研制方。国药准字 Z20030075。

【功能与主治】　益气养血，通络下乳。用于妇女产后气血虚弱所致缺乳，症见产后无乳或乳少，乳房柔软无胀感，乳汁清稀，面色无华，神疲乏力，食欲不振，舌淡少苔，脉细弦。

【药效】　　主要药效如下[1-3]：

1. 增加血清催乳素含量　催乳素能促进乳腺分泌组织的发育和生长，启动和维持泌乳。益气增乳胶囊灌胃给药对氟化钠致大鼠缺乳、移窝致小鼠缺乳、左旋多巴致小鼠缺乳模型均有增加催乳素含量的作用，均显著增加泌乳量。

2. 促进乳腺发育　乳量的多少还与组成乳房的成分有关。泌乳量的多少与乳腺组织的成分多少呈正比。对移窝缺乳母鼠给予益气增乳胶囊灌胃，解剖剥离乳腺并称重、观察乳腺病理切片，益气增乳胶囊组乳腺腺泡组织丰富，脂肪组织量少，小叶分叶明显，腺泡细胞高度充盈，腺管扩张，腺上皮增生呈高柱状，腺腔增大，充满嗜酸性分泌物，并可见较多初乳小体，呈现高度泌乳状态，轻、中、高剂量组间无明显差异，而空白组乳腺呈萎缩状态。拆方研究发现，益气增乳胶囊中的漏芦、王不留行、通草可以通过促进雌激素的分泌影响乳腺发育及其神经内分泌的调节来调控泌乳。

3. 增加乳汁中的营养成分　母乳中含有蛋白质，还含有多种抗体、脂肪、乳糖、矿物质、维生素和各种酶，对新生儿生长发育至关重要。对受孕小鼠腹腔注射益气增乳胶囊浸膏，与空白组对照，测定乳汁成分，包括乳蛋白质、乳脂、乳糖、乳钙、IgG、IgM、IgA，发现益气增乳胶囊可明显增加乳汁中的主要营养成分及免疫球蛋白含量。另有研究发现，漏芦、王不留行、通草三味中药可显著促进 β-酪蛋白的表达及分泌，β-酪蛋白是乳中的主要蛋白质，因此可以通过补充营养物质从而增强机体的代谢水平以促进泌乳。

益气增乳胶囊治疗产后缺乳的机制见图 21-2。

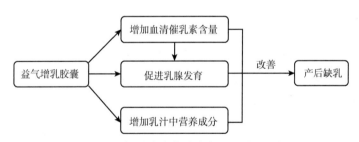

图 21-2　益气增乳胶囊治疗产后缺乳的机制图

4. 促进子宫收缩　益气增乳胶囊对大鼠子宫收缩幅度、频率、子宫活动力均有显著增加作用，表明益气增乳胶囊具有显著增加子宫平滑肌收缩力的作用，从而促进产后复旧。

【临床应用】

产后缺乳　表现为乳汁清稀，乳房柔软无胀感，挤压乳汁点滴而出，面色少华，神疲乏力，气短懒言，头昏眼花，纳少便溏，舌质淡，苔薄白者。产后乳汁的分泌，有赖于乳腺的发育良好、产妇的良好营养状态，以及血中催乳素的调控作用。而益气增乳胶囊可从以上三个方面调节乳汁的分泌，对于气血虚弱型缺乳患者疗效显著。

【不良反应】　　尚未见报道。

【使用注意】　　①孕妇禁用。②产后恶露过多者慎用。

【用法与用量】　口服。一次 2 粒，一日 3 次，产后第 2 天开始服用，3 天为一疗程。

参 考 文 献

[1] 王晓东，赵军宁，彭晓华. 益气增乳胶囊催乳作用研究[J]. 中药药理与临床，2000，16（2）：35-37.

[2] 葛增广，佟慧丽，等. 不同中药提取物对小鼠乳腺上皮细胞 β-酪蛋白表达的影响[J]. 东北农业大学学报，2009，40（1）：66-71.

[3] 王晓东，赵军宁，彭晓华. 益气增乳胶囊对子宫平滑肌的作用研究[J]. 四川生理科学杂志，2001，23（1）：18-20.

（天津中医药大学第二附属医院　宋殿荣、程倩倩）

通 乳 颗 粒

【**药物组成**】　黄芪、熟地黄、通草、瞿麦、天花粉、路路通、漏芦、党参、当归、川芎、白芍（酒炒）、王不留行、柴胡、穿山甲（烫）、鹿角霜。

【**处方来源**】　研制方。《中国药典》（2015 年版）。

【**功能与主治**】　益气养血，通络下乳。用于产后气血亏损，乳少，无乳，乳汁不通。

【**药效**】　主要药效如下[1-4]：

1. 增加催乳素水平　在泌乳机制中，催乳素是促进乳汁分泌的关键因素，其分泌峰值是泌乳始动的基础。产后缺乳大鼠模型实验发现，通乳颗粒能使仔鼠体重增长值明显增加，并能明显提高母鼠血清催乳素水平。对产妇的观察也发现，通乳颗粒能够使母体催乳素分泌增加，有效促进乳汁的分泌，提高哺乳满足率。

2. 降低新生儿胆红素水平　研究发现，产妇服用通乳颗粒后，新生儿经皮胆红素水平明显较未服药者低，生理性黄疸程度也较轻。提示，通乳颗粒可延缓新生儿黄疸的发生，降低胆红素的水平。

【**临床应用**】

产后缺乳[5-10]　临床观察表明，对于辨证为气血两虚型的产妇，通乳颗粒可显著提前产后通乳时间，有效增加乳汁分泌量，改善乳房情况使乳房结块发生率明显降低，对保证乳汁通畅，防止乳汁积聚有很好的作用，用药也未影响产妇身体情况及新生儿的生长发育情况，提示通乳颗粒临床使用对产妇及新生儿的安全性较好。

【**不良反应**】　尚不明确。

【**使用注意**】　①忌食辛辣食物，勿过食咸味、酸味食物，宜食富有营养的食物。②恶露过多者不宜服用。③若乳房红肿热痛，或乳汁突然减少，应去医院就诊。④服药 7 天，乳汁未见增多，应去医院就诊。⑤若服药过程中出现不良反应，或乳儿有不良反应，均应停药并向医师咨询。⑥对本品过敏者禁用，过敏体质者慎用。

【**用法与用量**】　水冲服。一次 30g，一日 3 次。

参 考 文 献

[1] 李丽美，陶莉莉，孙冬梅，等. 民间验方"姜醋"不同配比对产后缺乳模型大鼠泌乳的影响[J]. 中医杂志，2015，56（4）：335-337.

[2] 葛莉娜，刘彩霞，席雪娇，等. 通乳颗粒对产后催乳有效性和安全性的研究[J]. 中国妇幼保健，2016，31（8）：1615-1618.

[3] 陈浩暘，信妹娇，刘彩霞，等. 通乳颗粒用于产后催乳有效性的临床研究[C]//国际数字医学会. 2017 国际数字医学会数字中医药分会论文集. 长沙：湖南中医药大学学报杂志社，2017：404-405.

[4] 惠素琴，宗继伟. 通乳颗粒配合 HBC-2000 综合治疗仪治疗气血虚弱型产后乳汁不足的疗效[J]. 国际护理学杂志，2016，35（9）：1290-1292.

[5] 孔福仙，邵灵渊，钱方. 中医辨证施护提高缺乳产妇催乳的自护能力[J]. 中华护理杂志，2009，44（6）：551-553.

[6] 胡静，王冬芹. 乳房按摩联合通乳颗粒治疗产后缺乳的临床研究[J]. 时珍国医国药，2013，24（6）：1453.

[7] 殷黎忠，王文丽. 通乳颗粒治疗产后缺乳 70 例疗效观察[J]. 辽宁中医杂志 2011，38（7）：1404-1405.

[8] 赵彩凤. 应用通乳颗粒对产后乳汁分泌的影响[J]. 中国中西医结合杂志，2007，27（4）：338.

[9] 刘静. 通乳颗粒促进乳汁分泌的用药价值分析[J]. 中外女性健康，2013，（8）：27-28.

[10] 汪志霞. 通乳颗粒结合乳房手法按摩治疗产后缺乳疗效观察[J]. 医学信息，2016，29（29）：150-152.

（天津中医药大学第二附属医院 宋殿荣、程倩倩）

❖ 生乳灵（汁）❖

【药物组成】 炙黄芪、党参、当归、地黄、玄参、麦冬、知母、穿山甲（沙烫醋淬）。

【处方来源】 研制方。国药准字 Z11020630。

【功能与主治】 滋补气血，通络下乳。用于气血两虚所致的产后乳汁过少，症见产后乳汁过少或全无、乳房柔软、无胀感、神疲乏力、面色白、头晕耳鸣。

【药效】 主要药效如下[1-2]：

1. 增加催乳素水平，促进乳汁分泌 临床通过观察服用生乳灵后乳房的充盈情况、乳汁量及催乳素客观指标的情况，证实生乳灵对产后妇女有催乳生乳作用。

2. 调节内分泌代谢 乳汁的合成及分泌是一个复杂的生理过程。丘脑下部、垂体、卵巢、胎盘、甲状腺、肾上腺及胰腺等都参与这个调节过程。生乳灵促进泌乳及加速产后康复的作用主要是通过调节内分泌、提高免疫力、补充机体必需微量元素及相关营养物质等途径来实现的。

【临床应用】

产后缺乳[3-7] 本品主要用于产后缺乳之气血虚弱型。通过临床患者乳汁量及乳房充盈情况证实，生乳灵对产后妇女有促进乳汁早分泌及增加乳汁量的作用，使乳房充盈胀满，婴儿哺乳后能安静入睡，尿量增加。同时对乳房胀硬、疼痛等不适也有一定的预防作用。同时产后服用后未发现任何不良反应。

【不良反应】 尚未见报道。

【使用注意】 ①孕妇忌用。②本品用于气血虚弱证，肝郁气滞证产后缺乳慎用。③调和情志，保持心情舒畅，以免郁怒伤肝，影响泌乳。④饮食宜营养丰富，忌食生冷及辛辣之品。⑤糖尿病患者慎用。

【用法与用量】 口服。一次 100ml，一日 2 次。

参 考 文 献

[1] 高力乔. 产后缺乳辨证分型论治经验谈[J]. 实用中西医结合杂志，1997，16：1540.

[2] 鲁东红，贺晶，王正平. 生乳汁对产后乳汁分泌影响的临床观察[J]. 中国中药杂志，2006，31（22）：1902-1904.

[3] 石军梅. 生乳汁对产后乳汁分泌的影响[J]. 中国医药前沿，2008，3（18）：86.

[4] 肖雁冰，文华，孔碧兰. 生乳灵促进泌乳的临床效果观察[J]. 遵义医学院学报，2000，23（3）：237-238.

[5] 郭智勇. 生乳灵对产妇产后乳汁分泌影响的临床观察[J]. 实用医学杂志，2004，20（11）：1326-1327.

[6] 郑星梅，牟善兰，孙茜. 生乳灵口服液对产后泌乳的疗效观察[J]. 齐鲁护理杂志，2001，7（7）：496-497.

[7] 方群英. 中成药生乳汁对产妇缺乳影响的疗效观察[J]. 海峡药学，2010，22（6）：190-191.

（天津中医药大学第二附属医院 程倩倩、宋殿荣）

通 乳 丹

【药物组成】 人参、生黄芪、桔梗、当归、麦冬、木通、猪蹄。

【处方来源】 清·傅山《傅青主女科》。

【功能与主治】 补气养血，佐以通乳。产后气血虚弱所致乳汁不下的基础方。

【药效】 主要药效如下[1-4]：

1. 增加催乳素水平 分娩后催乳素通过与乳腺腺泡上皮受体结合，可促进乳汁的合成与分泌。临床观察，应用通乳丹治疗气血虚弱型缺乳产妇，治疗后催乳素水平明显高于治疗前，通乳丹能够明显增加泌乳量，改善产后缺乳症状，如联合低频脉冲电刺激治疗，疗效更加显著。

2. 改善贫血 乳汁的分泌有赖于产妇良好的营养状况。应用通乳丹治疗产后缺乳，观察治疗前后血红蛋白，发现治疗后血红蛋白较治疗前明显升高。拆方研究表明，通乳丹中的成分当归、人参、黄芪对机体血液系统的造血功能均有明显的促进作用。

【临床应用】

产后乳汁不通[5-10] 一组通乳丹与缩宫素对于产后乳汁不下患者疗效的对照试验发现，通乳丹能有效促进乳汁大量分泌，改善患者贫血的状况，降低患者的不良反应，但通乳丹乳汁大量排出的时间比缩宫素延后；而缩宫素虽然能快速促使乳汁排出，但是每次排出的量较少，不能改善患者贫血的状况，不良反应较高。其余的临床观察也证明了通乳丹对于产后缺乳气血虚弱型的效果显著，副作用小，值得临床推广应用。

【不良反应】 ①孕妇禁用。②关木通有毒性，现用川木通未见毒性报道。

【使用注意】 注意本药用于产后气血两虚，乳汁不下疗效更好，对肝郁气滞证候慎用。

【用法与用量】 水煎服，分2次服用。

参 考 文 献

[1] 杜探春. 通乳丹加味联合低频脉冲电刺激治疗对气血虚弱型缺乳产妇临床症状及激素水平的影响[J]. 中国妇幼保健, 2019, 34（3）: 675-678.

[2] 刘医辉, 杨世英, 马伟林, 等. 当归药理作用的研究进展[J]. 中国当代医药, 2014, 21（22）: 192-193.

[3] 王筠默. 人参药理研究的进展[J]. 人参研究, 2001, 13（3）: 2-10.

[4] 祝晓玲, 祝彼得. 黄芪注射液对贫血小鼠巨核系造血的作用及其机理的研究[J]. 华西医科大学学报, 2001, 32（4）: 590-592.

[5] 廖云霞. 傅青主女科二方加减治疗产后缺乳临床疗效观察[J]. 医学信息, 2009, 22（12）: 2742-2743.

[6] 邬开阳. 通乳丹加减治疗产后泌乳异常258例[J]. 现代中医药, 2006, 26（6）: 8-9.

[7] 张莉. 通乳丹加减治疗产后缺乳46例[J]. 山西中医, 1996, 3: 18.

[8] 安莲英, 石国令. 通乳丹加减治疗产后缺乳57例[J]. 国医论坛, 2011, 26（5）: 24.

[9] 徐静. 通乳丹与催乳素治疗产后乳汁不下的临床疗效分析[J]. 中医药导报, 2014, 20（16）: 79-81.

[10] 应慧群. 通乳丹治疗产后缺乳40例[J]. 中国民间疗法, 2003, 11（7）: 55-56.

（天津中医药大学第二附属医院 程倩倩、宋殿荣）

生 乳 片

【药物组成】 猪鞭、穿山甲、王不留行、党参、熟地黄、山药、白芷、路路通、冬瓜子、川木通、丝瓜络、漏芦。

【处方来源】 研制方。国药准字 Z13020093。

【功能与主治】 补气生血，通经下乳，具有促进乳汁分泌，改善乳汁质量的作用。用于产后气血亏损，乳少，乳汁不通。

【药效】 主要药效如下：

1. 增加催乳素水平 研究表明，产褥初期乳汁分泌与催乳素基础值无关，而与哺乳后催乳素值的反应性上升程度有密切关系。临床观察发现，口服生乳片的产妇，与空白对照组相比，产后 2 小时催乳素水平基本相同，而产后第 4 天，观察组催乳素明显高于空白对照组[1]，泌乳量也明显多于空白对照组[1]。说明生乳片是通过升高催乳素值来起到促进乳汁分泌的作用的。

2. 促进血液循环 生乳片可促进血液循环，增加局部供血和营养。

【临床应用】

产后缺乳[1] 临床观察产妇口服生乳片后，与未服药产妇对比，初次泌乳时间提前约 36 小时，产后第 4 天泌乳量明显增加，提示生乳片有促进乳汁分泌的作用。

【不良反应】 尚不明确。

【使用注意】 在医生指导下使用。

【用法与用量】 口服。一次 3～5 片，一日 3 次。

参 考 文 献

[1] 李燕红. 生乳片治疗产后缺乳 300 例临床观察[J]. 河南中医，2010，30（12）：1239-1240.

（天津中医药大学第二附属医院 宋殿荣、程倩倩）

二、疏肝理气类

通肝生乳汤

【药物组成】 白芍、当归、白术、熟地、甘草、麦冬、通草、柴胡、远志。

【处方来源】 清·傅山《傅青主女科》。

【功能与主治】 疏肝解郁，养血通乳。用于产后郁结，乳汁不通。

【药效作用】 主要药效如下[1-4]：

1. 增加泌乳量 通肝生乳汤能增加缺乳患者的泌乳量，提高血清催乳素水平，改善缺乳症状。

2. 抗抑郁 产后抑郁可致泌乳的始动时间延迟及乳汁量分泌不足。通肝生乳汤中多种成分具有抗抑郁作用。其作用机制可能与影响 5-HT 神经系统，调节抗氧化系统有关，或与阻断单胺类神经递质的重摄取有关。

3. 增加乳汁蛋白含量 研究发现，通肝生乳汤可以增加乳腺细胞泌乳量和乳汁中蛋白含量，特别是蛋白质中乳清蛋白和酪蛋白的含量。

【临床应用】

1. 产后郁结乳汁不通[5-6] 通肝生乳汤加减能明显增加剖宫产术后缺乳患者的泌乳

量，提高血清催乳素水平，改善缺乳症状。

2. 产后乳房胀痛[7]　临床观察，通肝生乳汤配合乳房按摩，治疗产后乳房胀痛具有良好的临床效果，可在临床上应用和推广。

【不良反应】　尚未见报道。

【使用注意】　①忌食辛辣、勿过食咸味、酸味，宜食富有营养的食物。②恶露过多者不宜服用。

【用法与用量】　水煎服，分两次服用。

参 考 文 献

[1] 周燕蓉，谢萍，毛利华，等. 产后缺乳的中西医认识[J]. 甘肃中医，2006，19（2）：27-28.

[2] 何志毅. 产母抑郁对母乳喂养的影响[J]. 实用妇产科杂志，2000，16（5）：250-251.

[3] 梁明娟，罗敏，王庆娟. 产后抑郁对泌乳的影响[J]. 广西医学，2006，28（7）：1039-1040.

[4] 汪玲珠. 产妇精神状态对乳汁分泌的影响[J]. 蚌埠医学院学报，2010，35（9）：933-934.

[5] 曾小吉，李伟斌. 加味通肝生乳汤治疗剖宫产术后缺乳 40 例临床观察[J]. 中医药导报. 2014. 20（1）：56-58.

[6] 廖瑜，姚玲飞. 辨证治疗产后缺乳 100 例临床观察[J]. 浙江中医杂志. 2014. 49（8）：587-588.

[7] 杨春花，龚丽，叶莅琦. 通肝生乳汤配合乳房按摩治疗产后乳房胀痛的研究[J]. 时珍国医国药. 2014. 25（9）：2191-2192.

（天津中医药大学第二附属医院　宋殿荣、程倩倩）

下乳涌泉散

【药物组成】　柴胡、当归、白芍、地黄、川芎、王不留行（炒）、穿山甲（烫）、通草、漏芦、麦芽、天花粉、白芷、桔梗、甘草。

【处方来源】　河北省中医研究院编校《清太医院配方》。国药准字 Z37020383。

【功能与主治】　疏肝养血，通乳。用于肝郁气滞所致的产后乳汁过少，症见产后乳汁不行、乳房胀硬作痛、胸闷胁胀。

【药效】　主要药效如下[1-8]：

1. 调节情志抑郁, 促进泌乳　实验表明下乳涌泉散能降低行为绝望抑郁症小鼠的不动时间，提示下乳涌泉散可以通过调节情志，促进泌乳。

2. 增加乳汁营养　下乳涌泉散方能促进体外培养的小鼠乳腺上皮细胞 β-酪蛋白的表达和分泌，升高外周血红细胞、白细胞、血红蛋白等水平，为乳汁的分泌奠定物质基础。

3. 直接作用于乳腺细胞, 促进乳汁分泌　催乳素介导的 Jak2/STAT5 细胞信号转导途径在乳腺发育及泌乳调控中具有重要作用，催乳素与其受体结合，激活 Jak2 激酶，导致乳腺细胞 STAT5 的磷酸化，形成 STAT5a-STAT5a 同源二聚体或 STAT5a-STAT5b 异源二聚体，通过核转位进入细胞核，与核内靶基因结合，启动基因的转录。

研究发现，对离体小鼠乳腺上皮细胞进行实验，在催乳素存在的情况下，通草可显著提高 STAT5 的表达水平，王不留行、穿山甲和漏芦可极显著提高 STAT5 的表达水平。催乳素添加组（催乳素+胰岛素+氢化可的松）的 STAT5 的磷酸化水平高于对照组（胰岛素+氢化可的松），说明激活了催乳素介导的 Jak2/STAT5 细胞信号转导途径，王不留行、穿山甲、漏芦和通草可直接促进小鼠乳腺上皮细胞 STAT5 的表达，可能是通过一种类似催乳素的作用机制。

【临床应用】

1. 产后缺乳[9-16]　目前我国产后 1 个月纯母乳喂养率为 47%～62%，产后 4 个月纯母乳喂养率为 16%～34%，其主要原因之一就是乳量不足。有资料报道，产后缺乳的发病率为 20%～30%，并呈逐年上升趋势。对因不良情绪乳汁不足的产妇催乳效果的一组观察数据显示，口服下乳涌泉散与口服谷维素、维生素 B_1 相比，更能促进乳汁的分泌。多个临床观察表明，下乳涌泉散对于肝郁气滞型缺乳疗效确切，有效率均在 90% 以上，能有效地促进乳汁的分泌，值得临床推广。

2. 乳腺增生[17]　有临床观察报道，使用下乳涌泉散治疗乳腺增生，该方有疏肝解郁，散结通络行瘀之功，遵循中医异病同治之原则，取得了可靠的治疗效果。

【不良反应】　尚未见报道。

【使用注意】　①忌食辛辣食物，勿过食咸味、酸味食物，宜食富有营养的食物。②恶露过多者不宜服用。③感冒时不宜服用。合并有肝病、肾病、心脏病、结核病、糖尿病等疾病者，应向医师咨询。④若乳房红肿热痛，或乳汁突然减少，应去医院就诊。⑤服药 7 天，乳汁未见增多，应去医院就诊。⑥若服药过程中出现不良反应，或乳儿有不良反应，均应停药并向医师咨询。⑦对本品过敏者禁用，过敏体质者慎用。⑧本品性状发生改变时禁止使用。⑨如正在使用其他药品，使用本品前请咨询医师或药师。

【用法与用量】　水煎服，一次 1 袋，水煎 2 次，煎液混合后分 2 次服。

参 考 文 献

[1] 张学菊，赵凤柱. 下乳涌泉散对不良情绪引起乳汁不足的影响[J]. 中国社区医师，2004，20（5）：41.

[2] 郑燕，谢萍，郑静，等. 产后缺乳的中西医病因病机与治疗[J]. 中药与临床，2013，4（1）：44-46.

[3] 侯士良，董秀华. 比较猪蹄甲、穿山甲泌乳作用实验研究[J]. 中国中药杂志，2000，25（1）：44-46.

[4] 黄伟晖，宋纯清. 当归的化学和药理学研究进展[J]. 中国中药杂志，2001，26（3）：147-151，155.

[5] 李越兰，张世亮，张丽英，等. 柴胡-白芍水煎剂对行为绝望抑郁模型小鼠的影响[J]. 甘肃中医学院学报，2012，29（3）：7-9.

[6] 于春泉，李苒，张敏，等. 柴胡-白芍药对抗抑郁作用的实验研究[J]. 中国实验方剂学杂志，2012，18（23）：286-289.

[7] 郑涛，杨祖菁，钱林溪. 通草增加哺乳期乳汁分泌的机制研究[J]. 上海交通大学学报：医学版，2012，32（6）：689-692.

[8] 葛增广. 不同中药对小鼠乳腺上皮细胞功能的影响[D]. 哈尔滨：东北农业大学，2007：9-26.

[9] 张丽丽，梅利君，范茹. 下乳涌泉散治疗产后缺乳 47 例[J]. 中成药，2010，26（1）：100.

[10] 李艳，向兴华. 下乳涌泉散治疗产后缺乳 36 例[J]. 中国民间疗法，2010，18（2）：21.

[11] 何菊. 下乳涌泉散加味治疗产后缺乳 56 例[J]. 浙江中医杂志，2015，50（10）：740.

[12] 宋菲菲，夏阳. 下乳涌泉散加减治疗肝郁气滞型产后缺乳 30 例[J]. 河南中医，2013，33（3）：408.

[13] 司徒仪，杨家林. 妇科专病中医临床诊治[M]. 北京：人民卫生出版社，2000：343.

[14] 安莲英，石国令. 下乳涌泉散治疗产后缺乳 60 例[J]. 中医研究，2011，24（10）：56-57.

[15] 张学菊，赵凤柱. 下乳涌泉对因不良情绪乳汁不足的产妇催乳效果观察[J]. 南方护理学报，2003，10（4）：8-9.

[16] 金晓春. 100 例下乳涌泉散治疗不良情绪致产妇乳汁不足的临床分析[J]. 中国卫生产业，2012，9（11）：141，143.

[17] 董菊萍，任永和. 下乳涌泉散治疗乳腺增生病之机理浅析[J]. 光明中医，1999，14（5）：36.

（天津中医药大学第二附属医院　程倩倩、宋殿荣）

三、活血化瘀类

乳 泉 颗 粒

【药物组成】　王不留行、当归、穿山甲（炙）、天花粉、漏芦、炙甘草。

【处方来源】　研制方。国药准字 Z20033022。

【功能与主治】　养血通经，下乳。用于气滞血虚所致的产后乳汁过少，症见产后乳汁少或无、乳房柔软、神疲乏力。

【药效】　主要药效如下[1-7]：

1. 增加催乳素水平　乳汁分泌受到多种激素的调控；而对于乳汁生成最重要的激素是腺垂体分泌的催乳素。临床实验表明，用左旋多巴或己烯雌酚建立母鼠乳汁分泌不足的模型，乳泉颗粒可提高血清催乳素分泌水平，使母鼠泌乳量明显增多，显著促进母鼠的生长，也有促进仔鼠体重增长的趋势。

2. 促进乳腺发育　泌乳量与乳腺组织成分多少成正比。显微镜观察结果表明，实验性泌乳不足母鼠的乳腺大部分组织腺体萎缩，小叶间结缔组织增多，而乳泉颗粒可以使乳腺组织腺体呈哺乳期变化，腺体扩张、增多，大部分腺体呈高柱状，部分区域形成乳头，多数腺腔内可见粉染物质，小叶间结缔组织显著减少。有研究表明乳泉颗粒可能影响小鼠乳腺雌激素受体和孕激素受体含量，并能促进雌激素受体、孕激素受体向核移位，增加受体在核中的积聚，有利于激素生物效应的发挥，使之促进乳腺的发育，并还可能影响受体与激素结合的亲和力，故能明显增强核中受体的亲和力，同样使之促进乳腺的发育。

【临床应用】

产后缺乳[8-10]　临床观察表明，产妇及早使用乳泉冲剂后，泌乳早、乳量足，可预防乳汁不畅，纯母乳喂养率高，无不良反应，是产后理想的催乳药。

【不良反应】　尚未见报道。

【使用注意】　①糖尿病患者禁服。②忌食辛辣食物，勿过食咸味、酸味食物，宜食富有营养的食物。③恶露过多者不宜服用。④感冒时不宜服用。合并有肝病、肾病、心脏病、结核病等疾病者，应向医师咨询。

【用法与用量】　口服。一次 1 袋，一日 2 次。

参 考 文 献

[1] CHRISTIAN H C, CHAPMAN L P, MORRIS J F. Thyrotrophin-releasing hormone, vasoactive intestinal peptide, prolactin-releasing peptide and dopamine regulation of prolactin secretion by different lactotroph morphological subtypes in the rat[J]. J Neuroendocrinol, 2007, 19（8）: 605-613.

[2] FRIEDRICHSEN B N, RICHTER H E, HANSEN J A, et al. Signal transducer and activator of transcription 5 activation is sufficient to drive transcriptional induction of cyclin D2 gene and proliferation of rat pancreatic beta-cells[J]. Mol Endocrinol, 2003, 17（5）: 945-958.

[3] 汤永玖，孙碧，虞和永. 乳泉冲剂对实验性泌乳不足大鼠泌乳量的影响[J]. 中国现代应用药学杂志，2004，21（4）：324-326.

[4] 金鑫，王志斌，马豹山，等. 乳泉颗粒对实验性产后泌乳不足大鼠的影响[J]. 中国中医药信息杂志. 2003. 11（10）：27-28.

[5] 葛增广. 不同中药对小鼠乳腺上皮细胞功能的影响[D]. 哈尔滨：东北农业大学，2007：9-26.

[6] 巴音吉日嘎拉，松元光春，西中川骏，等. 穿山甲、王不留行对卵巢摘除小白鼠乳腺实质发育的影响研究[J]. 中兽医医药杂志，2007，1：7-9.

[7] 田洪，何子渊，何清林. 乳泉颗粒剂催乳作用的实验研究[J]. 中草药，2001，32（9）：815-817.

[8] 方勤，何晓红，张治芬. 乳泉冲剂治疗产后缺乳的临床疗效观察[J]. 中国中药杂志，2003，28（8）：792-793.

[9] 戴芙蓉，邵玉兰. 乳泉冲剂促进产后乳汁分泌效果的临床观察[J]. 中国民族民间医药杂志，2001，49（2）：92-93.

[10] 张丽敦. 乳泉冲剂催乳的临床观察[J]. 河北中医，2003，25（7）：546-547.

（天津中医药大学第二附属医院　程倩倩、宋殿荣）

索　引